北京市高等教育精品教材立项项目

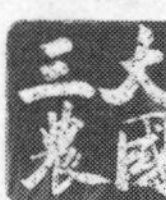

“大国三农”系列规划教材

普通高等教育“十四五”规划教材

食物营养与配餐

第2版

范志红　主编

中国农业大学出版社
·北京·

内容简介

本书是为学习食品科学、营养保健相关科学和烹饪科学的本科和专科学生，食品与营养相关专业人员和营养保健爱好者所编写的实用性教材。教材内容包括4个部分：营养素的基本知识、各类食物的营养价值、我国居民的营养需要和膳食原则、营养配餐的原则和方法。这个结构安排涵盖了食品科学、烹饪科学、社区膳食指导和健康管理机构相关专业人员所关心的内容，特别是书中有关食物营养和配餐方法的介绍较为细致，比一般食物营养方面的书籍内容更为丰富、具体。为了增加本教材的实用性，书中加入了一些大众关心的热点话题的讨论，以及相关课程活动、多个带量食谱等。

图书在版编目(CIP)数据

食物营养与配餐/范志红主编.--2版.--北京：中国农业大学出版社，2022.2(2023.5重印)
ISBN 978-7-5655-2690-9

Ⅰ.①食… Ⅱ.①范… Ⅲ.①膳食营养-高等学校-教材 Ⅳ.①R151.4

中国版本图书馆CIP数据核字(2021)第262210号

书　　名　食物营养与配餐　第2版
作　　者　范志红　主编

策划编辑　丛晓红　何美文　　**责任编辑**　何美文
封面设计　郑　川
出版发行　中国农业大学出版社
社　　址　北京市海淀区圆明园西路2号　　**邮政编码**　100193
电　　话　发行部 010-62733489,1190　　读者服务部 010-62732336
编辑部 010-62732617,2618　　出　版　部 010-62733440
网　　址　http://www.caupress.cn　　**E-mail**　cbsszs@cau.edu.cn
经　　销　新华书店
印　　刷　北京鑫丰华彩印有限公司
版　　次　2022年2月第2版　2023年5月第3次印刷
规　　格　185 mm×260 mm　16开本　25印张　615千字
定　　价　69.00元

图书如有质量问题本社发行部负责调换

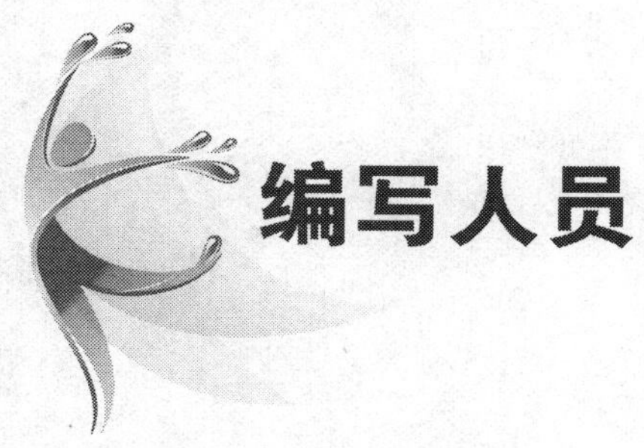

编写人员

主　编　范志红

参　编　（按姓氏笔画排序）

吕晨艳　郭晓晖

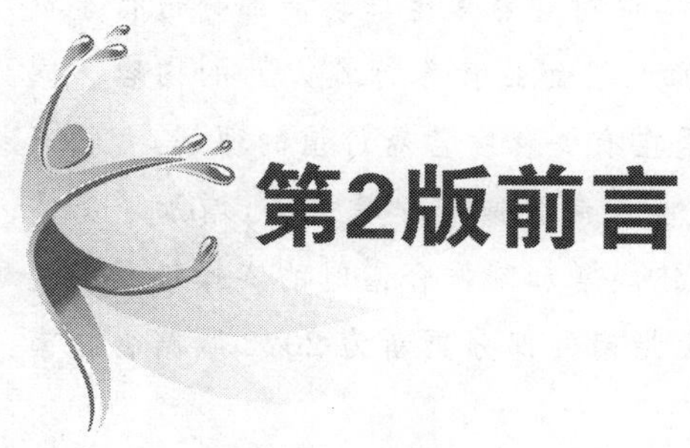

第2版前言

随着我国经济社会的发展，国民对饮食质量的重视程度与日俱增。除了关注食品安全，人们还关注食物对孩子健康成长、老人健康长寿，对预防肥胖和慢性疾病的影响。2022 年 10 月 16 日，习近平总书记在中国共产党第二十次全国代表大会上的报告中强调，要增进民生福祉，提高人民生活品质，要推进健康中国建设。要为中华民族谋复兴，首先要有身心健康、生机勃勃的国民；要满足人民对美好生活的追求，首先就要满足人民全生命周期的健康饮食需求。因此，了解营养配餐知识、提升食物健康品质，是食品相关从业人员的重要社会责任。

讲授食物与营养方面的课程多年，看过很多相关教材，感到非营养专业和非医学背景的学生阅读起来有一定困难，与大众饮食生活也有一定的距离。于是，一直想编写一本供非医学背景，甚至是非食品科学背景的学生，选修营养课的学生，以及烹饪科学和健康管理专业人员阅读的食品营养教材，以满足公众对营养膳食知识的需求。在北京市精品教材项目的资助下，2010 年出版了第一版《食物营养与配餐》。

与市场上林林总总的营养学相关教材和有关营养配餐的书籍相比，这本教材的特色是内容实用、可读性强、应用性好，特别是需要制作营养食谱的初学者比较容易理解。在与相关学科、章节有关系的地方，提示了知识复习点，便于读者复习、参阅相关内容。书中不仅有预备问题和思考问题，还设计了很多课程活动，帮助读者全面掌握相关知识，使所学内容能够马上与现实生活结合起来，加强用健康饮食知识服务大众的意识，并提升选择、制作和研发营养健康食品的能力。在语言上，也尽量做到通俗易懂，条理清楚，便于学生和广大读者理解和思考。

这本教材的目标是满足从注册营养师、公共营养师、食品加工专业人员、健康管理人员、全科医生、康复专家、餐饮团膳工作人员到营养爱好者的广大读者群的需要。为了帮助读者掌握营养素计算的方法，教材中用大量篇幅介绍了营养食谱制作的细节计算方法，提示了容易发生错误的地方，使没有基础的读者也能快速掌握这项技能。书中不仅给出了各类人群食谱的基本配餐原则，还给出了大量的食谱示例，便于读者形象地了解营养配餐。

10 年过去了，营养素参考摄入量标准修订了，膳食指南更新了，营养学相关研究取得了新成果，各种疾病的膳食指导意见也有了新版本，大众的饮食生活状态也发生了很大变化。故而教材内容也需要与时俱进，进行大幅度的修改和补充，以满足广大读者的需求。

新版教材延续了第一版的基本风格，保持读者友好和应用性强的特点，但纳入了大量更新的信息，力求服务于读者大众，服务于健康生活的目标。不仅对营养素生理功能部分进行了更新，而且在食物营养成分部分提供了大量新的数据，也加入了食品营养标签方面的内容。同时，对全书中的所有示例食谱都重新进行了设计。特别是在有关食物营养价值的理解，食物烹调加工的影响，各类食物与慢性疾病之间的关系，以及慢性疾病食谱制作等方面，增加了新的内容，希望不仅能够加强教材使用者对相关问题的理解，还能增加制作食谱时的实操性和膳食管理的有效性。在第 2 版的第 2 次印刷前，又将涉及膳食指南的部分更新为 2022 版膳食指南中的相关内容。

书中还介绍了膳食结构对资源消耗和碳排放的影响，以及中国式健康膳食结构的特点，希望读者理解与中国国情和饮食文化相适应、与碳中和目标相协调的营养健康饮食之道。在本次重印前，结合课程教学内容，在第 2 版前言，第 9 章和第 17 章“特别关注”，以及第 9～12 章和第 17 章“本章思考问题”等处，融入了增进民生福祉，提高人民生活品质；树立大食物观，构建多元化食物供给体系；加强理想信念教育，传承中华优秀传统文化；推动绿色发展，促进人与自然和谐共生等党的二十大精神相关内容，以便学生学习掌握。

如果新版教材能够得到食品科学工作者、烹饪专家、医学工作者、健康管理相关工作者以及广大营养学爱好者的接受，对日常生活和工作有所帮助，对实现健康中国的大目标有所贡献，就是编者的最大欣慰了。

本书的第 1～18 章由范志红编写，第 19 章由郭晓晖博士和范志红共同编写，第 20 章由吕晨艳博士和范志红共同编写。全书由范志红统稿，书中所有食谱由范志红制作。特别要感谢刘亮医师帮助校对书稿并提出很多细节建议，还要感谢中国农业大学出版社的丛晓红老师在全书编写过程中对我的鼓励和督促，以及本书责任编辑何美文博士对这本教材的认真编校。

由于本书的篇幅有限，无法将一些更深入的内容纳入其中，还请读者见谅。由于编者的水平和精力有限，错误和疏漏在所难免。如发现书中存在的问题，请随时联系出版社和我本人，等到下一版再进行补充和更正。

食物营养相关知识讲解可参考中国农业大学在哔哩哔哩(bilibili)官网上发布的食品营养学视频资源(扫描下方二维码可获取访问路径)。在本教材的使用过程中，欢迎各位读者提出感兴趣的话题，我们将在本书修订或重印环节增加短视频资源，敬请期待。

食品营养学视频资源

范志红

2023 年 5 月于北京

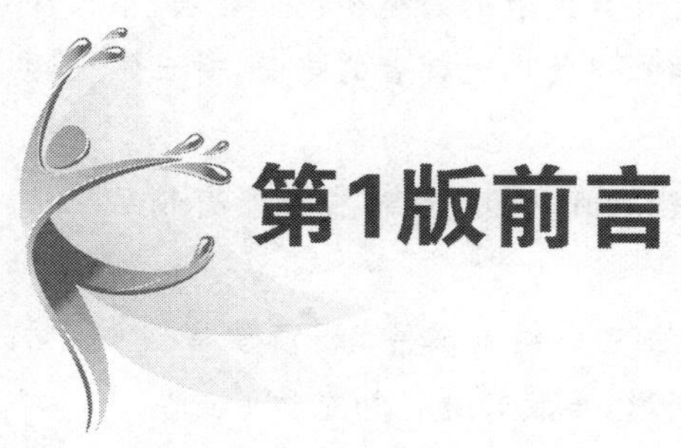

第1版前言

随着我国生活水平的提高和饮食的极大丰富，以及与营养有关的各种慢性疾病的流行，学习营养与健康方面课程的人日益增加，对营养学相关教材的需求也在日益增加。目前图书市场上的营养学方面教材主要面向预防医学相关专业和食品科学相关专业，系统性和科学性强，但是对读者的学科基础要求较高，对营养配餐和食物选择等实用性的内容介绍较少，从事应用性营养工作的读者难以直接将教材内容应用到工作和生活当中。还有大批营养师班学员和营养知识爱好者希望系统学习营养知识，却很难找到合适的教材。

本书的出现，恰好满足了大批读者对应用性的需求。在坚持科学性和系统性的前提下，本书具有非常鲜明的特色，即信息量大、可读性强、讲解细致、便于应用。

为了加强对生活实践的指导性，书中对很多重要概念给出了容易理解的科学阐述，提供了大量翔实的数据，而且以小专栏形式对人们日常饮食中大量常见的困惑问题和热点问题进行了重点分析。为了便于读者学习，除去每章前后的预备问题和思考问题之外，在与相关学科、章节有关系的地方，都给出了知识点复习的提示；每一章节后面都给出了参考书籍和链接，便于有兴趣的读者进一步了解相关的知识。为了体现能力建设的理念和参与性学习的理念，每章之后都设计了相关的课程活动，使所学内容能够马上与现实生活结合起来，既可加深对知识的理解，又能加强应用知识分析和解决问题的能力。

书中涵盖了传统营养学教材中的内容，包括各类营养素的基本知识、各类食物的营养价值、膳食营养素的供给标准、膳食结构、各类人群的营养需求等。在知识的深度和范围方面，无论是食品、营养和保健相关学科的学生，还是公共营养师、营养配餐师和基层医学工作者，以及广大的营养保健爱好者们，都会发现本书符合自己的需求。

特别要提及的是，为了满足大批营养配餐相关工作者和广大营养爱好者的要求，本书用了大量篇幅介绍营养食谱制作的计算方法和各类人群的配餐原则，提示容易发生错误的地方，使读者很快能够掌握这项技能，达到专业水平。书中提供大量的原创食谱示例，便于读者具体、形象地了解配餐技巧。

在语言上，本书力求减少专业书籍的枯燥晦涩之感，做到贴近读者，通俗易懂，流畅自然，将科学性与可读性结合在一起。

本书第一部分和第二部分由范志红编写，第三部分由范志红和陈燕卉编写，第四部分由范志红和车会莲编写。编者尽了很大努力，希望这本教材能切合读者的兴趣和使用要求，不仅仅停留在教材的层面上，如果还能够得到爱好和应用营养学知识的广大读者的接受，对日常生活和工作有所帮助，就是编者的最大欣慰了。

本教材于 2007 年经中国农业大学网络教育学院申报，被评选为北京市高等教育精品教材立项项目。

由于本书的篇幅所限，一些更新、更深入的内容无法充分纳入其中，还请读者见谅；同时，由于水平和精力所限，错误和疏漏在所难免，存在的问题，再版时进行补充和更正。

范志红

2010 年 1 月于北京

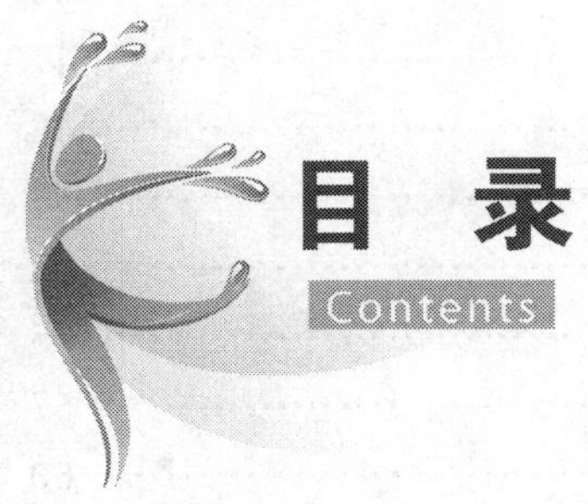

第一部分　营养素的基本知识

第二部分　各类食物的营养价值

第三部分　我国居民的营养需要和膳食原则

第四部分 营养配餐的原则和方法

第一部分

营养素的基本知识

食物是由多种化学成分组成的，人体需要摄入食物，就是为了得到其中的营养成分和保健成分。因此，食物的健康特性，在很大程度上是由其中的化学成分特点所决定的。要了解各类食物的营养价值，就需要了解各种食物成分和其中的营养素。本教材的第一部分，将从食物的角度简要讲解营养素的基本知识，以便帮助人们理解食物对人体的作用。

第1章 碳水化合物

1. 碳水化合物、淀粉和糖之间是什么关系?
2. 碳水化合物来自哪些食物?
3. 哪些食物含有膳食纤维? 膳食纤维对人体有什么好处?
4. 碳水化合物会让人长胖吗?
5. 碳水化合物和血糖控制有什么关系?
6. 每天吃多少碳水化合物食品才够?

碳水化合物(carbohydrate)在化学上被称为糖类(saccharide)。其中包括了大分子的多糖,也包括了较小分子的低聚糖、二糖和单糖。

按照人类对食物的消化性,碳水化合物可以分成"可消化碳水化合物"(digestible carbohydrate)和"不可消化碳水化合物"(indigestible carbohydrate)两部分。可消化的碳水化合物,也就是能给人体提供能量的碳水化合物,能够在人体小肠被消化,并被吸收进入血液中,主要包括淀粉和一些小分子糖类。不可消化碳水化合物包括多种非淀粉多糖(non-starch polysaccharide),也包括不能被人体利用的低聚糖(oligosaccharide)等。

1.1 可消化碳水化合物

可消化碳水化合物成分无论是否有甜味,在身体中都能转化为葡萄糖,而葡萄糖是人体必需的唯一一种碳水化合物,因为所有的身体组织都能利用葡萄糖作为能源,其中大脑和神经系统主要利用葡萄糖作为能量。短时间的运动所需能量也主要来源于血液中的葡萄糖,也就是"血糖",以及肝脏和肌肉中储备的"糖原"(glycogen)。糖原是由葡萄糖组合而成的一种高度分支的较大分子,在人体里只能少量储存于肝脏和肌肉中。

在人体内,无论葡萄糖还是糖原,都主要通过摄入食物中的可消化碳水化合物来补充。所以,许多运动员在赛前需要大量摄入淀粉类食物,以便给肌肉组织充填尽可能多的糖原。

1.1.1 可消化碳水化合物的家族成员

可消化碳水化合物包括淀粉和一些简单糖类。简单糖类都是有甜味的物质,其中葡萄糖、果糖、半乳糖、甘露糖等属于单糖;蔗糖、麦芽糖、乳糖等属于"双糖",或称"二糖",是由两个糖单元组成的。单糖和二糖都有程度不同的甜味,其中甜度最高的是果糖,最低的是乳糖。如以蔗糖的甜度为1.0,则果糖和乳糖在室温下的甜度分别是1.3和0.2。

蔗糖是葡萄糖＋果糖组成的二糖，它在食品中主要以白糖、红糖（黑糖）、冰糖等形式存在。

麦芽糖是葡萄糖＋葡萄糖组成的二糖，它在食品中主要以饴糖，过年吃的糖瓜、糖棒等形式存在。

乳糖是葡萄糖＋半乳糖组成的二糖，它只在人类母乳和各种动物奶中存在，是奶类食品中极淡甜味的来源。

葡萄糖和果糖天然存在于水果、水果干和蜂蜜当中，也以果葡糖浆、葡萄糖浆等形式添加于各种甜饮料和甜食当中。

淀粉属于多糖，它是由千万个葡萄糖单元组成的大分子，是很多植物性食物中的“储藏多糖”，储藏在种子或块茎中，准备给植物未来的萌芽生长提供能量。其中分子呈现一条直线状态的称为直链淀粉，分子中有多个分支的叫作支链淀粉。富含直链淀粉的淀粉类食物在烹调后容易变干变硬，如各种淀粉豆类和传统品种的玉米。这类食物也能够形成淀粉凝冻，如豆粥、小米粥等。而几乎不含有直链淀粉的食物在烹调后保持黏稠状态，如糯米食品。

如果用淀粉酶把淀粉分子部分“切碎”成片段，形成的产品叫作“糊精”。糊精是不甜的，很容易分散在水里形成柔软的糊，非常容易被人体消化吸收。继续用淀粉酶来“切碎”它，可以形成甜度不同的“淀粉糖浆”。如果把它彻底切碎，最后得到的产品是葡萄糖。用葡萄糖-果糖异构酶处理葡萄糖，还可以得到果葡糖浆。糊精、淀粉糖浆、葡萄糖浆、果葡糖浆等常常用于食品配料，如速溶糊粉状食品、糕点、饼干、饮料等。

凡是含有较多淀粉的食物，都可以作为主食食用，或者替代一部分主食。如粮食、淀粉豆和薯类等。马铃薯（土豆）、甘薯、山药、芋头等薯类可以部分替代主食，是因为它们含有15%～25%的淀粉。此外，一些含淀粉的蔬菜如藕、荸荠等也是膳食中的淀粉来源。人类常常把食物中的淀粉提取出来做成各种小吃，如粉丝、粉条、酿皮、凉粉、蕨根粉等，以及烹调使用的芡粉（常见的是马铃薯淀粉、甘薯淀粉、玉米淀粉）等，还有藕粉、荸荠粉、葛根粉等冲糊食物，都是从富含淀粉的食物当中提取出来的淀粉加工品。一些常见食物中所含的可消化碳水化合物种类和含量见表1-1-1。

表1-1-1　一些常见食物中所含的可消化碳水化合物种类和含量　　%

食物名称	碳水化合物种类	碳水化合物含量	食物名称	碳水化合物种类	碳水化合物含量
水果糖	蔗糖、淀粉糖浆	98	绿豆	淀粉	63
果酱	蔗糖、果糖、葡萄糖	65	马铃薯	淀粉、葡萄糖、蔗糖、果糖	17
饼干	蔗糖、葡萄糖浆	20	精白大米	淀粉	79
甜饮料	蔗糖、果葡糖浆	10	黄玉米粉	淀粉	77
西瓜	果糖、葡萄糖、蔗糖	8	菠菜	果糖、葡萄糖、蔗糖	0.4

数据来源：美国农业部食品数据库 http://fdc.nal.usda.gov/。

1.1.2　可消化碳水化合物的消化吸收

人体只能吸收单糖，而二糖和多糖需要经过消化酶的作用，变成单糖之后才能被吸收。消化碳水化合物的主要场所是小肠。

在口腔中，唾液淀粉酶会使少量淀粉被消化成麦芽糖、麦芽低聚糖和糊精，让人感觉咀嚼米饭、馒头之后会产生一点点甜味。在胃里，食物被混匀、软化，但碳水化合物的消化程度仍然很低。在小肠中，淀粉和糊精被胰腺所分泌的α-淀粉酶分解成麦芽糖、麦芽低聚糖和极限糊精，然后再由小肠绒毛最外侧细胞所分泌的麦芽糖酶、异麦芽糖酶分解成葡萄糖，然后通过肠细胞上的糖吸收通道被吸收进入血液中。分支多的支链淀粉更容易被酶作用，而分支少的直链淀粉分子酶解速度相对慢一些。

食物中的蔗糖、麦芽糖和乳糖等二糖，则被肠黏膜所分泌的蔗糖酶、麦芽糖酶和乳糖酶等彻底分解成葡萄糖、果糖、半乳糖等单糖，然后被吸收进入血液中，此后大部分转变为葡萄糖而被人体利用。

被消化后的单糖在小肠当中很快被吸收进入血液中，而吸收过程需要蛋白质转运系统的参与。其中包括依赖钠离子的主动转运系统，以及通过浓度梯度差进行转运的推进转运系统。葡萄糖和半乳糖的吸收以主动转运为主，吸收速度较快；而果糖则靠基于浓度梯度的推进转运系统来吸收，吸收速度较慢。葡萄糖被吸收后引起血糖的快速升高，以及胰岛素水平的升高，同时也会带来饱腹感。果糖被吸收后引起血糖升高的幅度很小，胰岛素反应较弱，饱腹感反应较弱。但果糖在肝脏中可以被代谢成脂肪，因而大量摄入果糖也会使人长胖，升高血脂。部分人对果糖有吸收障碍，摄入过多果糖可能引起腹泻等不适反应。

特别关注

为什么有时候能喝牛奶，有时候喝了就会胀气？

很多人喝了牛奶之后感觉肚子不舒服，出现腹胀、肠气、肠鸣、腹泻甚至绞痛等症状。这种情况通常是乳糖不耐受引起的。

乳糖是各种动物奶的主要碳水化合物成分，幼小动物善于消化乳糖。但如果断奶后不再经常食用乳制品，小肠中乳糖酶的活性从儿童期开始快速下降，可低至出生时的10%以下。

很多情况会导致人体肠道乳糖酶活性下降，如肠道感染、细菌性食物中毒、服用某些药物、蛋白质营养不良、肠道菌群紊乱等。老年人也常常出现乳糖消化能力下降情况。

未消化的乳糖数量较大时会刺激肠道，引起肠蠕动加快，甚至腹泻；乳糖在大肠中被微生物发酵，可导致腹胀和多气。在身体状态改善之后，乳糖消化能力有可能再次恢复正常。

预防乳糖不耐受的主要方法是让儿童从断奶后开始经常食用乳制品，并保持良好的肠道健康状态。对于存在乳糖不耐受的人来说，预防不适的主要方法是不要大量、快速地饮牛奶，不要空腹饮奶，可把少量牛奶和淀粉类食物混合在一起食用。

饮用酸奶不会引起乳糖不耐受问题。因为酸奶中乳糖部分被发酵转变成乳酸，并含有能够制造乳糖酶和促进肠道健康的乳酸菌。当然，为了解决乳糖不耐受的问题，也可以选用经过乳糖酶处理的低乳糖牛奶。

1.2 不可消化碳水化合物

淀粉几乎是食物中唯一一种能够被人体消化的复杂碳水化合物。除了淀粉之外，动物体中还有一种能够被人利用的碳水化合物，就是前面提到的糖原，它和淀粉一样，也是由葡萄糖组成的。但是，糖原主要存在于活的动物体和人体当中，食品中的糖原含量微乎其微，故在讨论食品营养价值时无须考虑糖原。

1.2.1 非淀粉多糖

淀粉和糖原以外的大分子碳水化合物在化学角度上也属于多糖，常被称为非淀粉多糖。因它们的分子组成与连接方式和淀粉不一样，人体无法在小肠中把它们变成单糖而吸收，因此它们被归类为膳食纤维（dietary fiber）。按照国家标准《食品营养成分基本术语》（GB/Z 21922—2008）和2021年发布的《中国营养学会 膳食纤维专家共识》，膳食纤维的最新定义为：植物中天然存在的、从植物中提取或直接合成的聚合度≥3、可食用的、不能被人体小肠消化吸收的、对人体有健康意义的碳水化合物的聚合物。

目前食品中膳食纤维的来源包括三方面：一是天然存在于植物中的膳食纤维；二是通过物理、化学、酶反应等方式从植物中提取获得的膳食纤维；三是通过合成方式获得的膳食纤维。对于后两类膳食纤维，需要提供科学证据证明它们对人体有至少一方面的健康意义（见1.3.2），才能得到认可。

膳食纤维无法被消化吸收，因而不升高血糖；进入大肠之后，其中一部分在大肠中被微生物发酵，产生乙酸、丙酸、丁酸等短链脂肪酸之后，部分被人体利用，可以产生少量的能量。能在大肠发酵的膳食纤维称为可发酵纤维。

食物中天然存在的膳食纤维主要包括纤维素、半纤维素、果胶、植物胶、木质素、角质等，多为植物细胞壁等组织的结构成分。其中木质素和角质不是真正的碳水化合物，它们存在于植物的木质化和角质化部分，也能起到膳食纤维的作用。通常把来自天然食物的不消化碳水化合物称为膳食纤维，而把经过人工提取之后添加于食品中的纤维称为功能性纤维。

纤维素和半纤维素是所有植物细胞壁的主要成分，以不可溶膳食纤维为主。全谷类、各种豆类、蔬菜、水果、薯类都是纤维素和半纤维素的好来源。燕麦和大麦中含有的β-葡聚糖属于可溶性的半纤维素。精制后的精白米和精白面粉，以及用它们做成的各种日常食品中，纤维素和半纤维素含量很低。

果胶也是植物细胞壁的成分，它在水果和某些蔬菜中含量较高，在粮食和豆类中含量低。果胶是很好的天然增稠剂、稳定剂和凝胶剂，所以常常作为食品添加剂加入饮料、乳制品、糖果、果酱、沙拉酱等各种加工食品中。

可溶性的膳食纤维以植物胶为主，包括果胶、种子胶、树胶、海藻胶和微生物胶等。海带、裙带菜和琼脂中所含的胶质就属于海藻胶。如目前用来制作果冻的主要是卡拉胶，它是从鹿角菜中提取的海藻胶。瓜尔豆胶、角豆胶等也常常作为增稠剂和稳定剂用在食品加工中。

表1-1-2中列出了一些食物中膳食纤维的主要类别和含量。

表1-1-2 一些食物中膳食纤维的主要类别和含量 %

食物名称	膳食纤维类别	膳食纤维含量	食物名称	膳食纤维类别	膳食纤维含量
精白大米	不可溶纤维	2.8	黄豆	可溶性纤维、不可溶纤维	9.3
白面包	不可溶纤维	2.4	花生	不可溶纤维	8.5
全麦粉	不可溶纤维	12.2	菠菜	不可溶纤维	2.2
燕麦粒	可溶性纤维、不可溶纤维	10.6	苹果	可溶性纤维、不可溶纤维	2.4
甘薯	不可溶纤维	3.0	鲜海带	可溶性纤维	1.3

数据来源：美国农业部食品数据库 http://fdc.nal.usda.gov/。

可溶性膳食纤维质地柔软，有的可以形成胶冻状态，在大肠中可以部分或全部被大肠微生物所发酵。不可溶膳食纤维质地较硬，不能形成胶冻，主要存在于全谷物、豆类和蔬菜当中。

还有一些植物中的微量多糖成分具有特殊的生理功能，往往被称为“活性多糖”，如香菇多糖、枸杞多糖、灵芝多糖等。

1.2.2 抗性淀粉

抗性淀粉(resistant starch，RS)也称为抗消化淀粉。因为某些原因，食物中的部分淀粉难以在人体的小肠中被消化吸收，可以起到膳食纤维的作用。目前认为抗性淀粉有5个来源。

RS1：被膳食纤维包裹的淀粉，人体消化酶很难充分接触到它。如各种全谷杂粮和杂豆中就富含RS1。它是天然存在的，而且和膳食纤维、多种维生素和保健成分共存。

RS2：没有充分烹调熟化的淀粉，人体消化酶对它的作用很慢。如烹调得略硬一点的糙米饭，或没有充分成熟的香蕉等水果，都富含RS2。

RS3：曾经烹熟，但后来又发生“老化回生”变化，淀粉分子靠近成束，和没有充分熟化的淀粉一样难以消化。比如变干变硬的剩饭中就含有较多RS3。

RS4：被一些化学物质处理而难以消化的淀粉类物质，比如酸奶里的改性淀粉增稠剂。这类物质在天然食品中不存在。

RS5：和油脂、乳化剂之类结合，形成复合物而难以被充分糊化，从而导致消化速度很慢的淀粉，比如油条和炸薯片里就有这种抗性淀粉。虽然加油烹调能降低淀粉食物当餐的血糖上升速度，但高油脂食物会降低胰岛素敏感性。目前并没有研究能证明在淀粉中添加大量油脂对身体有益。

从全谷杂粮、薯类、豆类等食物中摄入天然抗性淀粉，有利于降低食物的血糖反应，改善大肠菌群平衡，对糖尿病患者非常有益。同时，天然抗性淀粉也和膳食纤维一样有利于预防肠癌。

淀粉类食物当中抗性淀粉的含量受到烹调加工处理的强烈影响，长时间煮、压力烹煮、粉碎等处理会显著降低食物的抗性淀粉含量(表1-1-3)。

表1-1-3 马铃薯食材经不同加工处理后的抗性淀粉含量(以干重计) %

加工方法	抗性淀粉含量	加工方法	抗性淀粉含量
未烹调	69.05	土豆泥	2.08
煮25 min趁热	1.18	烤土豆	3.70
煮25 min后冷却	4.63	炸薯条	6.64

数据来源：GARCÍA-ALONSO A，GOÑI I. Effect of processing on potato starch：*in vitro* availability and glycaemic index. Nahrung，2000，44(1)：19-22。

特别关注

吃高纤维的膳食会引起不适吗？

如果长期习惯于吃由精白米面制成的食品，很少吃富含纤维的全谷类、豆类和薯类，那么在改变饮食习惯的时候，需要循序渐进，在2～4周的时间内逐渐加量，给消化系统一个适应的时间。突然吃大量富含纤维的食品和保健品，有可能引起腹胀和排气增加，甚至发生腹痛和梗阻。有“肠易激综合征”、胃肠道感染和腹泻等问题的人应特别注意控制高纤维食物的摄入。

同时，最好从多样化的食物来源中获得不同类型的纤维，而不是集中地吃一种富含纤维的食品或保健品。每天大量吃玉米，或大量吃甘薯，并不利于营养平衡。

最后还要注意，吃富含纤维的食品时，最好多加水烹调，或使用压力烹调方法，将食材烹调得柔软一些，以便减少纤维对胃肠道的刺激。

1.2.3 低聚糖和糖醇

低聚糖也称为寡糖，它们是由2～10个糖基聚合而成的，常常在植物性食物中存在，如豆类中富含的棉籽糖、水苏糖、毛蕊花糖，以及低聚果糖、低聚异麦芽糖、低聚乳糖等。很多蔬菜和水果中都富含低聚糖，其中以低聚果糖最为常见(表1-1-4)。大部分低聚糖不能被人体消化吸收。

表1-1-4 部分果蔬中低聚果糖的含量(以可食部分鲜重计) g/100 g

果蔬品种	低聚果糖总量平均值	果蔬品种	低聚果糖总量平均值
油桃	0.89	大葱	3.32
西瓜	0.81	白洋葱	2.01
梨	0.56	大蒜	1.20
蓝莓	0.50	西蓝花	0.78
桑椹	0.35	圆白菜	0.82
樱桃	0.32	紫甘蓝	0.61
红李子	0.12	羽衣甘蓝	0.51
石榴	0.11	紫叶生菜	0.37
白兰瓜	0.09	甜菜头	0.36
杏	0.08	小圆蘑菇	0.28
金冠苹果	0.07	秋葵	0.23

数据来源：RUZICA J M, SLOBODANKA K, ELEONORA W. Oligosaccharide profile in fruits and vegetables as sources of prebiotics and functional foods. International Journal for Food Properties, 2014, 17(5): 949-965。

低聚糖的分子量比纤维素、果胶等膳食纤维小，可溶于水，但不能为人体小肠所消化吸收，而进入大肠中可被大肠微生物发酵。它们往往能够促进大肠中双歧杆菌等有益菌的增殖，有利于矿物质的吸收，并可能通过调整大肠菌群而调节人体免疫力，对预防多种疾病有益，在商业产品中常常被称为“双歧因子”“益菌因子”“益生元”等。它们有淡淡的甜味，可以部分替代糖，用作甜味剂，但在摄入量较大时，可能带来腹胀、多气、腹泻等不适反应。

糖醇天然存在于多种果蔬食物当中，常见的品种包括山梨糖醇、麦芽糖醇、木糖醇等

(表 1-1-5)。工业生产的糖醇是对单糖、二糖或糖混合物进行氢化反应之后制成的,或以糖为底物用发酵方法制取的。糖醇的味道口感和物理状态都很像糖,但是不会发生美拉德反应而给食物增加风味色泽。目前食品加工中常用糖醇类物质作为甜味剂,用来给无糖食品或低糖食品增加甜味。除了木糖醇之外,经常应用于食品的糖醇包括山梨糖醇、甘露醇、麦芽糖醇、乳糖醇、赤藓糖醇、氢化葡萄糖浆等。

糖醇类物质和膳食纤维有一定的类似作用,它们升高血糖的速度很慢,人体吸收利用率较低或吸收速度较慢,不能被口腔中的微生物所利用,所以不会引起龋齿。大部分糖醇在食用过量时会刺激肠道而导致腹泻。

表 1-1-5 部分果蔬中天然存在糖醇类物质的含量(以可食部分鲜重计) g/100 g

果蔬品种	山梨糖醇	甘露醇	木糖醇	果蔬品种	山梨糖醇	甘露醇	木糖醇
黑莓	3.15	—	—	芝麻菜	0.28	0.37	0.14
梨	2.45	—	0.12	小圆蘑菇	0.21	1.33	0.16
油桃	1.08	—	0.28	西蓝花	0.20	—	—
蓝莓	0.96	—	—	茴香菜叶	0.18	0.15	0.06
金帅苹果	0.68	—	—	圆白菜	0.18	—	—
樱桃	0.16	—	0.08	豆角	0.15	0.08	—
草莓	0.14	—	0.32	茄子	0.15	—	—
红李子	0.12	—	0.09	菜花	—	1.98	0.26
无花果	0.09	—	0.21	芹菜叶	—	1.65	0.25
白兰瓜	0.08	—	—	嫩豌豆	—	0.56	—
西瓜	—	0.12	—	绿生菜	—	0.07	0.05

数据来源:RUZICA J M, SLOBODANKA K,ELEONORA W. Oligosaccharide profile in fruits and vegetables as sources of prebiotics and functional foods. International Journal for Food Properties,2014,17(5):949-965。

知识复习:有关各种碳水化合物的化学结构和性质,请参考食品化学课程中的相关内容。

关键词汇:可消化碳水化合物 淀粉 膳食纤维 抗性淀粉 低聚糖

1.3 碳水化合物在人体中的功能

1.3.1 可消化碳水化合物的生理功能

可消化的碳水化合物对人体代谢极为重要,主要有以下几方面的生理功能。

1.3.1.1 补充血糖,为人体储存及供应能量

在非饥饿情况下,葡萄糖是人体的主要能量来源,可以迅速而独立地完全氧化成二氧化碳和水。每 1 g 葡萄糖可以提供 16 kJ(约 4 kcal)的能量。大脑、神经系统和红细胞主要依赖血液中的葡萄糖来供应能量,所以人体的血糖浓度必须维持在一个稳定范围当中。

在我国，日常情况下人体50%～65%的能量来自碳水化合物。同时，碳水化合物是氧化时耗氧量最少的代谢底物。在高强度运动造成暂时组织缺氧时，或在高原缺氧地区生活、有高原反应的情况下，以碳水化合物供能对机体最为有利。

1.3.1.2 用来合成糖原

即便在禁食状态时，人体也必须保障大脑和其他组织有足够的葡萄糖供应。人体摄入碳水化合物之后，可以在肝脏中合成糖原并储存起来。一般来说，人体以糖原形式储藏的能量仅占体内储存总能量的1%～3%(其余主要为脂肪)。

人体中约1/3的糖原储存在肝脏中，也就是肝糖原，另约2/3的糖原则储存在肌肉中，称为肌糖原。空腹时肌肉中的糖原储藏量为肌肉重量的1%～4%，肌肉量大、体力活动多、进食碳水化合物丰富时，肌肉中糖原的储存量也随之增加。

在需要的时候，人体会随时快速分解肝糖原，维持血糖浓度的基本稳定；短跑等短时间运动以消耗血糖为主，此后则会消耗肌糖原，较长时间运动时才消耗脂肪作为能源。

人体的糖原储备量很少，仅可维持1～2 d的能量之需，因而人需要一日数次地补充主食类食物。当人体不能得到足够的碳水化合物，如饥饿时，可以利用脂肪和蛋白质作为能源，但利用这两种能源的路径比较复杂，消耗机体蛋白质，而且可能带来代谢废物。

1.3.1.3 用来合成身体组织中的含糖成分

人体细胞中含有少量糖类物质，它们以糖蛋白、糖脂等形式存在于细胞膜结构、细胞质和细胞间质中。人体神经系统中含有糖脂结构，是神经鞘磷脂的组成成分。骨骼、软骨、皮肤、血管壁、眼角膜等含有糖蛋白类物质。此外，一些酶和活性蛋白质属于糖蛋白。人体的遗传物质中含有核糖。这些糖分子都是由食物中的可消化碳水化合物转化而成的。

在人体当中，含糖成分往往具有特殊作用，如消化道黏液和呼吸道黏液中的糖蛋白、关节液中的透明质酸等，对组织有润滑和保护的作用。细胞膜表面、抗体分子中和蛋白质外围的一些含糖结构起到分子识别和细胞黏附等作用。

葡萄糖经糖醛酸途径形成葡萄糖醛酸，它参与肝脏活动对多种有害物质具有解毒功能。在碳水化合物供应过少，或肝糖原储备不足时，葡萄糖醛酸供应不足，人体的解毒能力会显著下降。

1.3.1.4 足够的碳水化合物可以节约蛋白质

在葡萄糖供应严重不足，糖原储备也不足时，身体会分解蛋白质作为能量来源，同时还会有部分氨基酸用于糖异生(gluconeogenesis)，这样，能够用于身体蛋白质合成的氨基酸的量就会大大下降，导致甚至身体中的肌肉蛋白质也会被分解。因此，只有食物中的碳水化合物供应充足，才能最大限度地利用食物中的蛋白质用于维护人体组织器官。故而碳水化合物能起到蛋白质节省作用(protein-sparing action)。同时，充足的碳水化合物也能保证身体能量供应充足，使蛋白质的吸收、转运和代谢得到保障。

1.3.1.5 帮助脂肪充分氧化分解

脂肪分解过程中会产生乙酰辅酶A，而在碳水化合物供应不足时，草酰乙酸供应减少，无法与乙酰辅酶A结合，使其进入三羧酸循环，进行彻底的氧化分解。于是，脂肪酸分解产生的乙酰辅酶A发生堆积，产生酮体(ketone body)。如果酮体产生数量超过身体排除和分解的速度，大量堆积于血液中，会造成酮症(ketosis)，导致酸中毒，严重时甚至发生昏迷和死亡。碳水化合物的这种促进脂肪彻底氧化分解的作用称为抗生酮作用(antiketogenesis)。

各种"极低碳水化合物减肥法"就是利用这个原理,禁止食用各种含淀粉和糖的食物,包括谷物、淀粉豆类、薯类、水果等食物,迫使人体大量分解脂肪产生酮体,造成脂肪快速分解,从而快速降低体重。这种措施可以用在一些疾病治疗当中,但会造成一定的代谢风险,目前没有证据支持人们可以长期使用这种饮食方式。

特别关注

吃多少碳水化合物才能避免酮症?

为避免明显产生酮体,人体每天大约需要摄入至少 120 g 碳水化合物,相当于 160 g 生大米。故而我国营养素供给量标准当中将碳水化合物摄入的参考值定为 120 g。这并不表明人体吃 120 g 碳水化合物是合适的,而是一个安全膳食所需要供应的最低值。

目前有少量研究显示,即便摄入足够的碳水化合物,但如果食物中碳水化合物的消化速度较慢,血糖反应较低,仍可在餐后状态下有少量脂肪参与供能,甚至产生少量酮体,但处于身体可以接受的安全范围当中。这是慢消化碳水化合物有利于减肥的代谢原理之一。

1.3.1.6 合成脂肪

在满足能量供应,而且充分储备糖原之后,多余的碳水化合物会在肝脏中合成脂肪,存储于体内的脂肪组织当中。人体储备糖原的数量有限,但储备脂肪的潜力几乎是无限的。

不过,在目前膳食状态下,绝大部分人体储备脂肪来自膳食脂肪,因为从食物脂肪变成人体脂肪的转化效率更高,而从葡萄糖合成脂肪的转化效率要低得多。也就是说,如果食物中既有淀粉,也有脂肪,而且总能量超过身体的需要,那么人体会倾向于优先利用淀粉消化产生的葡萄糖来供能,而把脂肪先储存起来。

知识复习:有关葡萄糖在体内的变化,请参考生物化学课程中有关碳水化合物代谢的内容。

特别关注

人体需要吃糖吗?

很多人听说,人体可以一辈子不吃糖而无损健康;也有人听说,糖对人体健康是必需的。这两句话看起来矛盾,但都对。这是因为两句话当中所指的糖的概念不一样。从上面的内容中可以知道,人体绝对不能缺少葡萄糖,但是这个葡萄糖可以来自淀粉类食物,并不一定要来自甜味食品。也就是说,只要吃含有淀粉的食物,就能够给身体供应所需的糖。

人们日常生活中所吃的甜味食品,如糖果、饼干、蛋糕、甜饮料等,其甜味主要来自添加糖,包括白糖制品,或淀粉水解制成的各种糖浆。只要有足够的淀粉类食物供应,一辈子不吃这些添加糖的甜味食品是无损于健康的。

目前在发达国家和地区,甜味加工食品中的简单糖类所引起的健康问题已经得到广泛关注,包括增加营养缺乏危险、增加龋齿危险、刺激食欲从而引起肥胖、促进甘油三酯升高从而增大心脏病危险等。

正确的理解是，健康人的膳食中需要提供含碳水化合物的食物，包括粮食、豆类、薯类和水果，但无须刻意吃加入精制糖的甜味食物。

1.3.2 不可消化碳水化合物的生理作用

不可消化碳水化合物包括不可溶膳食纤维、可溶性膳食纤维、抗性淀粉、活性多糖等。不可消化碳水化合物具有重要的生理意义，主要包括以下几个方面。

1.3.2.1 大肠发酵和调整肠道菌群

不能被人体小肠消化吸收的可溶性膳食纤维、抗性淀粉和低聚糖均进入大肠，成为大肠菌群的生长基质和营养来源，也是影响排便的主要膳食成分。它们能部分或全部被肠道菌群利用。发酵产生氢气、甲烷、二氧化碳气体，也形成乙酸、丙酸、丁酸等短链脂肪酸。这些短链脂肪酸部分被人体吸收利用，其中丁酸可以作为大肠细胞的能量来源并帮助调节肠道细胞的生长分化。

研究早已发现，食物中的可发酵成分对肠道菌群的种类和数量具有重要影响。例如，双歧杆菌等益生菌(probiotic)能够对低聚糖进行发酵，摄取低聚糖可增强双歧杆菌的增殖，这类促进有益菌增殖的食物成分称为益生元(prebiotic)。

1.3.2.2 预防便秘和促进排便

不可溶膳食纤维如纤维素能够增加粪便的体积，刺激大肠运动，从而起到帮助预防便秘、促进规律排便的作用。可溶性膳食纤维的发酵产物使大肠菌群总量增加，从而增加粪便体积。同时，未被发酵的膳食纤维具有持水作用，也有利于保持粪便的柔软度，有益预防便秘。

1.3.2.3 减少对脂类和胆酸的吸收，调节血脂水平

研究发现部分可溶性膳食纤维、抗性淀粉和植物活性多糖有利于控制过高的血胆固醇水平，从而有利于预防心脑血管疾病。膳食纤维可以降低人体对胆汁中胆固醇类物质的重吸收，降低对膳食中脂肪的吸收利用率，同时也通过大肠发酵所产生的短链脂肪酸发挥血脂调节作用。如燕麦中的β-葡聚糖已被证明具有血脂调节作用。

1.3.2.4 对食物消化速度和饱腹感的影响

可溶性膳食纤维和不可溶膳食纤维均有提升食物饱腹感的作用。其中天然食物中的不可溶膳食纤维使食物需要更多的咀嚼，而可溶性膳食纤维增加食物的黏度和吸水性，能够延缓食物在胃中的排空速度，对于控制食量和增加饱腹感都有所帮助。富含膳食纤维的豆类、全谷物、薯类等淀粉类食物和精白处理的大米白面相比，在含同等能量时具有更强的饱腹感，更慢的消化速度；富含膳食纤维的坚果、油籽等食物和榨出的植物油相比也具有更低的消化速度和消化率。这种性质有利于延缓餐后血糖和血脂的上升速度，或帮助改善胰岛素敏感性。

1.3.2.5 帮助排除食物中的污染物

膳食纤维能够和脂类物质及多种金属离子发生吸附或螯合作用，能结合食物中的一部分重金属元素和脂溶性化学污染物，将其从大肠带出体外。

1.3.2.6 活性多糖的其他作用

食物和药物中所提取的一些植物非淀粉多糖往往具有一些代谢调节甚至疾病治疗的作用,如一些真菌多糖、药物多糖、海洋生物多糖等。这些作用包括肿瘤抑制、免疫因子调节、血糖调节、抗氧化、抗血栓、抑制细菌和病毒等。

1.4 碳水化合物食物与血糖稳定的关系

人体血液中的葡萄糖必须维持在一个正常的区间当中,即 3.9～6.1 mmol/L(70～110 mg/L),否则就被称为高血糖或低血糖。血糖浓度过高时人体容易感到疲劳,因血液黏度过高而影响血液循环效率,长期而言会增加多种疾病的危险。血糖水平过低时,人们则会出现心慌、头晕、腿软、手抖、注意力无法集中、烦躁易怒等低血糖反应症状,严重时会眼前发黑乃至昏倒,可能导致生命危险。这是因为大脑神经系统和红细胞等组织必须依靠葡萄糖供能才能维持正常功能,这些组织对身体的血糖水平十分敏感。

1.4.1 维持血糖稳定的机制

血糖的来源包括三方面:消化吸收食物中的碳水化合物获得葡萄糖,糖原分解成葡萄糖,以及糖异生作用。而血糖的去路也有三方面,包括氧化供能、合成糖原或脂肪,或转变成身体所需的其他物质。

肝脏影响着糖原和脂肪的合成,以及糖异生作用,所以是调控血糖的重要器官。肌肉不仅能储备肌糖原,还能通过肌肉运动高效降解血糖用于供能,因此肌肉组织对血糖控制也十分重要。

血糖对人体如此重要,因此人体用多种激素对它来进行调控,主要是胰岛素和胰高血糖素。前者让葡萄糖进入细胞被利用,促进糖原和脂肪的合成,降低血糖浓度;后者则把糖原分解为葡萄糖,使其进入血液中,并促进糖异生作用,以便升高血糖浓度。此外,还有一些胃肠道激素,包括胰高血糖素样肽-1(GLP-1)、抑胃肽(GIP)和肠促胰岛素(incretin)等,以及一些氨基酸和脂肪酸的摄入都影响到胰岛素的水平。

进餐之后,血糖浓度升高,按照升高的程度,身体相应地分泌胰岛素。在血液中的胰岛素和各组织细胞表面的受体相作用下,糖进入对胰岛素敏感的组织中,分解供能,或者在肝脏中合成糖原和脂肪。血糖浓度过低时,身体分泌胰高血糖素,分解肝糖原,保持血糖在正常范围内。

此外,在人体应激的时候,如高度兴奋、恐惧、愤怒、缺氧、低血糖等情况下,身体肾上腺素水平升高。肾上腺素作用于肝脏和肌肉,分解糖原,升高血糖,以便保障人体紧急情况下的能量供应。

对于人体来说,最理想的情况是能够按时得到富含碳水化合物食物的稳定供应,而且其中含有较多复杂碳水化合物、一定量的蛋白质和脂肪,以及适量的膳食纤维。蛋白质、脂肪和膳食纤维能够帮助延缓淀粉类食物的消化吸收速度,使体内葡萄糖的供应缓慢而稳定,随时满足身体组织的需求,使餐后血糖浓度保持较为稳定的状态,避免餐后高血糖和餐前低血糖。

1.4.2　糖尿病和低血糖

如果人体内的胰岛素产生量不足，或者是身体虽然能够产生胰岛素，但帮助处理血糖的各组织对胰岛素的敏感程度下降，出现胰岛素抵抗（insulin resistance），葡萄糖停留在血液中而无法被组织及时利用，就会造成血糖过高的情况。前一种情况主要见于 1 型糖尿病，而后一种情况见于 2 型糖尿病。目前我国糖尿病患者中绝大多数属于 2 型，发病前大多处于内脏脂肪过高的状态。

低血糖患者在饥饿时无法将血糖浓度维持在正常水平，出现虚弱无力、心跳加快、出虚汗、颤抖和强烈饥饿感等症状。食物不足、空腹运动、甲状腺功能异常和一些疾病可能会导致这种情况，糖尿病患者注射胰岛素或降糖药物相对过多，而食物不足或运动过多时也会发生低血糖情况。对偶尔发生低血糖反应的瘦弱健康人来说，避免餐前过度运动、吃消化吸收较慢的主食、在吃主食的同时配合富含蛋白质的食物和蔬菜、两餐之间加餐等做法可以有效地预防这种现象。

1.4.3　食物的血糖反应

所谓食物的餐后血糖反应，是指在进食含有碳水化合物的食物之后，血糖升高的速度与程度及血糖曲线波动变化的模式。如果食物的消化吸收速度较慢，血糖升高的速度通常就会比较平缓，达到的血糖峰值较低，此后缓慢降低到餐前水平，则该食品血糖反应较低；反之，如果食物的消化吸收速度过快，血糖迅猛升高，血糖峰值很高，此后血糖水平下降较猛，甚至降到餐前水平以下，就意味着一种食物的血糖反应较高。维持较小的餐后血糖波动有利于预防肥胖和多种慢性疾病。

各种食物的血糖反应不同，可以用血糖指数（glycemic index，GI）这个指标来衡量。它是用葡萄糖或白面包（消化吸收速度最快的食物）来作为参照，比较摄入同样含 50 g 可消化碳水化合物的某种食物之后，一段时间之内引起的血糖上升情况。

通常首先测定参比食物的血糖反应，如 50 g 葡萄糖摄入之前和之后 15 min、30 min、45 min、60 min、90 min、120 min 的血糖水平，画出一条曲线，把它的曲线下面积定义成 100；然后同样测定含 50 g 淀粉的白米饭食用前后的血糖水平，也画出一条曲线，计算它的曲线下面积，结果是葡萄糖的 83.8%，即可计算出白米饭的 GI 为 83.8。

对于糖尿病病人来说，显然用低 GI 的食物作为主食比较理想。这些食物通常是那些纤维或蛋白质含量较高、或质地紧密、消化吸收速度较慢的食物。需要注意的是，不甜的食物未必 GI 低，而有甜味的食品也未必 GI 高。

不过，GI 测定并没有考虑到一种食物当中所含可消化碳水化合物的多少。例如胡萝卜和大枣的 GI 都是 70 左右，但胡萝卜的含糖量仅仅是 5%左右，大枣则在 70%左右。要想获得 50 g 可消化碳水化合物，需要吃 1 000 g 胡萝卜。而相比而言，要获得 50 g 可消化碳水化合物，只需要吃 70 g 左右的大枣。显然，吃一小碗胡萝卜所引起的血糖上升风险并不大，而一小碗枣肉引起的血糖上升风险就要大得多。

为了综合反映食物对血糖反应的影响，使用血糖负荷（glycemic load，GL）这个指标更为恰当。GL 是 50 g 食物中的可消化碳水化合物量和这种食物的 GI 值的乘积/100。比如说，苹果的含糖量是 10%，50 g 苹果中含有 5 g 可消化碳水化合物，而它的 GI 是 36，那么苹果的 GL

就是 1.8。50 g 某种面包的碳水化合物是 20，而它的 GI 是 88，那么它的 GL 就是 17.6。GL 越大，说明吃 50 g 食物给身体带来的餐后血糖峰值就越大。

降低餐后的血糖反应，不仅对控制餐后血糖、降低糖化血红蛋白水平有所助益，也有利于减轻胰岛素抵抗情况，延迟和预防糖尿病前期患者发展为糖尿病病人。多项研究提示，在保证营养供应的前提下，长期控制日常膳食整体的 GI 值和 GL 值，有利于预防肥胖、糖尿病、心脑血管疾病和其他慢性疾病。流行病学研究表明，长期食用高血糖负荷膳食可能会增加糖尿病、肥胖、心脑血管疾病、部分癌症和老年痴呆等多种疾病的发生风险。如何降低食物的血糖反应，如何制作低餐后血糖反应的营养食谱，在本书的第四部分将继续加以论述。

特别关注

GI 值低就一定健康吗？

GI 值低，并不等于营养价值高，要警惕“炒概念”的低 GI 值食品。在选择食物的时候，除了血糖指数，还要考虑它的总能量高低，其中维生素和矿物质含量，膳食纤维和保健成分含量等，进行综合评价。

例如，燕麦和荞麦的 GI 值在 55～70 之间，它们的营养素含量高，富含膳食纤维，因此是有利于控制血糖的主食。炸薯片和酥皮糕点的 GI 值也在这个范围当中，但其中含有大量脂肪，营养素含量低，是不利于预防慢性疾病和肥胖的食物。

同时，仅仅选择低 GI 值食物，未必能帮助控血糖。例如，面条和粉丝的 GI 值比白米饭低，但只吃面条或粉丝加少量菜卤，营养价值低，并不利于帮助保持血糖水平的稳定。而白米饭配合大量荤素菜肴，反而营养更为全面，控制血糖效果优于顿顿吃酸辣粉或凉面。

1.5 有关碳水化合物的膳食推荐

碳水化合物是人体最重要的能量来源。在我国的环境资源条件限制下，以及“碳减排”和“碳中和”战略目标下，国民以富含淀粉的谷物作为能量主要来源，环境压力较小，二氧化碳排放较少。“五谷为养”的食物结构也符合我国的饮食文化传统。

但是，自古以来食用的五谷杂粮并不是如今市场上的精白米和精白面粉，更不是加入大量精制糖的饼干甜点和各种甜饮料。摄入含淀粉的天然食物，如全谷类、淀粉豆类（俗称“杂豆”）、薯类等含淀粉种子和含淀粉根茎，对预防多种慢性疾病有所帮助。它们富含 B 族维生素和多种矿物质，含有丰富的膳食纤维，以及多种保健成分（详见第 9 章）。

世界卫生组织（World Health Organization，WHO）建议，每日的精制糖摄入量应当控制在 50 g 以下，最好能控制在 25 g 以下，而 25 g 这个量仅仅相当于半瓶普通的含糖饮料。

算一算

你吃了多少糖?

1 勺红糖=1 勺白糖,因为红糖的含糖量比白糖只低几个百分点。

1 勺糖果=1 勺白糖,因为糖果的含糖量超过 85%,多数高达 95%。

1 勺蜂蜜=0.8 勺白糖,因为蜂蜜含糖高达 80%左右。

1 勺果酱=0.7 勺白糖,因为果酱的含糖量高达 65%。

1 听可乐=3 勺白糖,因为其中含糖约 38 g,而 1 平勺白糖大约为 12 g。

1 瓶 500 mL 的甜饮料=4 勺白糖,因为其中含糖约 50 g。

1 块 43 g 的普通甜巧克力=2 勺白糖,因为其中含糖约 22 g。

1 块 120 g 的蛋糕=2 勺白糖,因为市售甜蛋糕中含糖 20%左右。

如 1.3.2 节中所述,适度摄入不可消化碳水化合物有利于健康。膳食纤维可以通过阻断胆固醇的肝-肠循环而帮助控制血胆固醇;可溶性膳食纤维和抗性淀粉在大肠中发酵产生短链脂肪酸,能抑制肝脏中的胆固醇合成,从而对预防心脑血管疾病有所帮助。由于消化吸收速度较慢,富含膳食纤维的食品有利于控制血糖的上升,对预防和控制肥胖及糖尿病有益。同时,其中所含的膳食纤维、低聚糖和抗性淀粉成分可促进肠道健康,维护正常的肠道微生物菌群。

我国所推荐的碳水化合物摄入量是膳食总能量摄入的 50%~65%。也就是说,如果一个轻体力活动的成年人每日需要 8 320 kJ(1 988 kcal)的能量,那么他应当摄入 250~300 g 的碳水化合物,相当于每餐吃一小碗饭再加少量水果的程度。这些碳水化合物应来自多种天然食物,除精制谷物之外,还应包括全谷物、淀粉豆类、薯类、水果和水果干等食材,而不应是三餐白米饭或白馒头加甜饮料的组合。

关于膳食纤维的推荐数量,多数国家建议的每天摄入量在 20~35 g 之间,WHO 建议每天摄入的膳食纤维不宜超过 40 g。我国营养素参考摄入量标准中对膳食纤维的建议摄入量为 25 g,但我国居民目前膳食纤维的平均摄入量不足 15 g。糖尿病等慢性疾病患者的膳食纤维摄入量宜较健康人适度增加,以每日 25~35 g 为宜。

本章总结

碳水化合物可以分为简单糖类和多糖,而食物中的多糖类物质又分为可消化的淀粉和不可消化的膳食纤维。可消化碳水化合物除了转变为身体细胞结构成分和重要生理功能成分,还可以为人体提供能量,帮助节约蛋白质,帮助脂肪正常代谢。而可溶性膳食纤维和不可溶膳食纤维也对维护肠道菌群正常和预防疾病起到重要作用。

碳水化合物对血糖反应的影响可以用血糖指数和血糖负荷来评价。富含复杂碳水化合物和膳食纤维的膳食,即含有较多的全谷类、淀粉豆类、薯类、水果、蔬菜的膳食,可帮助维持较为平缓的餐后血糖反应，有利于预防肥胖、糖尿病、心脑血管疾病和某些癌症。

在一日能量当中，来自碳水化合物的能量宜占50%～65%。富含碳水化合物的主食营养质量对人体营养供应和疾病预防至关重要。含大量简单糖类的甜食、甜饮料应当限量食用。

本章课程活动

1.请到超市中调查所有甜味食品的柜台，了解甜食中的糖来源于哪些原料。这些原料的化学成分是什么？含有哪些营养素？

2.查阅一本食物成分表，比一比，哪些食物是可消化碳水化合物的主要来源？把鲜重换算成干重来比较时，碳水化合物含量的排名会有什么变化？

3.查阅一本食品化学方面的书籍，或复习食品化学课本，看看人体不能消化的碳水化合物包括哪些物质，它们都是从哪些食品中来的。

本章思考问题

1.复杂碳水化合物和简单碳水化合物的概念是什么？分别包括哪些食物成分？

2.食物中的碳水化合物是如何被消化吸收的？主食容易消化吸收，对哪些人群有利，对哪些人群来说可能反而不利？

3.碳水化合物的消化吸收速度受到哪些因素影响？

4.可消化碳水化合物对人体正常生理功能有哪些作用？

5.食物中的不可消化碳水化合物包括哪些组分？它们对人体健康有什么意义？

6.人体是怎样维持血糖浓度稳定的？如何饮食能帮助控制血糖不过高或过低？

7.为什么膳食指南推荐在膳食中摄入淀粉类食物，而不是推荐直接摄入葡萄糖？对甜食、甜饮料等含糖食品应当如何对待？

8.某老年妇女每日能量需求为7 322 kJ(1 749 kcal)，营养师建议她每日能量中55%来自碳水化合物，其中简单糖类不超过总能量的5%。那么她每日应当吃多少淀粉？换算成淀粉含量为75%的生大米是多少？最多可以吃多少白糖？最多可以喝多少毫升含糖10%的甜饮料？

第2章 脂类

本章预备问题

1. 完全不吃脂肪会影响健康吗?
2. 胆固醇、磷脂和脂类有什么关系?
3. 食物中的脂肪是从哪里来的?
4. 吃了胆固醇含量较高的食物血胆固醇就会升高吗?
5. 食物中的脂肪酸对疾病风险有什么影响?
6. 脂肪吃多少才合适?

食物中各种不溶于水、能溶于油脂的天然成分都被归于脂类当中。在很多人眼中,脂肪是令人生厌的物质,但实际上,脂类是一类重要的营养素,只是在摄入量过多,各类脂肪酸的比例不合理的情况下,才会产生不利于健康的作用。

2.1 脂类和脂肪酸

从营养角度来说,脂类家族当中的成员主要包括三酰甘油、磷脂和固醇。其中占比最大的就是三酰甘油(酯),也称为中性脂肪。体检时称为甘油三酯(triglyceride)的项目就是血液中的三酰甘油乳化微粒。日常所吃的各种油脂,无论固态还是液态,主要成分都是三酰甘油。人体积累的脂肪中,主要成分也是三酰甘油。还有一些不属于三酰甘油的成分称为类脂,它们和脂肪共同存在,包括磷脂、糖脂、固醇和其他脂溶性物质。

2.1.1 三酰甘油酯和脂肪酸

目前已知天然的脂肪酸有50多种。在食物和人体中,绝大部分脂肪酸是与甘油结合成三酰甘油酯而存在的,也就是一个甘油分子和三个脂肪酸分子以酯键结合的形式存在。在每一种天然食物当中,都会有多种三酰甘油酯,其中的脂肪酸种类和比例不同,组合的方式也不同,使食物脂肪的软硬度、稳定性、健康作用等产生差异。

各种食物中脂肪酸的差异,主要表现在以下几个大的方面,包括碳链长度、双键数量、双键位置和双键构型。

2.1.1.1 碳链长度

食物中脂肪酸的碳链长短不同,但绝大多数的碳原子数都是偶数,仅有极微量的奇数碳原子脂肪酸,如牛奶中存在微量15碳脂肪酸。在大部分食品当中,16～18碳的脂肪酸占据绝对优势,如棕榈油里以16碳的棕榈酸和棕榈油酸为主;而猪油、豆油、花生油、橄榄油等常见烹调油脂中都以 18 碳的脂肪酸最多，如硬脂酸、油酸、亚油酸、亚麻酸等，它们属于长链脂肪酸。鱼油中的 EPA(20 碳五烯酸)和 DHA(22 碳六烯酸)属于碳链超长的脂肪酸。

如果脂肪酸的碳原子数在 10～12 个之间，称为中链脂肪酸，如椰子油中以 12 碳的月桂酸占据优势。8 个碳原子以下的脂肪酸属于短链脂肪酸，常在乳类脂肪中存在，如牛奶中所含的酪酸分子中只有 4 个碳原子。在短碳链的脂肪酸中，羧基的影响较大，故表现出水溶性；而较长碳链的脂肪酸分子中以碳氢链为主体，故难溶于水。

2.1.1.2 饱和程度

脂肪酸饱和程度影响其稳定性，也影响到其生理功能。饱和脂肪酸是没有双键的，它的化学性质比较稳定，耐热性较好，熔点较高。双键越多，脂肪酸越容易被氧化，对热越不稳定，熔点越低。含一个双键的脂肪酸称为单不饱和脂肪酸，两个或更多双键的称为多不饱和脂肪酸。常见食用油脂中各类脂肪酸比例见表 1-2-1。

表 1-2-1 常见食用油脂中饱和脂肪酸、单不饱和脂肪酸和多不饱和脂肪酸的比例 %

油脂名称	饱和脂肪酸	单不饱和脂肪酸	多不饱和脂肪酸	油脂名称	饱和脂肪酸	单不饱和脂肪酸	多不饱和脂肪酸
椰子油*	87	6	2	茶籽油	10	76	14
黄油*	62	29	4	橄榄油*	15	73	12
牛油*	50	42	4	花生油	14	45	41
棕榈油*	49	37	10	芝麻油	12	38	50
可可脂*	60	33	3	大豆油	16	25	59
猪油	43	48	9	玉米油	14	28	58
鸭油	29	56	15	葵花籽油	10	22	68
三文鱼油*	20	29	41	核桃油	7	20	73

资料来源：*美国食物成分表。其他数据来自中国食物成分表(2004)。因食物成分表中数据存在测定误差，故一部分数据各脂肪酸总和没有达到 100%。

在一个脂肪酸分子中，双键越多，就越容易发生各种化学反应，如易受到氧化而酸败，在高温下容易发生热氧化聚合和热分解等反应。如果把含油脂的食品放在空气中，时间长了之后产生难闻的味道，油脂变黏，就是油脂被氧化的结果。为了预防这种麻烦，食品生产中往往需要加入抗氧化剂来延长食品的保存期。所谓抗氧化剂，是一些能够延缓脂肪氧化过程的微量化学物质，它们属于食品添加剂，起到的效果是提高富含油脂食物的稳定性和安全性。

特别关注

油脂的软硬状态和其中的脂肪酸有什么关系?

食物中的脂肪有的在低温下还是清亮的液态，有的在室温下就已经凝固。一般来说，饱和程度相同，油脂当中的脂肪酸碳链越长，就越容易凝固；碳链长度相同，脂肪酸的饱和程度越高，就越容易凝固。也就是说，如果一种天然油脂容易凝固，通常可以推测它含有相当多的饱和脂肪酸。

人们往往认为植物油是不容易凝固的，其实巧克力中的可可脂、椰子中的椰子油，还有硬棕榈油，都是饱和程度很高的脂肪，甚至比猪油还要高。所以，巧克力和椰子油在室温下都是固态的。棕榈油和棕榈仁油的饱和脂肪酸比例也超过了猪油。

2.1.1.3　双键位置

脂肪酸分子上第一个双键发生的位置很重要，它决定了脂肪酸属于 ω-3 系列（也写成 omega-3 或欧米伽-3 脂肪酸），还是 ω-6 系列（也写成 omega-6 或欧米伽-6 脂肪酸）。其中 ω-3 脂肪酸和 ω-6 脂肪酸的比例与人体的血压调节、炎症反应调节、血脂水平和血液凝固性有关。其中 ω-6 脂肪酸主要包括亚油酸、γ-亚麻酸和花生四烯酸，而 ω-3 系列脂肪酸主要包括 α-亚麻酸、EPA 和 DHA。

各种 ω-6 脂肪酸可以从亚油酸（18 碳二烯酸）开始合成，而各种 ω-3 脂肪酸可以从 α-亚麻酸（一种 18 碳三烯酸）开始合成。这两个系列的脂肪酸是不能互相转变的。所以，这两种脂肪酸是人体的必需脂肪酸，必须从食物中提供。

2.1.1.4　双键构型

在绝大多数天然食物中，脂肪酸的双键几乎都是顺式构型，只有牛羊肉和牛羊乳等反刍动物的脂肪中有少量脂肪酸是反式构型，如异油酸和共轭亚油酸。

利用人工催化加氢的方法，可以把一些不饱和脂肪酸含量很高、室温下呈现液态的植物油转变成室温下呈现固态的油，这就是食品工业中常用的氢化植物油。但是在部分氢化的产品中，不饱和脂肪酸中的部分双键会从顺式转变成反式，于是产生所谓的反式脂肪酸（*trans*-fatty acid），也称为反式脂肪（*trans*-fat）。对油脂进行高温加热，也会使一部分顺式脂肪酸转变成反式脂肪酸。

因为分子的构型发生了变化，含反式脂肪酸的脂肪尽管是不饱和脂肪，却容易凝固，而且对热较为稳定。但同时，它也不容易被人体利用，研究证明，摄入氢化加工或热加工中形成的反式脂肪酸可能增大心脏病、肥胖、糖尿病等多种慢性疾病发生的风险。

特别关注

膳食中的反式脂肪酸是从哪里来的？

膳食中的反式脂肪酸主要来自氢化植物油及其衍生产品，包括植物奶油（也称为麦淇淋、植物脂肪、人造黄油等）、起酥油、植物奶精、植脂末、代可可脂等。牛羊肉和乳制品中含有少量天然反式脂肪酸，但人们对其摄入量很小，而且对身体健康无害。

与大豆油、菜籽油等液态植物油相比，部分氢化植物油有两大优势，一是提高了饱和度，它不容易发生氧化，可以帮助食品延长货架期；二是可以制成半固态油脂，可以用来替代黄油、牛油和猪油等用在食品加工中，用作起酥油，起到改善食物口感的作用。

我国预包装食品营养标签法规强制要求，所有含有氢化植物油配料的包装食品都要注明其中的反式脂肪酸含量。这个措施迫使油脂制造企业主动改进工艺,降低氢化植物油产品中的反式脂肪酸含量,也引导很多食品加工企业把氢化植物油配料换成不含反式脂肪酸的油脂配料。

远离反式脂肪酸的主要措施是以天然食物为主,减少加工食品的比例,特别是口感酥脆或酥软的焙烤产品和甜点、糖果、速溶糊粉饮料等食品。即便没有反式脂肪酸,这些产品的营养价值也比较低,所含能量却很高,不值得经常食用。

知识复习:有关三酰甘油和脂肪酸的结构及化学特点,请参考食品化学课程中的相关内容。

关键词汇:1. 饱和脂肪酸、单不饱和脂肪酸和多不饱和脂肪酸
2. ω-3 系列和 ω-6 系列脂肪酸
3. 脂肪氧化和抗氧化剂
4. 油脂氢化和反式脂肪酸

2.1.2 磷脂、糖脂和固醇

大部分人每天会摄入 50～80 g 脂类物质,其中只有 4～8 g 的磷脂,以及 200～600 mg 的胆固醇。可见,膳食中的脂肪以三酰甘油酯为主,磷脂加上固醇不足总脂类摄入量的 5%。其中磷脂对于食品的品质有很大影响,而固醇影响不大。

2.1.2.1 磷脂

生物体中的磷脂主要以两种形式存在,包括甘油磷脂和神经磷脂。甘油磷脂的分子当中也有 1 个甘油分子,但它只与 1～2 个脂肪酸分子酯化,分子中还结合有 1～2 个磷酸基团,再连接其他分子,如胆碱、乙醇胺等。神经磷脂的分子中含有神经氨基醇等成分。因为分子中有两个长的碳氢链,甘油磷脂能够和油脂亲和;因为有一个高度亲水的磷酸基团,磷脂能够和水亲和。所以,磷脂是典型的乳化剂,也就是说,它能够让食品中的油和水融合在一起,从而改善食物的口感。

天然食物中的磷脂以甘油磷脂最为丰富,特别是卵磷脂,广泛存在于蛋黄、大豆、瘦肉、肝脏、豆制品、花生、麦胚等食物当中。在蛋黄的脂肪中,卵磷脂约占 1/3。其他还有脑磷脂、神经磷脂等微量磷脂成分。

磷脂具有让油和水相容的性质,它是生物膜的重要成分,对维持生长发育十分重要。它是神经系统的重要组成部分,卵磷脂还是神经递质乙酰胆碱的前体物之一。磷脂类物质与激素作用和信号传导有密切关系,还可以帮助脂溶性维生素、脂类激素等不溶于水的物质穿越细胞膜两侧。磷脂在血液中帮助脂类物质运输,作为脂蛋白的稳定成分,让脂肪酸和胆固醇能够“抱团”悬浮于水相的血液当中而不会凝聚。不过,磷脂并不是一种必需营养素,因为只要有足够的脂肪酸,肝脏可以合成它。而且,磷脂作为保健品如果吃得太多,一样会增加能量而带来脂肪积累,甚至还可能引起胃肠不适感。

2.1.2.2 糖脂

糖脂是含有糖基团的脂类物质,如脑苷脂、神经节苷脂等。常常存在于神经系统当中,通常分子中含有糖链结构、脂肪酸和神经鞘氨醇。它们与细胞识别和细胞增殖调控等重要作用

有密切关系。

2.1.2.3　固醇

固醇(sterol)也称为甾醇，广泛存在于动物和植物食物当中。顾名思义，固醇的化学性质相当稳定，不会因为加热而分解，但其中仍含有不饱和键，可以被氧化。植物性的固醇包括全谷类、豆类、坚果和油籽中所含的豆固醇、谷固醇、菜油固醇，以及真菌和酵母中所含的麦角固醇等。这些植物固醇具有抑制食物中胆固醇吸收利用的作用，有利于控制人体血胆固醇的水平。

胆固醇只存在于动物性食物当中，包括肉类、蛋类、鱼类以及奶类。蛋黄、内脏和某些海产品的胆固醇含量较高，肉类和奶酪的含量居中，牛奶和酸奶中的胆固醇含量较低。

胆固醇并不像很多人想象的那样是对健康有害的物质。相反，它是所有细胞中生物膜的重要组成成分，也是很多人体重要物质的制造原料，这些物质包括胆汁、维生素 D、肾上腺皮质激素和性激素等。事实上，人体肝脏每天可制造出 800～1 500 mg 的胆固醇，比从食物中摄取的量要大得多。人体中胆固醇水平过低甚至可能降低清除癌细胞的能力。就目前研究证据来看，对代谢正常的人体来说，从食物中摄入适量未被氧化的胆固醇并不会带来高胆固醇血症和心脏病，故近年来各国陆续取消了对膳食胆固醇摄入量的严格限制。

特别关注

孩子是否需要限制高胆固醇食物？

一些家长自己有高血脂，也担心孩子的健康，从小给孩子吃纯素食或严格的低胆固醇膳食，这可能会妨碍儿童的生长发育。因为在未成年之前，人体的细胞不断分裂增殖，形成新的组织，需要较多的胆固醇来建造细胞。故而不应严格限制未成年人摄入肉、蛋、鱼等胆固醇含量较高的食物。老年人体内合成胆固醇能力下降，从食物中摄入少量胆固醇亦无危害，只有罹患相关疾病时才需要遵医嘱严格控制膳食胆固醇的摄入量。

关键概念：

磷脂和胆固醇都是人体代谢所需的重要物质，是人体脂蛋白的重要成分。

胆固醇只存在于动物性食物当中，植物性食物含有的植物固醇可以减少胆固醇的吸收。

2.2　脂类的消化吸收

脂类物质的消化吸收和其他营养素略有不同，因为它是不溶于水的疏水物质，而用来消化它的脂肪酶只能在水中移动。脂类物质吸收入血之后，血液也是以水作为介质的液体。

2.2.1　甘油三酯的消化和吸收

在口腔中，一些高熔点的脂类物质可以被体温融化。唾液中含有少量脂肪酶，但对于成年人来说，它的消化作用是非常微弱的。脂肪进入胃之后，由于比重较轻，会浮在食糜的表面上，被推入幽门的速度较慢，以便反复地被混匀，形成小的脂肪微粒，便于酶与它充分接触。在胃酸的帮助下，胃中的胃脂肪酶可以发挥作用。

然而，胃中的脂肪分解作用仍然很弱，脂肪主要的消化场所是小肠上段。脂肪从胃排入小肠，引发缩胆囊素的分泌，肝脏制造的胆汁从胆囊中排入小肠，帮助脂肪乳化成微球状态。这样，它就能够与胰腺分泌的胰脂酶和小肠液中的脂酶充分接触，被消化成甘油和脂肪酸。未酯化的固醇类物质可以直接被小肠吸收。胰液中还含有磷脂酶和胆固醇酯酶等消化类脂的酶类。

在帮助脂肪消化之后，大部分胆汁被小肠吸收，然后再被重复利用。还有一部分胆汁被膳食纤维所包裹，一起穿肠而过，排出体外（图 1-2-1）。这样，人体需要重新用胆固醇来制造胆汁，这样就降低了人体中胆固醇的量，从而有利于控制血胆固醇的浓度。

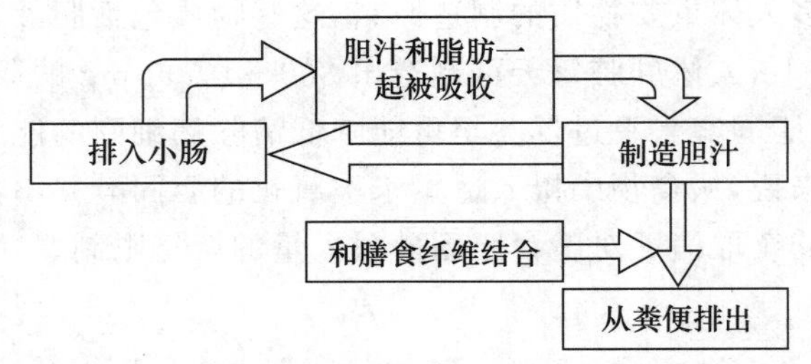

图 1-2-1　胆汁的肝-肠循环和膳食纤维降低血胆固醇的机制

特别关注

什么样的纤维对促进胆固醇排除最有帮助？

虽然纤维素等不可溶纤维也可以结合脂类物质，但可溶性的膳食纤维能够形成体积较大的胶冻状物质，对于促进排除胆汁和食物中的胆固醇效果明显。例如，山楂和苹果都是水果中富含果胶的品种，它们对于促进胆固醇排除有帮助。菜花、南瓜和茄子也富含果胶。此外，海带等海藻中所含的胶质、魔芋中的葡甘露聚糖、燕麦中的 β-葡聚糖和大豆中的可溶性纤维，都有较好的作用。

在消化之后，脂肪酸在十二指肠下段和空肠上段被吸收。中链和短链脂肪酸构成的脂肪可以在乳化之后直接穿过小肠黏膜，在肠黏膜细胞中的肠脂酶作用下分解成甘油和脂肪酸，然后通过门静脉进入血液循环。长链脂肪酸从脂肪中水解下来之后，在胆汁的作用下形成脂肪的小微团，进入肠黏膜细胞中。肠细胞中，甘油和脂肪酸重新组装成为三酰甘油酯，也就是说，又变成了油脂状态。肠细胞把它们和胆固醇、磷脂、脂蛋白等配合在一起，形成乳糜微粒，进入淋巴循环，可以供身体利用，最后从胸导管进入血液循环当中。

脂肪的消化吸收受到多种因素的影响：脂肪的饱和程度越高，则熔点越高，乳化难度越大，因此与熔点低于体温的脂肪相比，熔点超过体温的脂肪食物消化率较低。脂肪酸组成及在三酰甘油酯上的酯化位置对脂肪的消化吸收也有影响，含短链脂肪酸的脂肪吸收速度较快；过多的膳食钙和饱和脂肪酸形成不溶性的钙盐，从而降低饱和脂肪的消化吸收率。胃肠疾病、胆囊疾病和胰腺疾病都可能影响到脂肪的消化吸收。

2.2.2 磷脂的消化和吸收

磷脂由磷脂酶 A、磷脂酶 B、甘油磷酸酶和胆碱磷酸酶 4 种酶合作水解为甘油、脂肪酸、磷酸和胆碱等。其中甘油、磷脂和含氮物均能溶于水，可以在小肠中直接吸收。部分磷脂乳化后可以直接被吸收，但大部分磷脂需要经过水解，水解产物被吸收后重新在肠细胞中合成磷脂分子再进入血液当中。

2.2.3 胆固醇的消化和吸收

食物中的胆固醇酯经过胰液和小肠液中的胆固醇脂酶作用，形成游离的胆固醇和脂肪酸。胆固醇经过胆盐的乳化作用，进入肠黏膜细胞，然后在细胞内重新酯化，与部分未酯化的胆固醇、磷脂、脂肪酸、脂蛋白等共同组成乳糜微粒，经淋巴系统最终进入血液循环。

食物中的胆固醇吸收率随着摄入量的增加而降低。食物中的脂肪和脂肪酸促进胆固醇的吸收，而植物固醇则竞争性地降低胆固醇的吸收。食物中的膳食纤维与胆汁形成复合物，可降低胆固醇的吸收，阻断胆汁的肝-肠循环。肠道细菌的代谢降低胆固醇的利用率，而服用抗生素则会提升其利用率。

2.3 血液中的脂肪运输和脂蛋白

脂蛋白是由脂类物质和特定蛋白质结合而成的。血浆、细胞膜、细胞器膜、线粒体、微粒体等结构中含有各种脂蛋白，为人体生理功能所必需。

在血液检查当中，常常要检查血脂这个项目。血浆中有多种含脂类物质的微粒，主要是 4 种脂蛋白：乳糜微粒(CM)、极低密度脂蛋白胆固醇、低密度脂蛋白胆固醇和高密度脂蛋白胆固醇。这几种微粒的密度不同，微粒大小也不同。其中含有蛋白质、甘油三酯、胆固醇和磷脂等成分(图 1-2-2)，亲水性的磷脂包围在脂蛋白外围，而疏水的胆固醇和甘油三酯等成分则位于微粒的内部。血浆脂蛋白表面上所携带的“载脂蛋白”各不相同，如载脂蛋白 A(apo-A)、载脂蛋白 B(apo-B)等，对脂蛋白的类型和去向具有决定意义。

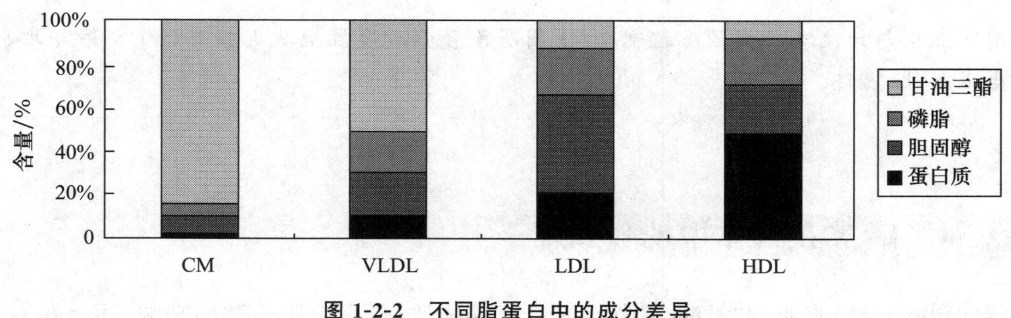

图 1-2-2 不同脂蛋白中的成分差异

乳糜微粒是最大、最轻的一种脂蛋白微粒。它把膳食当中吸收的脂类送到全身各处，体组织可以从中取出脂肪供自己利用，所以在运输途中，微粒会变得越来越小，最后只剩下其中的蛋白质、胆固醇和磷脂。肝细胞膜上的特殊受体会和它结合，把它从血液中清除掉，在肝脏中对它进行再利用。

极低密度脂蛋白（VLDL）也称为“前 β 脂蛋白”。肝脏是脂类物质的加工中心和配送中心。它用血液中的脂肪酸来合成胆固醇、磷脂和其他有用的脂类物质。肝脏还可能会用葡萄糖、蛋白质或酒精来合成脂肪。这些合成的脂类物质和从乳糜微粒残渣中收集到的蛋白质、磷脂等组装在一起，就形成了极低密度脂蛋白。它的目标是把肝脏合成的三酰甘油酯送到全身各处需要它们的细胞和组织。于是在运输过程当中，它的颗粒不断缩小，三酰甘油酯的比例降低，胆固醇和蛋白质的比例升高，它的密度也会上升。这时候，它就变成了低密度脂蛋白胆固醇。

低密度脂蛋白（LDL）也称为“β 脂蛋白”。它携带较多的胆固醇，还有部分磷脂和三酰甘油酯，可以用于帮助组织建设新的细胞膜或用来制造其他脂类活性物质，或者供组织储备。脂蛋白的表面蛋白质可以与不同组织细胞表面上的受体发生作用，调控着它的去向和利用。当低密度脂蛋白浓度过高时，胆固醇沉积于血管的危险可能加大。所以，它常被称为“坏胆固醇”。

高密度脂蛋白（HDL）也称为“α 脂蛋白”。与低密度脂蛋白不同的是，高密度脂蛋白是由脂肪组织制造的。它含有蛋白质、磷脂、三酰甘油酯和胆固醇等，它的颗粒最小，因富含蛋白质，其比重最大。它的主要作用是把身体各部分的胆固醇送回肝脏，对其进行处理或排除。高密度脂蛋白的浓度达到合理水平，说明身体处理胆固醇的能力较强，胆固醇沉积于血管的危险较小。故而，它被称为“好胆固醇”。在测定血胆固醇指标时，高密度脂蛋白胆固醇和低密度脂蛋白胆固醇的比例要比总胆固醇的含量更加重要。

关键概念：

低密度脂蛋白胆固醇及其健康意义。

高密度脂蛋白胆固醇及其健康意义。

扩展阅读

我国居民的血脂状况

国家卫生与计生委疾病预防控制局. 中国居民营养与慢性病状况报告（2015 年）. 北京：人民卫生出版社，2015。

2.4 脂类在人体中的作用

脂类包括脂肪（真脂）和类酯，其作为一类营养物质，是必需脂肪酸的来源，而且是对生命活动起到调节作用的诸多物质的前体，而不仅仅是作为脂肪组织储备起来，为人体组织提供缓冲和保护。

2.4.1　提供必需脂肪酸

人体能够合成很多脂类物质，但是有两种起始物质必须从食物中获取，那就是作为 ω-6 系列脂肪酸起始物质的亚油酸，以及作为 ω-3 系列脂肪酸起始物质的 α-亚麻酸。所谓必需营养物质，是指如果不从食物中获取，人体又无法合成，延续一段时间之后会发生缺乏症，最后导致死亡。

必需脂肪酸是细胞的重要结构成分，它们常常以磷脂的形式存在，是构成细胞膜和细胞亚显微结构生物膜的主要成分之一。故而，在生长发育和组织修复的时候，都需要增加必需脂肪酸的供应。同时，它们也是脂蛋白的重要成分，有利于胆固醇的代谢。

此外，必需脂肪酸，如前列腺素类物质、白三烯等，是身体当中多种生理调节物质的前体，它们对于调节血压、调控血液凝固性、调控炎症反应、保护胃肠黏膜、调节呼吸道阻力等都有重要作用。

亚油酸和 α-亚麻酸这两种必需脂肪酸分别可以合成 ω-6 系列和 ω-3 系列的脂肪酸。其中 ω-3 系列的 EPA 具有降低血栓形成、降低血管炎症反应、调节血脂的作用，而 DHA 对大脑神经系统和视力的发育有促进作用。

2.4.2　脂肪作为能量储备和供能来源

众所周知，脂肪是人体重要的能量储备物质。把由膳食中吸收的脂肪变成人体脂肪储藏到脂肪细胞当中，是一个相当方便而且高效的过程。

在摄入大量食物脂肪之后，人体能够很快地把乳糜微粒和极低密度脂蛋白中的脂肪储备起来；在人体需要能量的时候，它们又会随时进入血液中，被送到需要的部位分解供能。这个储备和分解的过程分别需要脂蛋白脂酶和激素敏感脂酶的参与。随着脂肪储备的增加，脂肪细胞会逐渐膨胀；脂肪消耗时，它会缩小。

健康人体的脂肪大约有 50%储存在皮下组织中，其余大部分分布在肾脏周围、肠系膜、大网膜和腹膜等部位，还有一小部分分布在肌肉中的肌间脂肪，以及内脏组织中。

1 kg 人体脂肪组织大约含有 3.22×10^{4} kJ(7 696 kcal)的能量，这是因为它不是纯的脂肪，还含有少量的蛋白质和水分。每克纯脂肪含有 37.7 kJ(9 kcal)能量，故而减少 1 kg 的纯脂肪，需要消耗 3.77×10^{4} kJ(9 010 kcal)的能量，相当于快步走 30 h 所消耗的能量。

人体脂肪组织不仅是储备脂肪的场所，还有帮助减少身体热量散失、缓冲震动、保护内脏和组织免受机械伤害等生理功能，也能使人体皮肤表面呈现柔软饱满的状态。

2.4.3　脂肪作为能量来源

脂肪是膳食中单位质量产能量最高的营养素，是人体能量的重要来源。包括心肌在内的肌肉组织除去利用葡萄糖之外，还能够利用脂肪作为能量。1 g 脂肪可以提供 37.7 kJ(9 kcal)的能量，是碳水化合物的 2.25 倍。在我国，膳食脂肪在一日能量供应中的份额大约是 30%。在长时间的运动中，70%以上的能量来自脂肪分解。

然而，人体不可能仅仅用脂肪来供应能量。这是因为脂肪的彻底分解供能需要来自碳水化合物的帮助。如果处于长期饥饿状态，或者不吃含淀粉食物，人体缺乏碳水化合物的供应时，人体将会分解蛋白质来合成葡萄糖，以便为大脑和神经系统等供应能量，同时帮助脂肪的彻底分解。故而，饥饿时不仅消耗脂肪，而且会大量消耗身体中的蛋白质。因此，即便在绝对不进食的饥饿状态下，人体每日仅能分解不足 0.5 kg 的脂肪。绝食最终会导致死亡，哪怕身体中的体脂肪储备并没有完全消耗掉。确保体脂肪储备的意义，主要在于帮助人体度过食物不足的饥荒季节。

2.4.4 脂肪帮助脂溶性物质的吸收和储存

食物中有多种脂溶性物质，包括香气成分、脂溶性维生素、脂溶性抗氧化成分等。这些成分的吸收需要脂肪的帮助。例如，胡萝卜素、番茄红素、玉米黄素等有益于健康的成分，以及维生素 A、维生素 D、维生素 E、维生素 K 通常与食物中的脂肪共同存在，而且均需要在膳食中含有一定脂肪的情况下才能被有效吸收。然而，一些脂溶性的污染成分和有害成分也会随着脂肪摄入量的增加而更多地被人体吸收。

知识链接：有关脂溶性维生素，请参考第 5 章维生素部分。

特别关注

吃什么脂肪，会影响我们身上的脂肪吗？

是的。如果人吃的脂肪当中不饱和脂肪酸比较多，那么我们的皮下脂肪和肌肉当中所含的不饱和脂肪酸也比较多，反之亦然。母乳中的脂肪酸组成也与母亲膳食中的脂肪有关系。在膳食脂肪不足时，母乳中的脂肪与母亲体内脂肪的脂肪酸组成接近。

此外，一些脂溶性的物质也会溶解在脂肪中而被身体储存在皮下脂肪当中，比如过多的胡萝卜素。在人体脂肪中所含污染物质较多的情况下，减肥造成体脂肪的快速分解，可能造成一些毒性物质进入血液。

2.4.5 类脂的生理功能

此前已经提到，磷脂是生物膜和神经组织结构的重要组成成分，为每个细胞所必需。它也是脂蛋白的构成成分，对脂类的转运十分重要。胆固醇是细胞结构成分，也是体内多种活性物质，如性激素、类固醇激素和胆汁酸等的合成前体。

2.5 脂肪缺乏和脂肪过剩

很少有人因为缺乏脂肪而患病，因为在富裕社会当中，脂肪摄入量普遍超过身体的需要量。相比较而言，由于脂肪体积小、能量高，又能改善食物的口感，很容易从烹调油、加工食品和动物性食物中每天摄入 80 g 甚至更多的脂肪。

然而，如果每天仅摄入蔬菜和水果及少量谷物，也会致使脂肪摄入量过低。严重缺乏膳食脂肪会影响脂溶性维生素的吸收，影响肠道正常运动，并可能导致儿童生长延缓、生殖障碍、皮肤损害、肝脏功能紊乱以及神经系统功能障碍等。有证据表明，必需脂肪酸的缺乏还可能导致抑郁。因此即便节食减肥，成年人最低限度必须每日供应 20 g 的脂肪，必需脂肪酸供应量应达到总能量的3%，其中包括0.25～2.0 g的ω-3脂肪酸。日常膳食中如果能够摄入50～60 g脂肪，不仅可以满足脂肪的各项生理功能，而且可以为膳食提供适宜的口感。

需要了解的是，在蛋白质摄入不足的时候，脂肪代谢所需要的脂蛋白不足，可能使脂肪积聚于肝脏中。故营养不良者也会出现脂肪代谢障碍，如脂肪肝和高血脂。

特别关注

怎样降低膳食中的脂肪含量？

日常生活中的脂肪来源主要是花色主食、菜肴、甜点和零食。避免炸薯条、薯片、锅巴、萨其马之类零食；少吃蛋挞、蛋糕、饼干、曲奇、派、麻花等点心；尽量少食用加了油脂的烧饼、千层饼、油酥饼、油条、油饼、炒面、炒饭等主食；做菜时把油炸、煎炒换成蒸煮、焯拌等烹调方式，炒菜时少放点油，就能大幅度降低一日当中吃进去的脂肪数量。

由于现代社会中从植物油、含脂肪加工食品和肉类、坚果中都可获得丰富的亚油酸，通常不担心它的缺乏。由亚油酸又可以合成γ-亚麻酸和花生四烯酸等，因而ω-6系列脂肪酸的膳食供应十分充足。与此相比，ω-3系列脂肪酸的主要食物来源为水产品和亚麻籽，摄入量往往不足。当α-亚麻酸不足时，从它合成而来的EPA(20碳五烯酸)和DHA(22碳六烯酸)也需要从食物中供应，故容易出现摄入不足的情况。

知识链接：有关常见坚果、油籽的脂肪酸构成，请参考第二部分第10章的相关内容。

2.6 脂类与健康

膳食中的脂类摄入对健康有着重要的影响，特别是与肥胖、心血管疾病和某些癌症相关。然而，目前对于食物中的脂肪量、脂肪酸类型和比例、胆固醇的摄入量与心脑血管病风险之间的研究证据不完全一致。

2.6.1 膳食脂肪与心脑血管病的关系

近年来对人体干预研究的汇总分析表明，用低脂饮食替代高脂饮食有利于降低肥胖者的总胆固醇、低密度脂蛋白胆固醇和甘油三酯水平，提示对超重肥胖人群来说，控制膳食脂肪摄入量对于预防心血管疾病是有利的。

相关研究的汇总分析表明，对健康人来说，动物脂肪摄入量与心血管疾病的风险没有显著相关性，而补充橄榄油也并没有表现出降低心血管疾病的显著作用。不过，如果用棕榈油来替代膳食中的橄榄油和鱼油，会使总胆固醇和低密度脂蛋白胆固醇的水平上升，不利于心脑血管疾病的预防。考虑到目前棕榈油广泛用于制作各种煎炸食品、酥点和饼干等焙烤食品，而这些食品的营养价值不高，因而从这些食品摄入的饱和脂肪尤其需要控制。

2.6.2 膳食脂肪与肥胖的关系

人体干预研究证实，无论饱和脂肪或不饱和脂肪，无论是动物油还是植物油，包括橄榄油在内，在摄入量过多时都会导致能量摄入增加，从而促进体重增加。如果将脂肪供能比降低到30%以内，有利于预防肥胖。

虽然近年来有研究提示，在总能量摄入相同，而且脂肪主要来自天然食物而非烹调油和高度加工食物的情况下，提升膳食脂肪供能比未必会带来肥胖问题，但是由于脂肪所含能量大大高于淀粉和糖，在自由进食、不限制食物总能量摄入的情况下，过量摄入富含脂肪的食物是引起能量摄入失控和肥胖的重要原因。

在我国，随着社会经济的发展，烹调油摄入量快速增加，脂肪供能比一路上升，富含脂肪的加工食品和烹调食物越来越多，而与此同时，国民体重也呈现普遍快速上升态势。目前我国居民膳食中脂肪供能比例已经上升到约35%，值得引起重视。

一方面，焙烤食品、甜点、速食食品等加工食品为了改善口感，往往会加入较多的脂肪类原料，使同样体积的食物中所含能量大幅度上升，而营养素密度则明显降低。另一方面，由于脂肪促进香气的散发并改善口感，间接地促进了食欲。同时，由于按同样能量比较时，添加大量油脂的食物体积较小，饱腹感较低，给控制膳食能量带来了很大困难。因此，减少膳食中的添加脂肪含量，在烹调时少放油，是体重管理的重要措施之一。

特别关注

低脂食品一定有利于减肥吗？

目前市场上多种食品以“低脂”为卖点，但这些产品未必能够带来帮助降低体重的效果。首先，低脂食品必须在限量的基础上摄入，如果因为低脂就放心大量食用，结果是总能量并未减少，不可能对减肥有所帮助。有些甜味食品减少了脂肪，但没有减少其中的精制糖和精白淀粉。这些食品食用较多之后也同样会带来能量过剩问题。

因此，只有在食物的总能量不变的情况下，减少添加大量油脂的食物，代之以天然状态、富含膳食纤维的杂粮谷物蔬菜等低脂食物，才能起到帮助控制体重的作用。

2.6.3 反式脂肪酸与心脑血管病的关系

研究表明，摄入反式脂肪酸在升高低密度脂蛋白胆固醇的同时，降低高密度脂蛋白胆固醇水平。和饱和脂肪酸相比，反式脂肪酸增大心血管疾病风险的作用更确定，并有研究提示还可能增加糖尿病、肥胖症等多种疾病的风险。反式脂肪酸主要来自以部分氢化植物油为主要原料的产品，其产品的反式脂肪酸含量差异较大，其中质地柔软的产品含量低于质地偏固态的产品，但全部氢化的植物油中反式脂肪酸含量也较低。目前研究认为，来自牛羊肉和奶类中的天然反式脂肪酸并无健康危害，与油脂氢化过程中产生的反式脂肪酸效应不同。

2.6.4 胆固醇与心脑血管病

近年来的研究提示，膳食胆固醇摄入量和心脑血管疾病的发病和死亡之间并无过去人们坚信的那种密切关联，食物胆固醇的摄入量和人体血胆固醇水平，特别是与 LDL 水平之间没有可靠的关联性。有人体研究证明从鸡蛋黄中摄入 600 mg/d 的胆固醇并未引起心脑血管风险上升。此外，胆固醇的不同食物来源也需要考虑。流行病学研究表明摄入富含胆固醇的鸡蛋并没有增加心脑血管疾病风险和提升心脑血管疾病死亡率的作用，而水产品虽含有较为丰富的胆固醇，食用鱼类却在流行病学调查中表现出预防心脑血管疾病的效应。

由于胆固醇仅仅存在于动物性食物当中，保持以素食为主、少量动物性食物的膳食结构，即可有效控制食物中胆固醇的摄入数量。在饱和脂肪酸水平得到控制、蛋白质供应量合理的前提下，人们摄入适量水产品和蛋类时，不必对其中的胆固醇过于恐惧。一些动物性食物中的胆固醇含量见表 1-2-2。

表 1-2-2　一些动物性食物中的胆固醇含量　mg/100 g

食物	胆固醇含量	食物	胆固醇含量	食物	胆固醇含量
鸡蛋	585	猪小排	146	草鱼	86
鸭蛋	565	猪蹄	145	鲍鱼	242
鹌鹑蛋	515	猪肝	288	对虾	117
肥牛肉	133	鸡腿	162	牡蛎	100
肥羊肉	148	牛奶	15	蟹黄	466

数据来源：杨月欣，中国疾病预防控制中心营养与健康所. 中国食物成分表标准版：一册. 6 版. 北京：北京大学医学出版社，2018。

2.6.5　ω-6 和 ω-3 脂肪酸平衡与健康

多项研究结果显示，ω-3 系列脂肪酸所产生的衍生物具有降低血压、降低炎症反应和降低血液凝固性等作用，从而对于预防心血管疾病有益。就我国目前的膳食状况而言，烹调油主要使用富含 ω-6 脂肪酸的大豆油、葵花籽油、玉米油、花生油等，故而应在控制烹调油总量的同时，注意增加 ω-3 系列脂肪酸的供应，以平衡两个系列脂肪酸的比例。

富含脂肪的鱼类和亚麻籽、紫苏籽等是 ω-3 系列脂肪酸的主要来源。此外，一些饲喂亚麻籽的鸡所产鸡蛋、自由采食的散养鸡所产鸡蛋、牧场饲养的散养牛所产牛肉等，也含有比普通产品更高的 ω-3 系列脂肪酸。ω-6 系列脂肪酸和 ω-3 系列脂肪酸及其食物来源见表 1-2-3。

表 1-2-3　ω-6 系列脂肪酸和 ω-3 系列脂肪酸及其食物来源

系列	脂肪酸名称	主要食物来源
ω-6 系列	亚油酸	大豆油、玉米油、葵花籽油、红花油等植物油，以及坚果、油籽、禽类脂肪
	γ-亚麻酸	大豆油
	花生四烯酸	畜类脂肪、禽类脂肪、蛋类脂肪
ω-3 系列	α-亚麻酸	亚麻籽、核桃、松子、麦胚等
	DHA	各种海鱼如秋刀鱼、鲭鱼、鲱鱼、沙丁鱼、凤尾鱼，以及部分河鱼如鲈鱼、鳜鱼、鳗鱼、鳝鱼等；贝类等水产品；饲喂亚麻籽蛋鸡产的鸡蛋，某些海藻提取物
	EPA	同上

知识链接:有关水产类食品中的ω-3 脂肪酸含量,请参考第二部分第 12 章的相关内容。

特别关注

服用鱼油好还是吃鱼好?

对于健康人来说,服用ω-3 脂肪酸保健品不如直接吃水产类食品好。鱼类中除了含有ω-3 脂肪酸还含有蛋白质、维生素、矿物质等多种有益成分,而鱼油则不能替代鱼肉的营养作用。

提取精制的ω-3 脂肪酸保健品如果服用过量,过多 EPA 摄入可能导致人体凝血时间延长、免疫功能下降、伤口愈合延缓等副作用。适量食用鱼类则不至于引起这些危险。同时,ω-3 脂肪酸成分很容易氧化,如果加工和储藏不当可能带来不良反应。此外,鱼油往往从肝脏和鱼皮中提取,而其中往往含有污染成分,如果加工中控制不严,可能给人体造成伤害。

心脑血管疾病患者或因各种原因不能食用鱼类的人可以服用鱼油类保健品,但最好先咨询医生或保健专家,并选择质量可靠的产品。

2.6.6 脂肪与癌症的关系

脂肪虽然不是一种致癌物,但摄入大量精白淀粉加上大量脂肪的饮食可能促进肥胖发生,而肥胖状态不利于多种癌症的预防。部分研究表明膳食中动物脂肪摄入量较高时,前列腺癌、乳腺癌、肠癌等癌症风险增加。但也有研究结果认为脂肪的总摄入量和癌症风险之间没有显著关联。

同时,食物中脂肪对癌症预防的作用与其来源和类型有关。乳类和鱼类的脂肪没有发现有促发癌症的作用,相反,富含ω-3 脂肪酸的脂肪是某些癌症的预防因素。而富含饱和脂肪酸的肉类脂肪,特别是来自加工肉制品的脂肪,与多种癌症的发生之间有正向关联。

2.7 有关脂类的膳食推荐

脂肪的膳食推荐与其他营养素不同,并没有一个准确的摄入量,而是一个在总能量中的比例。这是因为脂肪属于能量物质,由于每个人的能量需求不同,适宜的摄入数量必然会有很大的差异。

各国对于膳食中脂肪摄入量的推荐不同,总体上是在 20%～35%之间。国内外研究表明,食物中的饱和脂肪酸摄入量控制在 10%以下,同时脂肪供能比控制在 30%以下,有利于改善血脂水平。我国推荐脂肪摄入量为 20%～30%,而美国则将上限设于 35%。也就是说,对于一个每日能量需求在 8 370 kJ(2 000 kcal)的健康人来说,每天适宜摄入的脂肪量为 40～60 g,其中来自饱和脂肪的量为 12～20 g。这个数量的脂肪摄入,代表了一种相对清淡的饮食生活,但是足以满足必需脂肪酸的需要,而且有利于预防各种慢性疾病。

按我国2014年发布的膳食营养素参考摄入量(DRIs),饱和脂肪酸比例不应超过总能量的10%,而ω-6系列和ω-3系列多不饱和脂肪酸占总能量的比例分别在2.5%～9.0%和0.5%～2.0%之间。因为人体可以合成饱和脂肪酸,故而无须设定摄入下限,世界卫生组织的推荐为总能量的10%,而日本的饱和脂肪酸摄入上限为总能量的7%。

近年来有部分研究认为膳食脂肪供能比例可以超过30%而不影响心脑血管疾病的风险,也有部分流行病学研究认为饱和脂肪酸不会显著增加心脑血管疾病的风险,但研究证据尚不一致,部分研究表明饱和脂肪酸摄入较高的膳食仍会增加风险。同时还有部分学者认为,膳食脂肪的来源可能比其数量更加重要。同样是饱和脂肪酸,来自高脂肪深度加工食品的,来自精炼烹调油的,和来自坚果、油籽、奶类、肉类的,可能会起到不同的效果。

目前我国居民普遍烹调油使用量过大,造成脂肪摄入量过高。天然状态下脂肪含量非常少的食物,如粮食、薯类和蔬菜,经过煎炒烹炸处理,或混入油脂之后,都可以变成高脂肪的食物。

目前我国膳食营养素参考摄入量标准中还建议,孕妇和乳母应当注意从膳食中摄取DHA,每日摄入量应达到至少250 mg的EPA和DHA,其中DHA至少200 mg,以便满足胎儿和婴儿发育所需的ω-3系列脂肪酸。

知识链接:有关脂类的膳食推荐,请参考本书第三部分的营养素参考摄入量相关内容。

特别关注

小心食物中的隐形脂肪

餐桌上的脂肪可以分成两个类别:显性脂肪和隐形脂肪。显性脂肪就是那些眼睛能够清楚看到的脂肪,比如炒菜盘子里的油,涂在面包上的黄油奶酪,油炸食品表层的油,等等。但是,食物中很大部分脂肪是眼睛看不到的,脂肪可以和蛋白质、淀粉融为一体而隐形。例如油炸食品中所含脂肪可高达20%,酥脆饼干、曲奇中含脂肪30%左右,膨化食品中含脂肪15%,花生中含油40%,等等。

因此,要控制膳食脂肪总量,一方面要在烹调时少放油,少吃油炸、油煎食品;另一方面要少吃含脂肪的零食、点心、酥点、起酥面包等食物,坚果和油籽虽是营养丰富的食物,但脂肪含量很高,也需限量。

过去我国和美国都推荐成年人每天把来自于膳食的胆固醇限制在300 mg以下,但2015年之后,各国均取消了对健康成年人的胆固醇摄入量限制。但一些疾病患者仍需遵医嘱限制胆固醇摄入量。

特别关注

胆固醇取消了限制，就可以随便吃肥肉和猪油了吗？

有传言说，老年人要每天吃点肥肉才健康，猪油也是必需的，和胆固醇没关系。

调查表明，目前我国居民膳食胆固醇摄入量平均水平较低，未超过300 mg/d。鉴于目前并未确认什么水平的胆固醇摄入量会增加心脑血管疾病的危险，故暂时取消健康人的膳食胆固醇摄入量限制。

但是，取消膳食胆固醇限制，不等于可以随便吃肥肉和猪油。这是因为膳食中饱和脂肪酸的限制还没有取消，脂肪总量的限制也没有取消。膳食中正常摄入瘦肉、烹调油和坚果，已经足以满足身体对脂肪的需要，并不需要大量摄入肥肉和猪油，除非膳食中烹调油用量很少。但是，如果用大量猪油肥肉来替代植物油和坚果，又会造成必需脂肪酸不足的问题。

虽然一些长寿老人会经常吃红烧肉，也有一些健康老人喜欢吃牛肉、羊肉，但他们所吃的肉类总量都不过多，而且日常饮食中油炸熏烤食物都很少吃，不能由此证明每天必须吃肥肉。

世界卫生组织和我国膳食指南均建议每日反式脂肪酸摄入量不超过一日能量的1%，相当于2 g反式脂肪酸。按照我国的食品营养标签法规，所有使用氢化植物油产品的食品都必须标注产品中的反式脂肪酸含量。除了注意预包装食品的反式脂肪酸含量之外，减少家庭食物中反式脂肪酸含量的主要方法是少吃煎炸食品，少吃含有氢化植物油配料的奶茶、派、曲奇、酥皮点心、牛角面包、手撕面包、植物“鲜奶”蛋糕等食物。

知识链接：有关肉、蛋、奶等动物性食物的推荐摄入数量，请参考本书第三部分的膳食指南相关内容。

本章总结

脂类是食物当中不溶于水的一大类营养成分。它们的差异主要取决于脂肪酸的差异，而脂肪酸的饱和程度，双键位置和顺反构型决定了脂肪酸对于预防慢性病的作用。其中的亚油酸和α-亚麻酸是人体的必需营养成分，ω-3脂肪酸和顺式单不饱和脂肪酸对预防慢性疾病有益，而反式脂肪酸不利于健康。脂肪能帮助脂溶性维生素的吸收，但过多摄入脂肪会导致能量过剩而肥胖，故而应限制来自脂肪的能量，特别是控制烹调油及高脂肪加工食品的摄入量。

本章课程活动

到超市去，进行以下几个方面的调查：

1. 看看各种烹调油，它们是什么原料？它们的脂肪酸构成怎样？

2. 看看各种面包、蛋糕和饼干，它们的脂肪来源于哪些配料？含量有多少？

3. 哪些食品中加入了与氢化植物油有关的配料，可能含有反式脂肪酸？

本章思考问题

1. 食物中的脂肪和类脂包括哪几种主要的物质？它们都存在于哪些食品当中？

2. 食物中的脂肪酸可以怎样分类？ω-6 和 ω-3 脂肪酸是怎么回事？

3. 食物中的脂类物质除了提供能量之外，对人体还有哪些意义？

4. 食物中的脂肪摄入状况与肥胖和疾病风险之间有什么关系？

5. 如果想要控制食物中的脂肪摄入量，可以采取哪些措施？

6. 人体血浆中的 LDL 和 HDL 含量这两个指标有什么意义？

7. 如果有一种油脂类食品的营养标签和配料表如下，你对它的营养健康价值如何评价？

每 100 g 产品中含有：

总脂肪	99.6 g
饱和脂肪	29.8 g
单不饱和脂肪	46.5 g
多不饱和脂肪	23.3 g
反式脂肪酸	2.0 g
胆固醇	0 mg
碳水化合物	0 g
蛋白质	0 g

原料：部分氢化大豆油、水、乳清、盐、乳化剂、黄油香精、胡萝卜素

第3章 蛋白质

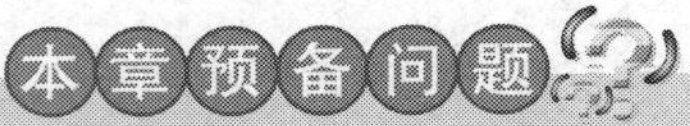

1. 什么叫作必需氨基酸？哪些氨基酸属于必需氨基酸？
2. 蛋白质在身体里起什么作用？
3. 蛋白质有质量好坏之分吗？
4. 蛋白质缺乏会带来什么麻烦？
5. 蛋白质吃得过多会带来什么麻烦？

蛋白质是第一类被确认的人类营养物质，人们往往会把蛋白质和强壮的肌肉、健康的身体联系在一起。的确，蛋白质是一种重要的营养素，具有多方面的生理功能，但作为人体必需的营养素，它只有在合理摄入的情况下才会为健康带来好处。

3.1 蛋白质和氨基酸

蛋白质是由氨基酸构成的。氨基酸含有一个氮原子，蛋白质是膳食中氮元素的主要来源，因为碳水化合物和脂肪都不含有氮。人体中的各种含氮物质，大多需要以蛋白质氨基酸作为合成原料。

3.1.1 构成蛋白质的氨基酸

组成蛋白质的氨基酸有20种，而其中只有8种是成年人不能合成或合成速度极慢无法满足身体需要的。这些氨基酸被称为必需氨基酸，必须从食物中摄取。还有2种氨基酸人体可以合成，但是必须用某种必需氨基酸作为原料来合成。这类氨基酸称为半必需氨基酸，意思是说，如果能从食物中获得足够的半必需氨基酸，就可以节约相应的必需氨基酸。此外，婴幼儿比成年人多一种必需氨基酸，即组氨酸。人体的必需氨基酸和半氨基酸见表1-3-1。

表1-3-1 人体的必需氨基酸和半必需氨基酸

分 类	氨基酸名称
必需氨基酸	色氨酸、亮氨酸、异亮氨酸、苏氨酸、赖氨酸、苯丙氨酸、缬氨酸、蛋氨酸、组氨酸（幼儿必需）
半必需氨基酸	半胱氨酸（必须由蛋氨酸合成）、酪氨酸（必须由苯丙氨酸合成）

也就是说，人体对蛋白质的需要有两层意义：一是必需氨基酸一种都不能少，比例要合适；二是总的蛋白质数量要充足，以便保证非必需氨基酸和其他重要含氮物质的合成。

关键概念：必需氨基酸和半必需氨基酸

知识复习：有关蛋白质的基本性质和结构，以及蛋白质变性问题，请参考生物化学和食品化学课程相关内容。

3.1.2 从蛋白质到氨基酸

食物中的蛋白质不会直接变成身体中的蛋白质，而是首先被水解成为游离氨基酸和小肽，然后再被用来制造人体蛋白质或其他含氮物。

食物蛋白质的消化在胃中开始。胃酸对于蛋白质的消化很重要，因为它的酸度很高，能够帮助杀菌，也能够让一些仍然保持空间结构的蛋白质分子变性，使它成为松散的链状，这样蛋白酶就会比较方便分解它。胃蛋白酶也必须在胃酸的作用下才能被激活，把蛋白质分解为多肽和氨基酸。所以，胃酸不足会妨碍蛋白质在胃中的消化。

不过，蛋白质在胃里面只有很少一部分被消化，主要的消化工作是在小肠中完成的。胰液中的胰蛋白酶、胰凝乳蛋白酶等把蛋白质水解成多肽，然后由小肠液中的肽酶把它们水解成氨基酸。分解出来的氨基酸，由特殊的载体送到小肠细胞里。其中一部分用来作为小肠细胞的能量和营养来源，另外一部分则进入血液送到肝脏中处理。

特别关注

食物中的酶对我们很重要吗？

很多人听说，食物中的酶（日文译为酵素）对人体很重要。某食物中含有蛋白酶，会帮助我们消化蛋白质；某食物中含有SOD（超氧化物歧化酶），会帮助我们抗氧化。还有人说，食物经过加热烹调会破坏食物中的酶，造成人体消化不良，等等。这些说法，都是因为不了解蛋白质消化的过程。

食物的加工和烹调难免造成蛋白质的变性，造成酶的失活。不过，即便吃生的食物，食物中的酶也会在胃里失活，很难带着活性进入小肠。因为在胃里，强大的胃酸会令它们失活，蛋白酶也会被分解成氨基酸而失去作用。食物中的蛋白质变性和酶失活并不会影响消化吸收。相反，这个过程可以杀灭大部分微生物，并令蛋白质分子展开，便于消化吸收。只有在胃酸很弱的情况下，食物中的蛋白酶在胃中仍然保持活性，此时可能对蛋白质的消化有所帮助，但主要的消化工作还是需要在小肠中完成。

不过，食物中的酶在进入人体之前还是可以发挥作用的，比如把木瓜汁和牛肉混合在一起，会让老牛肉变嫩、软化。

3.2 蛋白质在人体中的作用

蛋白质是人体最重要的构建材料。人体中含有数以万计的不同蛋白质，每一种蛋白质都有独特的生理作用，为生命活动所必需，这是蛋白质备受重视的原因。每个人之所以与众不同，正是因为遗传基因不同，它所表达的蛋白质也有细微差异。

3.2.1 蛋白质的生理功能

蛋白质在人体当中的作用很多，主要包括以下几项。

3.2.1.1 蛋白质是构建人体的原料，对于生长发育和组织修复必不可少

人体当中的肌肉、筋腱、血液、皮肤、毛发、指甲等，都需要蛋白质作为主要构建原料。甚至在牙齿和骨骼当中，蛋白质仍然是其中的重要成分，钙、磷、镁等元素是沉积在骨胶原蛋白网络上而形成骨骼的。血管壁的构建材料之一是胶原蛋白，它的弹性和韧性使血管能够承受血压带来的张弛，保证血液的顺利流动。

未成年人的生长发育过程当中，组织器官的长大，血容量的增加，都需要蛋白质的支持；成年之后，细胞的衰老更新，组织的新陈代谢，也需要一定数量的蛋白质。例如，红细胞的寿命大约是 120 d，皮肤细胞大约 30 d 便会衰老脱落，胃肠道黏膜细胞能够在几天中修复和更新，而每个细胞都需要蛋白质作为主要成分。

3.2.1.2 蛋白质是体内各种酶的合成原料

人体中酶的种类繁多，其作用包括分解食物成分、合成人体成分、处理有毒成分，等等。酶是高效的生物催化剂，各种体内发生的生物化学反应都必须有酶的帮助才能成功进行。

食物中也含有很多酶，但它们不是人体成分，不能从胃肠道直接进入血液中，而是首先被分解成为小肽和氨基酸才能被人体吸收。人体则用食物分解而成的氨基酸自行合成各种生命活动所需要的酶。

3.2.1.3 蛋白质是很多激素和神经递质的合成原料

人体的很多激素属于蛋白质、多肽或氨基酸类物质，如生长激素、胰岛素、胰高血糖素、降钙素、催乳素、甲状腺激素等。它们在人体中各自发挥重要作用。蛋白质在通过消化道之后会被分解成氨基酸，失去生物活性，所以食物中的蛋白质类激素对人体难以发挥作用。要补充蛋白质激素，只能用注射方法直接送入血流。

人体的神经活动所需的神经递质，很大部分需要由蛋白质分解的氨基酸来合成制造，如谷氨酸与天冬氨酸是兴奋性神经递质，γ-氨基丁酸和甘氨酸是抑制性神经递质。5-羟色胺、去甲肾上腺素、多巴胺等是由氨基酸转化而来的，乙酰胆碱也可由氨基酸合成。

3.2.1.4 调节体液渗透压平衡

人体当中的液体分为细胞内液和细胞外液。细胞外液包括血管和淋巴管中的血液和淋巴液等。蛋白质是大分子，它们难以穿过血管壁，而小分子的水则能自由进出管壁。正常情况下，人体各处的渗透压是基本平衡的。如果因为营养不良血液中蛋白质含量太低，或因为肝脏疾病不能合成蛋白质，或因为肾脏疾病或受伤损失了蛋白质，造成血液中蛋白质含量过低时，渗透压就会降低，当渗透压低于细胞内液时，水分就会从低渗的血管移入组织间隙当中，发生水肿。所以，蛋白质是维持体液平衡的重要因素。

3.2.1.5 调节酸碱平衡

在正常生理活动过程中，人体内总会产生酸性物质或碱性物质，但是人体的酸碱度却总是维持基本不变的状态。这是因为人体体液有很强的缓冲能力，肾脏和肺脏也有通过排除某些物质来调节酸碱度的能力。同时，蛋白质对维持酸碱平衡也有所贡献，因为蛋白质表面带有电

荷，可以吸引或放出质子，从而起到缓冲作用。如果体内酸碱平衡发生紊乱，会出现酸中毒或碱中毒。

3.2.1.6　蛋白质是体内的运输工具

一部分蛋白质是体内的重要运输工具。例如，血红细胞是氧气的运输工具，脂蛋白是体内脂肪的运输工具。一些矿物质在吸收和转运的时候，也需要蛋白质来帮助。例如，铁在进入小肠之后，结合成铁蛋白；离开小肠细胞时，又要与转铁蛋白结合，帮助它在血液中运输；然后，它再与铁蛋白储存在体内；然后，它结合进入血红蛋白当中，帮助人体运输氧气。此外，蛋白质还在生物膜上起到“泵”的作用，把守着各种离子进出细胞的通道。

3.2.1.7　蛋白质是抗体和免疫因子的原料

人体内的抗体是抵抗疾病的重要物质，而抗体就是一些特殊结构的蛋白质，上面有能够识别抗原目标的特殊结构。此外，人体在免疫反应中产生的一些细胞因子属于多肽，由多个氨基酸组成，如肿瘤坏死因子、各种白介素、黏附因子等，它们调节着免疫反应的方向和程度。

3.2.1.8　蛋白质可以用作能源，或用来合成葡萄糖

尽管蛋白质如此重要，在人体能量供应严重不足，特别是碳水化合物严重不足时，蛋白质也不得不用作能量，供应人体需要。蛋白质可以用来合成葡萄糖，以供应大脑活动所需的能源，而脂肪则不能，所以一旦严重缺乏碳水化合物，蛋白质就会用作能量而被“浪费”。肠道细胞也要用谷氨酸、谷氨酰胺等氨基酸和它们的衍生物作为一部分能源。在蛋白质摄入过多，超过人体需要时，多余的氨基酸也会作为能量被分解，而其分子中的含氮部分则合成尿素，从肾脏被送出体外。

3.2.1.9　蛋白质的其他功能

此外，人体中还有许许多多的功能与蛋白质有关。比如，感觉味道需要味觉蛋白；血液凝固需要凝血纤维酶原；眼睛的视觉需要视觉蛋白；黏膜表面的润滑和保护需要粘蛋白，等等。

特别关注

初乳中的免疫蛋白质能被人体吸收吗？

很多人听说，体弱的人喝牛初乳可以提高人体免疫力，因为里面有很多免疫球蛋白。从以上所学知识可以明白，牛的蛋白质是不会完整进入人体的。人体不接受“异体蛋白”，凡是非人体的蛋白质，都要先在肠道中分解成氨基酸才能吸收，牛初乳中的免疫球蛋白也不例外。所以，喝牛初乳并不能直接提高人体的免疫力。

不过，对于消化能力弱的人来说，这些牛乳的免疫球蛋白在胃肠中还是可以发挥一些作用的。它们在被分解之前，如果遭遇食物中的致病菌，就会把致病菌消灭掉，从而对预防胃肠道感染有一定的帮助。

初生婴儿的肠道还没有足够的消化能力，在喝母亲初乳的时候，可以直接吸收一部分母乳中的大分子蛋白质，包括一些人类的免疫因子和生长因子。母亲也正是通过这种方式，把她的爱和保护传递给稚嫩的婴儿。

3.2.2 蛋白质在人体内的代谢

3.2.2.1 蛋白质在人体中的去路

人体每时每刻都在制造新的蛋白质,也同时在分解衰老细胞、组织中的蛋白质,把它们变成氨基酸。这个过程叫作蛋白质的周转。食物中的蛋白质以氨基酸形式被人体吸收,加上人体分解过程产生的氨基酸,都会进入血液当中。这些氨基酸可能有几个去路。

大部分氨基酸用来合成人体所需要的蛋白质,用于维护身体当中的各种含有蛋白质的细胞和组织。因为人体的蛋白质中有 20 种氨基酸,因此,除了必需氨基酸不能合成之外,非必需氨基酸的数量还会进行互相调整,以得到人体所需的最佳氨基酸比例。

此外,人体还要用氨基酸来合成其他的含氮物质,如神经递质、色素、激素、组成核酸的碱基等。比如说,人体可以用酪氨酸来合成多巴胺、去甲肾上腺素和肾上腺素,用色氨酸来合成5-羟色胺,也称为血清素。这些都是人体中重要的神经递质。

氨基酸也可以用来合成葡萄糖和脂肪。在食物蛋白质过剩时,人体会把多余氨基酸分子中的氨基脱掉,把余下的部分用来合成脂肪储备起来。尽管这个过程不及用脂肪酸合成脂肪的效率高,但需要理解的是,过多的蛋白质食物也会导致体脂肪的增加。

人体能够几乎无限地储存脂肪,并以糖原形式少量储藏碳水化合物,储备蛋白质的能力却很弱。如果人体的蛋白质摄入量不足以满足需求,或者摄入的碳水化合物数量不够,那么身体只能分解已有的含蛋白质的组织,如肌肉、血液、内脏等。所以,在节食或饥饿的时候,人体不仅仅会分解脂肪,同时会分解含蛋白质的肌肉组织,甚至导致内脏器官重量下降。

3.2.2.2 氮平衡

整体来说,蛋白质合成的量和分解的量之间,进入体内的量和排出体外的量之间,存在一个平衡关系,常用氮平衡来表示。

蛋白质排出的主要途径是尿、汗、粪便,血液和毛发也是损失途径。其中粪便中排出的氮代表没有被人体吸收的蛋白质;而吸收后没有被利用的蛋白质则从尿和汗中排出。人体摄入了多少蛋白质,其中含有多少氮元素,就是氮的摄入量;通过以上途径排出的氮元素有多少,就是氮的排出量。

关键概念:氮平衡(nitrogen balance)

对于一个健康的成年人来说,这两者之间是正好平衡的。对于正在成长中的婴幼儿,儿童少年,以及正在孕期的妇女,还有患病受伤后正在康复的人来说,身体应当处于正氮平衡。也就是说,人体摄入的氮,要比排出的氮多。这说明人体中含蛋白质的组织在日益增加,比如骨骼、血液、肌肉等组织正在增长。

反过来,如果处于负氮平衡的状态,就说明人体正在分解已有的含蛋白质组织,身体在损耗过程当中。饥饿、营养不良、受伤、感染、发烧、腹泻等状态,都会给人体带来负氮平衡,可能导致基础代谢下降、肌肉萎缩、贫血、抵抗力低下等不良后果。

特别关注

多吃蛋白质就可以长肌肉吗？

人体的氮平衡状态是不以人的意志为转移的，主要取决于食物蛋白质的供应和身体的生理状况。如果人体已经结束了生长发育，没有怀孕哺乳，没有受伤患病，也没有进行体育锻炼，那么身体将保持平衡状态，而不会额外地在身体中储存蛋白质，合成肌肉。

因此，仅仅多吃富含蛋白质的食品，并不能让人增加肌肉。只有在通过锻炼刺激肌肉，令肌肉产生生长需求的时候，摄入富含蛋白质的食品才能有效地增加身体的肌肉量。否则，虽然吃的食物富含蛋白质，但是最后沉积在身体中的却是脂肪。

3.3　食物中的蛋白质

3.3.1　蛋白质的食物来源

因为蛋白质是生命细胞的组成成分，几乎所有天然食物中都含有蛋白质。但是，蔬菜、水果、藻类、薯类等食品的水分含量大，蛋白质含量相对较低，一般在0.5%～2%之间。粮食类含水量低，蛋白质含量在7%～15%之间，淀粉豆类在20%左右，而大豆可高达35%～40%。故而，豆类和豆制品都是人们摄取蛋白质的好来源。

动物性食物均为蛋白质的良好来源。各种肉类、鱼贝类、蛋类和奶类均富含蛋白质。但是按照鲜重来计算，肉类和鱼贝类的蛋白质含量最高，可达15%～20%，蛋类在12%左右，而牛奶只有3%左右。

特别关注

食物蛋白质发生变性就失去营养价值了吗？

食物中的蛋白质来自天然植物或动物成分，而天然蛋白质往往具有一定的空间构型。在食品加工和烹调过程中，加热、搅拌、挤压等处理都会影响食物蛋白质结构的稳定性，使它失去天然的高级结构而发生变性。鸡蛋从液态变为固态，牛奶从液态变成浓稠酸奶，都是变性的过程。食物加热杀菌的基本原理，就是加热造成微生物蛋白质变性，从而使其致死。

蛋白质适度变性往往会起到固定含蛋白质食物结构的作用，但不会影响其中的氨基酸数量和比例。正常烹熟蛋白质可以让蛋白质肽链变得松散，有利于消化吸收。只有过度加热才会造成质地变硬，分子过度凝聚或交联，蛋白质消化率下降，并带来营养价值的损失。

3.3.2　限制氨基酸和参考蛋白质

食物蛋白质的氨基酸组成决定了它在人体中的利用效率。人体蛋白质有确定的氨基酸组成，而合成这些蛋白质必须要备齐所有这些氨基酸，而且它们之间的比例必须合乎要求。非必需氨基酸不足时，人体可以在肝脏中对氨基酸的比例进行调整，但如果必需氨基酸缺乏，人体无法合成它们，只能分解人体细胞的其他蛋白质，拆解出这种氨基酸。因此，食物蛋白质当中的必需氨基酸越齐全，比例越合乎人体需要，它的质量就越高。

3.3.2.1 限制氨基酸

如果食物蛋白质中缺少某一种必需氨基酸，那么无论其他氨基酸如何丰富，人体蛋白质的合成都会受限，这种氨基酸就被称为该食物蛋白质当中的限制氨基酸。如果有几种限制氨基酸，那么其中缺乏最严重的称为第一限制氨基酸。例如，面粉当中的第一限制氨基酸是赖氨酸。一些食物的第一限制氨基酸见表 1-3-2。

表 1-3-2 一些食物的第一限制氨基酸

食物名称	小麦粉	玉米	芸豆	黄豆	奶粉
限制氨基酸	赖氨酸	赖氨酸	蛋氨酸＋半胱氨酸	蛋氨酸＋半胱氨酸	苏氨酸

数据来源：杨月欣，葛可佑. 中国营养科学全书. 2 版. 北京：人民卫生出版社，2019。

关键概念：限制氨基酸和第一限制氨基酸

3.3.2.2 参考蛋白质

用一种食物蛋白质中必需氨基酸的比例，与学龄前儿童的氨基酸需求比例相比较，可以确定食物蛋白质的质量。这个用来比较的标准称为氨基酸模式。2007 年世界卫生组织和联合国粮食及农业组织对各类人群的必需氨基酸需求量做了调整，如表 1-3-3 所示。从表中可以看到，按千克体重的营养素需求量来计算，婴幼儿和生长期儿童少年对必需氨基酸的需求量较高，这是因为未成年人有生长发育的需求，所以对蛋白质质量和数量的需求比成年人更高。

表 1-3-3 各人群的必需氨基酸平均需要量 $mg \cdot kg\ BW^{-1} \cdot d^{-1}$

年龄	组氨酸	异亮氨酸	亮氨酸	赖氨酸	蛋氨酸＋半胱氨酸	苯丙氨酸＋酪氨酸	苏氨酸	色氨酸	缬氨酸
6～12 月龄	22	36	73	64	31	59	34	9.5	49
1～2 岁	15	27	54	45	22	40	23	6.4	36
3～10 岁	12	23	44	35	18	30	18	4.8	29
11～14 岁	12	22	44	35	17	30	18	4.8	29
15～17 岁	11	21	42	33	16	28	17	4.5	28
18 岁及以上	10	20	39	30	15	25	15	4.0	26

数据来源：杨月欣，葛可佑. 中国营养科学全书. 2 版. 北京：人民卫生出版社，2019。

最符合氨基酸模式的食物蛋白质，常常用来和其他食物蛋白质进行比较，称为参考蛋白质。目前常用来作为参考蛋白质的是母乳或鸡蛋中的蛋白质。如果某种食物蛋白质的氨基酸组成比例接近参考蛋白质，那么认为这种食物蛋白质质量较好。

动物蛋白质整体上具有较高的蛋白质质量，但其中胶原蛋白等结缔组织的蛋白质中不含有色氨酸，单独食用它们时不能维持人体的蛋白质需求。然而，当与其他蛋白质混合食用时，这些不完全蛋白质仍可对总的氮摄入量带来贡献。

植物蛋白质的氨基酸组成差异较大，如玉米、小米中的蛋白质严重缺乏赖氨酸，其蛋白质质量很低，难以维持儿童的正常生长；而大豆蛋白质质量较高，和主食一起食用时足以满足人体的正常生长发育需要。

3.3.3　食物蛋白质的互补作用

虽然植物蛋白质的必需氨基酸与人体需要差异较大，但它们的氨基酸组成各异，如果进行合理组合，使其取长补短，就可以更好地满足人体需求，这种作用称为食物蛋白质的营养互补作用。例如，玉米中严重缺乏赖氨酸，含硫氨基酸却比较高；而大豆中赖氨酸含量较高，含硫氨基酸比较低。两者混合食用时，氨基酸的平衡就会大为改善，比单独吃其中一种蛋白质质量明显提高。利用这种合理组合的植物性食物的方法，可以帮助素食者或者因经济文化原因很少吃动物性食物的人，预防他们出现蛋白质缺乏的营养问题。

我国很多传统食品就巧妙地利用了豆类和谷类之间的蛋白质互补作用，如用谷类和豆类混合制作的八宝粥、红豆饭、大豆玉米面窝头、杂豆小麦面条（杂面）、豆包、大豆小麦面发糕等主食，都具有较高的混合蛋白质质量。粮食类主食配合豆制品菜肴也是合理的搭配。

3.3.4　食物蛋白质的评价指标

常见食物蛋白质评价指标包括食物蛋白质含量、消化率、利用率 3 个方面。

蛋白质的含量是其营养价值的基础，通常用凯氏定氮法测定食物中的氮含量，然后根据一定的校正系数换算成食物中的蛋白质含量。

动物性食物中的蛋白质消化吸收率通常在 90%～99%之间，仅有少数例外，如弹性蛋白等结缔组织中的蛋白质。天然的植物性食物中含有多种妨碍消化吸收的因素，其蛋白质消化吸收率多在 70%～90%之间，但经过适当的加工和烹调处理之后，蛋白质的消化吸收率可以大幅度上升。例如，大豆在整粒煮熟食用时，蛋白质消化率仅有 60%～70%，但制成豆浆、豆腐之后，其蛋白质消化率可以达到 90%以上。

蛋白质的利用率指蛋白质被人体消化吸收之后在体内被利用的程度，通常用动物或人体实验的方法来测定。常见指标有生物价（biological value，BV）、蛋白质净利用率（net protein utilization，NPU）、蛋白质功效比值（protein efficiency ratio，PER）和氮平衡指数（nitrogen balance index，NBI）等。由于篇幅所限，本书对这些指标不做详细介绍。

目前，使用最广的食物蛋白质营养价值评价指标是氨基酸评分（amino acid score，AAS），它主要评价某种食物蛋白质的必需氨基酸组成与参考蛋白质模式之间的符合程度。一般用第一限制氨基酸来进行氨基酸评分。这个指标可以清楚地看出食物中哪些必需氨基酸含量不足，也就提供了应当补充何种氨基酸的信息，对食品加工和营养强化都有指导意义。

将蛋白质消化吸收率和氨基酸组成比例两方面因素综合起来形成的指标，则更为准确，这个指标就是蛋白质消化率校正的氨基酸评分（protein digestibility-corrected amino acid score，PDCAAS）。也就是说，PDCAAS 就是 AAS 乘以该蛋白质的消化率。与单纯的蛋白质含量相比，用 PDCAAS 乘以食物的蛋白质含量，可以更好地指示一种食品对人体蛋白质供应的贡献大小。

但是，考虑到食物蛋白质和不同氨基酸的消化率存在较大差异，2013 年联合国粮食及农业组织(FAO)专家建议使用可消化必需氨基酸评分(digestible indispensable amino acid score，DIAAS)来替代 PDCAAS 用于蛋白质氨基酸的质量评价。这两个指标的差别在于，DIAAS 所用的是必需氨基酸的消化率，而 PDCAAS 所用的是粗蛋白整体的消化率。不同人群 DIAAS 的食物蛋白质评分模式见表 1-3-4。

表 1-3-4 不同人群 DIAAS 的食物蛋白质评分模式(以蛋白质计) mg/g

必需氨基酸	0～6 月龄	6～36 月龄	3 岁以上
组氨酸	21	20	16
异亮氨酸	55	32	30
亮氨酸	96	66	61
赖氨酸	69	57	48
蛋氨酸＋胱氨酸	33	27	23
苯丙氨酸＋酪氨酸	94	52	41
苏氨酸	44	31	25
色氨酸	17	8.5	6.6
缬氨酸	55	43	40

数据来源：杨月欣，葛可佑．中国营养科学全书．2 版．北京：人民卫生出版社，2019。

关键概念：限制性氨基酸，蛋白质营养互补作用

计算：某企业打算用标准小麦粉 7 份和花芸豆的粉 3 份混合，制作高纤维杂豆面条。这样混合之后，氨基酸评分有什么样的改变？

小麦粉的第一限制氨基酸是赖氨酸，其氨基酸评分为 0.47；花芸豆的则是含硫氨基酸，即蛋氨酸和半胱氨酸，其氨基酸评分为 0.60。两者混合后，赖氨酸的氨基酸评分上升为 0.70，而含硫氨基酸的氨基酸评分上升到 0.90(表 1-3-5)。可见，谷类和豆类混合之后，通过蛋白质互补作用，可以很好地改善食物蛋白质的质量。

表 1-3-5 小麦粉和花芸豆粉混合前后的必需氨基酸比例和氨基酸评分(AAS)

氨基酸	异亮氨酸	亮氨酸	赖氨酸	蛋氨酸＋半胱氨酸	苯丙氨酸＋酪氨酸	苏氨酸	色氨酸	缬氨酸
FAO/WHO 模式/(mg/g 蛋白质)	40	70	55	35	60	40	10	50
小麦粉/(mg/g 蛋白质)	37.5	70.5	25.7*	36.1	78.3	28.3	12.4	47.2
花芸豆粉/(mg/g 蛋白质)	42.5	80.4	69.0	21.1*	90.5	43.7	8.8	50.1
小麦粉 70%＋花芸豆粉 30%/(mg/g 蛋白质)	39.0	73.5	38.7	31.6	82.0	32.9	11.3	48.1
混合后的 AAS/(mg/g 蛋白质)	0.98	1.05	0.70*	0.90	1.37	0.82	1.13	0.96

注：小麦粉为标准粉；* 为第一限制氨基酸。

数据来源：杨月欣，中国疾病预防控制中心营养与健康所．中国食物成分表标准版：一册．6 版．北京：北京大学医学出版社，2018。

3.4 蛋白质与健康

蛋白质是人体必需的营养成分，因而食物中长期缺乏蛋白质，或者人体长期处于负氮平衡状态，会严重地损害健康。对于食物不足的贫困人群来说，提高蛋白质的数量和质量十分重要。在疾病和受伤后的恢复期，蛋白质的充足供应对迅速康复也有决定性的影响。

蛋白质长期摄入不足时，人体部分生化指标可能会发生变化，包括血浆白蛋白（也称清蛋白）、血浆总蛋白、血浆前白蛋白、转铁蛋白等蛋白质组分的含量下降，血清氨基酸模式变化，淋巴细胞计数下降等。此外，人体的总肌肉量、肌肉率、握力等指标也可以反映出蛋白质营养的长期状态。

3.4.1 蛋白质-能量营养不良

在贫困人群或某些病人当中，蛋白质和能量的缺乏往往会同时存在，称为蛋白质-能量营养不良（protein-energy malnutrition，PEM）。这通常是由长期的食物摄入不足，或食物中蛋白质含量过低引起的。由于儿童需要处于正氮平衡状态，比成年人更容易发生 PEM。肺结核、艾滋病等感染性疾病会造成蛋白质损耗增加，也容易引起 PEM。神经性厌食症患者和不当减肥也可能造成成年人的 PEM。

按照原因和症状表现，PEM 可以分为两个类型，即干瘦型和水肿型。

干瘦型 PEM 多发于 6～18 个月的贫困幼儿。当得不到足够的富含蛋白质的食品，以稀释的淀粉类食物为主食时，往往会发生这种状况。在蛋白质和能量缺乏的同时，也存在多种维生素和矿物质的缺乏。主要症状是肌肉和皮下脂肪极端减少，皮包骨头，皮肤如中老年人般褶皱，生长发育停止。患儿体温偏低，怕冷，抵抗力低下，消化吸收功能障碍。由于这段时间正是幼儿的大脑发育期，营养不良导致智力发育受损，精神淡漠，行为能力发育迟缓。

水肿型 PEM 多发于 12～24 个月的断奶后幼儿。失去了营养丰富的母乳，用来替代母乳的奶粉或米粉等质量低下，因缺乏喂养知识而以淀粉为主的食物作为断奶食品，蛋白质数量和质量不足等，都会引起急性的蛋白质营养不良症状。儿童在罹患麻疹等感染性疾病之后，消化吸收不良，也常常是这种营养不良的重要原因。

水肿型 PEM 并不像干瘦型 PEM 那样有明显的体重下降和体脂肪耗竭现象，而是以水肿为主要症状。由于蛋白质摄入不足，造成肌肉蛋白质的分解；而体液渗透压下降，造成四肢组织的水肿。同时，由于缺乏足够的蛋白质，机体不能完成脂肪转运、解毒等功能，患儿出现脂肪肝和腹水症状。由于缺乏合成黑色素的酪氨酸，患儿毛发和皮肤颜色变浅。蛋白质不足还导致头发干枯和脱落，皮肤损伤难以愈合，铁吸收和储运不良，免疫力极度低下等。

干瘦型 PEM 和水肿型 PEM 可以出现于同一个孩子的身上，也可以是蛋白质营养不良的不同阶段。如不进行营养干预，因为营养不良而抵抗力低下的孩子可能会患上感染性疾病，如痢疾、麻疹、肺炎等，而疾病又会加重营养不良的程度，这样就会进入恶性循环。在部分贫困的发展中国家，2/3 的儿童夭亡是这个原因造成的。及时的营养干预可以让孩子逐渐恢复健康。普及婴幼儿喂养知识，保证婴幼儿食品的营养质量，对于预防 PEM 的发生至关重要。

3.4.2 蛋白质与慢性疾病

流行病学调查证据表明，从食物中摄取过多的蛋白质，可能造成多种慢性疾病风险的增加，包括心脏病、癌症、骨质疏松、肥胖、肾结石等。但是，这种危险与其他因素相伴而存在，不一定是由蛋白质过量这一种因素引起的。

例如，过高的蛋白质食品摄入量可能引起能量摄入增加，不利于预防肥胖，而肥胖是多种慢性疾病的风险因素。又如，摄入过多的肉类往往带来患心脏病风险的增加；动物蛋白质的摄入量提高时，患多种癌症的危险随之上升，包括结肠癌、乳腺癌、肾癌、胰腺癌和前列腺癌等。然而，动物蛋白质过量摄入同时也伴随着饱和脂肪酸摄入过多的问题。

动物蛋白质过多可能导致钙的排泄量上升，从而加剧骨质疏松的危险。研究发现，每克蛋白质的摄入需要伴随着 20 mg 钙的摄入，才能保证体内钙的平衡。当蛋白质来源于乳制品或豆制品时，由于蛋白质的摄入同时伴随着钙的摄入，这种危险并不明显；但对于部分钙摄入严重不足而肉类摄入量偏高的人群来说，低钙饮食下的蛋白质过量问题值得关注。

过多蛋白质的代谢终产物需要从肾脏中排泄，因而过多的蛋白质摄入会增加肾脏的负担。部分研究认为肾脏功能受损患者适度控制食物蛋白质摄入量可以延缓其病情的发展，还有部分研究提示动物性蛋白质摄入过多时肾结石风险增大，但研究结论并不一致。

3.4.3 蛋白质的推荐摄入量

膳食中的蛋白质摄入量应当满足成年人的身体代谢对蛋白质的需求，对于婴幼儿和未成年人来说，还要满足生长发育所带来的蛋白质需求。因此，不同年龄、不同体型、不同性别的人的蛋白质需要量不同。一般来说，成年人的蛋白质需要量在 0.8～1.1 g/kg 体重之间，体型越大、肌肉越多，所需要的蛋白质总量就越多，所以男性的蛋白质需要量高于女性。体力活动量大者、需要增肌的健身者、怀孕和哺乳的女性、受伤者和手术恢复中的病人等，都需要额外增加蛋白质供应。按照每千克体重来计算，儿童的蛋白质需要量比成年人多，孕妇和哺乳母亲的蛋白质需要量比孕前多。

各国的膳食结构和膳食质量不同，蛋白质的食物来源不同，推荐的蛋白质摄入量也不一样。以动物性蛋白质和大豆蛋白质作为蛋白质的主要来源，则可以在较低的摄入量下满足身体需要；如果用必需氨基酸比例和人体需求相差较大的其他植物性蛋白质作为蛋白质主要来源，则需要增加摄入量才能满足身体需要。

对于健康人来说，蛋白质在总能量供应当中的合理比例在 10%～15%之间。也就是说，如果某成年人一日能量需要约 8 360 kJ(1 998 kcal)，那么他的膳食中所供应的蛋白质应当是 50～75 g(每克蛋白质可提供 16.7 kJ 能量)。我国 2014 年的最新蛋白质推荐摄入量为女性 55 g，男性 65 g。在减能量膳食(如减肥者的食谱)中，由于总能量摄入降低，而蛋白质摄入量不能降低，因此在减能量的食谱中，蛋白质供能比例宜上升到 15%～20%。

算一算

如果某位女士一天所吃的主要食物如下，没有吃肉也没有吃鱼，她一共摄入了多少蛋白质？是否在上面所说的适合范围当中？

300 g 大米制作的米饭	22 g 蛋白质
100 g 豆腐丝	18 g 蛋白质
250 g 牛奶(1 袋)	7 g 蛋白质
55 g 鸡蛋(1 只去壳蛋)	7 g 蛋白质
25 g 花生	5 g 蛋白质
500 g 各种蔬菜	5 g 蛋白质
200 g 水果	1 g 蛋白质
总计：	65 g 蛋白质

考虑到健康人体对蛋白质摄入量的适应能力较强，世界卫生组织认为，对健康人来说，推荐摄入量的 2 倍可以作为蛋白质摄入量的安全上限。虽然蛋白质本身损害健康的风险较小，但在每日摄入的蛋白质已经达到人体的需要之后，过多摄入富含蛋白质的动物性食物有可能减少蔬菜、水果、豆类、菌类、藻类、谷物等食物的摄入量，不利于预防慢性疾病。

本章总结

蛋白质是由氨基酸组成的，它是人体的基本构成物质之一，具有多方面的生理功能。天然动植物食物中都含有蛋白质，其中肉类、水产类、蛋类、奶类、豆类是膳食中蛋白质的主要来源。人体的蛋白质摄入与消耗之间的平衡关系用氮平衡表示。人体不能储存蛋白质，氮平衡的状态取决于身体的生理需要，未成年人应当处于正氮平衡状态。

食物蛋白质中人体不能合成的氨基酸称为必需氨基酸，和人体所需相比最感缺乏的必需氨基酸称为限制氨基酸。食物蛋白质中必需氨基酸的组成越接近于人体所需的必需氨基酸比例，消化率越高，则其蛋白质质量越高。合理混合食物蛋白质可以令其中的必需氨基酸取长补短，发挥蛋白质营养互补作用。人体如果经常处于缺乏蛋白质供应的状态下，其生化指标可能发生异常，并影响未成年人的生长发育，引起蛋白质-能量营养不良，包括水肿型和干瘦型。蛋白质占总能量的比例多在 10%～20%之间。

本章课程活动

1. 到大超市的零食柜台看一看，各种零食中的蛋白质含量是多少？哪几类较低？哪几类较高？哪些产品可以供应优质蛋白质？

2. 调查一下大超市冷柜里的肉制品、乳制品、豆制品等冷藏产品。看看价格标签，按 1 g 蛋白质的价格来评价，其中哪些产品的蛋白质是最物美廉价的？

3. 到大超市的饮料柜台和冷藏货架看一看，号称含有蛋白质的营养型饮料有多少种？它们的蛋白质含量分别是多少？如果每日饮用一瓶这种饮料，能给人体提供多少蛋白质？占一日需要量的百分之多少？

4. 采访3位60岁以上的长辈，请他们回忆一下，是否曾经有过食物不足的经历？那时候的主要食物是什么？每天能吃多少？查阅这些食物的蛋白质含量，计算他们当时的每日蛋白质摄入量，并进行评价，看看是否能够满足身体的需要。

本章思考问题

1. 蛋白质由20种氨基酸构成，其中哪些氨基酸属于必需氨基酸？半必需氨基酸又是哪些？

2. 蛋白质在人体内起到哪些重要作用？如果减肥时少吃一半粮食和肉类，会引起蛋白质摄入量的什么变化？

3. 氮平衡是什么意思？什么时候人体会处于氮平衡、正氮平衡和负氮平衡状态？

4. 蛋白质的食物来源有哪些？哪些食物中的蛋白质属于高质量的蛋白质？

5. 食物的烹调加工对其中的蛋白质含量、氨基酸组成和消化率可能有什么影响？

6. 对于不吃动物性食物的人来说，如何搭配食物才能得到充足、优质的蛋白质供应？

7. 蛋白质缺乏会引起什么健康问题？这类营养不良可以分为哪些类型？各有什么主要症状？

8. 哪些人群需要特别注意预防蛋白质食物摄入不足的问题？

9. 如果研究认定，某类人群每千克体重需要0.85 g蛋白质，那么一位体重为65 kg的人需要多少蛋白质？一位同样为65 kg的女士正在减肥，她已经把每日的能量摄入减少到6 690 kJ(1 599 kcal)，其中包括了70 g脂肪(每克脂肪的能量是9 kcal)和50 g碳水化合物(每克碳水化合物的能量是4 kcal)，那么她的蛋白质摄入量是多少？是否在合理范围内？

第4章 能量平衡和体重管理

人体的体重变化是能量平衡的反映，但影响因素十分复杂。体重的变化与人体成分的变化密切相关，又与人体健康有密切的联系。

人体以脂肪的形式来储备能量。在正常情况下，人体可以通过进餐弥补消耗的能量，两者基本平衡，体重维持不变。从理论上来说，如果有 37 600 kJ(8 986 kcal)的多余能量，人体才会增加 1 kg 纯脂肪。反之，要想减少 1 kg 纯脂肪，也要额外消耗这么多的能量。从这一点可以理解，要想让身体脂肪含量发生 1 kg 的改变，需要付出相当大的努力。

算一算

你身体中有多少储备能量？

对于一个体重为 52 kg、体脂肪含量为 25%的成年女性来说，她身体中的脂肪大致为 13 kg，相当于 489 530 kJ(116 998 kcal)的能量。这些能量约相当于正常轻体力活动成年女性一日能量摄入参考值(1 800 kcal)的 65 倍。

不过，短期的体重变化不一定完全是因为脂肪含量的变化。身体的水分含量发生变化会令体重发生快速变化，如女性月经来潮之前会因孕激素和雌激素水平发生变化而潴留水分，造成体重上升；或是水肿性疾病患者，包括水肿型蛋白质-能量营养不良，都可能因身体水分增加而导致体重增加。

由于蛋白质在体内与大量水分结合而存在，快速的减重往往是脂肪减少、蛋白质分解和水分损失 3 种作用的共同结果。饥饿减肥时，脂肪和蛋白质的分解可达 1∶1 的比例，即便是在正常减肥过程中，脂肪和蛋白质的分解比例也在 3∶1 左右。这是因为，在碳水化合物不足时，为了维持血糖水平，不得不分解蛋白质并异生为葡萄糖(参见碳水化合物一章内容和相关的生物化学课程内容)。

本章预备问题

1. 食物中的能量是从哪里来的？哪些食物成分不含有能量？
2. 食物中的能量是怎样计算出来的？
3. 人体是通过哪些途径消耗能量的？
4. 怎样知道自己的身体需要多少能量？
5. 怎样才能知道自己的体重是否合适？
6. 超重、肥胖和瘦弱对健康有什么影响？
7. 如何达到健康的体重？

4.1 人体的能量平衡和体重控制

人体的能量来自食物和饮料中的含能量物质。人类需要每天规律进食，在很大程度上，是因为人体需要经常补充能量和营养素来维持正常生命活动，正如汽车需要经常加油或充电一样。

4.1.1 食物中的能量来源

食物中只有3种营养素含有能量：碳水化合物、脂肪和蛋白质。它们在供应能量方面各有特色（表1-4-1）。维生素、矿物质和水都不含有能量，也不可能转变为脂肪。

表1-4-1 3种产能营养素的产能系数和产能特点

特性	碳水化合物	脂肪	蛋白质
产能系数	4 kcal/g	9 kcal/g	4 kcal/g
食物热效应	5%～10%	0～5%	20%～30%
耗氧特点	耗氧最少	耗氧最多	耗氧较少
供能特点	优先使用，快速供能	供能速度较慢，需要有碳水化合物的参与才能彻底氧化供能	碳水化合物不足，或蛋白质过剩时才用来供能
供能组织	所有组织均能用作能源	大脑神经系统和红细胞不能用脂肪作为能源	转化为葡萄糖后所有组织均能用作能源

早期曾用弹式热量计来测定各种食物的能量，它测定的是燃烧食物后产生的热量，单位是千卡（kcal）。故而，食物的能量也被称为“热量”，俗称“卡路里”或“大卡”。我国目前使用“国际标准单位”，千卡（kcal）不属于国际标准单位，因此目前食品类产品上所标注的能量值均用“千焦耳”（kJ）来标注。它们之间的换算关系是：

1 kcal＝4.186 kJ

1 000 kJ＝239 kcal

食物在人体中并不能被百分之百地消化吸收，所以测得的食物能量值还要按照消化率来进行校正，得到3种产能营养素的能量系数（也称“热值”），分别是16.8、37.6和16.8 kJ（4、9和4 kcal/g）。因此，可以通过食物中可消化碳水化合物、脂肪和蛋白质的含量来简单地计算食物中所含的能量。

算一算

这款牛奶中含有多少能量？有多少来自脂肪和蛋白质？

某100 g牛奶产品中含有3.1 g脂肪，2.9 g蛋白质和4.6 g乳糖，那么它的总能量可以按如下方法计算出来：

4.6×4＋2.9×4＋3.1×9＝57.9 kcal＝242.4 kJ

其中，来自脂肪的能量为：

(3.1×9)÷57.9＝48.2％

来自蛋白质的能量为：

(2.9×4)÷57.9＝20.0％

来自碳水化合物的能量为：

100％－48.2％－20.0％＝31.8％

在实际生活中，一种食物在人体中实际被利用的能量值不仅与其中的营养素含量有关，还会受到食物中其他成分和消化吸收效率的影响。例如，全麦粉中含有较多植酸和膳食纤维，降低了食物的消化吸收率，其中部分淀粉并未被人体充分利用，而是以“抗性淀粉”的形式进入大肠发酵，因而等量的全麦粉所含能量低于精白面粉。又如，同样是蛋白质，鸡蛋中的蛋白质消化吸收率较高，而豆类、水果、蔬菜的蛋白质实际生物利用率较低。但是考虑到这些问题过于复杂，而在混合膳食当中难以准确地估计食物成分的消化吸收率，故日常制作食谱时仍按传统能量系数来进行计算。

在人体当中，食物中含有能量的营养素最终被氧化成二氧化碳和水，而且等量脂肪、碳水化合物和蛋白质的氧化过程所消耗的氧气数量不同。因此，可以通过测定人体氧气和二氧化碳的吸入量和呼出量来间接推算人体的能量消耗，也能推知人体的氧化底物主要是哪一种产能营养素。

特别关注

酒、醋和膳食纤维里面含有能量吗？

有这样一种说法：“酒是粮食精。”很多人有体会，喝了酒就不觉得饿。实际上，1 g 酒精中含有 30.3 kJ(7 kcal)能量，比碳水化合物(淀粉及糖)和蛋白质还要多。因此，含酒精饮料都有能量。

一些含酒精饮料不仅含有酒精，还含有糖分，因此能量更高。例如，啤酒中含有麦芽糖，1 瓶 750 g 啤酒所含的能量约相当于浅浅的一碗米饭。这正是喝啤酒出现“啤酒肚”的原因。甜型葡萄酒和黄酒中含有葡萄糖，能量远高于啤酒。干型葡萄酒在制作中除去了糖分，因而能量较低。

醋和其他有机酸，如乳酸、柠檬酸、苹果酸等，均可以被人体利用并参与能量代谢。凡是人体可以完全代谢的有机酸，其能量系数和碳水化合物相同，均为 16.8 kJ(4 kcal)/g。

食物中的抗性淀粉、抗性糊精和低聚糖可以被大肠细菌完全发酵，部分可溶性膳食纤维也可以在大肠中发酵而产生短链脂肪酸，包括乙酸、丙酸和丁酸等，进而被肠道细胞所利用。目前将这类成分的能量系数定为 8 kJ(2 kcal)/g。

4.1.2 人体的能量支出

人体的能量支出主要来自3个方面：基础代谢所消耗的能量，体力活动所消耗的能量，以及进食所消耗的能量。

4.1.2.1 基础代谢

基础代谢耗能就是人体维持基本生命活动所需要消耗的能量，包括维持体温、血液循环、呼吸作用、内脏功能、组织更新等所需的能量。对于未成年人来说，基础代谢中包括了生长发育所需的能量。这部分能量消耗数量是不以人的意志为转移的。

基础代谢所需的能量一般用在空腹、不做各种活动时，单位时间或单位体表面积所消耗的能量来表示，称为基础代谢率(basal metabolic rate, BMR)。对于健康成年人来说，基础代谢耗能约占每日能量消耗的2/3，其水平保持基本稳定，出现大的变化表明身体健康出现问题。代谢耗能受到多种因素的影响，如身体组成和营养状况(表1-4-2)。

表1-4-2 影响代谢耗能的因素

影响因素	对代谢耗能的作用
年龄	随着年龄的增加，BMR逐渐降低，主要是由于体内除了脂肪之外的瘦体重部分比例逐渐降低
身高	在同样的体重下，瘦高者BMR高，矮胖者BMR低。这是因为前者体表面积大，脂肪组织比例低，高代谢组织比例较高，身体散热较多
生长状态	未成年人和孕妇的BMR较同性别、同体重的健康成年人高，因为需要大量合成新的身体组织
身体成分(性别)	身体中肌肉组织的比例越大，则BMR越高；脂肪组织的比例越大，则BMR越低 男性的肌肉比例高于女性，脂肪比例低于女性，因此男性的BMR高于女性
体温	体温升高时，BMR上升。故而发烧时会消耗更多的能量
环境温度	寒冷或炎热时，除负担衣物外，适应性产热、排汗等均会提高能量消耗
节食/饥饿	因此时肌肉组织分解，体温降低，BMR随之降低
营养不良	体内代谢率下降，BMR降低
应激反应	各种应激如创伤、感染性疾病、情绪压力等均会提高BMR
内分泌状态	甲状腺功能亢进时，BMR升高；反之，甲状腺功能低下时，BMR偏低
吸烟和药物	吸烟时摄入尼古丁，BMR升高。咖啡因和其他兴奋性药物也会提高BMR
睡眠	睡眠状态时人体的能量消耗低于非睡眠时。

4.1.2.2 体力活动

人体能量消耗的另一个重要途径是体力活动。也就是说，各种主动的肌肉活动都会消耗能量。这一部分也是能量消耗中可变性最强的一部分，不同职业活动量、不同业余锻炼习惯的人，每天的能量消耗差异可高达500～2 000 kcal。

运动对于体重的影响非常大，无论对于增加体重还是降低体重都极为重要。在运动时，不仅肌肉收缩需要消耗大量的能量，心脏要输出更多的血液，肺要呼吸更大量的气体，也需要消耗更多的能量。运动时的能量消耗因体重、肌肉比例、运动强度和运动时间不同而有所差异,体重大、肌肉多、强度大、时间长,则运动所消耗的能量更多。例如,看书思考所需的肌肉活动强度很低,而跑步所需肌肉活动强度很高,故而后者耗能远远多于前者。一个体重较重或肌肉较多的人,同样运动时所消耗的能量会高于体重较轻或肌肉较少的人。

特别关注

为什么很多人减肥之后吃得不多还会反弹?

从表 1-4-2 中可知,饥饿和营养不良会降低人体的基础代谢。也就是说,如果减肥时急于求成,一味少吃,会使体内的肌肉组织分解,用于生命活动的能量消耗比减肥前明显降低。在这种情况下,即便吃得和减肥前一样多,甚至少一些,人体仍然会处于能量正平衡状态,从而增加体脂肪的含量。用俗话说,就是形成了"易胖难瘦的体质"。

研究表明,对营养不良而瘦弱的厌食症患者进行治疗,使体重恢复到正常水平之后,他们体内的脂肪含量高于同样体重的正常人。也就是说,他们的"瘦体重"低于正常人,因而基础代谢也会低于正常人。代谢率测定证实了这一点。例如,一个原本基础代谢耗能为 1 200 kcal 的女性,在长期饥饿之后,实际基础代谢耗能可能已经降低为 900 kcal。她的手脚是冰凉的,体温较低,也是代谢耗能下降的一个表现。

除了基础代谢耗能下降之外,长期饥饿节食还会造成人体体力下降,无精打采,不愿活动,昏昏欲睡,再也没有精神抖擞不知疲倦的工作学习状态,其日常生活耗能也会下降。

代谢耗能和活动耗能双双下降,这种情况意味着,摄入和别人同样的能量,可能出现能量正平衡——吃同样多的食物,会比别人容易胖。

4.1.2.3 食物的热效应

摄入食物之后,人体会额外增加一些能量消耗,表现为机体散热的增加,称为进食引起的生热作用(diet-induced thermogenesis, DIT),或食物的热效应(thermic effect of food, TEF),曾被称为"食物的特殊动力作用"(specific dynamic action, SDA)。摄入食物之后,人体的消化道肌肉需要进行收缩和蠕动,消化器官分泌消化液,进行营养素的吸收、转运和代谢等,这些都要消耗能量,最后转化为热量散发出来。人们常常感觉到进食之后身体温暖,正是这个缘故。

三大产能营养素的热效应不同,其中碳水化合物的为 5%~10%,脂肪的为 0~5%,而蛋白质的可达 20%~30%(表 1-4-1)。故而,吃富含蛋白质的食物比油脂加糖构成的食物更能令身体发热。对于一般混合食物来说,食物的热效应大约占食物所含能量的 10%。

在不良的环境条件下,人体还能够适应性地产生热量,称为适应性生热效应。如在非常冷的环境中,人体的生热作用会增强,以保持体温。在饥饿和营养不良的时候,适应性生热作用会下降,人体更难以抵抗寒冷。

4.1.3 人体的能量需求量

估算健康人的能量需求时,通常要考虑到性别、年龄、体力活动、体成分和体型大小等因素。

在同等体重下，男性的能量需求高于女性，肌肉多者高于肌肉少者，体型大者高于体型小者，生长发育中的孩子高于已经停止生长的成年人。随着年龄的增长，身体中的肌肉比例不断下降，基础代谢率也不断下降。经常锻炼的人或体力活动大的人对能量的需求高于体力活动比较少的人。随着年龄的增长，不仅生长发育停止，肌肉比例也在下降，体力活动也往往明显下降，所以人体的能量消耗呈现逐渐下降的总趋势。即便以上因素完全相同，由于遗传的差异，人和人之间的能量需求还是会有细微的差异。

要估计人体的能量需求，通常需要先确定一个人在安静状态下的能量消耗（resting metabolism，RM），然后按照体力活跃程度乘以身体活动水平（physical activity level，PAL）的系数，得到预计的综合能量消耗量。各种活动水平的能量消耗差异很大（表 1-4-3），故而需要根据职业活动、家务活动和业余锻炼等各项活动的总体情况来确定人体的一日能量需要（参见本书第三部分的“营养素的参考摄入量”一章）。

表 1-4-3　根据双标水法估测的不同生活状态的身体活动水平

生活状态	职业或人群	身体活动水平
休息，主要是坐或卧位	卧床或轮椅的老年人或残疾人	1.2
静态生活方式/坐姿工作，很少或没有重体力的休闲活动	办公室职员，精密仪器操作师	1.4～1.5
静态生活方式/坐姿工作，有时需要走动或站立，但很少有重体力的休闲活动	实验室助理，司机，学生，装配线工人等	1.6～1.7
主要是站着或走动的工作	家庭服务，销售人员，快递员，餐馆服务员，机械师等	1.8～1.9
重体力职业工作，或重体力休闲活动方式	建筑工人，农林业工人，矿工，职业运动员	2.0～2.4
有体育活动量或重体力休闲活动，每周4～5次，每次30～60 min		+0.3

资料来源：杨月欣，葛可佑．中国营养科学全书．2版．北京：人民卫生出版社，2019：98。

特别关注

做家务能够帮助控制体重吗？

很多人认为，只有换上运动装、穿上运动鞋去健身房或越野才是体力活动，家务不算是健身。其实，所有的体力活动都会增加能量消耗，包括各种家务。其中，清扫、购物相当于步行的能量消耗，抱孩子走路、和孩子追逐嬉戏可相当于跳交谊舞、做操的活动量。

要想塑形增肌，做正规的健身锻炼效果较好；提高心肺功能也需要较高的运动强度。但把运动融入生活，在不增加食量的同时增加家务劳动，也可以在一日当中增加二三百千卡的能耗，从而有效地预防肥胖。

4.2 体重和体成分

人体的体重主要由肌肉、内脏器官、骨骼、血液和脂肪组织等组成，它们的比例构成称为体成分(body composition)。体成分可以简单地划分为两大部分：脂肪和无脂组织，后者也称为瘦组织(lean tissue)。其中，瘦组织是对人体代谢贡献最大的部分，如果瘦组织减少，也就意味着肌肉萎缩、内脏缩小、血容量减少、骨质疏松等危险，对健康有所损害。而脂肪部分则对人体主要起到保护作用和能量储藏作用，对代谢能耗贡献甚小。

同等体重时，由于体成分不同，人体的外形和状态可以有很大差异。健美运动员的体重超过正常人水平，但脂肪组织比例很低，因此不能被划分为超重肥胖。一些缺乏运动的人的体重并不超标，但体内脂肪组织过多，可能已经面临肥胖带来的危害。故而体重控制的目标是减少多余的脂肪，而不是瘦组织。

4.2.1 体重的评价

随着时代的变迁，体重的评价标准受到时尚审美标准的影响。然而，胖瘦的评价有客观的健康标准。如果体脂肪的含量能够达到维持生育能力、维持体温和保护内脏的水平，同时又不会带来各种慢性病风险的上升，则认为胖瘦程度适当。

目前国际上最广泛应用的体重评价指标是体质指数(body mass index, BMI)。BMI 的计算公式为：

BMI＝体重(kg)/[身高(m)]^2

例如，一位男士身高 1.68 m，体重为 67 kg，则 BMI＝67/(1.68)^2＝23.74

按我国标准，体质指数的正常范围为 18.5～24.0，低于 18.5 为瘦弱，介于 24.0～28.0 之间为超重，超过 28.0 为肥胖。按以上标准评价，该男士的体重尚处于正常范围当中，但已经接近上限，要注意避免发展为超重状态。

严格来说，身体的肥胖程度应当用体脂肪的比例来表示，体脂肪含量可以用体脂肪计测定或通过测量皮褶厚度来推算，但对于普通人来说，体重的测定更为简便和准确。研究证实，BMI 与体脂肪含量具有很高的相关性。对于儿童来说，体重在同年龄、同身高儿童的 85 百分位以上，即为超重；在 95 百分位以上为肥胖。

然而，由于每一个人的体成分比例不同，骨骼大小不同、肌肉含量不同的人，最佳 BMI 数值也有所不同，应当根据各人情况进行调整，并参考体脂肪分布指标来做出是否需要控制体重的判断。在同等 BMI 下，腹部脂肪过多的，患各种慢性疾病的风险会增加。

4.2.2 体脂肪的分布

体脂肪的分布常用腰臀比(waist-hip ratio, WHR)这个指标来衡量，即腰围和臀围的比值。髂骨上缘与肋骨下缘之间中点的围度为腰围，臀部最宽处为臀围，两者之比为腰臀比。比值小表示内脏脂肪含量较低。内脏脂肪与多种慢性病的风险密切相关，而腰腹部脂肪的数量与内脏脂肪量有高度的相关性，故体脂肪的分布比体脂肪的总量更为关键。

腰腹部膨大的躯干肥胖被称为“苹果形”体型。男性腰臀比超过 0.90，女性腰臀比超过 0.80，则被视为中心性肥胖；而腰细腿粗者称为“梨形”体型，其患慢性疾病的风险较前者低。

在男性和绝经后女性当中，脂肪分布往往以中心性肥胖为主。我国肥胖工作组专家提示，男性腰围超过 90 cm，女性超过 80 cm，需要高度注意慢性疾病的风险。即便 BMI 并未达到超重标准，腰腹部脂肪过多也指示健康风险加大。

近年来的研究表明，腰围身高比值(waist-to-height ratio，WHtR)和体脂肪含量的相关性更高，而且是糖尿病等慢性疾病风险的良好指示。研究表明，腰围身高比超过 0.50 时，为罹患慢性疾病的高危人群。在成年人当中，这个比值的有效性不受年龄和性别的影响。

以前面那位男士为例，他的身高是 1.68 m，腰围是 86 cm，则腰围身高比为 0.51。因此，这位男士尽管体重并不超标，但已经需要高度注意脂肪肝、高血脂、糖尿病等疾病的危险，应及时减肥，缩小腰围，控制内脏脂肪含量。

特别关注

运动减肥后看起来瘦了，但体重变化很小，为什么？

运动减肥之初，人体的内脏脂肪含量下降，但肌肉重量增加，两者相抵，往往体重下降不多。但由于肌肉的比重高于脂肪的比重，在同样的体重之下，看起来会比较瘦，身体紧实，线条流畅。由于基础代谢率与身体中肌肉总量呈正相关，因此，运动减肥可以塑造更能消耗能量的身体，也就是形成“不易胖的体质”。

运动减肥是真正的减肥，因为即便体重没有下降，运动也能有效降低内脏脂肪含量，从而降低各种慢性疾病的风险，促进身体健康。从外表美来说，运动减肥也最有利于塑造良好的体型。这种变化，用 BMI 往往难以评价，而要用身体各部位的脂肪含量和围度来评价。

4.3 体重、体脂肪与健康

流行病学研究数据表明，体重偏离健康范围之后，人体罹患多种疾病的风险增加，预期寿命缩短。但体重与疾病和寿命之间的关系还会受到其他相关风险因素的影响，如吸烟、喝酒、运动、营养状况等。

4.3.1 低体重的健康风险

无论什么年龄段，过低的体重都常常与体能低下、抗病力弱、营养不良和消化系统疾病等相联系。育龄妇女体重过低可能与月经不调、生育能力低下和胎儿低体重相联系，而中老年妇女体重过低可能增加骨质疏松的危险。在罹患癌症等消耗性疾病和肺炎、肺结核等感染性疾病时，体重过低者的康复能力较差。

人体体重通常在 50～70 岁达到峰值，在 70 岁之后，随着年龄的增长，体重呈现下降趋势。流行病学研究提示，对老年人来说，低体重者的预期寿命较低，而 BMI 在 20.0～26.0 之间的老年人预期寿命最长。长寿研究则发现，在同龄人中，肌肉力量较强的老年人有较长的预期寿命。体重过低、肌肉量不足的老年人，应当采取措施，提高食欲，同时提高食物的营养素密度，以改善体成分状态，避免肌肉过度流失。

4.3.2　超重和肥胖的健康风险

肥胖对人体的身心健康均有重要影响，已经成为全球共同重视的公共卫生问题。肥胖者心脏负担过重，常有心慌、气喘、易疲劳等症状，还容易出现内分泌代谢紊乱，甚至精神抑郁等多种疾病。

超重和肥胖状态也是多种慢性疾病的共同危险因素，包括血脂异常、高血压、冠心病等心脑血管疾病，2 型糖尿病、痛风、胆石症、睡眠呼吸暂停症、骨关节炎等，以及妊娠过程中的各种危险状况。研究表明，即便是体重未达到肥胖标准的冠心病患者，绝大部分都存在内脏脂肪过多的问题。研究提示，在新冠病毒感染者中，超重肥胖和糖尿病患者出现重症和危重症的风险高于体重、体脂正常者。

研究证实，如果人在 18 岁以后体重增加 9 kg，其罹患糖尿病的危险将增加一倍。降低体脂肪率可以显著改善糖耐量，提高胰岛素的敏感性，同时降低血压和血胆固醇。

4.3.3　体重波动的健康风险

超重和肥胖者往往希望快速降低体重。通过大幅度减少食量，增加运动，体重可以得到降低。然而，这仅仅能够快速降低体重，并不是成功的减肥方法。按国际定义，减肥成功意味着 6 个月内能够维持降低后的体重。如果没有后续的专业支持，减肥者往往在 6～12 个月之内体重完全反弹。很多人反复经历“减重—反弹—再减重—再反弹”的恶性循环，这种情况被称为“悠悠球”式体重循环。

体重大幅度循环波动，比持续处于超重肥胖状态本身更有害于健康。反复节食往往会耗竭体内营养储备，容易导致骨质疏松、贫血等状况。同时，内脏功能下降，肌肉量减少。再增重时，在同样的体重下，体脂肪比例会较节食前更高，反弹后患各种慢性病的风险更大。

知识链接：参见本书第四部分，减肥食谱的设计。

特别关注

不健康的减肥可能带来的后果

不当减肥方法可能带来许多严重的后果。因为营养不良，减肥者可能罹患蛋白质-能量营养不良、缺铁性贫血等疾病，可能发生缺锌、缺钙、缺维生素 A 等营养素缺乏问题，同时发生体能下降、抗病力下降、记忆力下降、头晕目眩、皮肤苍白憔悴、闭经或月经不调、脱发、失眠、沮丧等现象，严重降低生活质量和健康水平。

同时，不当减肥还可能带来心理行为的异常，如抑郁症，以及神经性厌食症、神经性贪食症、暴食症等进食紊乱症。在这种情况下，需要营养、心理、医疗等多方面的共同治疗。

4.4　进食行为的调控

人体的能量摄入通过进食来完成，因此了解调控进食行为的因素，对于控制能量平衡和管理体重十分重要。

4.4.1 饥饿感和食欲

当感觉饥饿时，人们会急迫地寻求食物；产生饱腹感之后，人们便对食物失去兴趣，从而停止进食。人的进食行为受到两类欲望的控制，即饥饿感(hunger)和食欲(appetite)。

饥饿感是寻求进食的内在生理驱动力，在人体当中受到激素、类激素因子、大脑神经系统和胃肠器官的多重调节。食欲是一种推动人进食的心理因素，除了生理本能之外，还与社会习惯、心情状态、对美味的记忆和向往以及美味食物在视觉、嗅觉上的诱惑等有紧密联系。这两种欲望合在一起，往往能决定人对食物是拒绝还是乐于接受，同时会让身体的消化系统“知道”是否需要做好食物到来的各种准备。

饥饿感和食欲并不完全一致，前者主要由生理因素引起，后者则受到许多因素的影响。饥饿时，人们往往“饥不择食”；而食欲往往有选择性，是因为喜爱某些食品的美好风味和口感。饥饿可能产生食欲，但工作的压力或心情的郁闷可能会让人在饥饿的时候食欲不振；在并不饥饿时，人也可能因为美味食物的诱惑或其他情绪需要而产生食欲。在食物丰富的环境当中，现代人饮食过量的主要原因是食欲驱动，而不是因为饥饿感。

影响食欲的因素

习惯喜恶：喜欢或反感某些风味、质地、味道等。

社会因素：文化习俗、宗教信仰等。

调味因素：盐、糖、香精等调味品的添加数量。

医学因素：一般疾病、消化系统疾病、肿瘤、服用药物等。

环境因素：食物价格、食物包装、广告宣传、环境温度等。

情绪因素：无聊、精神压力、孤独感等。

4.4.2 饱足感和饱腹感

在进食之后，人体会逐渐产生满足的感觉，对食物的兴致减弱乃至停止进食。这种感受称为饱足感(satiation)。而进食满足之后，一段时间之内不再产生想吃东西的欲望，直到再次感觉饥饿。这种持续的不想再进食的感受称为饱腹感(satiety)。也就是说，饱足感使人停止进食，而饱腹感让人饭后几小时之内不想再次进食。下丘脑在饱足感和饱腹感的调控当中起着核心作用，它综合来自神经系统、激素水平、胃肠器官容量等多方面的信息，决定是否需要进食。

饱足感和饱腹感不仅与人体的生理状态有关，还与食物的数量、质地和组成成分有关。在3种产能营养素当中，蛋白质的饱腹感最强，而脂肪最低。复杂碳水化合物，特别是膳食纤维，会带来较强的饱腹感。尽管人们普遍认为高脂肪食物如巧克力容易让人感觉饱，但这是一种误解，因为按照单位能量来计算，高脂肪食物的饱腹感较低，而高蛋白质、高纤维的食品才会带来强的饱腹感，如豆类食品。

饱足感的产生，始于人们对食物的感知，咀嚼也是其中一个重要的步骤。已知咀嚼会促进组胺这种神经递质的释放，从而刺激下丘脑的饱足中枢。同时，唾液消化食物的小分子产物也会间接产生抑制食欲的信号。此后，胃肠道的膨胀是产生饱足感的物理信号。在食物的消化吸收过程中产生的葡萄糖、游离脂肪酸、氨基酸、乳糜微粒等产物，都会促进抑制食欲的信号的产生，如缩胆囊肽(CCK)、胰高血糖素样肽(GLP)及酪酪肽(PYY)等。同时，还会减少胃所产生的饥饿素(ghrelin),它是一种促进食欲的激素。

特别关注

为什么饼干蛋糕被称为增肥食品?

一些能量很低的食物和非甜味饮料主要依靠胃肠膨胀的物理信号来产生饱足感,如饮料、蔬菜等。它们纤维多、水分多,体积很大但能量很低,能制造饱足感,却不会带来能量过剩问题。

反之,那些脂肪含量高、水分少的食物,在同样能量下体积很小。也就是说,它们的能量密度很高,如曲奇饼干、奶油蛋糕、油炸食品等,引起胃肠膨胀的程度比较小。等到产生饱胀感觉的时候,往往已经摄入了很高的能量,这是它们容易使人肥胖的一个重要原因。

例如,一把 300 g 的菠菜仅产生约 100 kcal 的能量,但它体积很大,吃了之后感觉胃里饱满。20 g 曲奇饼干所含的能量超过 100 kcal,但只有三四片,体积很小,很难产生饱足感。

在进食几小时之后,人体中的血糖等营养素水平下降,身体开始动用能量储备,此时饱腹感下降,胃所产生的饥饿素含量增加,人体的饥饿感逐渐占据主导地位。精神紧张因素也会促进食欲,如皮质醇(一种肾上腺激素)含量上升时会促进人体进食,这能解释为什么很多人在精神压力大时会更想用食物来慰劳自己。

健康人体在一段时间之内的体重往往保持基本稳定,并不需要斤斤计较每天的能量摄入值,这是因为身体对能量平衡有长期调控机制。如果体脂肪减少,体内脂肪组织所产生的瘦素(leptin)就会减少,使食欲增强,有利于储备脂肪,增加体重。在节食减重时,食物摄入减少,体内脂肪分解,于是饥饿素水平上升,瘦素水平下降,结果是食欲增强,使体重容易反弹。

快速减肥方法往往以失败告终,食欲控制机制的作用往往是其中一个重要原因。因此,在控制体重时,应当努力寻求不引起食欲明显增强的饮食方案。研究发现,在同样能量水平下,各种食物的饱腹感差异很大,其中富含油脂和糖、咀嚼性低的食品饱腹感较低,而富含膳食纤维和蛋白质、需要认真咀嚼的食物饱腹感较高。例如,在富含碳水化合物的食物当中,薯类、豆类和全谷物的饱腹感较高,而白面包和各种甜食点心的饱腹感较低。

4.5 进食紊乱与体重控制

进食是人的本能行为,但有些人的进食行为与正常情况差异很大,已经到了妨碍身心健康的程度。这些进食紊乱行为可能是由精神压力、心理疾病造成的,也可能是想增进健康、美化体型等导致的。这些做法包括经常省略一餐、严格节食、在不合三餐的时间进食,或进食后采取各种方法清除食物等。常见的进食紊乱包括神经性贪食症、神经性暴食症、暴食症等。它们既可能造成体重过低和营养不良,也可能造成严重肥胖。

大部分进食紊乱继发于节食之后,又与情绪因素互相作用。进食紊乱患者对自己的形体和体重往往过分关注,对自身的形体不能正确认知。开始只是想通过节食来控制体重,但不正常的饮食逐渐失去控制,乃至形成无法自拔的习惯。如果进食紊乱达到无法自控的病态程度，不仅表明心理状态异常，也表明营养平衡受到严重影响。如果治疗不及时，严重时甚至可能危及生命。但是，仅靠营养疗法往往不能解决问题，还需要心理和行为方面的支持。

随着我国居民平均体重的不断升高，以及社会流行文化对于瘦削体型的追求，在年轻人当中，热衷于控制体重的人越来越多，进食紊乱症的发病率也在快速增加。

4.5.1 神经性厌食症

神经性厌食症的主要特点是：患者处在营养不良状态，BMI通常在17.5以下，身体极度瘦削，但仍然认为自己过胖，随时担心体重增加。他们或是严格节食，拒绝正常进食，或在进食之后用泻药、催吐等方法清除食物，或是用大运动量来消耗食物能量。神经性厌食症患者往往缺乏情感上的安全感，把过多的注意力集中在饮食和体型方面，从严苛的节食中获得精神满足。

女性在神经性厌食症患者中占绝大多数，男性仅占10%左右。据相关统计表明，在北美国家，0.5%的女青少年罹患神经性厌食症。

由于长期营养不良，厌食症患者均为蛋白质-能量营养不良状态，同时存在着多种营养素的缺乏，造成身体器官和组织的损害。

神经性厌食症的身体症状

神经性厌食症的身体症状主要由营养不良所致。这些症状包括脱发、疲倦感、晕眩、心动过缓、体温过低、怕冷、腹胀、便秘、抵抗力下降、月经不调或停经、身体长出绒毛等。

对身体检查可以发现，厌食症患者经常存在皮下脂肪过少、心脏等内脏缩小、骨质疏松、基础代谢率过低、贫血、缺锌、血钾过低、白细胞计数少、血清蛋白质过低、心律失常等情况。

在发现神经性厌食症患者之后，应劝告他们及早就医，获得较好的干预后，他们康复的机率较大。如果患者不配合治疗，后果将是因营养不良而死亡。因此，营养治疗的关键是取得患者的配合，使他们从心理上接受正常进食，帮助他们培养正常的饮食习惯，逐渐增加体重，直到恢复正常身体状态。在这个过程中，还要帮助患者建立正确的体型观念和食物观念。同时，还应当争取厌食症患者家庭的配合，形成良好的情感支持环境。

4.5.2 神经性贪食症

神经性贪食症的主要特点是：患者体型大多正常，经常有难以控制的大量进食行为，但进食之后又会感到异常悔恨，担心自己体重增加，于是在进食之后用泻药、催吐、节食、服用药物、大量运动等补偿行为试图抵消进食带来的影响。贪食症的大量进食被称为暴食，在暴食过程中，他们无法控制进食数量，也享受不到食物的美味。这种强迫性的行为，往往发生在夜深人静时或独处时。一次暴食的食物数量通常超过正常人一天摄入的食物数量。

这种进食紊乱在年轻女性中发生较多，大多不为人所知。患者深陷暴食-清除食物的恶性循环，对自己的行为感到羞耻，并因此而陷入自责和抑郁状态。部分患者因抑郁症而选择自杀。

神经性贪食症的身体症状

由于经常呕吐清除食物，贪食症患者的牙齿会受到胃酸的严重腐蚀，过度敏感，甚至脱落；唾液腺肿大，甚至发炎；食道撕裂受损，胃部溃疡。滥用泻药者通常存在便秘情况，抠喉者手指下方常有咬痕。

对身体检查往往可发现，贪食症患者经常存在电解质平衡紊乱、血钾过低等情况，可能导致心律失常，甚至猝死。

对贪食症患者进行治疗也需要心理干预，使他们能够面对自己的暴食行为并了解其不良后果，使他们学会管理和疏导自己的情绪。营养治疗主要是帮助患者建立正常的饮食习惯，使他们能够正确对待自己的体重，吃多样化的食物，并用平和的态度来对待食物，不再因为吃了"不该吃"的东西而自暴自弃。

4.5.3 暴食症

暴食症和神经性贪食症有相似之处，都有无法控制地进食大量食物的行为，都因为暴食而感到悔恨。区别在于，暴食症患者并没有采取清除食物的补偿行为。因此暴食症患者的体重通常处在明显的肥胖状态。他们的平日饮食看起来很有节制，但经常性的暴食发作，使体重无法控制地不断增长。经调查发现，在长期节食控制体重的人当中，暴食症的发生率较高。相比于以女性为主的厌食症和贪食症，暴食症的性别比例接近平衡，男性占40%左右。

和贪食症患者类似，暴食的发作往往是由情感上的创伤或不良情绪所致，如孤独、焦虑、自怜、愤怒、挫败感等。其治疗的方法与贪食症类似，但应更多集中于患者的情绪管理方面。

各种进食紊乱症的治疗均很复杂，如不及时治疗可能导致各种并发症的发生，甚至造成死亡。因此，西方国家目前对这类疾病十分重视，并立足于从青少年时代开始对人们进行健康饮食的教育，通过培养青少年的良好的饮食习惯及向他们传递正确的体重控制知识，来预防进食紊乱症的发生。

本章总结

食物中含有能量的营养素只有碳水化合物、脂肪和蛋白质 3 种。其中，脂肪含能量最高，而碳水化合物是人体最优先使用的能量来源。食物中的能量可以粗略地用其中三大产能营养素的量来计算。人体的进食控制与不同食物成分带来的饱腹感有关。

人体的能量支出主要包括基础代谢的能量、体力活动的能量和食物热效应 3 部分。其中基础代谢的能量受到多种因素的影响，特别是身体中的肌肉数量。积极的体力活动是能量消耗中可变性最大的一部分，也是预防肥胖的最重要途径。体力活动强度大、时间长，则消耗的能量更多。

身体的体成分主要包括脂肪部分和瘦组织部分。对体重的评价常用 BMI 这个指标，18.5～24.0 是正常范围，但体脂肪含量是更准确的指标。体脂肪的分布用腰臀比这个指标来衡量，腰围过大为中心性肥胖，提示患各种慢性疾病的风险加大。体重过低或过高均不健康。

进食行为和食欲受到饥饿感、饱腹感和其他多种因素的调控，可能是影响体重控制的一个重要方面。进食紊乱包括神经性厌食症、神经性贪食症、暴食症等，不仅需要营养治疗，还需要心理行为干预。

本章课程活动

1. 学习测定体重、身高、腰围、臀围和皮褶厚度的方法，计算5个人的BMI、腰臀比和腰围身高比。

2. 购买一个食物称，称量并记录自己一餐当中所吃的食物，然后查询食物成分表，计算一餐中的总能量摄入有多少。

3. 去超市寻找带有营养标签的食物产品，计算每一小份食物的能量，如一块饼干、一块小蛋糕、一粒水果糖等。比较一下，哪些产品的能量高？哪些产品的能量低？为什么？

4. 体验自己在一天中不同时点的食欲、饥饿感和饱腹感变化。哪些食物在同样能量摄入值的情况下能让人更不容易感觉饥饿？

本章思考问题

1. 如果一种食物中含有18%脂肪、8%蛋白质、60%淀粉，那么100 g这种食物当中含有多少能量？

2. 上题中的食物和另一种含有1%脂肪、12%蛋白质和73%淀粉的食物相比，你预计哪一种食物的饱腹感会更强，更有利于控制食量？

3. 比较上题中的两种食物，你预计哪一种食物的热效应会更强一些？

4. 为什么减肥时加强运动最为重要，它是通过哪几个途径对人体的能量支出产生影响的？

5. 如何评价一个人是否超重或肥胖？怎样从身体脂肪分布预计患慢性疾病的风险大小？

6. 体成分是什么概念？减肥的根本目的是让体成分发生什么样的变化？如何实现这种变化？

第5章 维生素

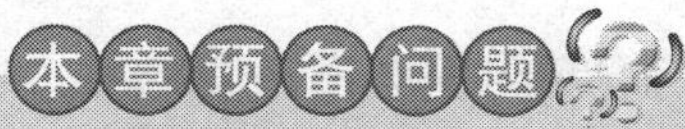

1. 人体需要哪些维生素？一共有多少种？
2. 水溶性和脂溶性的维生素有什么不同之处？
3. 人体最容易缺乏的是哪些维生素？
4. 各种维生素缺乏时会引起什么样的症状？
5. 各种维生素分别是从哪些食物中来的？
6. 从食物中获取维生素和服用维生素药片效果一样吗？

维生素是一类为生命活动所必需的小分子有机化合物。它与蛋白质、脂类和碳水化合物有几个方面的不同：第一，维生素是一类微量营养素，人体每天所需要的数量不足1 g，通常以毫克或微克计。由于摄入数量很低，不影响饥饱的感觉，所以身体感觉不到所摄入的维生素是否能够满足人体需求。第二，维生素不含能量，与能量平衡和体重变化无关。第三，维生素不属于大分子，没有类似的结构单元，每一种维生素都有特定的化学结构，其中含氮、硫等杂原子的化合物较多。第四，某种维生素长期摄入不足，可造成维生素缺乏病，其症状各有特征，补充特定的维生素后即可改善乃至消除。

人体所需要的维生素一共有13种，它们不构成身体成分，但往往是重要生理活动所需要的辅酶，对于人体代谢功能的正常运转必不可少。从19世纪末到20世纪中叶，人们逐渐发现，维生素的缺乏是引起疾病和死亡的重要原因。在维生素缺乏引起的严重疾病逐渐被消除之后，维生素与维持健康状态和预防慢性疾病的关系得到更多的重视。

维生素的命名有其历史渊源，包括字母序号、化学名和俗名3种方式。一些维生素在食品中有不同的存在形式，还有一些以维生素前体形式存在。例如，植物性食物中的部分胡萝卜素类物质是维生素A的前体，在体内可以转化成维生素A。食物中各种形式维生素的生物有效性(bioavailability)可能存在差异，如各种形式的维生素E的生物有效性有所不同，维生素A和β-胡萝卜素的生物有效性也不同。但是，准确测定食物中维生素的有效性相当困难，除维生素本身存在形态不同之外，还涉及这些食物在消化道中的通过时间、消化吸收程度、食物中的其他促进或干扰因素、食物烹调加工的方法、人体的营养素需求状况等。同一种食物，以不同方法来烹调制作，对于不同的人，其维生素营养价值都可能略有差异。

维生素的化学结构不同，使它们具有不同的稳定性。大部分维生素在食物储藏、加工和烹调中会有一定的损失。关于各类食物烹调加工后维生素的变化，可参考本书第二部分食物营养价值中的相关内容。

按照维生素的溶解性，可以把它们划分为两大类：水溶性维生素和脂溶性维生素。由于溶解性的不同，其来源、吸收、转运、排泄、储备等方面的性质都有很大差异（表 1-5-1）。

表 1-5-1　脂溶性和水溶性维生素的差异

项目	水溶性维生素	脂溶性维生素
吸收特点	直接吸收入血	先进入淋巴系统，再进入血液
运输特点	在体内自由运输	需要蛋白质载体
储存特点	在体内各含水组织当中分布	储藏在肝和富含脂肪的细胞当中
排泄特点	过多时经肾脏从尿中排出	不易排泄，可在体内含脂组织中蓄积
毒性特点	毒性小，除非大量服用维生素增补剂	毒性高于水溶性维生素，摄入增补剂时有中毒可能
需要特点	需要经常从食物中摄入	不需要每天摄入，长期摄入充足即可

水溶性维生素的分子结构具有亲水性，易溶于水。它们存在于食品的水相部分，在有水存在的情况下被人体直接吸收入血，并在水中自由移动。摄入过多时，它们会从尿中排出体外，在体内的储备量比较小。这类维生素共有 9 种，包括 8 种 B 族维生素和维生素 C。

脂溶性维生素共有 4 种，包括维生素 A、维生素 D、维生素 E 和维生素 K。它们存在于食物的油脂部分，需要有脂肪的帮助才能被人体吸收，并与脂肪一起进入淋巴管，然后才能进入血液当中。在血液中，它们也需要蛋白质载体的帮助才能被顺利转运。它们可以在肝和体脂肪中储备，人体需要时被动员出来，却很难从尿液中排泄出去。正因为如此，摄入过多的时候，有发生中毒的风险。

特别关注

维生素片能够代替天然的蔬菜水果吗？

大量研究表明，服用维生素片并不能代替食用富含维生素的天然食品，如水果、蔬菜、豆类等。例如，营养流行病学调查发现，膳食中维生素 E 含量较高的人，患心血管疾病的风险会明显降低，但长期服用维生素 E 胶囊并不能起到预防心血管疾病的有效作用。一些大规模研究甚至发现，服用某些抗氧化营养素甚至可能造成死亡率上升。

研究者认为，可能由于维生素在体内需要与其他营养素和保健成分相互配合，才能起到最佳的效果，而大量服用一两种分离出来的维生素的作用有限。当人体氧化压力较大时，过量摄入单一抗氧化物质有可能带来“促氧化作用”，从而增加死亡率。

有关各类人群维生素摄入量的建议，请参见本书“附录 1　中国居民膳食营养素参考摄入量（2013 版）”。

5.1 脂溶性维生素

5.1.1 维生素A和胡萝卜素

5.1.1.1 概述

维生素 A 包括了所有具有视黄醇(retinol)生物活性的化合物,包括视黄醇、视黄醛和视黄酸 3 种形式。在人体内,维生素 A 视黄醇是维生素 A 的储藏形式,视黄醇和视黄醛之间可以相互转化,而视黄酸则不能再转化成其他两种形式。每个需要维生素 A 的细胞当中都分别有视黄醇、视黄醛或视黄酸的受体。

维生素 A 不溶于水,属于脂溶性维生素。食物中的维生素 A 酯常常与蛋白质结合形成复合物,需要蛋白酶帮助其释放,然后在小肠中被脂肪酶游离出来,在胆汁的作用下与膳食脂肪形成微粒,进入肠黏膜细胞而被吸收。这意味着它的吸收利用受到人体消化能力的影响和膳食脂肪的影响。在小肠细胞中,视黄醇可被转化为视黄醛和视黄酸,它们与蛋白质结合成复合物,再被送到肝脏。

多余的维生素 A 可以储藏在肝脏和脂肪组织当中,肝脏是主要储藏位置,约占全部储藏量的 90%。在需要维生素 A 时,一种特定的视黄醇结合蛋白将它转运到血液当中,与细胞表面上的受体发生相互作用而进入细胞中。

维生素 A 和能够转化为维生素 A 的类胡萝卜素均为共轭双键结构,在蒸煮加热、制作罐头、干燥喷粉等处理中较为稳定,但容易被氧化。在有充足氧气的情况下,光照、紫外线和高温能使其损失加速。同时,由于它具有脂溶性,可以溶于油脂而损失。

5.1.1.2 生理功能

维生素 A 的主要功能包括以下几个方面。

(1)维持正常视力　这个功能主要是以视黄醛的形式来实现的。它一方面维护角膜的正常状态,另一方面在视网膜上帮助光能转化为视神经冲动,从而实现对视觉的神经传导。视网膜上对暗光敏感的杆状细胞含有一种色素分子,称为视紫红质,而每一个视紫红质都是视蛋白与视黄醛结合而成的。当光线从角膜进入视网膜的时候,视紫红质分子构型发生变化,色素被漂白,视黄醛从顺式构型转变成全反式构型,同时与视蛋白分开。此时,视蛋白构象的变化引起细胞膜产生电信号,并传递给视神经细胞,最终经过神经传导,在大脑中形成视觉图像。

在这个传导过程中,一部分转变成顺式构型的视黄醛分子被重复利用,另一部分被继续氧化成视黄酸,因而需要不断得到补充才能维持正常的视觉功能。因此,长期缺乏维生素 A 供应将会导致视觉功能的障碍。然而,在体内的维生素 A 当中,存在于眼部的比例很低,仅有千分之一左右。

(2)维持皮肤和黏膜的健康　很大比例的维生素 A 存在于人体表面的黏膜和皮肤细胞当中。人体的内表面由黏膜覆盖,如胃肠道、呼吸道、生殖道,以及子宫和膀胱的内壁,眼球的表面和眼皮内的黏膜等,它们主要由上皮组织构成。人体的皮肤也含有上皮组织。黏膜是人体中更新最快的组织之一,其蛋白质合成和细胞分化都十分活跃,而上皮组织的细胞膜需要维生素 A 以维持正常的形态和功能。黏膜表面的黏液起到保护黏膜、预防伤害和感染的重要作用，而黏液分泌细胞也需要维生素A作为辅酶以调节糖蛋白的合成，并维持正常的分泌功能。

(3)维持正常的免疫功能　这个功能通过视黄酸来实现。细胞核内有视黄酸的特异性受体，视黄酸与受体结合后促进免疫细胞功能，影响到细胞免疫、抗体产生和细胞因子生成方面的能力。

(4)维持正常的生长发育和生殖功能　视黄酸的作用类似激素，它对胚胎细胞的正常分化和幼小动物的生长发育极其重要。维生素A参与遗传物质的复制过程，影响精子的发育和胚胎的发育，也为儿童的正常生长所必需。维生素A还与骨骼形成有关，它是骨重塑过程中破骨细胞功能所必需的因子。

此外，植物性食物中的维生素A前体，即某些类胡萝卜素，还是一类重要的抗氧化物质，通过淬灭单线态氧来保护细胞免受氧化损伤。类胡萝卜素还可能增强细胞间的信息传递，并对免疫反应具有一定的调节作用。流行病学研究发现，α-胡萝卜素、β-胡萝卜素和γ-胡萝卜素以及隐黄素，在摄入量高时都与较低的癌症和心血管疾病发病率有关。这种作用与其维生素A的效力无关。

5.1.1.3　缺乏表现

维生素A的缺乏症主要表现为易患感染性疾病、夜盲症、眼干燥症和表皮角化症(棘皮病)。这类缺乏症主要发生于发展中国家当中。

维生素A缺乏时，上皮组织变得干燥，表面腺体和黏液分泌减少，正常细胞转变为角化状态。其中，眼睛的结膜和角膜最易受到维生素A缺乏的影响而变得干燥，严重时甚至会出现软化、穿孔，乃至造成失明。对于成年人来说，暗适应下降是最常见的维生素A不足症状，严重时即是夜盲症，俗称雀蒙眼。暗适应指在暗光-强光切换之间的适应过程，这个适应时间过长，则说明维生素A可能不足。在东南亚和南亚一些缺乏维生素A的地区，夜盲症十分普遍。

维生素A缺乏状态下，呼吸道黏膜组织变得干燥甚至萎缩，表面纤毛减少，黏液分泌减少，抗病能力下降，修复能力下降，患感染性疾病的风险大大上升，康复时间延长。维生素A缺乏的儿童罹患麻疹、肺炎等感染性疾病的概率上升，症状加重，甚至造成儿童的夭亡。给这些孩子补充维生素A，可以有效降低其患感染性疾病而死亡的危险。世界卫生组织和联合国儿童基金会建议，在所有维生素A摄入不足的地区当中，要给患麻疹的孩子补充维生素A。

缺乏维生素A还导致消化道、生殖道、泌尿道等部位的黏液分泌减少，容易发生感染。消化道黏膜的损伤修复困难，会影响到消化吸收功能和消化道抗病力，容易发生腹泻，进而又加剧营养不良问题。

长期维生素A缺乏可导致皮肤毛囊角化及汗腺和皮脂腺萎缩。表皮细胞角质化，皮肤干燥、粗糙、鳞片化，这是棘皮病的症状。

维生素A缺乏的原因可能是膳食中的维生素A数量不足，也可能是其他原因。由于维生素A的转运需要特定蛋白质的参与，当蛋白质营养状况低下时，维生素A的摄入也会受到影响。维生素A与食物中的脂肪一起被吸收，需要胆汁的参与，因此膳食中脂肪含量过低以及胆囊功能障碍，都可能引起维生素A的缺乏。此外，少数人存在遗传性的维生素A代谢障碍。

5.1.1.4　食物来源

视黄醇类化合物只存在于动物性食物中。

维生素A的最有效食物来源是少数动物性食物，如肝脏、肾脏、鱼肝油、全脂奶、全脂酸奶、奶酪、黄油、蛋黄、多脂的海鱼等。

不过，并非每一种类胡萝卜素都能变成维生素 A，而即便能够转变成维生素 A，其效率也是比较低的。在身体需要维生素 A 时，转化效率会有所提高。

植物性食物当中不含有维生素 A，但许多绿色、黄色和橙黄色的蔬菜和水果富含类胡萝卜素。其中，部分类胡萝卜素在人体内具有维生素 A 活性，被称为维生素 A 的前体，或维生素 A 原，在体内可以转变成维生素 A。其中，维生素 A 活性最高、食物中含量也最高的是 β-胡萝卜素，此外还有 α-胡萝卜素、γ-胡萝卜素、β-隐黄素等。对于我国大部分居民来说，β-胡萝卜素是维生素 A 的重要膳食来源。

凡是颜色为橙黄、橙红、深黄和深绿色的蔬菜水果，均含有胡萝卜素。对红-橙-黄色的蔬菜和水果来说，通常颜色越深则胡萝卜素含量越高，浅色水果和蔬菜的胡萝卜素含量很低（参见本教材第二部分第 10 章水果与蔬菜营养部分的相关内容）。例如，杧果、木瓜中的胡萝卜素含量大大高于香蕉和苹果，而红心甘薯中的胡萝卜素含量大大高于黄心甘薯和白心甘薯。

特别关注

蔬菜中的胡萝卜素需要多少油才能吸收？

由于摄入奶类食品较少，我国居民所需的维生素 A 大部分通过食用富含胡萝卜素的蔬菜来获取。人们通常认为，富含胡萝卜素的蔬菜必须用油来烹炒，或者与肉类一起炖煮，才能充分吸收其中的胡萝卜素。

一些研究发现，胡萝卜素的吸收率主要与烹调方法有关。在蔬菜经过加热充分软化细胞壁之后，只需少量的油脂，如每餐 3～5 g，即可保证胡萝卜素的有效吸收；而如果生吃蔬菜，则需要较多的油脂才能保证吸收率。因此，在充分烹熟，并且同一餐中又有其他含脂肪食物的前提下，蒸、煮、焯、拌等方法均可促进胡萝卜素的吸收，并不需要用大量油来炒。和煎炸、爆炒相比，这些烹调方法的胡萝卜素损失率更低。

肝脏是动物体内储藏维生素 A 的器官，故而食用动物肝脏会极大地增加维生素 A 的摄入量。为了预防维生素 A 的不足，人们常常鼓励幼儿定期食用鸡肝泥。这个方法可以预防幼儿的多种维生素不足。然而，由于肝脏中的维生素 A 含量过高，只需 1 勺即可满足身体一日的需求。

特别关注

喝脱脂奶类能帮助补充维生素 A 吗？

对于西方国家的居民来说，奶类食品是维生素 A 的主要食物来源。在我国，维生素 A 的膳食供应普遍不足，也有越来越多的人通过奶类来补充这种营养成分。

奶类中天然含有维生素 A，但含量不够高。有些牛奶产品中强化了维生素 A 和维生素 D，可以使之成为这两种维生素的重要来源。

许多人为了控制脂肪和胆固醇而购买低脂和脱脂牛奶，然而，脱脂会使牛奶中绝大部分的维生素 A 和维生素 D 被除去，故有些国家的低脂、脱脂奶要特意强化维生素 A 和维生素 D。而我国并没有这种做法，因此不能起到提供这两种维生素的作用。酸奶也是一样，只有全脂产品才有供应维生素 A 和维生素 D 的意义。

据历次膳食调查显示，我国居民膳食中维生素 A 供应不足的情况较为多见，但严重的缺乏症较为少见，亚临床缺乏和轻度缺乏较为常见。正常膳食的成年人身体中有维生素 A 的储备，在膳食摄入不足后一段时间才会看到典型缺乏症的发生。婴幼儿体内维生素 A 的储备不足，因而在摄入不足后很容易发生缺乏症状。

5.1.1.5 毒性和摄入量上限

维生素 A 不易从身体中排出，摄入过量时可能带来毒性。然而这种情况在摄入正常膳食时并不会发生，通常只有在大量摄入肝脏、鱼肝油或维生素 A 增补剂的情况下才会发生。过量摄入维生素 A 可能导致骨骼生长异常，甚至发生骨质疏松症，使骨折风险增大。对于孕妇来说，过多地摄入维生素 A 可能带来胚胎畸形率上升的风险，特别是在怀孕早期时。同时，维生素 A 中毒还可能造成肝脏损害、颅压升高和骨质吸收。

维生素 A 的含量通常用微克视黄醇当量(μg RE)来表示，它综合了维生素 A 和胡萝卜素两方面的膳食来源。1 μg 视黄醇相当于 12 μg 胡萝卜素。在增补剂和药品当中，常常用国际单位(IU)来作为剂量单位，1 IU 相当于 0.3 μg RE。

在我国，维生素 A 的参考摄入量为男性 800 μg，女性 700 μg。成年人的摄入上限为每日 3 000 μg。孕妇尤其应当慎用维生素 A 增补剂，每日最高限量为 2 400 μg。

从膳食中摄入的胡萝卜素没有维生素 A 的毒性。即便从蔬菜和水果中摄入过量的胡萝卜素，造成胡萝卜素过多症，一般表现为皮肤变黄。由于摄入量高时转化为维生素 A 的效率会下降，短时间内对健康并无明显损害，停止摄入富含胡萝卜素的食物之后黄色会逐渐消退。然而，长期摄入大量胡萝卜素增补剂可能是有害的。目前发现的危害主要来自其促氧化作用，会促进细胞分裂，破坏身体中的抗氧化物质和维生素 A。对于那些本身处于较高氧化应激状态的人来说，这种危害更为明显，如吸烟者和酗酒者。

5.1.2 维生素 D

5.1.2.1 概述

维生素 D 是人体可以自然合成的一类物质，只要有足够的时间接受阳光的照射，人体不需要从食物中摄入维生素 D。这是因为人体皮下脂肪中含有 7-脱氢胆固醇，它在紫外线 B (290～315 nm)的照射下可以转变为胆钙化醇，也就是维生素 D_3。形成的维生素 D_3 被维生素 D 结合蛋白送到肝脏，从而被人体利用。

食物中的维生素 D 和脂肪一起在小肠中被吸收，大部分和膳食脂肪一起进入乳糜微粒，进入淋巴系统，少量与血浆蛋白质结合而被转运。它在体内分布较广，在肝脏中有一部分储备，在脂肪组织中也有较高的浓度。

维生素 D 在肝脏中羟化为 25-羟维生素 D，再于肾脏中羟化而形成 1,25-二羟胆钙化醇，才转变成维生素 D 的活性形式。因此，肝脏和肾脏的功能障碍会导致活性维生素 D 的缺乏症。目前，评价维生素 D 营养状况的主要指标是血浆中的 25-羟维生素 D 水平。

5.1.2.2　生理功能

维生素D不像大部分维生素那样在生物化学反应中起到辅酶或辅因子的作用，它活化之后的作用和激素极其相似。

传统认为，维生素D主要在钙的吸收和利用中起作用。维生素D通过3条途径来维持血钙浓度的稳定：促进小肠对膳食中钙的吸收，促进肾对钙的重吸收作用而减少钙流失，并在钙不足时促进骨钙进入血液中。有关钙代谢的内容，请参见第6章矿物质部分的相关内容。

人体内的多种营养素与骨骼的生长和维护相关，除了维生素D，还包括蛋白质、钙、磷、镁、维生素A、维生素C、维生素K等。与此相关的激素有降钙素和甲状旁腺激素，维生素D与它们协调作用。

近年来发现，维生素D的受体存在于多种组织器官中，包括骨骼、肝、肾、消化道、心脏、生殖器官、皮肤和淋巴细胞等，可能参与超过1 000个基因的活化。维生素D的活性形式可调节多种免疫细胞的功能，对机体免疫调节起到重要作用。在实验动物中，缺乏维生素D可降低动物的抗感染能力，同时增加患自身免疫疾病的风险。

一些流行病学调查发现维生素D营养水平可能与患多种疾病的风险有关联，包括肥胖、糖尿病、脑卒中和某些感染性疾病。患病人群体内的维生素D水平往往较低。正常的维生素D水平可能对预防多种癌症、免疫系统功能障碍、多发性硬化症、糖尿病、抑郁症等多方面的疾病有帮助。但通过补充剂来提升维生素D水平是否对这些疾病的预防有效，目前尚无充足证据。

5.1.2.3　缺乏表现

维生素D水平过低在世界范围内是常见情况，主要原因是膳食中维生素D摄入不足和阳光暴露不足。在夏季以外的季节，皮肤接受光照的面积较小，且现代社会以室内工作为主，居民室外活动减少，使体内维生素D的生成数量降低。

维生素D缺乏症主要表现为与骨骼相关的症状，包括佝偻病、骨质软化症和骨质疏松等。

佝偻病主要发生于幼儿当中。由于维生素D不足，骨骼无法正常钙化，骨质硬度过低，在体重的作用下骨骼发生变形。骨骼与软骨连接异常，导致O形腿、X形腿、方颅、肋串珠、漏斗胸等一系列骨骼畸形症状。同时，儿童还可能出现出牙延迟、低血钙抽搐、肌肉发育不良、免疫系统功能不正常等情况。

骨质软化症主要发生于成年人当中，特别是生育多胎的妇女和老年人。膳食维生素D和室外活动均严重不足，以及多次怀孕和哺乳的消耗，可导致骨组织脱钙，骨质软化，引起骨骼变形、骨痛等症状。

骨质疏松主要发生于中老年妇女当中。由于卵巢功能退化，雌激素水平降低，骨钙流失加快。如果维生素D供应不足，会加速这个过程，引起骨密度降低，从而出现身高降低、背痛、脊柱弯曲等症状，甚至发生骨折。在跌倒后发生骨折的中老年妇女当中，往往存在维生素D的缺乏问题。

一些研究提示，维生素D的不足同时会引起人体的免疫力低下，罹患感染性疾病的风险增加，患病后容易发展到严重程度。还有研究提示，维生素D缺乏时，罹患多种癌症的风险也随之提高。维生素D与免疫系统功能之间的关系有待深入研究。

维生素D和维生素A一样，其吸收需要膳食脂肪的帮助，也需要在体内与特异性的蛋白质结合(将其运输到靶器官),还需要肝、肾对其进行活化。故而,膳食脂肪过少、肠道消化吸收能力下降、胆囊功能障碍、蛋白质营养不良、肝或肾功能不正常等情况,都可能影响人体对维生素D的吸收,从而造成缺乏。

5.1.2.4 食物来源

食物中的维生素D来源并不丰富,与维生素A相同,只有鱼肝油、肝、肾、全脂奶、黄油、蛋黄、多脂鱼等少数来源。极少数植物性食物,如香菇等菌类食物含有维生素D_2前体,即麦角固醇,其在紫外线照射下可以转变成麦角钙化醇,即维生素D_2。但这些食物对膳食维生素D的贡献很小。

在食物中强化维生素D可能是一个有利于预防维生素D缺乏的措施,如牛奶、酸奶、豆浆等食物都是维生素D的良好载体。但目前我国维生素D强化的食物数量不多。

通过照射阳光获得维生素D是人体获得维生素D的主要来源。在夏季的晴朗天气情况下,穿着短袖衣物,每日15～20 min的室外活动即可满足身体需求。但在冬季,由于光照不足,身体衣物覆盖较厚,同样时间的室外活动不能满足身体需要。而夏季储备的维生素D,也不足以弥补秋、冬、春三季的不足。冬季和早春是最容易缺乏维生素D的季节,同时也是各种感染性疾病的高发季节。这时通过膳食补充维生素D是十分必要的。

容易发生维生素D缺乏的人群包括严格素食者、老年人、婴幼儿和孕妇等。由于富含维生素D的食物同时也是胆固醇和脂肪含量较高的食物,老年人摄入时有所顾虑,而严格素食者则完全不会食用这些食物。婴幼儿对维生素D缺乏十分敏感,孕妇对维生素D的需求量上升。因此,这些人群必须有意识地增加接触阳光的机会,或者服用维生素D增补剂。

特别关注

你是否容易缺乏维生素D?

维生素D的缺乏主要发生于缺乏接触阳光,而膳食中维生素D丰富的食物又很少的人群中。寒冷、多阴雨雾霾、空气污染、高大建筑遮光等都是不利于维生素D合成的环境因素。

生活方式也有重要的影响,现代人常常采用以室内为主的生活方式。在朝九晚五的工作环境中,很多人终日不离办公室,出门就开车或坐车,回家后就不再出门,导致接触阳光的机会严重不足。

另一个重要因素是防晒观念。目前,为了保护皮肤免遭晒黑和衰老起皱,大部分都市妇女都使用防晒霜来隔离阳光,还会穿防晒衣、戴防晒帽、打遮阳伞。但遗憾的是,SPF8以上的防晒霜就会妨碍皮肤产生维生素D,加上衣物和伞的遮光,使人体在夏季这唯一一个能够帮助身体储备维生素D的季节里也难以得到足够的维生素D。

此外,据研究证实,皮肤颜色较深、黑色素含量较高的人,与皮肤白的人相比,需要更强的紫外线照射才能产生同样多的维生素D。在同样光照环境中,黑人较白人缺乏维生素D的比例高。

5.1.2.5 毒性和摄入量上限

维生素D是所有维生素当中最容易让人摄入过量产生危害的一种。如果摄入过多的鱼肝油或维生素 D 增补剂，可能会发生中毒。因此，给儿童补充鱼肝油和维生素 D 胶囊的时候，应注意把它收藏好，因为儿童可能自己服用，导致摄入数量过多。

维生素 D 过多时，血液中的钙浓度异常升高，可能导致多种软组织的钙化，如软骨和血管等。过高的血钙使进入肾的钙增加，容易促进肾结石。血管的硬化影响血液循环，严重时会损害心肺功能，直至死亡。以阳光照射方式获取维生素 D 则不存在毒性问题。

鉴于维生素 D 对健康的意义日益重要，目前，在我国膳食营养素参考摄入量当中，成年人维生素 D 的推荐摄入量从 5 μg 提高到 10 μg，可耐受的最高上限是 50 μg。增补剂往往用国际单位(IU)来计量维生素 D 的含量，1 IU＝0.025 μg 胆钙化醇，50 μg 的维生素 D 相当于 2 000 IU。

5.1.3　维生素 E

5.1.3.1　概述

维生素 E 包括一系列结构相似的酚类物质，包括 α-、β-、γ-、δ-生育酚（tocopherol），以及 α-、β-、γ-、δ-生育三烯酚（tocotrienol），它们的取代基位置和旋光构型不同，生物活性差异很大，其中活性最大的是 α-生育酚。合成的维生素 E 是各种生育酚异构体的混合物，而天然食物中的维生素 E 各组分比例不同。

维生素 E 以 α-生育酚当量（α-tocopherol equivalent，α-TE）来计量。膳食中的总 α-TE＝α-生育酚×1.0＋β-生育酚×0.5＋γ-生育酚×0.1＋δ-生育酚×0.02＋α-生育三烯酚×0.3

维生素 E 是一种黄色的油状液体，在无氧条件下和酸性条件下对热较为稳定，在蒸、煮、炒等一般加热中受热损失小，但可能有溶油损失。在碱性条件下容易氧化，在长时间储藏过程中有氧化损失。维生素 E 的酯化形式更为稳定且耐储藏，可在人体中水解出维生素 E 从而被吸收。

膳食中的维生素 E 与脂肪一起在小肠中被吸收，进入乳糜微粒，经淋巴系统进入肝脏。故补充维生素 E 时应同时摄入其他食物或在餐后立即摄入。脂肪摄入量过少，胰脏、肝脏或胆囊疾病均会影响到维生素 E 的吸收利用。未被吸收的维生素 E 从肠道排出，已经吸收的维生素 E 在氧化降解之后通过尿液和胆汁排出。

体内的维生素 E 存在于血浆、红细胞膜及多种组织和器官中，肝脏、肌肉和脂肪组织等中均有储存，其中在体脂肪当中储存的部分十分稳定，不易被身体“动员”出来。在正常饮食情况下，体内维生素 E 的储存量可供数月使用。

5.1.3.2　生理功能

维生素 E 的主要生理功能是抗氧化。它和类胡萝卜素、维生素 C 等其他抗氧化成分协同作用，帮助阻止自由基链反应，从而使体内生物膜上的多不饱和脂肪酸和蛋白质等易受氧化的分子免受活性氧和其他自由基的攻击。

当血浆中维生素 E 水平过低时，红细胞膜易发生破裂而出现溶血现象，因此维生素 E 对维持红细胞的正常功能是必需的。维生素 E 对防止线粒体和神经系统免受自由基伤害方面也是必需的。此外，充足的维生素 E 还有利于改善皮肤弹性，减少皮肤表面脂褐质斑的生成。

在发现维生素 E 的早期，人们发现缺乏维生素 E 的大鼠会发生生殖障碍，雌鼠因流产而不育。但在人类当中，并未发现服用维生素 E 能够促进男性或女性的生殖功能，也没有证据证明摄入大量维生素 E 能够延缓皮肤的衰老。

当维生素E水平不足时，体内的低密度脂蛋白胆固醇（LDL-C）更易被氧化形成氧化型（Ox-LDL-C），进而引起血管内皮的损伤，这是心血管疾病形成的重要因素。而维生素E可以起到保护LDL使其免受氧化的作用，从而有利于预防动脉粥样硬化。

曾有研究发现，从食物中摄入较多维生素E与较低的心血管疾病风险相联系。但后来经过大规模干预试验研究证实，服用大剂量的维生素E增补剂并不能有效降低心血管疾病风险，也没有降低心血管疾病死亡率的作用。

5.1.3.3 缺乏表现

维生素E的缺乏症十分少见，主要表现为溶血性贫血，即红细胞的细胞膜破裂而溶血。这可能是缺乏维生素E，不能保护其细胞膜免受氧化伤害，使膜结构发生异常所致。长期的慢性维生素E缺乏还可能造成神经纤维和视网膜的功能障碍。此外，部分研究结果显示，在某些情况下，维生素E可能帮助改善血液循环。

维生素E的缺乏往往与脂肪吸收障碍有关，如肝胆功能异常、囊性纤维化症等。此时，维生素E的吸收也会严重受阻。此外，早产儿往往存在维生素E缺乏症，因为胎儿体内的维生素E储备是在母亲孕期的最后一两个月内建立的。

流行病学研究提示，在膳食维生素E摄入不足和血浆水平过低的情况下，罹患多种退行性疾病的风险有所增加。

5.1.3.4 食物来源

维生素E的食物来源相当广泛，几乎所有的植物种子都富含维生素E，特别是含油脂丰富的种子，如各种坚果和油籽类食物。大豆、淀粉类豆子和谷胚也是维生素E的好来源。此外，绿叶蔬菜、蛋黄、鱼类脂肪和动物肝脏中也含有一定量的维生素E。而精白米面、水果和肉类中维生素E含量很低。

目前，我国居民膳食中维生素E的主要来源是用来烹调的各种植物油。但煎炸、爆炒等高温加热会严重破坏维生素E，氢化处理也会破坏维生素E。含有大量油脂的各种饼干、点心、方便面、油炸食品等并不是维生素E的良好来源。

特别关注

吃全谷能获得更多维生素E吗？

目前，我国居民大多以精白大米和精白面粉为主食。如果能将它们换成全谷和杂豆，则每日所获得的天然维生素E可大大增加。

例如，精白面粉中维生素E含量仅有0.73 mg/100 g，而全小麦粉则为1.82 mg/100 g，黄玉米面和小米分别为3.80 mg/100 g和3.63 mg/100 g。所以，每日把1/3的主食换成玉米面或小米等全谷杂粮，则获得的维生素E将增加5～6 mg，相当于每日推荐摄入量的1/3以上。

豆类的维生素E含量较高，特别是红豆、绿豆和豇豆。假如把1/3的精白米面换成红小豆，则每日可增加25 mg的维生素E。

因此，在膳食脂肪充足、消化能力正常的前提下，在主食当中引入一部分全谷和豆类，不仅能获得蛋白质，还能获得多种维生素，包括维生素E和各种B族维生素。

5.1.3.5 毒性和摄入量上限

维生素 E 的毒性很小，安全性非常高。但通过药物或补充剂大量补充维生素 E 可能带来副作用，包括凝血功能障碍、肝脏脂肪蓄积和免疫系统功能下降等。

我国目前制定的成年人每日维生素 E 参考值为 14 mg α-TE，但可耐受最高量为 700 mg α-TE，大大超过日常膳食中的可能摄入量。故从食物中摄入维生素 E 时无须考虑过量毒性问题。

5.1.4 维生素 K

5.1.4.1 概述

维生素 K 包括多个结构相似的萘醌类物质，如叶绿醌（phylloquinone，维生素 K_1）、甲萘醌一族（维生素 K_2）和 2-甲基-1，4-萘醌（维生素 K_3）等，它们的分子结构中均含有 2-甲基-1，4-萘醌结构。维生素 K_2 分子中含有由 4～13 个异戊二烯单元组成的侧链，常将其命名为 MK-n，其中 n 代表取代基中的异戊二烯单元数目。

与其他脂溶性维生素相似，在胆汁的帮助下，食物中的维生素 K 和膳食脂肪一起在小肠中被吸收，并进入乳糜微粒而被转运。肠道细菌合成的维生素 K 在远端小肠和结肠中部分被人体吸收。

维生素 K 可以储藏在肝脏当中，但储藏量较小。它们主要存在于生物膜中，在体内可以被重复利用，但可以从人体分泌物和尿中排出。人体可以把维生素 K_1 转化为维生素 K_2，肠道细菌可以进行这种转化并增加分子侧链的异戊二烯单元。

5.1.4.2 生理功能

维生素 K 的主要生理功能是作为 γ-羧化酶的辅酶而起作用，它帮助蛋白质氨基酸侧链上的谷氨酸转化为 γ-羧基谷氨酸（Gla）。人体内有多种含 Gla 的蛋白质，它们被称为维生素 K 依赖蛋白质，因为其正常生理活性状态需要通过 γ-羧化来实现。

维生素 K 最为人们熟悉的功能是维护正常的凝血功能，因为多种凝血因子，如凝血酶原，需要维生素 K 的帮助才能转化为有活性的凝血酶。有活性的凝血酶可以激活纤维蛋白原，使之成为纤维蛋白，从而形成纤维蛋白多聚体，使血液凝固而止血。如果缺乏这种蛋白质，人在血管受伤之时便无法止血。此外，一些抗凝血蛋白质的活性也需要维生素 K 的支持。

维生素 K 还与骨骼的形成有关。来源于发酵豆制品的维生素 K_2 可以促进成骨细胞的功能，促进骨骼钙化。成骨细胞中骨钙素（osteocalcin，OCN）的正常活化需要经过 γ-羧化。当骨钙素合成不足时，不能与 Ca^{2+} 发生结合，将其转化为羟基磷灰石结晶。一系列研究发现，体内维生素 K 水平低时，γ-羧化不足的骨钙素比例增加。总之，即便在有足够的维生素 D 和钙的情况下，如果维生素 K 不足，则骨矿物质密度可能较低，骨折风险可能较大。已发现摄入充足的维生素 K_1 有利于降低骨折风险。

另一些维生素 K 依赖蛋白质能够帮助清除骨组织以外的多余 Ca^{2+}，预防软组织的钙化，包括预防软骨、血管等的钙化，从而有利于预防动脉硬化。有流行病学研究证实，高维生素 K_2 摄入的饮食能够降低冠心病发病率。

此外，目前已经发现，一些与 γ-羧化有关的蛋白质还影响到认知功能，这是因为它在神经鞘脂的合成中起作用。阿尔茨海默病患者往往存在维生素 K_1 摄入不足问题。还有研究提示，充足的维生素 K_1 摄入可能对降低糖尿病风险有益。因此，人们可能还需要进一步了解维生素 K 对人体健康的重要意义。

5.1.4.3 缺乏表现

维生素 K 的缺乏症相当少见，对于成年人来说，通常只在脂肪吸收受阻的时候，或因为某些药物的作用妨碍了维生素 K 的合成或代谢时才会发生。例如，抗生素类药物抑制肠道细菌，从而减少了维生素 K 的合成，如果此时膳食摄入不足，则可能造成缺乏；胃肠功能障碍和胆囊疾病患者可能发生消化吸收不良，而影响到食物中维生素 K 的吸收利用；一些抗凝血药物如香豆素类物质也可能对维生素 K 的功能产生拮抗作用。

但是，对于新生儿来说，由于肠道中没有细菌产生的维生素 K，加之血液中的凝血酶原数量较低，有可能因缺乏维生素 K 而造成出血症。特别是早产儿，体内因为没有维生素 K 的储备，容易出现凝血障碍。在出生时给新生儿注射或服用维生素 K 可以解决这个问题。哺乳母亲服用维生素 K 也可以帮助婴儿预防维生素 K 有关的出血症。

5.1.4.4 食物来源

维生素 K 的来源较为广泛，可以从膳食中获取，也可以通过大肠细菌的合成作用来获取，或通过化学合成的方法从增补剂中获取。目前未发现从食物中摄取维生素 K 会带来任何毒性作用。

膳食中的维生素 K 主要来自绿叶蔬菜、蛋黄、动物内脏、大豆等食物。对我国居民来说，绿叶蔬菜是其最主要的来源，豆油和豆制品所能提供的数量也不可低估。其他蔬菜和水果中也含有少量的维生素 K。西方国家摄入绿叶蔬菜相对较少，而摄入奶制品较多，故奶类是其维生素 K 的重要来源。维生素 K 的部分食物来源见表 1-5-2。

表 1-5-2 维生素 K 的部分食物来源

食物	存在形式	含量/(μg/100 g)	食物	存在形式	含量/(μg/100 g)
菠菜	叶绿醌	380	纳豆	MK-7*	997
西蓝花	叶绿醌	180	硬奶酪	MK-9	51
圆白菜	叶绿醌	145	软奶酪	MK-9	40
球生菜	叶绿醌	35	快餐炸薯条	二羟叶绿醌	59
大豆油	叶绿醌	193	植物奶油	二羟叶绿醌	102
低芥酸菜籽油	叶绿醌	128	橄榄油	叶绿醌	55

数据来源：SARAH L. Vitamin K：food composition and dietary intakes. Food and Nutrition Research，2012，56：5505。

注：MK-7 和 MK-9 都是维生素 K_2 类，其侧链上有 7 个或 9 个异戊二烯单元。

肠道菌群合成的维生素 K 可以被大肠吸收，并储备于肝脏当中，但其数量并不足以满足人体的需要。

维生素 K 对烹调较不敏感，而且不会溶水流失。因此，用沸水焯蔬菜及短时间炒菜均不会造成维生素 K 的显著损失，反而可改善其吸收利用率。对食用油脂来说，烹调可轻度降低其含量，而光照可引起植物油中维生素 K 的严重损失，光照 4 d 即可使维生素 K 损失 70%以上，故富含维生素 K 的植物油需要严格避光保存。

特别关注

菜叶越绿，健骨作用越强

研究发现，在西方国家的日常膳食状况下，维生素 K 的摄入量已经可以满足人们正常凝血功能的需要。但是，对于维护和改善骨骼健康而言，所需的维生素 K 摄入量明显要高一些。除了增补剂途径之外，最重要的维生素 K 膳食来源就是绿叶蔬菜中的维生素 K_1。

在叶类蔬菜中，叶绿素的含量似乎与维生素 K_1 的含量呈正相关，也就是说，蔬菜的颜色越绿，则其维生素 K_1 含量越高。例如，菠菜中的维生素 K_1 的含量为 380 μg/100 g，而浅绿色的圆白菜中的为 145 μg/100 g。另一项测定发现，深绿的生菜中的是 127 μg/100 g，而浅绿的球生菜中的是 24 μg/100 g。白色的马铃薯、萝卜、洋葱等中的维生素 K_1 的含量低于 5 μg/100 g，所以它们均不是维生素 K 的重要来源。

5.1.4.5　毒性和摄入量上限

按我国的营养素参考摄入量标准，成年人的维生素 K 适宜摄入量为 80 μg/d。目前尚未见有关维生素 K 的毒性作用的报道，故目前尚无摄入上限的建议。从增补剂中过量摄入维生素 K 的危险也很小。唯一令人担心的问题是，过多的维生素 K 可能会降低抗凝血药物的作用。如果不需要服用抗凝剂，则无须担心从食物中摄入过多维生素 K 的问题。

表 1-5-3 和表 1-5-4 分别总结了 4 种脂溶性维生素的存在形式和活性形式、生理功能和食物来源。

表 1-5-3　脂溶性维生素的存在形式和活性形式总结

项目	维生素 A	维生素 D	维生素 E	维生素 K
代表物质	视黄醇	胆钙化醇	α-生育酚	叶绿醌
代谢活性形式	视黄醇、视黄醛、视黄酸	1,25-二羟维生素 D	各种生育酚和生育三烯酚	叶绿醌类和甲基萘醌类
在食物中的重要形式	视黄醇的棕榈酸酯和乙酸酯，几种类胡萝卜素	维生素 D_3，麦角钙化醇	全反式 α-生育酚，全反式 α-生育酚乙酸酯	叶绿醌，甲基萘醌
体内主要储存形式	视黄酰酯	维生素 D_3，25-羟-维生素 D_3	α-生育酚	叶绿醌，甲基萘醌
主要储存部位	肝脏	肝脏、脂肪组织、血浆、肌肉	脂肪组织、肾上腺、睾丸、血小板及其他组织	肝脏和其他组织

资料来源：杨月欣，葛可佑．中国营养科学全书．2 版．北京：人民卫生出版社，2019：171。

表 1-5-4　脂溶性维生素的生理功能和食物来源总结

维生素名称	体内生理功能	毒性症状	主要缺乏表现	主要食物来源
维生素 A	维持正常视力和黏膜健康，维持正常生长发育、生殖功能和免疫功能	骨密度降低，出生畸形，肝脏损害	夜盲症、眼干燥症、皮肤角化、黏膜组织易感染	肝脏、鱼肝油、全脂奶、蛋黄、多脂鱼及橙黄色和深绿色蔬菜
维生素 D	维持血钙水平，调控细胞增殖和分化，调节免疫功能，可能与预防多种疾病有关	软组织钙化，肾结石	佝偻病、骨质软化症和骨质疏松	肝脏、鱼肝油、全脂奶、蛋黄、多脂鱼
维生素 E	抗氧化作用，维持红细胞的完整性，可能有利于预防心血管疾病	凝血功能障碍	溶血性贫血	坚果、油籽、豆类、全谷物、种子油
维生素 K	Gla 蛋白质合成所需的辅酶，与凝血功能、骨骼钙化、神经鞘合成、血管硬化预防等有关	未知	凝血功能障碍，骨矿物质密度降低	深绿色叶菜、大豆、植物油、肝脏、蛋黄、奶油等

5.2　水溶性维生素

水溶性维生素包括维生素 C 和 B 族维生素，后者又包括 8 种水溶性维生素，它们中的大部分在体内起到辅酶作用。部分 B 族维生素在体内有多种辅酶形式，在碳水化合物、脂类和蛋白质代谢中起着重要作用，其中很多都与能量代谢有密切关系。

在体内需求量饱和之后，大部分 B 族维生素可以从尿液排出体外。因此，通过服用较大剂量的某种 B 族维生素，然后测定在一段时间中经尿液排出的量，可以判定身体对它的缺乏程度。这种营养水平鉴定方法被称为尿负荷实验。

由于在食品化学课程当中已经详细介绍了维生素的化学结构和稳定性，在这里仅作简单复习，不再深入探讨。表 1-5-5 中总结了各种水溶性维生素的存在形式和代谢活性形式。

表 1-5-5　水溶性维生素的存在形式和储存部位总结

维生素名称	代表物质化学名	代谢活性形式	食物存在形式	体内储存
维生素 B_1	硫胺素	焦磷酸硫胺素	硫氨基酸、焦磷酸硫胺素、盐酸硫胺素、硫胺素二硫化物	焦磷酸硫胺素酶，存在于心、肾、肌肉和脑
维生素 B_2	核黄素	FMN、FAD	核黄素、FMN、FAD、黄素蛋白	FAD，存在于肝、肾、心等多个部位
维生素 B_6	吡哆醇	5-磷酸吡哆醛，5-磷酸吡多胺	磷酸吡哆醛，吡哆醛，5-磷酸吡多胺	磷酸吡哆醛，存在于肝、肾、心等多个部位

续表

维生素名称	代表物质化学名	代谢活性形式	食物存在形式	体内储存
烟酸	烟酰胺	NAD,NADP	NAD，NADP，烟酰胺,烟酸	烟酸,N-甲基烟酰胺(NMN)和2-吡啶酮,存在于肝、肾、心、血浆等多个部位
泛酸	泛酸	辅酶A	泛酸钙,辅酶A,酰基辅酶	辅酶A,4-磷酸泛酸盐,存在于肝、肾、肾上腺、脑、心、睾丸等
叶酸	蝶酰谷氨酸	蝶酰多谷氨酸盐	蝶酰多聚或单谷氨化合物	无已知储存形式
生物素	d-生物素	生物胞素	生物胞素,d-生物素	无已知储存形式
维生素 B_{12}	氰钴胺素	甲钴胺、5-脱氧腺苷钴胺素	多种取代基的钴胺素	甲基钴胺素,存于肝、肾、心、脾、脑
维生素C	抗坏血酸	抗坏血酸、脱氢抗坏血酸	抗坏血酸及其钠盐	抗坏血酸,存于肾上腺、白细胞和肝脏

资料来源:杨月欣,葛可佑. 中国营养科学全书. 2版. 北京:人民卫生出版社,2019:203。

知识复习:生物化学课程中的维生素和辅酶相关内容。

5.2.1　维生素 B_1

5.2.1.1　概述

维生素 B_1 的化学名称为硫胺素(thiamine),它是最早被发现的维生素。维生素 B_1 在酸性条件下较为稳定,但在碱性条件下容易发生氧化和分解,也容易被二氧化硫等食物添加物质破坏。血液中的维生素 B_1 主要存在于红细胞当中。

5.2.1.2　生理功能

维生素 B_1 是焦磷酸硫胺素(TPP)这种辅酶的主要成分,在丙酮酸脱氢酶复合体中起关键作用,也参与三羧酸循环中从五碳化合物到四碳化合物的转变。故而,维生素 B_1 与葡萄糖的利用和体内的能量代谢关系密切。神经系统的功能强烈地依赖葡萄糖供能,神经细胞的细胞膜上有维生素 B_1 的存在位点。因此,神经系统受维生素 B_1 营养状况的影响很大。此外,维生素 B_1 还有助于维持肠道的正常蠕动,对正常消化能力是必需的。

5.2.1.3　缺乏表现

维生素 B_1 主要由小肠吸收,钠离子不足、叶酸缺乏、大量饮茶和大量饮酒会降低维生素 B_1 的吸收率。作为水溶性维生素,维生素 B_1 可从尿液中排出,且不能被肾小管重吸收。其摄入量增加超过人体需要时,从尿中排出的量会增大。排尿总量增加时,维生素 B_1 的损失也会加大。汗液中维生素 B_1 含量较低,但大量排汗也会造成维生素 B_1 的显著损失。

维生素 B_1 缺乏主要损害神经和血管系统。它的典型缺乏症为多发性神经炎,俗称脚气病。主要症状包括疲乏、沮丧、情绪淡漠、肌肉麻木沉重、食欲不振、消化不良、心脏功能异常等。肌肉运动会消耗维生素 B_1,故而体力活跃人群在缺乏维生素 B_1 供应时最易表现出缺乏症状。

成年人的脚气病分为干性脚气病、湿性脚气病以及混合型脚气病三类。干性脚气病的症状以肢端麻木、肌肉酸痛、腓肠肌压痛、跟腱及膝反射异常为主。湿性脚气病的症状以水肿、心动过速、心悸气短为主，严重者可能出现心力衰竭。而混合型脚气病患者兼具两者的症状。

婴儿脚气病常发生于6月龄以下的婴儿。主要由于母亲膳食中摄入维生素 B_1 严重不足，乳汁中维生素 B_1 含量过低，可导致婴儿出现呼吸困难和心脏功能异常，严重时可出现水肿、心力衰竭乃至猝死。

5.2.1.4 食物来源

维生素 B_1 的主要食物来源是粮食、豆类、薯类、瘦肉、蛋和奶。由于维生素 B_1 密集存在于谷物种子的外层部分，未经精制的全谷食品、谷胚和麸皮是维生素 B_1 的最佳来源。在各种肉类当中，瘦猪肉富含维生素 B_1。水产食物中的维生素 B_1 含量相对较低。所以，在正常情况下，含有谷物、豆类、薯类的主食类食品是膳食中维生素 B_1 供应的主力。

在一些食品烹调操作中，常常会加入碳酸氢钠或碳酸钠，如煮粥时加入碱，用碱处理肉类以增加其保水度，制作面条时加入食用碱或含碱增筋剂，以及制作膨松食物时加入含碳酸氢钠的泡打粉。这些操作都会增加维生素 B_1 的损失。煎炸烹调会使食物中的维生素 B_1 损失严重。

维生素 B_1 缺乏症通常见于以精白米为主食，其他食物又不丰富的人群当中。相比于其他谷物，白色稻米中的维生素 B_1 含量较低。如果对大米进行过度碾白，过度浸泡、淘洗，加碱烹调制作或反复加热，会进一步增大维生素 B_1 的损失，增加该类人群产生维生素 B_1 缺乏症的风险。

案例：过度淘米造成维生素 B_1 缺乏症

在广西某农村中学里，有30多名学生发生了不明病因的怪病。学生们腿部水肿，下肢麻木，全身无力，肌肉疼痛，心慌气短。男生比女生患病人数多。这种病在当地学校中常有发生，师生们都不知道是什么原因。

经专家调查发现，学生从家里自带精白米，在学校蒸成米饭吃。学生们的菜肴很少，基本上不吃豆类和肉类，食物非常单调。在蒸饭前，先把大米泡一下，倒掉水，再用自来水反复搓洗，再用来蒸饭。

经实验室测定，洗米前后每100 g大米中维生素 B_1 由原来0.03 mg下降到0.01 mg。经体检发现，患病学生有6项典型体征，包括双下肢水肿、腓肠肌压痛和膝反射亢进。维生素 B_1 尿负荷测定发现他们体内的维生素 B_1 含量低于临界值，判定为维生素 B_1 缺乏症。经口服大剂量维生素 B_1 治疗，2周后水肿消退，症状消失。

资料来源：陈绍萱，唐国都，杨文敏，等. 某中学爆发型脚气病及其营养状况调查. 卫生研究，1999,28(2):49。

蒸馏酒、白糖、糊精、精制淀粉中不含有维生素 B_1，它们的代谢却需要维生素 B_1 参加。所以，多吃甜食、纯淀粉食物、饮料、酒类、速溶食品及常吃煎炸食品和加碱食品，都会增加缺乏维生素 B_1 的风险。

特别关注

饮酒与维生素 B_1 缺乏

富含酒精的蒸馏酒完全不含有维生素 B_1，但身体处理酒精需要维生素 B_1 的帮助，因此喝酒会加大机体对这种维生素的需要量。同时，酒精还会干扰维生素 B_1 的吸收，促进其排泄。所以，大量饮酒是产生维生素 B_1 缺乏的一个因素。在酗酒者当中，维生素 B_1 缺乏的比例高达80%，这也是他们产生神经系统功能障碍的原因之一。

5.2.1.5 毒性和摄入量上限

目前，我国制定的轻体力活动成年人的维生素 B_1 摄入推荐值为男性 1.4 mg，女性 1.2 mg。由于维生素 B_1 在体内储存量甚少，又极易从尿液中排出，目前尚未发现过多摄入维生素 B_1 造成的毒性反应，也没有其摄入量的上限建议。近年来有研究发现糖尿病人的尿液中维生素 B_1 排泄量是健康人的 10 倍以上，故而应当特别注意补充维生素 B_1。出汗、排尿较多的情况下也应注意补充。

5.2.2 维生素 B_2

5.2.2.1 概述

维生素 B_2 的化学名称为核黄素(riboflavin)。食物中的核黄素往往和酶蛋白结合而存在，它需要在蛋白酶和磷酸酶的作用下游离出来，在小肠上段被主动吸收。大肠细菌产生的核黄素也能少量在大肠被吸收。

摄入过量后，维生素 B_2 容易从尿液排出，体内储存较少。在出汗较多的情况下，也会少量从汗液中排出。

5.2.2.2 生理功能

维生素 B_2 是体内氧化还原反应的重要辅酶黄素腺嘌呤二核苷酸(FAD)和黄素单核苷酸(FMN)的组成部分，在三羧酸循环和氧化磷酸化过程中起重要作用。维生素 B_2 还在色氨酸转化为烟酸的过程中以及维生素 B_6 不同形式的代谢转换中发挥作用。此外，作为体内重要的氧化还原辅酶，它参与体内的抗氧化系统和多种物质的代谢过程。

5.2.2.3 缺乏表现

维生素 B_2 的早期缺乏症状包括疲倦乏力、口腔疼痛、眼睛灼热感、怕光、结膜充血等。由于黏膜组织的代谢更新速度最快，对维生素 B_2 的缺乏最为敏感，故维生素 B_2 缺乏时，容易表现为从眼睛到口腔再到生殖系统等黏膜部位的疼痛、肿胀和炎症。常见症状是口角炎、唇炎、舌炎、睑缘炎、地图舌、脂溢性皮炎、阴囊湿疹等。长期的维生素 B_2 缺乏常伴有其他营养素缺乏，还可造成维生素 B_6 和烟酸代谢障碍，缺铁性贫血，甚至影响未成年人生长发育。

维生素 B_2 缺乏，一方面是因为食物摄入不足，另一方面可能是因为身体需求量增加。压力大、过度疲劳、患感染性疾病时，维生素 B_2 需要量增加。胃酸不足，患肠道疾病，胰腺、肝和胆囊功能障碍等情况会影响维生素 B_2 的吸收利用。酒精、咖啡因等成分和过多的矿物质也会影响其吸收利用。

5.2.2.4 食物来源

维生素 B_2 的主要食物来源是动物内脏、奶类食品、蛋黄、深绿色叶菜、全谷物、豆类、坚果、鱼肉类等，含有微生物的发酵食品如酸奶、奶酪、酱豆腐、豆豉、蘑菇等通常含有较多维生素 B_2。谷物中的维生素 B_2 含量不高，但因为其摄入总量大，所以谷物仍是膳食中的重要来源。精白米、甜食、纯淀粉食物中的维生素 B_2 含量较低。

维生素 B_2 在普通蒸、煮、炒、煎等操作中损失较少，但焯水、弃汤会造成溶水损失，油炸会造成热损失。维生素 B_2 在碱性条件下不稳定，故加碱烹调制作肉类菜肴、面食品等会造成较大损失。

算一算

为什么说绿叶蔬菜是维生素 B_2 的最密集来源？

绿叶蔬菜中维生素 B_2 的绝对含量不及肉类，但按同样能量食物所提供的维生素 B_2 来评价，却优于肉类、谷类和豆类，例如绿菜花、菠菜、小油菜、苋菜、芥菜等。

例如，100 g 大叶芥菜（盖菜）中含维生素 B_2 0.11 mg，含能量仅 58 kJ(14 kcal)。而以富含维生素 B_2 著称的烤大杏仁，维生素 B_2 含量为 0.86 mg，含能量高达 2 498 kJ(597 kcal)。那么，同样按照 418.6 kJ(100 kcal)的能量来计算，大叶芥菜能提供 0.79 mg 的维生素 B_2，而大杏仁只能提供 0.14 mg 的维生素 B_2。因此，对于需要控制体重的人来说，用绿叶菜补充维生素 B_2 是更可行的选择。

绿叶蔬菜所含能量甚低，在膳食中可以大量食用而不会增加体重，也不会加重能量代谢的压力，对预防维生素缺乏症意义很大。在一些缺乏动物性食物的贫困地区，冬、春季绿叶蔬菜最少的季节，往往是维生素 B_2 缺乏发生最多的季节。

5.2.2.5 毒性和摄入量上限

目前，我国制定的轻体力活动成年人的维生素 B_2 摄入推荐值为男性 1.4 mg，女性 1.2 mg。维生素 B_2 在摄入量大时吸收率下降，且极易从尿液中排出。服用复合维生素制剂后尿液变黄，正是核黄素排出所致。目前尚未发现过多摄入维生素 B_2 造成的毒性反应，也没有其摄入量的上限建议。

5.2.3 烟酸(尼克酸)

5.2.3.1 概念

烟酸也称为尼克酸（nicotinic acid），在人体内多以烟酰胺（尼克酰胺）（nicotinamide）存在，两者合在一起统称为维生素 PP 或维生素 B_3(niacin)，也曾称为“抗癞皮病因子”。

5.2.3.2 生理功能

烟酸是生物体内重要的氧化还原辅酶——辅酶Ⅰ（NAD）和辅酶Ⅱ（NADP）的组成成

分，在糖酵解、三羧酸循环、脂肪氧化和许多体内氧化还原反应中作为递氢体，在能量代谢中起重要作用。同时，它和多种重要物质的合成相关，参与 DNA 复制和胆固醇合成，因此影响细胞增殖、修复、分化和生长发育。同时，它是葡萄糖耐量因子的成分，与胰岛素敏感性有关。

5.2.3.3 缺乏表现

烟酸缺乏症的前期症状是疲劳乏力、认知能力下降、健忘、失眠、体重减轻等，逐渐发展为腹泻、皮炎、痴呆等三大主要症状，严重时甚至导致死亡。

皮炎症状常出现于身体的暴露部位，如头部、面部、前臂、手背、脚背、手腕、踝部等，也常见于肢体受摩擦的部位，类似于日晒斑，随之有水疱、皮肤破裂等情况，并留下色素沉着。消化系统症状包括舌头红肿发炎、口角炎、肠炎、腹泻等。神经系统症状包括烦躁、抑郁、健忘、四肢感觉异常等，严重时甚至引起躁狂、幻听、幻视、神志不清乃至痴呆。

5.2.3.4 食物来源

在食物中，烟酸也是主要以 NAD 和 NADP 的形式存在，经过消化酶的作用释放出烟酸/烟酰胺，被小肠吸收。

烟酸的主要食物来源是植物种子和富含优质蛋白质的动物性食物，其中肝脏、肾脏、瘦肉、鱼类和坚果中含量最为丰富。蛋类和奶类中的烟酸含量虽然不高，但因为其含有丰富的色氨酸，可以转化成烟酸，故也是烟酸的食物来源。每 60 mg 的色氨酸可以合成 1 mg 的烟酸。因此，用烟酸当量(NE)来衡量食物中的烟酸营养价值更为准确。也就是说，如果食物中含有 1 mg 的烟酸，同时含有 30 mg 的色氨酸，那么它的烟酸当量为 1.5。这个转化过程需要维生素 B_2 和维生素 B_6 的参与。

粮谷类食物中的烟酸含量低于动物性食物，但因为摄入量大，对膳食摄入的贡献较大。谷类食物中的烟酸和维生素 B_1、维生素 B_2 一样，主要存在于种子的外层部分，因此，精制加工会降低米、面等主食品种的烟酸含量。需要注意的是，玉米中的烟酸不易为人体利用。此外，按营养素密度来评价，蔬菜和菌类也是烟酸的较好来源。

烟酸对热、酸、碱、光、热均比较稳定，在烹调过程中的热分解和氧化损失很小，主要需要考虑的是溶水损失。总体而言，只要吃多品种、蛋白质供应充足的食物，人体不容易缺乏烟酸。

特别关注

吃玉米与患癞皮病之间有什么关系？

在 19 世纪早期，癞皮病曾经流行于美洲国家，包括美国西部以玉米为主食的人群当中。我国西北地区的贫困人群中也曾流行该病。吃玉米与患癞皮病联系在一起，依据有 3 个：一是玉米中的烟酸以结合形式存在，人体对其吸收利用率较低；二是玉米蛋白质中的色氨酸含量较低，不能有效地合成烟酸；三是玉米中含有过多的亮氨酸，这种氨基酸会干扰色氨酸转变成烟酸。

为了使玉米中的烟酸变成游离形式，建议以玉米为主食的人在煮粥时加入碱。但付出的代价是损失维生素 B_1 和维生素 B_2。不过，由于玉米含有较多这两种维生素，在贫困时代，得不到动物性食物和其他烟酸来源的情况下，权衡利弊，仍以加碱煮粥有利。

在生活富足之后，人们能够得到足够的肉类等富含烟酸的食物，也经常可以摄入富含色氨酸的奶类等优质蛋白质食物，日常主食的品种较多，并不单一以玉米为主食。在这种情况下，即使经常吃玉米，也不会患癞皮病。

5.2.3.5 毒性和摄入量上限

目前，我国制定的轻体力活动成年人的烟酸摄入推荐值为男性 15 mg，女性 12 mg。烟酸容易从尿中排出，从食物中摄入烟酸时，几乎不可能达到引起毒性的剂量。但目前烟酸也被作为药物应用，如用于降血脂治疗当中，起到降低胆固醇水平和扩张血管的作用。服用大量烟酸可能使毛细血管扩张而造成潮红反应，出现皮肤有灼热感，刺激或痒感，头痛，面部、上臂和胸部皮肤发红等症状，还可能造成短时间的低血压，但大量服用烟酰胺没有这种反应。同时，大剂量的烟酸治疗还可能引起肝脏损害和胃溃疡。目前，我国的烟酸摄入量上限水平为每日 35 mg，烟酰胺的为 310 mg。

5.2.4 维生素 B_6

5.2.4.1 概述

维生素 B_6 的化学形式有 3 种，它们的名称分别是吡哆醇(pyridoxine)、吡哆醛(pyridoxal)和吡哆胺(pyridoxamine)。其中，植物性食物中的维生素 B_6 主要是吡哆醇和吡多胺，而动物性食物中主要是吡哆醛。食物中的维生素 B_6 在空肠和回肠中被吸收，被运输到肝脏，在人体中进行磷酸化，并与蛋白质结合，主要储存于肌肉组织中。被吸收及代谢后的维生素 B_6 主要从尿中排出。

5.2.4.2 生理功能

维生素 B_6 在体内的活性形式是磷酸吡哆醛。它参与氨基酸代谢中的转氨、脱羧、消旋化、异构化等反应，帮助合成非必需氨基酸。维生素 B_6 在很多重要含氮物质的合成中起辅酶作用，如合成 DNA 和 RNA，合成神经递质，合成卵磷脂和血红蛋白等，因此对维护造血功能、正常情绪和认知功能是必需的。

近年来的研究发现，维生素 B_6 对于免疫系统功能也十分重要。缺乏维生素 B_6 时抗体合成减少，淋巴细胞增殖也减少。由于维生素 B_6 和叶酸一起参与同型半胱氨酸的代谢，预防维生素 B_6 缺乏对降低心脑血管疾病也有重要意义。

5.2.4.3 缺乏表现

维生素 B_6 缺乏时往往导致失眠、抑郁和思维混乱，这是因为很多重要的神经递质，如 5-羟色胺、多巴胺、去甲肾上腺素、γ-氨基丁酸等的合成需要维生素 B_6 的参与。缺乏维生素 B_6 可使氨基酸合成神经递质的代谢途径发生紊乱，中间产物积累，造成大脑功能的障碍。严重时可造成脑电波的异常，甚至发生惊厥。

维生素 B_6 的缺乏可导致氨基酸和蛋白质代谢紊乱，很多重要物质无法合成，故而缺乏症状较为广泛，包括脂溢性皮炎、贫血、铁吸收过量、同型半胱氨酸水平上升、未成年人发育不良等。

维生素 B_6 可以储存在肌肉组织中，因此短期摄入不足不会立刻引起缺乏症状。但一些食物和药物成分可能干扰体内维生素 B_6 的吸收和代谢。例如，治疗结核病的药物异烟肼是维生

素 B_6 的拮抗物质，酒精则会促进维生素 B_6 的降解和排泄。当膳食蛋白质摄入增加时，机体对维生素 B_6 的需求量会随之增加。

5.2.4.4 食物来源

维生素 B_6 的主要食物来源是肉类、奶类、各种坚果、豆类、香蕉和马铃薯等，其部分食物来源见表 1-5-6。植物性食物中的维生素 B_6 主要以吡哆醇存在，较为稳定，但被吸收率不及动物性食物中的吡哆醛和吡哆胺。然而由于主食在膳食中占比较大，所以主食对维生素 B_6 的供应具有重要意义。适当增加摄入未经精制的全谷类食品可以得到更多的维生素 B_6。

维生素 B_6 的 3 种形式均对光照敏感。在酸性条件下 3 种形式的维生素 B_6 的热稳定性均比较好，但在碱性条件下受热后容易损失。其中，吡哆醇相对较为稳定，吡哆醛和吡多胺更易在食物受热后发生的美拉德反应中损失。

表 1-5-6 维生素 B_6 的部分食物来源

μg/g

食物	吡哆醛	吡哆醇	吡多胺	总量
马铃薯(生)	0.51	2.34	0.35	3.15
马铃薯(煮)	0.24	2.11	0.62	2.88
香蕉	0.71	2.62	2.80	5.71
苹果	0.15	0.43	0.04	0.62
菜花	0.63	0.89	0.29	1.77
菠菜	0.38	0.27	0.37	0.96
羽衣甘蓝	0.33	0.36	0.38	1.01
酸泡菜	0.17	0.89	0.36	1.36
玉米粉	0.34	2.17	0.51	2.93
大米	0.38	0.93	0.42	1.73
全麦面包	0.22	1.12	0.37	1.65
奶酪条	0.08	0.10	0.65	0.73
全脂牛奶	—	3.80	—	3.80
鸡胸肉	9.42	1.57	1.42	12.28
猪肉薄片	4.18	0.44	0.79	5.34
熏牛肉	0.58	0.73	6.50	6.84
培根	0.36	0.45	0.51	0.82
橙汁	—	0.22	0.09	0.30
巧克力	0.16	0.28	0.08	0.50

数据来源：SCHOONHOVEN J V，SCHRIJVER J，BERG V D，et al. Reliabler and sensitive high-preformance liquid chromatographic method with fluorometric detection for the analysis of vitamin B-6 in foods and feeds. Journal of Agricultrual and Food Chemistry，1994，42(7)：1475-1480。

5.2.4.5 毒性和摄入量上限

目前，我国制定的成年人的维生素 B_6 摄入推荐值为 1.4 mg。维生素 B_6 的毒性很低，由于食物中的维生素 B_6 含量较低，所以从食物中获取不可能达到产生不良作用的剂量。

长期大量服用维生素 B_6 可能造成神经损害，观察到有害作用的最低剂量约为每日 500 mg。我国制定的最高摄入量是每日 60 mg，但这个量已经远远高于日常膳食中的数量。目前没有证据能证明超过正常需要量的维生素 B_6 对治疗失眠、沮丧和经前期综合征有显著疗效。

5.2.5 泛酸

5.2.5.1 概述

泛酸(pantothenic acid)也称为遍多酸，部分国家也将其称为维生素 B_5。它在生物体和食物中的分布十分广泛，故被称为泛酸。

5.2.5.2 生理功能

泛酸是动物体内的一种重要的辅酶——辅酶 A 的成分，以及酰基载体蛋白(ACP)的成分。辅酶 A 在三羧酸循环和脂类代谢中发挥重要作用，在神经递质、血红素、褪黑素和类固醇激素的合成中也必不可少。

5.2.5.3 缺乏表现

由于泛酸参加蛋白质、脂肪和碳水化合物代谢，所以缺乏泛酸会引起身体代谢机能的全面下降。然而，泛酸的特征性缺乏症极为罕见，可能是因为它在食物中的来源相当广泛，而且它的缺乏往往与全面的营养不良同时存在。

有报道称在严重营养不良者或使用泛酸拮抗剂的患者中会出现食欲不振、消化不良、疲倦乏力、情绪抑郁、烦躁不安、手足麻木、肌肉刺痛、脚烧灼感、应激反应增强等症状，这可能与泛酸缺乏有关，但这些症状也往往出现于其他 B 族维生素缺乏情况中。在补充其他 B 族维生素的同时补充泛酸可以获得较好的效果。

缺乏泛酸对皮肤和毛发有影响，因此泛酸也被用于药用护发剂和护肤品中。

5.2.5.4 食物来源

泛酸几乎存在于所有天然食物中。鱼类、肉类都是泛酸的好来源，全谷类、薯类和一些蔬菜也是其重要的来源。

泛酸在中性条件下对光、热和空气稳定，在弱酸性下容易受热破坏，故可能在烹调中造成损失。食物不足、烹调过度或加工食物比例过大时，可能引起泛酸供应不足问题。

5.2.5.5 毒性和摄入量上限

我国成年人的膳食泛酸供给量参考值为每日 5.0 mg。目前还没有发现泛酸摄入过多引起的不良反应，对其摄入上限数量也没有规定。

5.2.6 生物素

5.2.6.1 概述

生物素也曾被称为维生素 B_7 或维生素 H。食物中的生物素往往与蛋白质结合，须经肠道蛋白酶的作用，以及肠道生物素酶的作用，释放出生物素，在小肠中被转运蛋白主动吸收。大肠细菌所合成的生物素可部分被人体利用，但不能满足人体需要。生物素可在肝脏和肾脏中储存，从尿中排出体外。

5.2.6.2 生理功能

生物素的活性形式是生物胞素，在体内作为二氧化碳的载体，在脱羧反应和羧化反应中发挥着重要的作用。目前已知体内有5种羧化酶需要生物素作为辅酶，包括乙酰辅酶A羧化酶、丙酮酸羧化酶等。它在三羧酸循环、糖异生作用和脂肪酸的合成当中起重要的作用。

作为药物使用时，生物素在降低血糖水平、改善胰岛素抵抗、维持正常的免疫功能等方面均有一定的作用。作为化妆品成分，被用来改善头发、皮肤和指甲的状态。

5.2.6.3 缺乏表现

生物素没有得到关注的原因，主要是它的缺乏症十分少见。它对热较为稳定，在日常烹调处理条件下损失较小，只有强酸、强碱和氧化剂才会使其破坏。

生物素缺乏的主要症状表现为头发、皮肤和神经系统的损害。缺乏者毛发变细、失去光泽，甚至明显脱发；皮肤干燥，变成鳞片状，出现皮疹；同时有食欲减退、精神沮丧、疲乏无力、肌肉疼痛、嗜睡等症状。

出现生物素缺乏的人群主要包括以下几种：一是长期食用生鸡蛋的人，生鸡蛋蛋清中的生物素结合蛋白会干扰食物中生物素的吸收利用；二是长期酗酒的人，大量酒精抑制生物素的吸收利用；三是胃肠道功能障碍人群，如胃酸不足和蛋白酶活性过低会影响食物中生物素释放成为游离状态；四是生理需要量增加的人群，如孕妇和哺乳母亲；五是部分病人服用某些药物干扰了生物素的代谢。

5.2.6.4 食物来源

生物素不容易缺乏，一方面是由于需要量较小，另一方面是由于其食物来源比较广泛。最富含生物素的食物是动物内脏和蛋黄。肉类、豆类、全谷类和很多蔬菜等也都含有生物素。部分食物中的生物素含量见表1-5-7。谷物中的生物素与蛋白质结合，其利用率可能低于动物性食物。

表1-5-7 部分食物中的生物素含量 μg/100 g可食部

食物	生物素含量	食物	生物素含量	食物	生物素含量
莜麦面	11.9	豌豆苗	8.7	猪肝	61.9
黄小米	6.9	豇豆	9.9	猪后臀尖	5.1
精白面粉	3.8	芥蓝	8.7	牛腱子	2.7
精白大米	1.3	油菜心	6.7	鸡胸肉	1.5
马铃薯	4.2	油麦菜	6.2	全脂牛奶	3.2
甘薯	2.0	芦笋	3.0	鸡蛋	9.4
熟葵花籽	104.0	榴莲	8.5	乌鸡蛋	41.4
烤花生	107.9	冬枣	2.8	盐水沙丁鱼	10.0
熟栗仁	87.1	火龙果	1.6	带鱼	2.2

数据来源：杨月欣，中国疾病预防控制中心营养与健康所. 中国食物成分表标准版：一册. 6版. 北京：北京大学医学出版社，2018。

如果消化吸收功能正常，生活习惯健康，吃多样化的天然食物，而不是只吃少数精加工食品，缺乏生物素的风险就较小。

5.2.6.5 毒性和摄入量上限

我国制定的成年人的生物素适宜摄入量为每日 40 μg。目前还没有大量摄入生物素引起毒性反应的研究报告，故尚未制定生物素摄入量上限。

5.2.7 叶酸

5.2.7.1 概述

叶酸(folic acid)是一系列化合物的统称，它们均属于蝶酰谷氨酸及其衍生物。其中包括叶酸、二氢叶酸、四氢叶酸及其一碳加成产物，如甲基、亚甲基、甲酰基、甲烯基四氢叶酸。

植物性食物中的叶酸分子往往带有不同数量的谷氨酸基(7～11 个)。这种状态难以被人体吸收利用，需要在小肠中经过水解除去多谷氨酸残基，同时进行甲基化，转变成单谷氨酸基的甲基叶酸，才能被肠黏膜吸收，或与叶酸结合蛋白结合而吸收。营养强化时所用的叶酸的生物利用率比天然食物中的叶酸更高。葡萄糖、维生素 C 和锌可以促进叶酸的吸收利用，缺锌时叶酸的生物利用率降低。

体内叶酸形式主要是 5-甲基四氢叶酸。约有 50%的叶酸以多谷氨酸形式储藏在肝脏中，在机体需要时被释放出来以维持血浆叶酸水平。叶酸的活化需要维生素 B_{12} 的参与，连接在叶酸分子上的甲基被转移到维生素 B_{12} 分子上，叶酸和维生素 B_{12} 则都转变成活性形式。

叶酸的排出途径包括尿液、粪便和胆汁，其中部分粪便中的叶酸来自大肠细菌。通过胆汁排泄的叶酸一部分会经过肝肠循环被重新吸收，尿液中的叶酸也有一部分被肾小管重吸收。

5.2.7.2 生理功能

叶酸在体内是一碳单位的载体，在许多重要物质的合成当中发挥作用。主要体现在：参与 DNA 等遗传物质的合成，从而影响细胞修复、增殖和分化；参与氨基酸之间的互相转化过程，如半胱氨酸-同型半胱氨酸-蛋氨酸之间的转化，从而降低患心脑血管疾病的风险；参与血红素和其他多种重要含氮物质的合成，从而影响造血功能；参与神经递质的正常合成，从而影响认知功能；影响免疫细胞的增殖和抗体的形成。

特别关注

叶酸与心脏病和癌症

心血管疾病方面的研究发现，血液中同型半胱氨酸水平升高，是心脏病的一个独立风险因子，也就是说，即使血脂完全正常，同型半胱氨酸水平过高也意味着患心脏病的风险加大。而同型半胱氨酸代谢需要叶酸的参与，如果没有足够的叶酸摄入，同型半胱氨酸就会在血液中积累而不能及时分解。如果同时补充叶酸与维生素 B_{12} 和维生素 B_6，则降低患心脏病风险的效果更为明显，因为含硫氨基酸的代谢过程中也有这两种维生素的参与。

还有研究表明，充足的膳食叶酸对于预防癌症可能也有一定的作用，特别是能降低吸烟男性患胰腺癌的风险，以及能降低过量饮酒女性患乳腺癌的风险。

5.2.7.3　缺乏表现

缺乏叶酸时，细胞分裂受到阻碍，蛋白质合成过程延缓。

典型的叶酸缺乏症表现为巨红细胞性贫血，是DNA合成障碍，血红细胞不能及时分裂所致。患者出现头晕乏力、舌深红色、脸色苍白、食欲下降、消化不良，甚至远端肢体麻木、感觉障碍等症状。在显微镜下可见红细胞中出现不正常的巨幼细胞类型。

孕早期胎儿最容易发生叶酸缺乏，因为对于快速发育的胚胎细胞来说，DNA合成的速度更快，对叶酸的缺乏最为敏感。胚胎发育早期的叶酸不足可引起神经管畸形（neural tube defects，NTD），包括脊柱裂、脑瘫等严重出生畸形，中枢神经系统障碍，甚至死胎。由于神经管闭合的时间在受孕后2～4周之内，知道怀孕之后再补充往往已经为时过晚，故推荐备孕女性提前补充叶酸以预防胎儿畸形。除神经管畸形外，叶酸缺乏还可能与其他出生畸形有关，如先天愚型，以及先天性心脏病等。但其中机制还有待进一步研究。

叶酸缺乏还可能造成高同型半胱氨酸血症，与冠心病、高血压、脑血管病、2型糖尿病、抑郁症、老年痴呆等疾病的风险有密切关联，并可能与某些癌症的风险相关联。

叶酸缺乏的原因可能是多方面的。第一方面的原因是膳食摄入不足，或烹调加工时叶酸损失过大。叶酸是一种稳定性较差的维生素，它对热、光照、酸性条件均不稳定，在碱性和中性条件下较为稳定，故在烹调加工中的损失率较大。

第二方面的原因是人体对叶酸的生理需求量上升。婴幼儿、青少年、孕妇、乳母等人群因为生长发育和细胞增殖而需要更多的叶酸供应。一些伤病可能会造成身体对叶酸的需求量增加，如癌症使细胞分裂加快，病毒性疾病造成叶酸供应相对不足。机体受损伤后进行组织修补，也需要更多的叶酸，如烧伤或手术后。

第三方面的原因是存在妨碍叶酸吸收或利用的因素。大量饮酒、大量喝咖啡、喝浓茶会降低叶酸的吸收利用和代谢。多种药物影响叶酸的吸收利用，如抗癌药、抗酸药、阿司匹林、口服避孕药、抗惊厥药、尼古丁等。

第四方面的原因是消化吸收功能不良。叶酸的吸收利用和排出强烈地依赖于正常肠道功能。如果肠道受损，则叶酸的吸收率下降，容易发生缺乏。反之，肠黏膜细胞是人体内更新最快的细胞，其DNA合成十分旺盛。缺乏叶酸时，细胞分裂受到抑制，肠道细胞难以修复和更新。这种恶性循环，容易造成体内多种营养素缺乏。

5.2.7.4　食物来源

叶酸的食物来源较为广泛，以二氢叶酸为主。其中，绿叶蔬菜和豆类是叶酸的主要来源，肝脏、肾脏、牛肉、蛋类、酵母等也含有较多叶酸。浅色蔬菜和水果也是叶酸的来源，但含量低于绿叶蔬菜。奶类和精白米面制品中的叶酸含量较低。部分食物中的叶酸含量见表1-5-8。如果能够遵循《中国居民膳食指南》的推荐，每日摄入500 g蔬菜，其中有200 g深绿色蔬菜，主食中加入50 g淀粉豆类，加上水果、肉类等食物，则叶酸的需求可以得到满足。

表 1-5-8 部分食物中的叶酸含量 μg/100 g 可食部

食物	叶酸含量	食物	叶酸含量	食物	叶酸含量
黄豆	210.1	红苋菜	419.8	青海藜麦	247.2
黑芸豆	287.2	菠菜	169.4	红米	76.1
绿豆	286.2	茴香菜	120.9	沁州黄小米	44.5
花豇豆	273.6	茼蒿	114.3	燕麦片	30.1
红小豆	151.9	油菜	107.6	糙米	22.9
北豆腐	39.8	雪里蕻	82.6	莜面	22.4
鸡肝	1 172.2	辣椒	69.4	白面粉	20.7
猪肝	353.4	韭菜	61.2	玉米糁	7.0
猪肾	49.6	鲜香菇	41.3	特级大米	6.8
瘦猪肉	8.1	鸡蛋	113.3	芝麻	163.5
酱牛肉	5.5	鲳鱼	40.7	花生	107.5
鸡肉	6.5	虾	26.4	橘子	52.9
烧乳鸽	150.9	酸奶	4.1	草莓	31.8

数据来源：杨月欣，中国疾病预防控制中心营养与健康所. 中国食物成分表标准版：一册. 6 版. 北京：北京大学医学出版社，2018。

部分国家在主食原料中强化叶酸，使面包、早餐谷物等谷物制品成为叶酸的重要来源，但我国目前并未在主食中普遍强化这种维生素。

由于食物中和增补剂中叶酸的利用效率不同，叶酸的摄入量可以用膳食叶酸当量（dietary folate equivalence，DFE）来表示。以膳食中的叶酸为基准，则合成叶酸中只有一个谷氨酸残基，其利用率高于膳食中的叶酸，膳食叶酸当量为 1.7。

5.2.7.5 毒性和摄入量上限

我国成年人的膳食叶酸供给参考值为每日 400 μg。未发现从食物中摄入的叶酸有任何毒性。也就是说，大量吃蔬菜和水果并不会因叶酸摄入过多引起不良反应。

从增补剂中摄取过多的叶酸会掩盖维生素 B_{12} 缺乏症状，导致对神经系统的损害。孕妇补充过多叶酸可能增加胎儿患哮喘的风险，还可能影响锌的吸收利用而造成胎儿发育迟缓。目前我国规定的叶酸摄入的最高限量为每日 1 000 μg。

5.2.8 维生素 B_{12}

5.2.8.1 概述

维生素 B_{12} 的化学名称是氰钴胺素（cyanocobalamin），它是一系列含钴元素的类咕啉化合物，其氰基可以被甲基等其他多种基团所代替。维生素 B_{12} 既是唯一含有金属离子的维生素，也是分子量最大的维生素，还是吸收方式最复杂的维生素。

摄入食物后，胃酸和胃蛋白酶作用于食物，使维生素 B_{12} 从食物蛋白质当中游离出来，但它不能直接进入小肠黏膜细胞，需要胃黏膜壁细胞所分泌的蛋白质内因子与其结合。在回肠部位，携带维生素 B_{12} 的内因子与受体结合，将其送入小肠细胞中，内因子被水解，维生素 B_{12} 则进入血流中，再与维生素 B_{12} 运输蛋白结合，被运送到需要的组织。钙和碳酸氢盐存在时有利于维生素 B_{12} 的吸收。

维生素 B_{12} 可储存于肝脏，主要随胆汁排出，50%左右可通过肝肠循环被重新吸收利用，少部分从尿液中排出。故而人体对维生素 B_{12} 的需要量较小，在有充足储备的情况下，不易因短时间摄入不足而发生缺乏。

5.2.8.2　生理功能

维生素 B_{12} 在体内有两种辅酶形式，即甲基钴胺素和腺苷基钴胺素。维生素 B_{12} 与叶酸有着密切的联系，两者互相激活，或互相配合，共同在 DNA 的合成和含硫氨基酸的代谢中起重要作用，同时通过维持正常的同型半胱氨酸水平来预防心脑血管疾病。维生素 B_{12} 还参与血红素的合成，从而与造血功能有关，帮助预防恶性贫血。

维生素 B_{12} 是神经鞘的维护所必需的因子，而神经鞘是包在神经纤维外面的重要保护层，故而维生素 B_{12} 常被认为是营养神经的维生素。它也参与脂肪酸和某些氨基酸的降解。

5.2.8.3　缺乏表现

维生素 B_{12} 的缺乏会造成几方面的症状。具体如下：

(1)恶性贫血　叶酸的活化需要维生素 B_{12} 的参与，当维生素 B_{12} 不足时，叶酸无法活化为亚甲基四氢叶酸，导致 DNA 合成减慢，红细胞不能正常分裂成熟，引起恶性贫血。

(2)神经系统损害　给予大量叶酸可以纠正恶性贫血症状，但会掩盖维生素 B_{12} 不足引起的神经纤维变性问题。长期缺乏维生素 B_{12} 可导致神经脱髓鞘，使神经传导功能下降，出现记忆力减退、空间认知能力下降、抑郁等问题，严重时会导致不可逆的神经损害甚至瘫痪。

(3)高同型半胱氨酸血症　维生素 B_6、叶酸、维生素 B_{12} 等都参与含硫氨基酸的代谢，缺乏时造成同型半胱氨酸堆积，而同型半胱氨酸水平升高是心血管疾病的独立风险因素。

(4)出生缺陷风险上升　由于叶酸代谢与维生素 B_{12} 代谢紧密联系，所以维生素 B_{12} 不足会增加神经管畸形和孕期流产的风险。

(5)DNA 损伤修复能力下降　研究提示，维生素 B_{12} 不足可能影响遗传物质的稳定性和修复能力，从而与肿瘤发生相关。

由于机体对维生素 B_{12} 的需要量非常小，并可高度循环利用，即便摄入不足，也需数年之后才有可能表现出缺乏症状。只有某些胃肠道疾病患者，或者严格素食者，才有发生维生素 B_{12} 缺乏症的危险。

5.2.8.4　食物来源

维生素 B_{12} 存在于包括鱼、瘦肉、蛋、奶等所有动物性食物中。其中，肝是维生素 B_{12} 的储存部位，因而含量最高。未经发酵的植物性食物不含有维生素 B_{12}。牛奶中的维生素 B_{12} 含量较低，但经发酵后的酸奶、奶酪中的维生素 B_{12} 含量上升。发酵食物和菌类食物含有维生素 B_{12}，如酱油、醋、豆腐乳、豆酱、豆豉、醪糟、纳豆、蘑菇等，但其吸收利用率远不及动物性食物，不能完全满足机体对维生素 B_{12} 的需要，故素食者需要服用维生素 B_{12} 增补剂来预防缺乏。

特别关注

胃肠疾病与维生素 B_{12} 缺乏

维生素 B_{12} 的消化需要胃酸的帮助，它的吸收需要胃黏膜所分泌的内因子和肠黏膜上的受体，故而胃肠疾病可能导致维生素 B_{12} 吸收障碍。

例如，萎缩性胃炎会造成分泌胃酸和内因子的胃黏膜细胞萎缩。由于胃酸不足，胃蛋白酶无法被激活，维生素 B_{12} 不能被充分游离出来。内因子不足使维生素 B_{12} 不能被充分吸收。此外，服用抗生素等药物也会影响大肠细菌合成维生素 B_{12} 的能力。即使膳食中并不缺乏维生素 B_{12}，长期来说仍有可能造成缺乏状况。

5.2.8.5 毒性和摄入量上限

我国成年人膳食维生素 B_{12} 的供给量参考值为每日 2.4 μg。目前尚未发现维生素 B_{12} 摄入过量可能导致的任何不良反应，故未制定其摄入量上限。

特别关注

B 族维生素的协同作用

B 族维生素在人体代谢中均起重要的辅酶作用，但它们的作用之间常有密切的联系。一种 B 族维生素的不足，往往会影响其他 B 族维生素的吸收、排泄和代谢功能的正常发挥。叶酸和维生素 B_{12} 互相激活，共同在 DNA 合成中发挥作用，这就是一个典型的例子。

维生素 B_2 和维生素 B_6 的合作也是一个很好的例子。因为维生素 B_2 的相关辅酶 FMN 能帮助维生素 B_6 转化为其活性形式，因而维生素 B_2 的严重缺乏，会引起维生素 B_6 相关功能的下降。而维生素 B_2 和维生素 B_6 的不足，又会影响烟酸的供应，因为食物中的色氨酸要转变成烟酸，需要这两种维生素的帮助。

另一个例子是，在含硫氨基酸的代谢中，叶酸、维生素 B_2、维生素 B_6 和维生素 B_{12} 共同发挥作用，帮助减少同型半胱氨酸在血液中的积累，使其转变成蛋氨酸或半胱氨酸，从而降低患心血管疾病的风险。

人们更为熟知的是，在能量代谢中，多种 B 族维生素之间存在着密切的关联和协同作用。例如，丙酮酸转变成乙酰辅酶 A 的过程，同时需要 NAD、FAD 这两种重要辅酶的参与，还需要焦磷酸硫胺素的帮助，而这就意味着同时需要维生素 B_1、维生素 B_2 和烟酸。其中的重要反应物辅酶 A 则来自泛酸。在进入三羧酸循环的第一步反应中，乙酰辅酶 A 需要和草酰乙酸结合，而草酰乙酸的合成需要生物素的帮助。可见，从葡萄糖变成能量的过程，共有 5 种 B 族维生素协同作用。缺少了其中任何一种，人体的能量代谢都会发生障碍。

多种 B 族维生素不足都可能造成贫血，也是因为它们在功能上的相互联系。例如，维生素 B_2 不足时，维生素 B_6 无法转变成其活性形式，而血红蛋白的合成需要维生素 B_6 辅酶的帮助，因而这两种维生素的缺乏都会增加贫血的危险。血红蛋白能够正常合成，但因为缺乏维生

素 B_{12} 或叶酸，血红细胞的DNA无法正常合成，细胞不能正常分裂成熟，也会造成贫血。而发生贫血导致氧气供应不足，细胞无法正常进行生物氧化，结果也会造成能量代谢的障碍。

由此可见，所有8种B族维生素在功能上都是互相联系的。缺乏任何一种，都会影响到细胞的能量供应，导致机体整体水平上的能量供应障碍。

在整个机体能量供应不足、细胞分裂迟缓的情况下，那些更新最快的组织会首先受到影响，如黏膜细胞、皮肤表层细胞、血红细胞等；那些对能量供应最敏感的组织也会首先受害，如神经组织。这就能够解释为什么B族维生素缺乏的时候，表现出来的常常首先是皮肤、舌头、口腔、消化道、神经系统和血细胞方面的症状，而且伴随着全身的疲乏无力感。

例如，维生素 B_2 的缺乏导致舌头的异常，维生素 B_6 和叶酸的缺乏也常有舌头疼痛和颜色异常的症状。缺乏维生素 B_2 时有脂溢性皮炎的症状，缺乏维生素 B_6 时也有类似症状。维生素 B_2、维生素 B_6、叶酸和维生素 B_{12} 缺乏都可能导致贫血。缺乏维生素 B_1 时常有沮丧情绪，缺乏烟酸和维生素 B_6 可引起抑郁，缺乏维生素 B_{12} 时空间感觉和记忆力下降，这些都属于神经系统功能的变化。

由于B族维生素在功能上有密切联系，所以它们很少单独缺乏。一种维生素不足的同时，往往隐藏着其他B族维生素的不足问题。同时补充多种B族维生素，效果往往优于补充某一种。饮食不足、消化吸收不良和酒精摄入过量等，也会造成多种B族维生素的同时缺乏。

为什么现代人会缺乏B族维生素？

从膳食角度来说，B族维生素的膳食来源往往是相似的，它们存在于几乎所有动植物细胞中。所以，天然食品是B族维生素的最自然的来源。

在种子中，各种B族维生素都存在于种子的外层，即糠麸和谷胚部分，因此以全谷类、豆类、薯类等食品为主食是获得多种B族维生素的有效方法，特别是维生素 B_1 和烟酸。动物性食物可提供维生素 B_2、维生素 B_{12} 和维生素 B_6，绿叶蔬菜可提供丰富的叶酸和维生素 B_2。只要以天然的淀粉类食物为主食，配以少量动物性食物和大量蔬菜水果，就不容易缺乏各种B族维生素。

在温饱未得到满足之前，贫困人群因为食物不足，严重依赖于精白米或玉米等主食，在烹调不当和副食不足时容易发生B族维生素的缺乏。进入小康生活之后，食物供应已经极大丰富，大量食用用精白米、精白面粉、糊精、纯淀粉、白糖、精炼油脂等制成的食品，摄入它们所含的B族维生素非常少。这种低质量的饮食模式，是膳食中缺乏B族维生素的重要原因。

缺乏B族维生素时，人体代谢发生障碍。但是，这并不意味着大量补充B族维生素一定会对相关的代谢过程起促进作用。每一种维生素都有合适的摄入量，相关内容参见本书第三部分第16章“营养素的参考摄入量”相关内容。

5.2.9 维生素C

5.2.9.1 概述

维生素C的化学名称是抗坏血酸（ascorbic acid），因能够治疗坏血病（维生素C缺乏病）而得名。它既和B族维生素一样，是一种辅酶，又能从多方面对健康起促进作用。

食物中的维生素C在小肠上段被吸收，其被吸收率随摄入量增加而下降，在正常食物摄入量下，其被吸收率可达80%以上。体内储存维生素C的最大量可达3 000 mg，主要储存组织是肌肉、脑和肝脏。

体内的维生素C在血浆中主要以抗坏血酸形式存在，被氧化后会形成脱氢抗坏血酸，但可以被抗氧化酶系统还原成抗坏血酸。维生素C代谢后大部分转化为草酸，或与硫酸结合而排出；当摄入量较高时，未被利用的维生素C也可以从尿液直接排出。

5.2.9.2 生理功能

维生素C主要有以下几个方面的生理功能。

(1)维生素C是羟化酶的辅酶　例如，维生素C帮助赖氨酸和脯氨酸羟化成为羟脯氨酸和羟赖氨酸，从而顺利合成胶原蛋白。胶原蛋白是人体结缔组织的主要成分，骨骼、牙齿、筋腱、血管壁都需要胶原蛋白来建造。胶原蛋白还是组织细胞之间的连接物，受伤后的伤口结痂也需要胶原蛋白的参与。这个羟化过程还需要铁的帮助，而维生素C可以保护铁元素免受氧化。此外，维生素C还参与一系列重要生物化学成分的合成，如帮助脂肪酸进入线粒体进行氧化的肉碱，重要的神经递质5-羟色胺、去甲肾上腺素，以及甲状腺激素。这些物质的合成，都涉及羟化反应。药物或毒物解毒过程中也常需要进行羟化反应，而维生素C对这个解毒步骤是必需的。

(2)还原作用和抗氧化作用　作为较强的水溶性抗氧化剂，维生素C参与体内抗氧化系统，帮助维生素A和维生素E延缓氧化，防止身体组织的氧化损伤，保护血管内皮，抵御低密度脂蛋白胆固醇的氧化。维生素C还帮助谷胱甘肽还原，使其能充分发挥解毒作用。维生素C通过还原作用使植物性食物中的三价铁还原成二价铁，促进其吸收利用，有利于预防缺铁性贫血。维生素C促进叶酸的还原活化，故而也有利于预防巨幼红细胞性贫血。此外，维生素C帮助含硫氨基酸还原为半胱氨酸，而这个过程是抗体形成所必需的。

(3)帮助预防和抵抗多种疾病　充足的维生素C摄入有利于降低患冠心病和高血压的风险，改善血管内皮功能，对慢性疾病预防十分重要。患感染性疾病和处于应激状态时，炎症反应上升，也需要更多的维生素C以清除自由基。

特别关注

大量服用维生素C有利于应对某些应激状态

已知在肾上腺中，维生素C和肾上腺素一起在应激时被释放出来。在各种身体应激状态下，如感染、烧伤、高温、摄入有毒重金属、吸烟、摄入某些药品时，都会增加维生素C的需求量和排出量。目前，人们对在感染时维生素C帮助抵抗应激的具体机制尚不清楚，但很可能是病毒、细菌的刺激使免疫系统的氧化爆发作用加强所致，如在新冠肺炎病程中可能发生“炎症因子风暴”，从而需要更多的抗氧化物质保护人体自身免受伤害。同时，由于维生素C在抗体形成过程中发挥作用，维生素C供应不足可能降低人体产生抵抗细菌和病毒抗体的能力。

不过，仅仅是在特殊疾病情况下可大剂量使用维生素C，其药用摄入量可以是10倍甚至几十倍于正常膳食摄入量。未患病时无须服用过多维生素C，否则不仅无益，甚至可能有害。

流行病学调查发现，从天然水果、蔬菜等食物中摄入较多的维生素 C，能够降低患癌症、心脏病、白内障等多种疾病的风险。但这并不意味着大量服用维生素 C 药片能有同样的作用。没有证据表明每天服用大量维生素 C 药片能够延长寿命。

5.2.9.3　缺乏表现

维生素 C 的缺乏症即坏血病，在大航海时代曾造成大批欧洲海员的死亡。其发病原因与胶原合成障碍有关。缺乏维生素 C 时，羟化酶活性不足，机体无法正常修复血管壁的胶原蛋白层，造成血管损伤，身体内部和皮肤表面出血。

由于人体有一定的维生素 C 储备，通常在膳食缺乏维生素 C 数月后才出现严重的坏血病。

坏血病的早期症状包括疲乏无力、肌肉关节疼痛、毛囊周围充血、牙龈肿痛或易感染发炎等。此后逐渐出现出血症状，从皮肤毛囊周围出血、牙龈肿胀出血，到皮下有多处出血点或瘀斑。这种情况通常发生于缺乏维生素 C 摄入一个月以上时，此时体内的维生素 C 储备几近耗竭。此后如果仍然得不到及时补充，会发生关节和内脏的出血，皮肤粗糙、干燥、起鳞片，伤口因无法结痂而难以愈合，骨骼软化变形，牙齿松动，抵抗力低下，容易发生感染，常常伴有贫血和骨质疏松。若得不到治疗，严重时会导致死亡。

5.2.9.4　食物来源

维生素 C 的食物来源是新鲜的蔬菜、水果和薯类。在蔬菜中，辣椒、菜花、苦瓜和各种绿叶蔬菜含较多维生素 C。在栽培水果中，鲜枣、猕猴桃、柚子、柑橘类、山楂、草莓、木瓜、百香果等水果含有较多的维生素 C。动物性食物中所含的维生素 C 微乎其微，而谷类和干豆类中不含有维生素 C。

很多食品当中都含有人工添加的维生素 C，如各种果汁饮料、水果制品等；还有许多人主动服用维生素 C 片和含有维生素 C 的复合营养素增补剂。因此，计算维生素 C 的总摄入量要考虑到天然食物来源、营养强化食品来源和营养增补剂来源 3 个途径，个体之间的摄入量差异较大。

5.2.9.5　毒性和摄入量上限

人体只需要每日摄入 20 mg 维生素 C 即可预防坏血病。吸烟者体内的维生素 C 水平通常低于不吸烟者，因为烟草所造成的氧化应激会消耗更多的维生素 C。手术后的患者，骨骼、皮肤严重损伤者，以及拔牙手术后需要愈合黏膜伤口的人等，都需要摄入更多的维生素 C 来帮助康复。

当每日摄入 200 mg 以上维生素 C 时，人体的吸收能力达到极限。多余的维生素 C 会从尿中排出。因为容易排出，维生素 C 的毒性非常低，从水果蔬菜当中摄入时不会产生任何不良作用。

摄取维生素 C 增补剂过量时，如每日 5 g 以上，可能导致恶心、腹泻等副作用，主要是大量维生素 C 对胃肠道的刺激所致。由于维生素 C 可代谢为草酸，对于肾功能障碍者、痛风患者和肾结石高风险人群来说，摄入过多维生素 C 可能增加他们患肾结石的风险。同时，大剂量维生素 C 还可能会降低抗凝剂的作用，并可能使铁吸收过量，反而促进体内形成自由基。

我国成年人的膳食维生素 C 供给量参考值为每日 100 mg，摄入量上限为每日 2 000 mg。

表 1-5-9 和表 1-5-10 分别总结了 9 种水溶性维生素的性质和来源、生理功能和缺乏症状。

表 1-5-9 水溶性维生素的性质和来源总结

维生素名称	体内生理功能	吸收和排泄特点	主要缺乏表现	主要食物来源
维生素 B_1（硫胺素）	羧化辅酶 TPP 的成分	易吸收，从尿液排出	多发性神经炎（脚气病）	全谷类、豆类、薯类、猪肉
维生素 B_2（核黄素）	氧化还原辅酶，FAD 和 FMN 的成分	易吸收，从尿液排出	黏膜发炎疼痛、脂溢性皮炎	奶类、全谷类、豆类、瘦肉和内脏
烟酸	氧化还原辅酶 NAD 和 NADP 的成分	易吸收，从尿液排出	癞皮病	全谷类、豆类、肉类、蛋类、奶类等
泛酸	辅酶 A 的成分	易吸收，从尿液排出	无缺乏报告	各种食物
维生素 B_6	辅酶磷酸吡哆醛的成分	易吸收，从尿液排出	抑郁、贫血、脂溢性皮炎等	动物性食物、香蕉、马铃薯等
生物素	辅酶，二氧化碳的载体	易吸收，从尿液排出	脱发、皮疹等，极罕见	各种食物
叶酸	辅酶，一碳单位的载体	从胆汁排出，可循环利用	贫血、出生畸形、心脏病风险上升	绿叶蔬菜、全谷类、豆类
维生素 B_{12}	辅酶甲基钴胺素的成分	吸收需要内因子帮助，从胆汁排出，可循环利用	贫血、神经纤维变性	各种动物性食品
维生素 C（抗坏血酸）	羟化辅酶，抗氧化作用	易吸收，从尿液排出	皮下出血、牙龈肿胀萎缩、伤口不愈合	蔬菜、水果、薯类

表 1-5-10 水溶性维生素的生理功能和缺乏症状总结

维生素名称	主要生理功能	缺乏症状和缺乏症
维生素 B_1	作为 2-酮酸氧化脱羧作用的辅酶，如丙酮酸脱羧酶和转酮酶的辅酶，在能量代谢中起关键作用	脚气病，即多发性神经炎
维生素 B_2	是 FAD 和 FMN 的成分，作为黄素蛋白的辅酶在脂肪酸代谢、三羧酸循环中参与氧化还原反应	舌炎、口角炎、睑缘炎、脂溢性皮炎、阴囊湿疹等
维生素 B_6	是氨基酸代谢的辅酶，参与氨基酸的脱羧基、转氨基、消旋作用等，参与体内多种含氮物质的合成	脂溢性皮炎、巨幼红细胞性贫血、神经损害、抑郁等
烟酸	是 NAD 和 NADP 的成分，作为许多脱氢酶的辅酶参与三羧酸循环和氧化磷酸化等能量代谢途径	癞皮病（糙皮病）
泛酸	作为辅酶 A 的成分，帮助酰基的活化和转移，参与脂类、酰胺类、柠檬酸盐类物质的代谢	未确定典型缺乏症状
叶酸	作为一碳单位代谢的辅酶，参与嘌呤、血红素、神经递质等重要物质的合成	巨幼红细胞性贫血、胎儿的神经管畸形、高同型半胱氨酸血症
生物素	羧化作用辅酶，参与能量代谢、脂肪酸代谢、糖异生作用等	皮炎、脱发等
维生素 B_{12}	甲基转移酶的辅酶，对 DNA 合成和神经鞘合成是必需的，帮助叶酸的活化	巨幼红细胞性贫血、神经损害
维生素 C	羟化酶的辅酶，在胶原蛋白和抗原合成中起作用，体内抗氧化系统的重要组成部分	坏血病

本章总结

维生素是人体所需的有机小分子营养物质，分为脂溶性和水溶性两类。脂溶性维生素包括维生素A、维生素D、维生素E和维生素K，它们具有多方面的生理功能。水溶性维生素包括维生素C和8种B族维生素，主要在生化反应当中起辅酶作用。两类维生素在吸收、转运、储存、排泄等方面都有不同特点。

维生素的作用之间存在着相互协调的关系，特别是各种B族维生素均直接或间接地与人体的碳水化合物、脂肪、蛋白质代谢相关，在机体的能量代谢中发挥重要作用。维生素C和维生素E起重要的抗氧化作用，而维生素A和维生素D对机体生长发育、细胞分化和免疫调节等方面都具有重要作用。它们对人体健康均有不同程度的贡献，特别是对预防慢性退行性疾病有一定的作用，但其中机理尚需进一步深入研究。

各种维生素的食物来源不同。在维生素摄入不足或吸收障碍等情况下可能发生缺乏症。从食物中获取维生素是安全的，但以增补剂形式大量摄入部分维生素时可能造成毒副作用。

本章课程活动

1. 找一个较大的药店，看一看其中维生素增补剂有哪些品种？选几个品种，看看其含量单位是什么？剂量是多少？销售人员如何宣传其功效的。

2. 去食品超市，看一看哪些食品类别添加了维生素？添加剂量是多少？销售人员是如何宣传的。添加这些维生素对于膳食营养供应有多大意义？添加这些维生素是否改变了这种产品的健康意义？

3. 检查自己和家人的日常饮食习惯，按照本章中学到的维生素的食物来源、缺乏表现及需求量的影响因素，分析自己和家人可能缺乏哪些维生素？应如何改进？

本章思考问题

1. 维生素和三大产能营养素在营养作用上有什么重要区别？
2. 脂溶性和水溶性维生素在性质上有什么重要的差异？
3. 每一种维生素的主要作用、化学名称、缺乏表现和食物来源是什么？
4. 为什么烟酸和叶酸的摄入量要用烟酸当量(NE)和膳食叶酸当量(DFE)来衡量？
5. 叶酸与心血管病、出生畸形之间有什么关系？
6. 在哪些情况下，维生素的需求量可能会增加？
7. 各种B族维生素的功能之间有什么联系？
8. 补充维生素可以从哪些途径考虑？各有什么特点？
9. 按照同样的能量来比较，哪些食物是维生素的最密集来源？

第6章 水和矿物质

1. 人体每天需要多少水才能维持健康？
2. 人体所需的常量矿物质元素和微量元素都有哪些？
3. 矿物质和维生素这两类营养素有什么不同特点？
4. 哪些矿物质营养素与身体的水平衡有关系？
5. 健康的骨骼与哪些矿物质有关？
6. 吃富含铁的食物就能补铁吗？铁的吸收受哪些因素影响？
7. 锌对人体有什么作用？

水和矿物质都是人体所需的无机物。其中，水是人体需要量最大的一种营养成分，是体液的主要成分，也是维持生命最迫切需要的营养成分。

人体需要的矿物质按需要量分为常量元素和微量元素两类，其中常量元素包括钠、钾、钙、镁、磷、硫、氯，微量元素包括铁、锌、铜、锰、钼、铬、碘、硒、氟等。

矿物质和维生素都不含有能量，都是小分子物质，但它们有很大的不同。维生素可能在烹调加工中被破坏，而矿物质却不会。矿物质只会从一种存在形态变成另一种形态，其价态和螯合状态可能发生改变。如果排出体外的速度较慢，而摄入量超过排出量，那么摄入的矿物质就会一直在体内蓄积。例如，一些有害元素可能在体内长期积累，随着年龄的增长，体内的蓄积量会越来越大。

从消化吸收角度来说，矿物质与维生素有类似的地方。一部分矿物质极易被身体吸收，也会很快从尿中排出，比如钾元素，就如身体容易吸收和排出维生素C一样；另一部分矿物质则需要特殊的载体才能被吸收和转运，而且排出速度较慢，有可能会发生蓄积性中毒，比如铁，类似于脂溶性维生素。

矿物质还有一个重要的特点，就是不同矿质元素的生物利用率可以有很大差异。部分矿物质的吸收率受到身体需要的影响，不同存在形式的矿物质吸收率差异很大，而且可能受到食物中多种促进或阻碍因素的影响。例如，植酸、草酸、单宁等都会强烈地影响植物性食物中矿物质的吸收率。因此，食物中的矿物质含量并不一定等于它们能在体内发挥生理功能的数量。

矿物质在人体中发挥多方面的生理功能。有的与人体的水平衡和酸碱平衡有关，有的与神经肌肉的兴奋性有关，有的是建造骨骼和牙齿的材料，有的与多种酶的活化有关，等等。正如B族维生素之间有着密切的关系，矿物质之间也有相互作用。例如，某些矿物质在被吸收时要竞争同一个离子通道或载体蛋白，某些矿物质会与另一些矿物质结合成不溶形式从而妨碍其吸收，某些矿物质过多时可能造成另一些矿物质的流失增加，等等。

6.1　水和体液

健康成年人体内含有60%左右的水，其主要存在于肌肉组织和体液中。肌肉中含水约75%，因此体成分中肌肉比例高，则体内水分含量高。

6.1.1　水的平衡

6.1.1.1　生理功能

水在体内有多方面的生理功能，具体如下：

①作为介质，帮助营养素、各种代谢产物和废物在体内循环；

②作为溶剂，帮助水溶性营养成分的吸收和废物的排泄；

③作为反应物，参与多种生物化学反应；

④维持大分子的结构与功能，蛋白质只能在水相中形成具有生物活性的构型；

⑤帮助维持体温，如天气炎热时机体通过皮肤水分蒸发而散热；

⑥帮助机体内组织的润滑，如关节液、泪液等均含大量水分；

⑦帮助维持细胞内液和细胞外液的容量。

人体内的液体分为细胞内液、组织间液和细胞外液3个部分。这些液体中的分子在不断地转换，但液体的成分却总是保持基本稳定。所有的细胞和液体中的物质成分都处在一个微妙的平衡状态，以维持生命体的稳态。

6.1.1.2　水的来源和去路

人体水的来源大致可分为3个方面：主动饮水，食物中所含水分，以及体内代谢产生的水分。几乎所有的食品中都含有水分，因此，在正常饮食情况下，从食物中可获得700～1 200 mL的水分。体内代谢产生的水可被循环利用，每日有200～300 mL。此外，每日如果饮水1 200 mL(约一次性纸杯6杯的量)，人体摄入水的总量约为2 500 mL。

人体从几个途径失去水分，包括尿液失水、呼吸失水、汗液失水和粪便失水。

在肾脏功能正常的情况下，身体每日从尿液中排出的水分最低为500 mL，以排出新陈代谢中产生的废物和身体必须除去的毒物。当饮水量适度增加时，尿液的排出量增加，则其中的溶质浓度被稀释，减轻了肾的压力。

呼吸时，一部分水随呼出的气体散失到空气中，故在一夜睡眠后应及时补充水分。当环境湿度很低或环境温度很高时，呼吸造成的水分损失会显著增加。

汗液的失水数量则随着气温和运动量的差异变化很大。成年人不自觉出汗的数量可达一日300～500 mL，在气温过高或体力活动较多的情况下，出汗量额外增加，对水分的需求量相应增大。

从粪便中排出的水分是未被身体吸收的水。在腹泻或大便溏稀等情况下，身体会从粪便失去大量水分，因此腹泻患者需要及时补水，必要时需要通过静脉注射补充流失的水和矿物质。

在人体生理功能正常、生活起居和食物内容正常、环境温度和湿度适当、未大量出汗、无腹泻等情况下，以上几个途径的每日失水总量约为2 500 mL，与摄入的水量相当，此时人体保持水分平衡状态。表1-6-1总结了人体水分摄入和排出的平衡。

我国膳食营养素参考摄入量(2013)推荐成年男性每日饮水1 700 mL，女性1 500 mL，分别相当于普通一次性纸杯 8 杯和 7 杯。这个数量包括了喝茶、咖啡、饮料、绿豆汤等液体的数量。

由于人体对水分摄入量的调节能力较强，当水的摄入增加时，尿量也会相应略有增加，对健康的人来说，多喝两三杯水并不会带来健康损害。在身体罹患感染、服用药物、压力过大等情况下，由于代谢废物的增加，需要增加饮水量，以保证肾及时排出废物。在患有肾结石、痛风等疾病的情况下，更需要及时饮水，以便降低疾病发作的风险。

表 1-6-1　人体水分摄入和排出的平衡

水的来源	数量/mL	水的损失	数量/mL
液体	1 200	肾脏排尿损失	1 500
食物	1 000	皮肤出汗损失	500
代谢内生水	300	肺呼气损失	350
		胃肠道粪便损失	150
总量	2 500	总量	2 500

资料来源：中国营养学会. 中国居民膳食营养素参考摄入量：2013 版. 北京：科学出版社，2014。

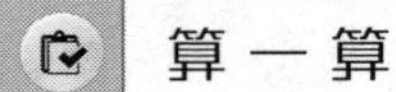

算一算

你从食物中得到多少水？

食物的含水量差异很大，从几乎不含有水分的油脂，到水分含量高达 90%的蔬菜。选择不同的食物，则从食物中得到的水分差异也非常大。

含水 99%以上：白水、矿泉水、茶水、各种不加糖的花果茶水。

含水 90%～98%以上：大白菜、多数绿叶蔬菜、瓜类蔬菜和茄果类蔬菜、西瓜、草莓、脱脂奶、淡豆浆、稀粥、不加奶和糖的咖啡。

含水 80%～89%：各种果汁，甜饮料，牛奶和酸奶，加糖豆浆，苹果、柑橘类等大部分水果，胡萝卜、南瓜等蔬菜、浓粥。

含水 70%～79%：香蕉、马铃薯、甘薯、虾、蟹、部分鱼类、较软的米饭、面条。

含水 60%～69%：冰激凌、多数鱼类、多数肉类、鲜豌豆、较硬米饭。

含水 40%～59%：馒头、通心粉、比萨饼、烙饼等。

含水 20%～39%：大部分面包、馕、烧饼、奶酪、蛋糕。

含水 10%～19%：各种粮食、各种干豆子、黄油、肉干。

含水 10%以下：坚果、华夫饼干、谷物脆片、膨化食品、花生酱、巧克力。

从以上数据可以看到，多吃蔬菜水果可以有效增加人体的水分摄入量。由于蔬果中的水分在消化系统中缓慢释放出来，比直接饮用大量液体更能持久地为身体补充水分，同时还增加了多种营养成分的摄入量。

酒精是一种强力的利尿剂，因此喝含酒精浓度较高的饮料不能帮助人体补水。但酒精浓度很低的啤酒仍有补水作用。研究证实，咖啡虽然有一定利尿作用，与咖啡本身所含的水分相比，咖啡因引起的水分排出量的增加比例很小，因此喝含咖啡因的饮料一样可以帮助人体补水，如茶和纯咖啡等。

6.1.1.3　缺乏和过多症状

当感觉到渴的时候，人会寻求饮水。这是由于口干的感觉和血液浓缩的状态会通过神经系统传导到下丘脑，从而激发渴的感受。不过，人体这种反应总是滞后于身体的需求。如果不能及时补充水分，人体就会发生脱水。

在感觉干渴的时候，人体已经失去了2%左右的水分。如果仍然不能及时补充，则会逐渐感觉疲乏、虚弱、头痛、烦躁，呼吸加快，甚至出现幻觉，最终死亡。老年人常常容易发生轻度脱水，因为他们往往不能及时感受到渴的信号。严重的脱水常发生于水分散失过多的情况下，如高温低湿环境中，剧烈运动大量出汗之后，长时间无法得到饮水和富含水分的果蔬，以及因为腹泻而损失过多水分的情况下。

尿液状态与缺水风险

健康成年人每天排出尿液的范围在500～4 000 mL之间，随着水的摄入量增加，排尿量上升。水分摄入不足时，尿液被浓缩，尿液渗透压升高，相对密度增大。

正常的尿液呈透明的浅黄色。随着缺水情况的加剧，尿液的颜色逐渐加深。因此在没有服用药物或维生素片、身体健康的前提下，可以用尿液颜色来简单判断是否有缺水情况。

除了水本身的生理功能之外，充足的饮水还有其他健康作用。

在缺水状态下，人体体能下降，容易疲劳，认知能力降低，反应速度变慢。

足量饮水可以软化粪便，稀释尿液，从而降低患便秘和泌尿系统结石的风险，甚至降低患膀胱癌的危险。

一些初步研究还提示，充足饮水有利于减轻血管炎症反应，可能有利于预防心血管疾病，甚至可能有利于降低血糖水平。

如果饮水严重过量，超过肾脏的排出能力，或因肾脏功能障碍等疾病而无法及时排出水分，会发生水中毒现象。此时血液被过度稀释，渗透压降低，人体表现为意识模糊、抽搐，直至死亡。如运动员大量出汗后饮水过多过急，可能造成危险的低钠血症和脑水肿。

特别关注

水的选择

目前，水的类型很多，自然水源有硬水、软水之分，商品水还有纯净水、矿物质水、矿泉水等。软水中含钙和镁较少，主要的矿物质是钾和钠，用软水煮食物时口感较好，烹煮后不发生沉淀。硬水中含有较高的钙、镁元素，煮沸时有明显沉淀，烹调时可能造成食物变硬，但钙、镁元素均有利于控制血压，一些调查研究也证实硬水比软水有利于降低患心血管疾病的风险。软水的另一个麻烦是，它比硬水更容易溶解旧水管中的铅、镉、锡等元素，污染危险更大。

纯净水是指去除了水中绝大部分溶质的产品，安全性较高，但也引入了新的问题。摄入纯净水之后，它会溶解体内的矿物质，然后带着这些矿物质从肾脏中排出。因此纯净水减少了人体的多种矿物质供应。虽然水中的矿物质数量并不多，但如果不及时从食物中获得额外补充，日积月累之后的效应仍然不容忽视。相比较而言，自然来源的矿泉水能提供多种矿物质和微量元素。矿物质水是在纯净水中加入钾、钠等少数元素的产品，但并不能将20多种人体所需的矿物质全部加入，因此不能替代天然的矿泉水。

6.1.2 水分、血容积和血压的调节

人体的血液容量和血压都与身体当中的水分有关，受到肾脏的密切调节。肾脏通过排尿的途径来控制水分的出入，由此控制排出体外的废物浓度，同时重新回收对身体有用的成分。由于人体每日的食物内容和饮水数量会有很大差异，生理状况也有不同，尿液的数量和成分必须经过精密调控，才能维持内环境的稳定。

为了保证这个平衡，身体用多种激素来对体内的液体数量进行调控。其中一个重要的激素是脑垂体分泌的抗利尿激素（ADH），它的作用是在水分不足的情况下，促进肾脏重吸收水分，减少人体的水分排出，也就是减少尿液的体积，同时令人感觉到渴，从而主动寻求饮水。于是，血液的容积得到恢复，体液的渗透压不至于过高。

另一个重要的调控因素是肾素，它是肾脏在血压偏低的时候分泌的一种物质，主要作用是促进肾脏重吸收钠离子。而钠离子的数量增加，意味着体内的水分也随之增加，于是血容积上升，血压得到恢复。

肾素还会激活一种血液蛋白，即血管紧张素原，使之形成血管紧张素。它使血管收缩，从而升高血压。血管紧张素又会促进肾上腺释放醛固酮，这种激素会使肾脏吸收钠离子，减少体内水分排出，维持血容积。

由此可见，钠离子与体内水分的维持和血压的控制有着极其密切的关系。如果从膳食中多摄入钠离子（比如多吃盐），那么体内就会存留更多的水。在人体已经发生高血压或水肿的情况下需要控制盐分，也正是因为过多的钠离子会让高血压和水肿的状况更为严重。

6.1.3 水和电解质平衡

除了人体中水的总量需要被精确控制外，人体中水分的分布也极其重要。在正常情况下，大约2/3的水分存在于细胞内部，而1/3的水分存在于细胞之外。因此，为了维持水分在细胞内外的平衡，控制体液中的离子浓度至关重要。这是因为离子在溶液中都处于水合状态，它的移动会影响溶液的渗透压变化，从而影响着水分子的移动。

同时，电解质的阴离子和阳离子在体内也必须处于平衡状态，因此一种阴离子的移动必然伴随着另一种阳离子的反方向移动，才能维持体液中的电荷平衡。在细胞内外，虽然各种离子的种类和比例可以有极大的差异，但它们永远会保持液体中正电荷和负电荷处于平衡状态。例如，钠和氯主要存在于细胞外液中，而钾、镁、磷和硫主要存在于细胞内液中。

细胞膜和血管壁都属于半透膜，它们会阻止大分子的移动，但是离子和水可以穿过这些膜。如果膜的一侧渗透压增高了，那么根据渗透原理，这一侧的溶质就会向另一侧移动，而另一侧的水分子就会移动过来，直至达到渗透平衡。

特别关注

为什么蛋白质严重不足会使人发生水肿?

在蛋白质部分已经提到,蛋白质对血液的渗透压有贡献。作为亲水大分子,蛋白质也有吸引水分的作用。同时,生物膜上的离子通道例如钠-钾泵也是蛋白质,它们控制着膜两侧离子的出入,从而间接地控制着水分的运动。因此,正常的蛋白质营养状况对于维持体内水分的稳定是必需的。

蛋白质是大分子,它在生物膜两侧不能自由移动。在长期缺乏蛋白质后,血液中的白蛋白等蛋白质浓度下降,使血液渗透压降低,超过了身体的调节能力。此时,血液渗透压低于组织细胞中的渗透压。虽然组织细胞中的蛋白质无法进入血管,但血管中的水分却能够离开血管,进入组织间隙中,引起的结果就是水肿。长期节食减肥之后往往容易出现这种情况,及时补充蛋白质可以使水肿得到迅速恢复。

人体内的各种离子和水分的调节主要靠消化道和肾脏来实现。消化道所分泌的各种液体本身就含有多种矿物质,而食物中也含有多种矿物质。它们混在一起,又被肠道重新吸收,或者排出体外。这个过程使人体能够方便地对各种矿物质的数量进行调控,维持电解质平衡。另一条途径是肾脏,相关调控激素如前所述。在排出离子时,人体也同样遵循电荷平衡的原则。因此,钠离子被重新吸收的时候,相应的钾离子就会被排出。

与人体水分平衡关系最密切的元素是钠和钾。它们是高度可溶的元素,在大量出汗、呕吐和失血的时候会随液体一起流失。因此,在大量出汗之后不能仅仅补充水分,还要补充食盐,以及其他一些重要的可溶性矿物质,如钾、钙、镁等。在服用利尿剂的时候,或者是糖尿病人出现多尿症状时,身体不仅会排出过多水分,还会通过尿液中排出过多的矿物质,特别是钾元素,必须从膳食中及时补充。

6.1.4　水和酸碱平衡

人体通过多种机制将体内的酸碱度稳定在 pH 7.35～7.45 的狭窄范围内。这是因为蛋白质的活性构象只有在这个酸碱度范围中才能得到维持,否则酶将失去催化作用,血红蛋白也将无法携带氧气,免疫因子无法发挥作用,使人体陷入代谢紊乱。其中,主要的机制有 3 个:血液中的缓冲机制,肺的呼吸作用,以及肾脏对离子的排出。

血液中的碳酸-碳酸氢盐缓冲体系,对酸碱度的变化具有强大的缓冲能力,而肺通过调节二氧化碳呼出量的大小来调整血液中的碳酸数量。当人体产生的酸性物质过多时,通过加速呼吸的方式,减少血液中的碳酸含量,使其酸碱度向碱性方向回归。同时,尿液通过排出不同的离子来稳定体内的酸碱环境。因此,尽管人体的酸碱度维持高度恒定,但尿液的酸碱度却处于经常变动状态。(有关食物成分与尿液和人体酸碱平衡维持的关系,请参阅本教材第二部分第 8 章中的内容。)

总体上看,人体内的电解质和酸碱度都被维持在相对稳定的平衡状态。只有在某些特殊情况下,比如剧烈的呕吐和腹泻、大量出汗、严重外伤等,使电解质和水分大量流失,超过了人体的调节能力，才会发生短期内偏离正常范围的情况。

6.2 常量元素

人体中的化学元素有数十种，其中有些是生命活动所必需的元素，有些则是环境中引入的元素，有些甚至是有害的污染元素。在人体所需的元素中，含量最高的是钙元素，每日需要量最多的则是钠元素和钾元素。

6.2.1 钠

钠是人类膳食中日常摄入量最大的一种元素。人类对咸味的热爱，反映出人类在进化过程中对钠元素的高度生理需求，但在现代生活中，钠摄入过量也是一个严重的健康问题。

6.2.1.1 吸收和排泄

钠是一种高度可溶的元素，它在小肠中极易被吸收，进入血液后很快循环至全身各处。肾脏对钠离子的量进行精确的控制，将人体所需的钠重新返回循环中，多余部分与水分一起从肾脏排出。

钠主要从肾脏排泄，从粪便排出的比例很小。因此，如果钠摄入过量，则肾脏负担加重。因为血液中钠含量升高时，渗透压上升，人体感觉到渴，于是会增加喝水的量。最后，肾脏必须把多余的水分和钠一起排出去。当钠排出量增大时，肾小管对钙离子的重吸收相应减少，从而增加尿钙的流失。

每升汗液含钠量平均为 2.5 g，在排汗不多时，汗液所排出的钠数量较少。但随着出汗量的增加，从汗液排出的钠数量增多。故身处高温环境或运动导致大量出汗时，汗液成为排钠的重要途径。

6.2.1.2 生理功能

钠离子主要存在于细胞外液中，约占其中阳离子的 90%，具有重要的生理功能。

(1)维持体液的渗透压和体内的水分平衡　钠离子对维持水分平衡和离子平衡极其重要。当体内钠含量增加时，水分含量会同时增加，可能促进组织水肿和血压升高。而当钠损失过多时，身体无法留住水分，细胞外液容量下降，血压随之下降。

(2)维持酸碱平衡的重要因素　钠离子在体内的变化影响到血液中的碳酸氢盐缓冲体系。钠在肾脏被重吸收时可交换氢离子，从而帮助维持酸碱平衡。

(3)增强神经和肌肉系统的兴奋性　钠离子与神经冲动的传递和肌肉的收缩有关。钠是一个增加神经和肌肉兴奋性的因素，而钠、钾、镁、钙等离子的恰当平衡才能维持适当的神经和肌肉兴奋性。

(4)参与人体多方面的代谢途径　钠参与碳水化合物代谢、能量生成和利用等重要代谢途径。

(5)升高血压作用　钠摄入量过多时血压上升。研究发现，减少膳食中的食盐(氯化钠)摄入量，可以帮助盐敏感型的高血压患者控制血压。

6.2.1.3 缺乏和过多

轻度的钠缺乏可导致疲乏无力、精神倦怠、情绪淡漠等神经肌肉兴奋性下降的情况，在夏天出汗较多而缺乏咸味食物补充时可能发生，补充后很快恢复正常。严重缺乏时可导致恶心、呕吐、视力模糊、血压下降、肌肉痉挛，乃至急性肾功能衰竭而死亡。然而，在正常进食情况下并不容易出现钠的严重缺乏，除非是饥饿、完全不摄入咸味食品、大量出汗、严重呕吐和腹泻等情况，造成钠的过量流失，才可能发生不足。相反，钠是膳食中最易过量的元素之一。

过多的盐是促进血压升高的最重要因素之一，但对盐的敏感性有个体差异。对于盐敏感型的人，当膳食中盐量上升时，血压也会随之明显上升。肥胖者、糖尿病患者、肾脏功能受损者、有高血压家族史的人和老年人往往对膳食中盐的数量比较敏感。控制钠摄入量可以帮助他们降低患高血压和心脑血管疾病的风险。

健康人体可以排出过量的钠，但在肾功能出现障碍时，摄入钠过多可能发生高钠血症，严重时可致死亡。每日摄入过多的食盐，如达到 35 g 以上，可以引发急性中毒，出现水肿、高血压、高血胆固醇、胃黏膜上皮细胞破裂等症状。

特别关注

摄盐过量的多方面危害

食盐本身含氯离子和钠离子，两者都与血压的升高有关，但氯化钠要比单独的钠离子或氯离子升高血压的效应更强。减盐是控制高血压的重要措施。

当钠的摄入量增加时，尿钙的排出量会随之增加。但是，如果在膳食中增加钾和镁，就可以抵消这种钙流失的效应。避免摄入过多的盐，对骨骼健康是有益无害的。同时，尿钙含量增加会增加泌尿系统结石的风险，故控制摄入过多的盐也有利于预防肾结石。

大量研究还证实，长期食用过多食盐会增加患胃癌的风险，主要因为盐对胃黏膜的伤害作用。在胃黏膜受损之后，幽门螺杆菌的作用会增大致癌风险。

盐和含钠增鲜剂有促进食欲的作用，故摄入钠含量高的食物比较“下饭”“开胃”，对减肥者是十分不利的。

6.2.1.4 食物来源

按照 2013 版中国居民膳食营养素参考摄入量，我国 18～49 岁成年人每日钠适宜摄入量(AI)为 1 500 mg，相当于每天摄入食盐 3.8 g；建议摄入量(PI)为 2 000 mg，相当于每天摄入食盐 5 g。但目前我国居民膳食中平均日摄入食盐量达 9 g，部分人群可高达 12 g。

除了食盐和其他咸味调味品，钠主要来自动物性食物，如肉类和鱼类，还有虾、贝等水产品。多数植物性食物的钠含量很低，但海藻类含有较多的盐，少数略带咸味的绿叶蔬菜的钠含量比其他蔬果略高，如芹菜、茴香、茼蒿、油菜、小白菜等，但它们在不放盐烹调时仍然属于低钠食物。

各种咸味调味品，如酱油、腐乳、各种酱类、咸菜、豆豉等，都含有大量的盐。因此，它们都是膳食中钠的来源。为了增加面食品、焙烤食品的筋力，或获得膨松口感，往往会使用氯化钠、碳酸钠、碳酸氢钠等含钠添加剂，这些操作都会增加食品中钠的含量。

特别关注

为什么加工食品往往含有大量的钠?

在现代生活中,钠还可能来自各种食品添加剂,如作为调味品食用的味精(谷氨酸钠)就含钠,而鸡精类产品中不仅含有味精、核苷酸钠,而且含有一定量的食盐。膨发时用的泡打粉含碳酸氢钠,用来嫩化肉的复合产品含有碳酸钠和多种磷酸盐,基本上也是钠盐。用来防腐的苯甲酸钠含有钠,用来调节酸味的柠檬酸钠等也含有钠。

所以,凡是加添加剂比较多的产品,几乎都是钠含量较高的食品。对于需要控制钠摄入量的高血压患者和肾病患者来说,应当尽量少吃加工食品,摄入天然状态的食物。

为什么添加剂都要以钠盐形式添加呢?这是因为钠盐的溶解性最好,能够最方便地分散在食品体系中。如果是钙盐、镁盐,就容易发生沉淀。

6.2.2 钾

钾离子是细胞内液的主要阳离子,在细胞中的钾占体内钾的98%。它也是膳食中来源最丰富的金属元素之一。

6.2.2.1 吸收和排泄

钾在膳食中以可溶形式存在,容易被人体吸收,主要吸收位置是小肠,吸收率可达85%。吸收后的钾70%左右存在于肌肉中,其余广泛分布于皮肤、肝脏、骨骼、大脑、红细胞等组织和细胞中。

吸收后的钾绝大部分由肾脏通过尿液排出,占排出量的80%~90%;少量由粪便和汗液排出。但在大量出汗时,由汗液排出的钾会大幅度增加,故高温环境下应注意从膳食和饮品中补充钾。当膳食中钾摄入量增加时,尿钾的排出量也随之增加。当膳食纤维摄入量增加时,粪便中钾的排出量随之增加。钾摄入量超过每日7 g后,会促使尿钾过量排出。

6.2.2.2 生理功能

(1)维持碳水化合物和蛋白质的代谢的必需因素　糖合成糖原和氨基酸合成蛋白质等重要代谢过程,需要钾离子的帮助。钾的不足会影响到碳水化合物和蛋白质代谢。

(2)帮助身体维持电解质平衡　钾和钠一样,帮助维持人体渗透压和酸碱平衡。作为细胞内液的主要阳离子,钾对于维持细胞的渗透压和完整性十分重要。调节肾脏对钾的排泄量,也是维持体内离子平衡和酸碱平衡的途径之一。

(3)维持神经和肌肉的正常功能　在生物膜上,钾离子和钠离子的交换,往往与一些重要的生理过程有关,如神经冲动的传递及肌肉的收缩。血钾过高或过低时都会出现肌肉紧张性异常情况。心脏的正常搏动也有赖于钠、钾等离子的协同作用。缺钾时心肌兴奋性升高,而钾过高时心肌兴奋性过度抑制。

(4)有利预防高血压　充足的钾摄入可促进尿钠排出,放松交感神经系统,抑制肾素-血管紧张素系统,有利于降低过高的血压。

6.2.2.3　缺乏和过多

人体缺乏钠的情况十分少见，而缺乏钾的情况却相对常见，除了钾摄入不足之外，主要是由于钾的过度排出或丢失。如存在酸中毒现象的糖尿病人、脱水中暑者以及长时间的呕吐和腹泻等，都会引起钾的大量损失。使用利尿剂和类固醇药物也会造成这种副作用。

缺少钾时，人体表现为肌肉无力、心律失常、胃肠道消化功能紊乱和肾脏功能障碍等。其中肌肉无力是最早期的症状。

尽管膳食中很多食物富含钾，但从食物中摄取钾并不会导致中毒，因为肾脏可以有效地排出钾。只有在超量服用含钾盐或钾增补剂时，或者肾功能不全导致钾排泄障碍时，才会导致这种后果。

6.2.2.4　食物来源

我国最新公布的钾适宜摄入量(AI)为每天 2 000 mg，为预防高血压等慢性疾病，建议摄入量为 3 600 mg，目前没有其最高摄取量的限制。

钾几乎存在于所有天然食品中，但其最好的来源是蔬菜、水果、薯类和豆类。肉、鱼、蛋、贝类等食物均含钾，但它们也含有相对较多的钠。全谷物中的钾含量高于精白米和精白面粉。大部分蔬菜和各种水果、薯类、豆类均为高钾低钠食品。因此，将主食的一部分换成薯类和豆类，并多吃蔬菜和水果，可以有效地提高膳食中钾的摄入量，对预防高血压和心脑血管病十分有利。

特别关注

高血压患者要吃高钾低钠的膳食

钠是促进血压升高的因素，而钾是促进血压下降的因素。如果吃富含钾而钠含量低的食物，就意味着降低了食物中钠和钾的比例，对于预防血压上升十分有益。

在膳食中，对于钾含量高的水果，通常不需要加盐食用，这对改善食物中的钠钾比例十分有益。烹调蔬菜时如果加入大量的盐，则会使钠钾比例得不到改善。故而对于高血压患者来说，食用蔬菜应当少放盐。蔬菜榨汁食用虽然会损失维生素 C 和膳食纤维，却可以很好地保持低钠特性，故仍有健康意义。

在主食食材中，用薯类、豆类和全谷替代部分精白米面，均可有效提高膳食中的钾摄入量。因为和精白米面制品相比，它们都含有较高的钾，特别是薯类。

6.2.3　钙

钙是人体内含量最高的一种矿质元素，体内 99%的钙存在于骨骼和牙齿中。同时，骨骼也是人体的钙储存库，在食物摄入不足时，为了维持血钙的稳定，人体可以从骨骼中“动员”钙进入血液，使生命活动得以正常进行。

6.2.3.1　吸收和排泄

食物中的钙往往是与其他食物成分复合存在的，部分以不溶性形式存在。因此在消化吸收过程中，要首先将钙从食物中释放出来，形成可溶性的离子状态。

钙在小肠近端吸收，食糜中的钙吸收率为20%～60%。当膳食钙摄入量提高时，吸收率会下降。钙的吸收受到多种食物因素的影响。食物中的有机酸、维生素C、维生素D、乳糖、一些必需氨基酸和酪蛋白磷酸肽等成分有利于钙的吸收利用；而草酸、植酸、过多的磷、过多的膳食纤维和过多的脂肪酸等成分会降低钙的吸收利用率。充足的胃酸对保证食物中不溶性钙的吸收效率十分重要。治疗胃肠疾病使用的抗酸药和其他一些碱性药物可能干扰钙的吸收利用。

当人体对钙需要量大时，主动吸收的比例提高，钙的吸收率随之提高。这种主动吸收为耗能过程，受到维生素D的促进。婴儿、儿童、青少年和孕妇对钙的生理需求量高，故钙吸收率较高；而成年后钙吸收率下降，女性绝经之后钙吸收率进一步降低。

身体通过肠道和肾脏两个主要途径排出钙。食物残渣中未吸收的钙、消化液中的钙和脱落肠道上皮细胞中的钙从粪便排出。10%～20%已经吸收的钙通过尿液排出。

当饮食中钙含量不过高时，钙的摄入量与尿钙的排出量关系不大，但当血钙浓度上升时，尿钙的排出量增加。钠和钙在肾小管的重吸收过程中存在竞争作用，钠摄入量大时，尿钙排出量增加。故而多吃盐会造成已经被吸收入血的钙从尿液排出，不利于预防骨质疏松。

此外，摄入过多的磷、硫元素会增加尿钙的排出量，而充足的钾、镁元素摄入量有利于避免尿钙过多排出。当出汗量大时，皮肤也成为不可忽视的排钙途径。由于乳汁中富含钙，对于哺乳女性来说，分泌乳汁时也同时排出大量的钙。

6.2.3.2 生理功能

(1)钙是骨骼和牙齿的主要成分之一　钙以羟磷灰石的形式与骨胶原蛋白一起组成骨骼，赋予骨骼以硬度和强度。未成年人的骨骼处于持续矿化的过程中，其中的钙含量持续增加；而成年之后，骨骼中的钙仍处于动态更新中；中老年期，骨钙的动态平衡往往趋向于负平衡状态，长期的结果便是骨质疏松。

(2)钙参与体内多种重要生理功能　体液中的钙虽然不足全身钙含量的1%，但具有极为重要的生理功能。它帮助维持人体的正常凝血功能和神经传导功能，使肌肉能够正常收缩和舒张，使神经系统兴奋性既不过高也不过低。一些激素的分泌需要钙的帮助，许多酶系统的活性调节需要钙离子的参与，如脂肪酶、一些蛋白酶、ATP酶等。钙离子水平变化是细胞间信息传递的重要方式，钙与一些特殊蛋白质的结合状态与体内生理活动的调节密切相关。

由于血钙浓度对于机体的内环境稳定极为重要，身体通过维生素D、降钙素和甲状旁腺激素对其浓度进行严密控制，通过3个途径来调节，包括小肠对钙的吸收、肾脏对钙的排泄和骨钙的转换。当膳食钙不足，超过了小肠和肾脏的调节能力时，机体需要从骨骼中动用钙，以维持血钙的稳定。

研究发现，膳食中钙摄入充足对血压控制有益。在一项通过调整膳食来控制高血压的研究中发现，在限制钠摄入的同时，提高膳食中的钙摄入量，对于控制血压最为有效。还有一些研究发现，充足的膳食钙摄入量有利于降低肠癌的危险性，对心血管疾病和糖尿病患者也有保护作用。

特别关注

钙与减肥有关吗？

一些研究发现，钙与正常体重的维持可能有关。对美国全国营养与健康普查的数据进行分析表明，在同等的能量和蛋白质摄入量下，钙摄入较少的人肥胖危险较大，而钙摄入量高的人较不容易发生肥胖。而从钙的来源方面说，来自乳制品的钙预防肥胖的效应最强。也有流行病学研究发现，用富含钙的乳制品替代部分肉类食物作为蛋白质来源，有利于预防随着年龄增加而出现的体重上升。动物实验表明，钙有利于脂肪的分解和机体的散热功能。

虽然乳制品中的钙有利于控制体重，但前提是不能增加一日总体能量和蛋白质摄入量。也就是说，若增加乳制品的摄入量，必须同时减少其他蛋白质食物的摄入量。

6.2.3.3 缺乏和过多

按我国营养学会制定的营养素参考摄入量，成年人每日应摄入 800 mg 钙。50 岁以上的人、孕后期妇女和哺乳期妇女应每日摄入 1 000 mg 钙，而处于发育高峰期的青少年应摄入 1 200 mg 钙。

膳食中的钙长期供应不足，对幼儿来说会造成佝偻病，对成长期青少年来说，则会使其骨密度峰值或总骨量达不到应有的高度。中年之后，骨钙的负平衡可造成骨质疏松症，甚至增加骨折风险。女性绝经后性激素水平下降，骨钙流失速度增加，故中老年妇女患骨质疏松症尤为明显。抽烟、喝酒、缺乏运动、长期食物营养不平衡也可以导致男性的骨质疏松。

骨质疏松症患者的骨质含量和骨质密度明显降低。骨的脆性增加，在身体重力下塌缩变形，甚至在较小外力作用下即发生骨折。其常见症状是腰背疼痛、身高降低、容易摔跤、容易发生骨折等。有意识地增加膳食中的钙摄入量，并增加钾、镁元素的摄入量，保证充足而全面的营养供应，维持良好的消化吸收功能，加上适度的运动和充足的阳光照射，有助于预防和推迟骨质疏松症的发生。

从食物中摄取过量钙时并没有危险，但摄入过多的钙补充剂有可能带来危害，如干扰铁、锌、镁等其他矿物质的吸收利用，可能引起便秘，并可能增加患肾结石的风险。在膳食钙充足的基础上再服用大量钙补充剂，甚至有可能增加患心血管疾病的风险。对我国的低钙膳食居民来说，日常补充 200～600 mg 的钙仅能弥补膳食不足，并不会带来肾结石和心血管病方面的危害，但也应注意服用方式，避免出现胃肠不适或便秘问题。

由于肠道可调整钙的吸收率，当膳食钙摄入量增加时，钙的排泄量并不同步增加，而过多的蛋白质、钠和磷的摄入对于尿钙的排出具有促进作用。

6.2.3.4 食物来源

钙是我国居民膳食中容易缺乏的一种矿物质。历次全国膳食调查表明，居民的平均膳食摄入量为 400 mg，只有 18～49 岁成年人推荐值 800 mg 的 50%左右。人体最高可耐受摄取量为 2 000 mg。

钙的食物来源主要包括以下几类：

①各种乳制品，如牛奶、羊奶、水牛奶、酸奶、奶酪、奶粉等；

②以石膏和卤水作为凝固剂的各种豆制品，如水豆腐、各种风味的豆腐干、豆腐丝、豆腐千

张、仿肉豆制品，等等；

③草酸含量不高的绿叶蔬菜，如小油菜、小白菜、塌棵菜、菜心、芥蓝、羽衣甘蓝、绿叶圆白菜、芫荽（香菜）、萝卜缨等；

④芝麻酱和各种坚果、油籽等；

⑤连骨食用的小鱼、小虾等。

特别关注

哪些食品中的钙容易被吸收？

牛奶、酸奶、奶酪等乳制品中含有大量的钙，同时也含有维生素D。其中的钙为可溶分散状态，也不含有植酸、草酸、单宁等妨碍钙吸收的因素。而且乳制品食用方便，每次摄入量可达250 g，被公认为是天然食物中最好的钙来源。

相比而言，虾皮含钙量高，但难以在胃中被完全磨碎消化；豆腐和芝麻酱等食品含钙量高，但它们不含有维生素D，同时可能含有少量植酸等妨碍钙吸收的因素。绿叶菜也是钙的良好来源，但利用率差异较大。苋菜、菠菜等含草酸较高，而油菜、小白菜、甘蓝类蔬菜钙含量高，草酸含量却很低，钙的利用率较高。

照射充足的日光，或者补充维生素D，可以提高植物性食物中钙的利用率。对于有涩味的蔬菜，焯水后食用可以减少草酸对钙吸收的影响。

6.2.4 镁

在宏量元素当中，镁是最少的一种。成年人体中镁的含量约有30 g，其中2/3存在于骨骼和牙齿中，其余存在于肌肉和内脏等软组织中，只有1%左右存在于细胞外液中。

6.2.4.1 吸收和排泄

镁在小肠中和钙一起被吸收。和钙、铁、锌等矿物质一样，当摄入量少的时候，或需要量增加的时候，其吸收率会上升。氨基酸和乳糖会促进镁的吸收，而草酸、磷酸、植酸和膳食纤维会抑制镁的吸收，但维生素D对镁的吸收帮助不大。充足的饮水有利于镁的吸收利用。

吸收后的镁通过胆汁和消化液进入肠道，大部分被重新吸收，少部分从粪便中排出。也有一部分镁从尿中排出，其排出量受到肾脏的严格调控，当血清镁含量减少时，肾脏对镁的重吸收作用加强。

6.2.4.2 生理功能

镁是人体内多种酶的激活剂。体内300多种酶的活性的调节需要镁离子的参与，其中包括Na^{+}-K^{+}-ATP酶、Ca^{2+}-ATP酶、磷酸转移酶和多种水解酶。它也是氧化磷酸化作用的重要辅助因子，对于人体能量代谢非常重要。无论是葡萄糖、蛋白质还是脂肪的代谢，都需要镁的参与。

镁的另一个重要功能是调节神经和肌肉的紧张度。它和钙元素一样，能够帮助降低神经和肌肉的兴奋性。镁的不足可能引起血压的上升。同时，镁能够活化腺苷酸环化酶，与血管的扩张有关。因此，镁对于控制血压有利。

镁和钙一样，是骨骼和牙齿的重要成分，也是血液凝固的必需因子。充足的镁有利于维持骨骼生长更新，提高牙齿釉质的硬度，减少龋齿的发生。由于镁有助于钙的利用，充足的镁能够减少钙的排出，同时有利于预防肾结石。

镁对胃肠道也有作用，有助于减少肠壁张力，促进水分滞留，有利于排泄。硫酸镁有促进胆囊排空的作用。此外，镁还是正常免疫功能所必需的营养成分。

6.2.4.3　缺乏和过多

很少能见到严重的镁缺乏症状，只有在酒精中毒、胃肠道感染、严重腹泻、患肾脏疾病、服用利尿剂、酮症酸中毒、蛋白质严重不足等情况下，才可能发生镁的严重缺乏，表现为手足抽搐，肌肉震颤，甚至出现幻觉和其他神经肌肉过度兴奋的症状。长期缺镁还可能引起骨质疏松。从食物中摄入镁不会造成过量问题，除非服用过量的镁补充剂。

特别关注

镁对预防慢性疾病的作用

研究表明，镁对于控制血压、预防糖尿病和心脏病可能是一个有利的因素。饮用硬水的区域，可以从水中获得较多的钙和镁。在同样饮食条件下，与较低的心脏病风险相联系。增加膳食中钙和镁的摄入量，有利于控制血压，可能与镁缺乏时动脉血管收缩有关。还有研究发现，镁缺乏时胰岛素敏感性有所降低，而补充镁可以改善葡萄糖耐量。

故而，从膳食中供应充足的镁，可能对于预防高血压、心脏病和糖尿病有益。

6.2.4.4　食物来源

按我国营养学会制定的营养素参考摄入量，建议成年人每天摄入 330 mg 镁。

镁的食物来源较丰富，包括绿叶蔬菜、豆类、坚果、全谷物等。由于叶绿素分子中含有镁，各种深绿色叶菜均为镁的良好食物来源。肉类和奶类中含镁较少。把稻米和小麦精制成精白米和精白面会严重损失其中的镁。

其他常量元素（氨、磷、硫）的作用和食物来源见表 1-6-2。

表 1-6-2　其他常量元素的作用和食物来源

元素名称	主要作用	缺乏或过多	食物来源
氯	胃液成分；和钠一起维持电解质平衡	盐摄入充足时不发生缺乏	各种有咸味的食品
磷	骨骼的成分；生物膜磷脂中的成分；遗传物质的成分；维持酸碱平衡，在能量传递中起作用	蛋白质摄入充足时不发生缺乏。缺乏时发生骨痛、肌肉无力等现象，过多妨碍钙的利用	各种动物食品，大豆和豆制品，坚果类，可乐，含磷酸盐的饮料
硫	蛋白质氨基酸和某些维生素的成分	蛋白质摄入充足时不发生缺乏	各种富含蛋白质的食物

6.3 微量元素

人体对微量元素的每日需要量很少，但这绝不代表它们对人体的作用小。正由于其摄入量低，如果膳食搭配不合理，更容易发生缺乏。一些微量元素在植物性食物中的含量与环境中的土壤、水源密切相关，同时也与栽培方式和加工方式密切相关。

一些微量元素在被吸收时可能会因为竞争同一途径而彼此抑制，食物因素对于不同矿物质吸收的影响也各有不同。因此，必须恰当地安排平衡的膳食，才能保证各种元素都得到合理而协调的供应。

6.3.1 铁

铁是世界上缺乏病患者最多的营养素之一。食物中的铁以不同形式存在，其中，存在于肉类食品、血液和内脏中的铁为血红素铁，螯合于卟啉环而存在；其他食品中的铁以非血红素铁形式存在，包括二价铁和三价铁。

人体中的铁绝大部分以血红素铁的形式发挥生物学作用，也有一部分铁以储存形式存在。人体中以肝脏和脾脏的铁含量最高，肾脏、心脏等深红色的脏器含铁也较高。铁也是骨骼肌和大脑的重要成分。

6.3.1.1 吸收和排泄

铁的吸收比较复杂，与膳食中铁的存在形式、妨碍吸收和促进吸收的因素、膳食中铁供应量的多少、身体对铁的需求等因素有关。此外，胃肠道疾病会严重影响铁的吸收利用。

血红素铁与小肠黏膜上皮细胞中的特异性蛋白结合后，可以直接进入小肠黏膜细胞，其吸收利用率较高，为15%～35%，当身体缺铁时甚至可高达40%，而且受膳食中其他干扰因素的影响比较小。大量的钙是唯一一个降低血红素铁吸收率的因素。

对于非血红素铁的吸收，则需要首先将铁还原成为二价铁离子，并成为可溶形式，才能被小肠黏膜细胞吸收。其吸收率受到很多膳食成分的影响，如植酸、单宁、草酸、磷酸盐、某些膳食纤维等，其中植酸的影响最大。例如，多种淀粉豆类都富含铁，但因其中植酸含量较高，铁吸收率不足3%。茶、咖啡、可可和一些蔬果中的多酚类化合物抑制铁的吸收。钙元素抑制非血红素铁的吸收，过多的锌、锰、铅等二价金属离子均会妨碍铁的吸收。

多种维生素与铁的生物利用密切相关。维生素C可将三价铁还原成更容易吸收的二价铁，并可通过螯合作用部分抵消植酸对非血红素铁吸收的影响。维生素A可在肠道中与铁结合成可溶性物质而改善铁的吸收利用率；维生素B_2可促进铁的吸收、转运和储存；叶酸和维生素B_{12}也有利于铁的吸收利用。

蛋白质对铁吸收的影响较为复杂。奶类、蛋类和豆类蛋白质均能降低非血红素铁的吸收率，但肉类会提升非血红素铁的吸收率。一方面可能是因为肉类蛋白质刺激胃酸分泌，有利于铁的吸收利用；另一方面是在肉类消化过程中产生的部分小肽有促进铁吸收的作用。

葡萄糖、蔗糖、乳糖等可溶性糖有利于铁的吸收，其中乳糖作用最佳。柠檬酸、乳酸等有机酸可与非血红素铁形成可溶性螯合物，有利于铁的吸收。食物发酵或添加植酸酶可使植酸降解，从而提高铁的利用率。

小肠中的铁蛋白将铁转移给黏膜运铁蛋白，再转给血液中的运铁蛋白，将铁运输到全身。

铁的储藏形式是铁蛋白和血铁黄素，主要储存于肝脏、骨髓、脾脏和网状内皮细胞中。女性体内储存铁 0.3～1.0 g，男性体内储存 0.5～1.5 g，个体差异较大。

人体中的铁被严格调控为平衡状态，铁吸收率与生理状况和健康状况关系密切。而在未成年人的快速生长期，铁吸收率可高达 35%。当铁需求旺盛或铁储备不足时，机体会通过增加肠黏膜铁蛋白的方式来提高吸收率。当膳食铁供应量超过需要时，或体内铁储存量高时，铁吸收率会下降。

铁进入人体之后可被循环利用，主要损失途径是失血和小肠黏膜的脱落排出。女性的月经失血是铁排出的关键途径。

6.3.1.2　生理功能

铁在机体中发挥功能时主要以血红素形式存在。

(1)是体内运载氧的关键物质，与造血功能有关　铁是血红蛋白和肌红蛋白的组分，它帮助血红蛋白携带和运输氧气，把氧送到全身组织和肌肉组织中。如果没有足够的铁，就无法形成正常的血红细胞，无法有效增加肌肉。

(2)与多种酶活性有关，参加体内的能量生成过程　铁也是一些酶活性所必需的因子，通过铁离子在二价和三价之间的转换，帮助这些酶催化氧化还原反应。身体中有很多重要的酶含有血红素铁，如呼吸链中的细胞色素、NADH 脱氢酶、琥珀酸脱氢酶、氢过氧化物酶等也含有铁(参见生物化学课程内容)。如果没有含铁酶的作用，就无法把食物中的能量物质变成身体所需要的化学能量。一些铁硫蛋白在代谢中也起到重要作用。

(3)其他重要生理功能　缺乏铁时，身体的抗感染能力下降，解毒能力下降，一些重要物质的合成能力低下，组织修复能力受损，伤病恢复能力下降。

6.3.1.3　缺乏和过多

铁缺乏所引起的缺铁性贫血是世界上最常见的营养缺乏症之一，在我国主要发生于婴幼儿、育龄期妇女和老年人，特别是孕妇群体中。

缺铁的原因可能来自 4 个方面：

①铁摄入不足，或食物中缺乏血红素铁。如长期节食减肥者、不吃任何肉类的素食人群，挑食偏食者等，容易出现铁摄入不足的情况。

②铁吸收能力低下。由于消化吸收系统疾病，或膳食中含有大量干扰铁吸收利用的因素，导致铁的实际吸收利用率低下。比如萎缩性胃炎患者和肠道慢性炎症患者，铁吸收利用率会大幅度下降。本身胃酸不足却从蔬果中摄入大量的单宁、草酸和膳食纤维，或一些很少吃肉却大量喝浓茶、咖啡的人，也容易出现铁吸收利用率低的问题。

③身体对铁的需求量上升。婴幼儿在 6 个月之后从食物中所得到的铁往往不足，而生长发育速度又很快，容易造成铁的不足。青春期少女正处于生长高峰时期，同时又开始月经失血，也容易发生不足。孕妇同时需要满足胚胎和自身的铁需要，并需要为新生儿储备出生后 6 个月的铁供应，自身也需要储备弥补产后失血的铁，因此对铁的需要量远远高于孕前。因此，铁是唯一一种女性需求量超过男性的营养素。

④存在失血情况。如外伤引起大量失血，月经失血过多等。消化道溃疡、痔疮、寄生虫病之类也可能引起慢性失血。部分中年女性因为子宫肌瘤、更年期等问题，月经失血过多，贫血情况并不少见。老年女性虽然不再有月经失血问题，但部分人食物摄入量不足，或因为担心各

种慢性疾病，摄入肉类较少，同时胃肠消化吸收功能下降，因此也容易因缺乏铁和蛋白质而罹患贫血。

铁缺乏首先造成体内铁储备的减少和耗竭，血清铁蛋白下降，运铁蛋白上升。而后红细胞的生成受到限制，而红细胞原卟啉的含量上升。最后，血红蛋白含量下降，血细胞比容下降，发生缺铁性贫血。因此，从身体出现铁的负平衡，到出现缺铁性贫血，通常需要几个月的时间才能表现出相应症状。

当患缺铁性贫血时，人体黏膜颜色苍白，体能下降，免疫力降低，在低温下的体温调节能力不足。儿童缺铁性贫血不仅会影响生长发育，而且影响行为和智力发育。孕妇贫血可能增加流产、早产、低出生体重等风险。

在出现缺铁性贫血症状之前，人体的能量供应水平和神经递质合成效率已经因缺铁受到影响，从而影响到工作能力和思维能力，表现为工作效率降低、活力减退、情绪淡漠等。

特别关注

贫血引起行为改变

多项研究表明，儿童贫血会降低其学习和认知能力。当机体氧气和能量供应不足时，大脑神经系统的活动首先受到影响。贫血的孩子不仅体能下降，而且智力活跃程度也随之降低，对学习、思考、娱乐活动等的兴趣减退，平均学习成绩低于不贫血的健康儿童。同时，他们参加游戏、活动也比较少，或不够主动。

在很多情况下，人的行为与其营养状况密切相关。被评价为不热情、不活跃、懒惰、注意力不集中、不爱动脑的儿童，以及情绪低落、兴趣淡漠、不爱活动的女性，这些人群可能存在贫血、缺锌、维生素缺乏等情况。因此，在这些情况下，应首先对他们进行营养水平的检测和评价，然后再考虑心理、行为等方面的治疗方案。

当铁摄入过多时，身体会自动降低其吸收率，因此一般来说从食物中摄入铁并不会引起铁中毒。但极少数人因为遗传原因，可能会在铁摄入量过高时发生血色沉着症。体内过多的铁可能引起组织损害，特别是肝脏损害。过多的铁还会增加被细菌感染的风险。

由于铁元素有催化氧化反应的能力，体内铁沉积过多可能会增加自由基引起的氧化压力，从而对多种疾病和癌症的预防不利，如增加患糖尿病、肝癌、心血管病和关节炎的风险。在有肉类摄入的情况下，摄入全谷物、豆类对预防心血管疾病和某些癌症有利，其中可能的机理之一，就是其中的植酸和膳食纤维降低了膳食铁的吸收率，从而降低了氧化应激水平。

摄入过量铁补充剂很容易发生铁中毒，需要在专业人员的指导下服用，还要特别避免因误食而中毒。铁中毒可导致恶心、呕吐、腹泻、头晕、意识模糊、心跳加速、心脏衰竭等。

6.3.1.4 食物来源

按照我国营养素参考摄入量，成年女性和男性每日摄取铁的参考值分别为 20 mg 和 12 mg，最高限量为 42 mg。

铁的最佳食物来源是富含血红素铁的红色内脏和肉类，如动物的肝脏、肾脏、心脏、脾脏、禽类的胃、动物血、红色的牛肉和羊肉以及瘦猪肉等。红色越深,所能供应的血红素铁越多。

在膳食中,对铁营养贡献最大的是红肉类、禽类和鱼虾类。豆类、蛋黄和全谷类食物都含有较高的铁,但为非血红素铁,生物利用率较低。深绿色叶菜、坚果、油籽和水果干所提供的铁也不可忽视。此外,一些食品做了铁强化处理,如铁强化的早餐谷物、铁强化的面粉、铁强化的酱油等。对缺铁者和素食者来说,经常摄入这些食物对铁的膳食供应也会起到补充作用。

对缺铁者或消化不良者来说,食用草酸含量较高的蔬菜前,宜做焯水处理以去除草酸。新鲜水果和蔬菜中的维生素 C、维生素 A、维生素 B_2 和有机酸可以提高谷类和豆类中的铁的被吸收率,而肉类与谷类、蔬果同时食用也能促进铁的吸收。

6.3.2　锌

锌是体内 200 多种酶和活性蛋白质的激活因素或辅助因子,故而锌广泛分布于人体各组织器官和体液中,其中含量较高的是内脏、肌肉、脑等。男性和女性体内的锌总量分别约为 2.5 g 和 1.5 g,其中 60%左右存在于肌肉中,30%存在于骨骼中。

6.3.2.1　吸收和排泄

只有很少量的锌在胃和大肠中被吸收,主要在小肠部位,与小分子肽类形成复合物后被主动吸收。进入小肠细胞后,部分锌与一种叫作“金属硫因”的蛋白质相结合(与铁吸收时的黏膜铁蛋白相似),储存在小肠细胞或肝脏细胞中。当身体需要锌时,这种蛋白质释放出锌,锌与白蛋白结合进入血液循环中。也有部分锌与运铁蛋白结合而被转运。

与铁一样,锌的吸收受到机体对锌需要迫切程度的影响。当人体迫切需要锌时,对锌的吸收增加。膳食中过多的铁可能会降低锌的利用率。相反,过多的锌供应也会降低铁和其他二价微量元素如铜、锰等的吸收率。

锌的利用率受到食物中多种因素的影响。膳食中的蛋白质,特别是动物蛋白质,可提升锌的利用率;过多的钙和铁会降低锌的吸收率;一些可以与金属离子形成可溶性螯合物的氨基酸和有机酸能促进锌的吸收;植酸、草酸、单宁、膳食纤维等都会降低食物中锌的生物利用率。

胰脏在分泌消化液的同时,使锌作为消化液的成分进入小肠。在小肠中,锌被重新吸收利用,再次进入胰脏,称为肠-胰循环。其中,部分锌没有被小肠细胞吸收,而是随食物残渣一起进入大肠,最后被排出体外。还有少量的锌通过尿液、汗液、皮屑、头发、精液等途径排出体外。

6.3.2.2　生理功能

锌作为体内多种酶和活性蛋白质维持结构稳定和生物活性的必要因子,它的生理功能极其重要。

(1)维持正常的生长发育　锌是 DNA 合成的必要因素,并与蛋白质合成有关,所有细胞的分裂增殖和生长、分化均需要锌的帮助,故缺锌影响未成年人的生长发育。锌参与多种激素的代谢,对性功能发育有重要调节作用。幼年动物缺乏锌还会造成脑发育障碍和认知能力的损害。

(2)维持正常的康复能力　组织的修复功能也与锌营养状况有关。创伤可引起锌的丢失,锌参与 DNA 合成、蛋白质合成和胶原合成,缺锌时胶原合成能力下降,组织修复缓慢,使伤口难以愈合。

(3)维持正常免疫机能　锌促进免疫细胞的分裂和增殖,调节免疫因子的水平,故对维持正常免疫功能十分重要。缺锌引起胸腺萎缩,免疫反应能力受损,抗病力下降。

(4)其他生理功能　锌是稳定细胞膜结构的重要因素;锌参与胰岛素的合成和释放,以及甲状腺激素的作用;锌为正常视力所必需,因为它参与维生素 A 在视觉细胞中转运和转化为视黄醛的过程;锌是味蕾中味觉蛋白的成分,因此为正常的味觉功能所必需,等等。

6.3.2.3　缺乏和过多

锌缺乏是常见营养缺乏问题之一。怀孕、哺乳、青春期快速生长时,以及伤病恢复期,人体对锌的需求量上升,容易造成相对缺乏问题。如果动物性食物摄入严重不足,主食中的植酸和膳食纤维含量过高,烹调前未经发酵,则膳食锌的吸收率过低,锌缺乏风险增加。

儿童期缺乏锌会引起生长发育严重迟滞,造成身材矮小、男性性发育障碍等问题。同时,肠黏膜细胞更新受阻,引起腹泻和消化不良,造成其他营养素缺乏。由于味觉蛋白功能障碍,缺锌时可能发生食欲不振、味觉异常,甚至发生异食癖。缺锌还造成免疫力低下,易患感染性疾病。由于细胞增殖受阻,缺锌时伤口难以愈合,频繁发生黏膜溃疡和皮肤损害。缺锌影响视觉功能,引起类似于维生素 A 不足时的暗视力下降。儿童长期缺锌还可能损害中枢神经系统,造成认知功能发展滞后。

从食物中摄入锌不会引起中毒,但摄入过量补锌营养品可能引起中毒反应。

6.3.2.4　食物来源

按照我国营养素参考摄入量,成年女性和男性每日摄取锌的参考值分别为 7.5 mg 和 12.5 mg,最高限量为 40 mg。

膳食中的锌供应主要来自一些蛋白质丰富的食物,如贝类、虾、蟹、动物内脏、肉类、鱼类、奶类等。甲壳类动物如田螺、牡蛎、河蚌之类特别富含锌。谷胚富含锌,豆类、坚果、油籽和全谷也是锌的来源,如芝麻、葵花籽、松子等的含锌量很高。但因同时存在植酸和膳食纤维等干扰因素,这类食物的锌的吸收利用率不及动物性食物。精白米面和蔬菜水果的锌含量较低。

豆制品和豆类的发酵制品也是锌的膳食补充来源。经过发酵之后,植酸被分解,豆类中锌更容易被吸收利用。

特别关注

消化不良会影响矿物质吸收吗?

由于矿物质的吸收受到多方面因素的影响,在同等摄入量下,身体所得到的微量元素营养可以有很大的差异。例如,胃酸不足会影响到食物中矿物质的可溶程度;消化液不足和胃肠蠕动减慢时会影响营养素的释放;肠道黏膜感染或黏膜细胞更新障碍会影响到多种矿物质的吸收。

与此同时,一种营养素的不足,也会通过对消化系统的影响而妨碍其他营养素的吸收。如锌和铁的不足都可能导致肠黏膜更新障碍,造成多种维生素、矿物质吸收不良。因此,铁和锌的不足往往与其他营养素的不足相伴而存在,引起人体的全面衰弱。补充营养时,也应注意采取改善消化吸收的综合措施,仅补充一种营养素未必能获得良好的效果。

6.3.3 碘

碘是一种需要量极其微小的营养素，也是世界上缺乏人群最多的营养素之一。人体中碘的总量平均约为30mg。甲状腺的碘含量最高，肌肉、内脏、淋巴结、生殖器官和脑组织中均有碘的分布。

6.3.3.1 吸收和排泄

碘很容易被人体吸收。食物中的无机碘在胃和小肠中被直接吸收，经过消化作用之后，有机碘游离出来，以无机碘形式被吸收。食物中的钙、镁、溴、氟等元素阻碍碘的吸收，当蛋白质和能量不足时，碘的吸收利用率也会降低。

人体吸收碘之后，将碘储存在甲状腺中。碘的更新速度较快，故需要在日常膳食中及时供应。超过储存能力的碘主要通过肾脏从尿中排泄，少量由粪便、汗液和气体排出，大量出汗时会损失相当数量的碘。哺乳期女性还可以从乳汁中排出碘。

6.3.3.2 生理功能

碘在体内的主要功能是支持甲状腺素的合成。甲状腺素是人体新陈代谢调控的重要激素，影响到能量代谢和三大产能营养素代谢，从而与生长发育、神经系统功能、肌肉功能等密切相关。当甲状腺素水平发生异常时，人体的基础代谢率和机体的能量供应水平有明显改变。

6.3.3.3 缺乏和过多

长期缺乏碘时，甲状腺素的合成受阻，下丘脑增加促甲状腺激素的分泌，使甲状腺发生增生、肿大，即为地方性甲状腺肿。在碘摄入不足的情况下，一些植物性食物中的硫苷类等抗甲状腺物质会进一步降低碘的吸收，从而促进甲状腺肿的发生。

胎儿和幼儿缺乏碘可导致其大脑神经系统发育障碍，在此期间即使轻度的碘缺乏也会影响儿童的学习能力和神经运动能力。母亲在孕期严重缺乏碘，不仅可能造成流产、死胎率升高，而且可引起新生儿出生后不可逆转的智力发育障碍，称为克汀病。克汀病儿童表现为痴呆、生活不能自理、无法性成熟等。成年期缺碘可引起甲状腺功能减退和认知功能障碍。

为了控制碘缺乏症，世界许多国家都推行食盐加碘的政策，并取得了巨大的成效。也有一些国家在饮水、烹调油或主食中添加碘。我国从1996年实行食盐加碘之后，极大地减少了克汀病患儿的出生率。

然而，碘过多时也会造成碘过多性甲状腺肿和甲状腺功能亢进或减退等情况。孕期摄入过多的碘同样对胎儿发育有害，婴儿摄入碘过多，甚至可能因甲状腺肿大阻塞气道而造成窒息。除了在高碘地区，从食物中摄入碘发生中毒反应的机会较小，但食用碘增补剂造成过量的危险不可忽视。在20世纪90年代中期，我国曾有儿童因同时服用多种碘增补剂造成中毒的案例。

6.3.3.4 食物来源

按照我国营养素参考摄入标准，健康成年人每日摄取碘的参考值为120 μg，最高限量为600 μg。

膳食中的碘主要来自食物，但也有10%～20%来自饮水。海水中含有丰富的碘元素，因此各种海洋食品均为碘的良好来源，如海鱼、海鲜、海藻等。陆地食物的碘含量则与水土有密切关系。一般来说，地质倾斜角度较大、经常受雨水冲刷的地区土壤中含碘量低。

在非海产食物中，动物性食物的含碘量通常高于植物性食物，故在缺碘地区，经常食用动物性食物的人不易罹患地方性甲状腺肿。

目前，加碘食盐已成为碘的重要膳食来源。相关部门已经多次调整各地区碘盐中的加碘量，但具体从碘盐中摄入多少碘，还与碘盐的总摄入量有关。口味重的人会摄入过多的盐，同时会摄入较多的碘。此外，由于每个人的食物结构不同，对动物性食物特别是水产品的摄入量差异非常大，故而即使在同一地区，每个人的碘摄入量也有非常大的差异。

特别关注

哪些食物会妨碍碘的吸收利用？

食物中的硫苷类物质和异黄酮类物质均会妨碍碘的吸收利用，高锰酸钾、溴酸盐和某些药物也会抑制碘的作用，减少甲状腺素的产生，促进甲状腺肿大。

富含硫苷类的食物主要是味道较浓的十字花科类蔬菜，包括芥菜、芥蓝、西蓝花、白色菜花、圆白菜、萝卜、苤蓝等。富含异黄酮的物质主要是大豆及豆制品。然而，对于甲状腺功能正常的人来说，没有证据表明正常食用这两类食物对健康有不利影响。烹调可以降低硫苷物质的含量。

除了大豆和十字花科蔬菜之外，有研究发现部分其他果蔬也有轻微的抑制甲状腺功能的作用。咖啡因对甲状腺功能有抑制作用，因此缺碘者不宜大量饮浓茶和咖啡。这方面的研究还有待于进一步深入。

6.3.4　硒

硒与碘一样，也是与水土关系极其密切的微量元素。硒的化学性质类似于硫的化学性质，在氨基酸中可以取代硫元素而存在，形成硒半胱氨酸和硒蛋氨酸。硒在人体中广泛分布，其中肾脏中的硒含量最高，随后是肝脏、心脏、肌肉和血液。

6.3.4.1　吸收和排泄

硒在十二指肠中被吸收。在氨基酸中取代硫原子的硒随着氨基酸一起被人体主动吸收。无机硒的吸收率低于硒氨基酸。

吸收后的硒主要储存在肝、肾和红细胞中。膳食中的硒大部分从尿液排出，其余由粪便排出。

6.3.4.2　生理功能

硒通过多种含硒蛋白的成分在体内发挥作用。例如，体内各种谷胱甘肽过氧化物酶(GSH-Px)均为硒蛋白，帮助阻断自由基的产生，维持抗氧化能力。甲状腺素前体转化为活性形式的脱碘过程也需要含硒酶的参与。此外，硫氧还蛋白还原酶中也含有硒，它能够促进氧化性维生素 C 的还原再生。因此，硒在抗氧化系统、氧化还原系统和免疫系统中发挥作用，并参与调节甲状腺激素水平。此外，研究发现摄入充足的硒有利于预防多种癌症，延缓衰老进程。

6.3.4.3　缺乏和过多

在地理上，我国存在一条从东北到西南的缺硒带，缺硒地区的水源和食物中硒含量过低。克山病和大骨节病都常发于水土中硒含量过低、膳食中硒摄入量严重不足的人群中，前者表现为心肌损害，后者表现为骨关节变形。补硒可以帮助预防和治疗克山病，对大骨节病也有一定的缓解作用。

研究发现，当硒摄入量不足时人体免疫能力明显下降，容易受到病毒感染，患多种癌症的风险升高。认为硒可能通过谷胱甘肽过氧化物酶和硫氧还蛋白还原酶来调节免疫系统的活性。

然而，硒摄入过量可能导致中毒，表现为头发脱落、指甲变形、烦躁、疲乏等。硒中毒的现象主要发生于高硒地区，其环境、水源、食物中的硒含量均大大高于其他地区，如湖北恩施地区和陕西紫阳地区。近年来发现，硒摄入过多时可能产生还原应激，并增加患 2 型糖尿病的风险。

6.3.4.4　食物来源

按照我国标准，健康成年人每日摄取硒的参考值为 60 μg，最高限量为 400 μg。

食物中的硒与水土关系较大，但总体而言，动物内脏和海产品中含硒最为丰富，其次是肉类和种子类食物，水果蔬菜中含硒较低。缺硒或高硒地区的居民可以通过与其他地区交换食物来获得适宜数量的硒。

目前，市场上有加硒营养盐出售，其中所含硒的数量可达一日推荐数量的 60%以上，足以弥补膳食摄入不足。市场上有来自高硒地区的富硒米、富硒茶等农产品，以及用含硒微量元素肥料种植的富硒农产品，它们均能提供较高水平的硒。但是，食用多种富硒食品时应注意摄入过量的可能性。

其他微量元素（铜、锰、铬、钼、氟）的作用和食物来源见表 1-6-3。

表 1-6-3　其他微量元素的作用和食物来源

元素名称	主要作用	缺乏或过多	食物来源
铜	参与运铁蛋白、红细胞和胶原蛋白的形成，维护神经系统的功能	缺乏时发生贫血和骨骼畸形，但蛋白质充足时不易发生缺乏	贝类、坚果类、动物内脏、谷胚和豆类
锰	多种酶的激活剂或辅助因子，对骨骼形成有帮助	缺乏的情形十分罕见，可能引起骨骼生长不良	坚果、粗粮、绿叶蔬菜
铬	是葡萄糖耐量因子的成分，帮助胰岛素充分发挥作用	胰岛素耐量下降，血胆固醇上升	内脏、肉类、粗粮、酵母
钼	几种酶的辅助因子	尚不明确	豆类、粗粮、动物内脏
氟	坚固牙齿和骨骼	过多时导致氟病，表现为氟斑牙和氟骨症	鱼类、海产、茶叶以及其他动物性食物

本章总结

水是人体需要量最大的营养素，它不仅具有多方面的生理功能，而且对于控制血容积和血压十分重要。人体主要从食物和饮水中获得水，每日水的摄入量和排出量应当达到平衡。

矿物质在人体中发挥多方面的营养作用，包括建造骨骼和牙齿，维持人体的水分平衡和酸碱平衡，维持神经肌肉的兴奋性，维持正常血压，预防贫血，调节新陈代谢，激活或稳定多种酶系统，维持机体的抗氧化能力，等等。许多矿物质在生理功能上有互相联系，如钙和镁、钾和钠、硒和碘等。

矿物质的吸收和利用差异较大。其中，钙和多数微量元素的吸收都受到身体需要和食物中促进因素和抑制因素的影响。多种二价离子之间会相互竞争结合位点，一种元素的过量摄入，可能扰乱其他元素的吸收利用。摄入量过少或吸收率过低可能引起矿物质的缺乏，但摄入过多可能造成中毒，或引起生理功能的异常，如过多的钠可能与血压升高和胃癌发生风险相联系。消化系统功能和人体生理状态都可能影响矿物质的吸收率。

各种矿物质的食物来源有所差异，但部分微量元素集中在动物内脏、海产品等食物中。在植物性食物中，谷胚、豆类和坚果是微量元素的较好来源。谷类的精细加工可能造成其多种矿物质含量的下降。

本章课程活动

1. 鉴于我国居民膳食钙的摄入量较低，很多食品都宣称富含钙。在超市中找出10种宣称富含钙的食品，了解其钙的含量和存在形式，就其可能的吸收利用率、促进因素和妨碍因素进行讨论。

2. 我国居民的钠摄入严重过量。在超市中找出可能成为钠来源的10种食品，从标签中找出其钠的存在形式，并分析其可能含量。如果有含钠添加剂，则查询相关标准，了解其在食品中的用途和最大许可使用量，讨论其对膳食钠供应的影响。

3. 目前，市场上有多种强化钙、铁、锌、硒的食品。请找出这些食品，并讨论它们对于预防矿物质缺乏的意义。

本章思考问题

1. 水对人体的作用是什么？它与血压的调节有什么关系？
2. 钠对人体有什么重要意义？要降低钠摄入，除了控制吃盐量，还要注意哪些问题？
3. 钾、钠、钙、镁4种元素在神经、肌肉、血压的调节方面有什么作用？
4. 骨骼的健康与哪几种矿物质元素有关系？它们各有什么作用？
5. 钙、铁、锌等元素的吸收利用有什么特点？有哪些促进因素？有哪些妨碍因素？
6. 缺乏哪些矿物质元素时会严重地影响生长发育？是通过什么途径影响的？
7. 哪些矿物质元素会影响人体的抗病力和伤病恢复能力？为什么？
8. 摄入过多矿物质时会发生什么问题？过量摄入哪些矿物质容易引起中毒反应？

第7章 非营养素保健成分

食物中除了含有多种营养素外，还含有其他许多对人体有益的物质，称为非营养素保健成分或生理活性成分。除了一些类维生素外，当今关注的非营养素保健成分，主要指植物化学物，如植物类、皂苷、类胡萝卜素及植物甾醇等。它们对维护人体健康、调节机能状态和预防疾病有重要的作用。通常把这些成分称为功能成分或生物活性成分。植物化学物可按照其化学结构或功能特点进行分类，其中摄入量较高且功能相对比较明确的植物化学物见表1-7-1。本章仅对其中的一些常见物质进行简要介绍。

表1-7-1 常见植物化学物的种类、食物来源及生物活性

名称	代表化合物	食物来源	生物活性
多酚	黄烷酮、儿茶素、绿原酸、姜黄素、大豆异黄酮等	各类植物性食物，尤其是深色水果、蔬菜和谷物	抗氧化、抗炎、抑制肿瘤、调节毛细血管功能
类胡萝卜素	胡萝卜素、番茄红素、玉米黄素等	玉米、绿叶菜、黄色蔬菜及水果	抗氧化、增强免疫功能、预防眼病
萜类化合物	单萜、倍半萜、二萜、三萜、四萜	柑橘类水果	杀菌、防腐、镇静、抑制肿瘤作用
有机硫化物	异硫氰酸盐、烯丙基硫化合物	十字花科和葱蒜类蔬菜	杀菌、抗炎、抑制肿瘤细胞生长
皂苷	甾体皂苷、三萜皂苷	枇杷、豆类	抗菌及抗病毒作用、增强免疫功能
植物雌激素	异黄酮、木酚素	大豆、葛根、亚麻子	雌激素样作用
植酸	肌醇六磷酸	各种可食植物种子	抗氧化作用、抑制淀粉及脂肪的消化吸收
植物固醇	β-谷固醇、豆固醇	豆类、坚果、植物油	抗炎和退热作用、抑制胆固醇吸收

7.1 多酚

多酚(polyphenol)是所有酚类衍生物的总称，主要指酚酸和黄酮类化合物，前者包括原儿茶酸、绿原酸、白藜芦醇等，后者又称生物类黄酮或类黄酮，包括黄酮、黄烷酮、黄酮醇、儿茶素、异黄酮和花青素类等。姜黄属植物中的姜黄素也是类黄酮的一种。

多酚类化合物具有许多生物学作用，比如抗氧化、抑制肿瘤、保护心血管、抗炎症、抗微生物、增强免疫反应、抗衰老等。

其中，一系列多酚类物质具有类似于雌激素的结构和功能，依据其分子结构可分为异黄酮类、木酚素类、香豆素类和芪类。异黄酮主要存在于豆科植物中，如大豆中异黄酮含量为0.1%～0.5%。木酚素广泛分布于油籽、谷物、蔬菜、茶叶中。香豆素类主要存在于黄豆芽、绿豆芽、苜蓿等处于发芽阶段的植物中。芪类代表物为白藜芦醇，在葡萄、葡萄酒、花生等食物与酒中含量较多。常见多酚类物质的种类、食物来源及生物活性见表1-7-2。

不同国家人群每日黄酮类化合物的膳食摄入量为20～70 mg，主要食物来源有绿茶、各种有色水果及蔬菜、大豆、巧克力、药食同源植物等。2013版膳食营养素参考摄入量提出部分黄酮类化合物的特定建议值（SPL）和可耐受最高摄入量（UL），如对于绝经后女性，大豆异黄酮的SPL为55 mg/d，UL为120 mg/d；花色苷的SPL为50 mg/d；原花青素的UL为800 mg/d。

表1-7-2　常见多酚类物质的种类、食物来源及生物活性

名称	可能的生物活性	食物来源
槲皮素	抗氧化作用；抗炎症作用；有利预防心脑血管疾病；降低某些癌症风险等	存在于多种中草药和蔬菜水果中，如石榴、葡萄、枣、苹果、紫洋葱、豆类、茶叶等
异黄酮	类雌激素活性；抗氧化作用；降低乳腺癌风险；改善血管功能；改善胰岛素敏感性等	大豆和各种豆制品
木酚素	类雌激素活性；抗氧化作用；抗炎症作用；改善心血管作用，改善更年期不适等	亚麻子，芝麻等种子类食物，西蓝花，圆白菜等蔬菜
儿茶素	抗氧化作用；预防心脑血管疾病；降低肿瘤风险；抗菌作用等	各种茶叶，特别是绿茶
花青素	清除自由基，提高抗氧化酶系统活性；抑制炎症反应；改善视力；预防心脑血管疾病等	深色水果如桑椹、蓝莓、杨梅、葡萄、樱桃等；蓝紫黑色的蔬菜、豆类、谷类和薯类
原花青素	抗氧化作用；改善血管内皮功能，预防心血管疾病；降低某些癌症风险；预防尿道感染等	葡萄籽、葡萄、苹果、樱桃、可可、高粱、莓类浆果等
姜黄素	抗氧化作用；抗炎症作用；抗肿瘤作用；改善认知功能等	姜黄、咖喱、芥末等调味品
白芦藜醇	抗氧化作用；抑制血小板凝聚；调节血脂，保护心肌；改善胰岛素抵抗等	花生、葡萄、桑椹、菠萝、茭白、冬笋等

7.2　类胡萝卜素

类胡萝卜素（carotenoid）是广泛存在于微生物、动植物以及人体内的一类黄色、橙色或红色的脂溶性色素。根据其分子组成，类胡萝卜素可分为胡萝卜素类和叶黄素类，前者包括α-胡萝卜素、β-胡萝卜素、γ-胡萝卜素和番茄红素等，后者包括叶黄素、玉米黄素、隐黄素、辣椒红素和虾青素等含氧原子的类胡萝卜素。

类胡萝卜素具有抗氧化、抑制肿瘤、增强免疫和保护视觉等多种生物学作用。并且，α-胡罗卜素、β-胡萝卜素、γ-胡萝卜素以及隐黄素在人体内可以转换形成维生素A，属于维生素A

原，而叶黄素、玉米黄素和番茄红素则不具有维生素 A 原的活性。

类胡萝卜素仅在植物和微生物中自行合成，动物自身不能合成。植物中的类胡萝卜素主要存在于水果和新鲜蔬菜中，其中 β-胡萝卜素和 α-胡萝卜素主要来自黄橙色蔬菜和水果，β-隐黄素主要来自橙色蔬果，叶黄素主要来自深绿色蔬菜，番茄红素则主要来自番茄。人体每天摄入的类胡萝卜素大约为 6 mg。2013 版 DRIs 提出叶黄素的特定建议值（SPL）为 10 mg/d，可耐受最高摄入量（UL）为 40 mg/d；番茄红素的 SPL 为 18 mg/d，UL 为 70 mg/d。

7.3 有机硫化物

有机硫化物（organic sulfide）是一系列具有生物活性的含硫化合物的总称，主要包括两大类：一类是硫苷及其水解产物异硫氰酸盐，主要存在于十字花科植物中；另一类是烯丙基硫化物，主要存在于百合科葱属植物中。

硫代葡萄糖苷（glucosinolate）也称为硫苷、芥子油苷、硫代葡萄糖苷，是一类广泛存在于花椰菜、甘蓝、包心菜、白菜、芥菜等十字花科蔬菜中的重要次生代谢物，具有抗肿瘤、调节氧化应激、抗菌、调节机体免疫等多种生物学作用。人体每天从膳食中摄入 10～50 mg 硫代葡萄糖苷，素食者的硫代葡萄糖苷摄入量可高达 100 mg。

大蒜、洋葱、葱等百合科植物中的有机硫化物主要是烯丙基硫化物（allyl sulfide），其中尤以大蒜中的含量最为丰富。大蒜中含有 30 余种有机硫化物，其含量可达大蒜总重的 0.4%。蒜氨酸是存在于完整大蒜中的一种重要有机硫化物，组织破损（如切开或捣碎）后，蒜氨酸便在蒜氨酸酶的作用下迅速转变成大蒜素。研究表明，大蒜素具有抗真菌、抗寄生虫、抗病毒、抗氧化和抗血栓等多种作用，还具有调节免疫和脂代谢、抑制肿瘤、保护肝脏等生物学作用。

7.4 皂苷类化合物

皂苷（saponin）是一类广泛存在于植物茎、叶和根中的化合物。皂苷由皂苷元和糖、糖醛酸或其他有机酸组成。根据皂苷元化学结构的不同，可将皂苷分为甾体皂苷和三萜皂苷两大类。甾体皂苷主要存在于薯蓣科和百合科植物中。三萜皂苷在豆科、石竹科、桔梗科、五加科等植物中居多。

常见的有大豆皂苷、人参皂苷、三七皂苷、绞股蓝皂苷、薯蓣皂苷等。皂苷具有调节脂质代谢、降低胆固醇、抗微生物、抑制肿瘤、抗血栓、免疫调节、抗氧化等生物学作用。

皂苷广泛存在于植物以及某些海洋生物中，比如枇杷、茶叶、豆类、酸枣仁、人参、茯苓、山药、三七、罗汉果、海参等。每人每天膳食摄入的皂苷约为 10 mg。食用豆类食物较多的人群，其皂苷摄入量可达 200 mg 以上。

7.5 植物固醇

植物固醇（phytosterol）又叫植物甾醇，是一类主要存在于各种植物油、坚果、种子中的植物性甾体化合物，其结构和动物体内的胆固醇类似。植物固醇主要包括 β-谷固醇、豆固醇、菜油固醇及其相应的烷醇。

人体对植物固醇的吸收率很低，为 5%～10%。食物中的植物固醇可以降低胆固醇的肠道吸收利用率，在摄入量大时具有降低血胆固醇水平的作用。摄入富含植物固醇的食物有利于预防心脑血管疾病。此外，植物固醇还具有抗炎症、抗病毒、抑制肿瘤细胞、调节免疫等方面的生物学作用。植物固醇和阿魏酸结合而成的谷维素(oryzanol)已经广泛用于保健领域。

植物固醇广泛存在于草药和植物性的食物中，以豆类、坚果、油籽中含量较高。芝麻、葵花籽、花生、大豆、核桃、谷物胚芽、糠麸、未精炼的植物油中都含有丰富的植物固醇。但在植物油加工过程中，会把植物固醇从精炼油脂产品中分离出来，故除非特意添加，否则精炼后的烹调油中植物固醇含量很低。

2013 版 DRIs 提出，我国居民植物固醇的特定建议值(SPL)为 0.9 g/d，可耐受最高摄入量(UL)为 2.4 g/d。

7.6 其他生物活性成分

除了植物化学物外，一些不限于植物来源的食物活性成分对机体也有重要的生物学作用，如辅酶 Q、γ-氨基丁酸、褪黑素、胆碱、左旋肉碱、硫辛酸、茶氨酸等。

7.6.1 辅酶 Q

辅酶 Q(coenzyme Q)又称泛醌(ubiquinone)，是一类脂溶性的泛醌类化合物，在线粒体中参与呼吸作用，与人体内的能量释放有关，也是人体抗氧化系统的一部分。它有助于维持细胞膜的完整性，减少组织细胞中的脂质过氧化物含量。此外，辅酶 Q 还有保护心血管、提高运动能力、免疫调节等生物学功能。

人体可以合成辅酶 Q，但合成能力随着年龄增长而降低。辅酶 Q 主要存在于动物心、肝、肾细胞中以及酵母、牛肉、油籽、大豆中。因辅酶 Q 属于脂溶性成分，其吸收需要脂肪成分的帮助。

7.6.2 γ-氨基丁酸

γ-氨基丁酸(γ-amino butyric acid，GABA)是一种广泛存在于动物、植物和微生物体内的非蛋白质氨基酸，是哺乳动物、甲壳类动物和昆虫神经系统中最重要的抑制性神经递质。

γ-氨基丁酸在抗焦虑、改善应激和情绪紊乱方面具有重要作用。它可促进血管舒张，抑制血管紧张素酶活性，故对控制高血压也有一定帮助。

随着年龄增长，人体的 γ-氨基丁酸积累能力下降，应激状态也会增加其损耗。γ-氨基丁酸在食物中广泛存在，含量较高的食物有龙眼、绿茶、菠菜、马铃薯、山药、南瓜、坚果、全谷物、动物肝脏和发酵食物等。种子发芽的时候会提高它的含量。

7.6.3 左旋肉碱

左旋肉碱(*L*-carnitine)又称卡尼汀，由 *L*-赖氨酸和 *L*-甲硫氨酸衍生而成，是一种具有多种生理功能的类氨基酸化合物，属于类维生素。

肉碱的最重要功能是与脂肪酸、氨基酸和葡萄糖氧化过程中产生的中间体乙酰 CoA 形成复合物，帮助它穿过线粒体膜，在线粒体中最终完成氧化分解，产生能量。因此，肉碱可以提高机体对剧烈运动的耐受力，防止乳酸积累，保护心脏。此外，它还具有一定的抗氧化作用，并有利于改善脂肪肝。

左旋肉碱在酵母、肉类和乳制品中含量较高，果蔬中含量很低(表 1-7-3)。

表 1-7-3 部分食物的肉碱含量

mg/100 g

食物名称	含量	食物名称	含量	食物名称	含量
山羊肉	210	兔肉	21	面包	20
羔羊肉	78	鸡肉	75	麦芽	10
牛肉	64	鸡肝	8	花生	1
猪肉	30	牛奶	20	果蔬	0

数据来源：孙远明，柳春红. 食品营养学. 3 版. 北京：中国农业大学出版社，2020。

7.6.4 胆碱

胆碱(choline)为各种含 N，N，N-三甲基季铵阳离子的碱性盐类的总称，属于类维生素，也常被归为 B 族维生素。它是一种人体自身可以合成的物质。

胆碱是体内的重要甲基供体，是神经递质乙酰胆碱的合成前体，而乙酰胆碱与人体大脑发育和记忆能力密切相关。胆碱也是卵磷脂的合成原料，而磷脂是生物膜的关键成分。缺乏胆碱可能导致肝脏脂肪变性、老年人认知功能受损和婴幼儿神经发育异常。由于婴幼儿合成胆碱的能力较低，故往往会强化婴儿奶粉中的胆碱。

胆碱广泛存在于动植物食物中，富含卵磷脂的食物都可以为人体提供胆碱。胆碱含量较高的食物包括内脏、瘦肉、蛋黄、谷胚、花生、大豆、豆制品和奶类等。

按我国营养素参考值，成年女性和男性的胆碱适宜摄入量分别为 400 mg/d 和 500 mg/d，可耐受最高摄入量为 3 000 mg/d。

7.6.5 褪黑素

褪黑素(melatonin)又称黑素细胞凝集素，是一种主要由哺乳动物和人类松果体产生的胺类激素。它具有调节生物学节律、延缓衰老、维护免疫能力、调节能量代谢等作用。随着年龄增长，人体的褪黑素合成能力下降。

褪黑素可帮助调节时差造成的睡眠紊乱，但大量使用褪黑素可能带来眩晕、疲倦、低体温、夜间肺功能降低等副作用。抑郁症、哮喘症和癫痫症患者应慎用。

人体中的色氨酸可转变为褪黑素。含有丰富色氨酸的食物包括牛奶、小米、燕麦、黑芝麻、葵花籽、南瓜子、鸡蛋等。樱桃中含有少量天然的褪黑素。

7.6.6 茶氨酸

茶氨酸(theanine)是存在于茶叶中的一种特殊氨基酸，即 N-乙基-γ-L-谷氨酰胺。茶氨酸是茶叶鲜甜味道的重要来源，也是一种神经递质。

茶氨酸可降低大脑中的 5-羟色胺水平，提升多巴胺水平，抑制兴奋性神经递质谷氨酸水平过高时引起的神经细胞凋亡。它有利于缓解焦虑，增强认知功能，并能够对抗咖啡因的失眠作用和缓解升血压效应。同时，它在动物实验中还表现出抗肿瘤作用。

茶氨酸被列为一般公认安全物质，动物实验中未见毒性反应。

7.6.7 硫辛酸

硫辛酸(thioctic acid)又称 α-硫辛酸(α-lipoic acid)，是一种天然二硫化合物，参与碳水化合物代谢，属于类维生素。

硫辛酸具有螯合金属离子、抗氧化、解毒、抗炎症、调节糖代谢等作用。可增加心肌对氧和葡萄糖的摄取能力。

硫辛酸的主要食物来源是肉类和动物内脏。

本章课程活动

1. 查看超市和药店的营养补充剂专柜，了解目前市面上的非营养素保健成分产品的主要类型和含量。

2. 询问家人一年来购买和服用了哪些非营养素保健成分及希望达到什么样的健康效果。

本章思考问题

1. 非营养素保健成分主要有哪些？分别来自哪些食品类别？
2. 非营养素保健成分和营养素的意义有什么差别？
3. 从摄入非营养素保健成分的角度来理解，为什么要做到食物多样化？
4. 对保健成分的需求，人和人之间有什么样的差异？

第二部分

各类食物的营养价值

人体所需的营养素，归根到底来自每日所摄入的各种食物。食物来源于自然界中的各种生物，包括植物、动物和微生物，其种类极丰富。据植物学和动物学的研究，可以供人食用的天然动、植物品种多达上万种，其中人类大量生产以供食用的只有几百种，而人类每日所需营养成分的80%以上仅来自十几种食物品种。第二部分所讨论的，主要是这些作为人类食物而被大量生产的品种。

按照其来源、生物学特点和成分不同，植物性食物可以分为谷类食品（粮食类食品）、薯类食品、豆类食品、蔬菜类食品、来自微生物的菌类食品、来自水域的藻类食品、水果类食品和坚果类食品；动物性食物可以分为肉类食品、水产类食品、乳类食品和蛋类食品等几类。

每一大类食物在营养价值上有一定共性，每个品种之间有其细微的差异。为节约篇幅，本书把谷类食品和薯类食品、豆类食品和含油种籽类食品、蔬菜食品和菌藻类食品放在一起进行讨论。考虑到现代社会中的调味品种类不断丰富，其营养价值不可忽视，因而把调味品单独作为一类进行讨论。

由于各类食物的营养素组成特点不同，在平衡膳食中所发挥的作用也不同。例如，蔬菜中蛋白质含量低而维生素C含量高，钠含量低而钾含量高；肉类中蛋白质含量高而不含维生素C，钙含量低而钠含量高。通过各种食物的恰当配合可满足人体对所有营养物质的需要，因此膳食中各类食品均有其营养意义。

同时，在一大类食品中，不同的品种在营养素含量方面可能有较大差异。例如，不同肉类食品的脂肪含量可能有较大差异，不同水果的维生素C含量可以相差几十倍之多。了解其营养价值的不同，对于配餐时做出最佳的选择也是有帮助的。

这一部分内容主要介绍食物原料的营养价值，以及常见加工食品的营养价值。对于需要经过加工和烹调的食品来说，在对其营养价值进行评价时还应当考虑到储藏、加工、烹调过程中带来的各种变化，而不能简单地用原料的营养价值来推断最终产品的营养价值，故加入了有关加工食品的内容。

第8章 食物营养价值的概念

所谓食物，是含有一种以上营养素，不含有有害、有毒物质，有可接受的感官特性，供日常摄取的天然物料或经加工后的物料。所谓食品，是指经过恰当配合和适当加工后可以供人类直接摄取的物料。

对于人体来说，食物有三方面的功能：营养功能、感官功能和生理调节功能。获得食物的营养功能，是人类追求食物的内在生理动力所在。

本章预备问题

1. 食物的营养价值和保健作用是一回事吗？
2. 哪一种营养素的含量最能决定食物的营养价值？
3. 价格高的食物其营养价值一定高吗？
4. 营养素密度是指什么？
5. 铁含量高的食品一定能帮助补铁吗？
6. 食物中的“抗营养因素”是什么？
7. 大家都说某种食品营养丰富，是不是每个人都必须吃它？

食物的营养价值评价主要包括两个方面：一是食物中所含的能量和营养素能满足人体需要的程度，二是在膳食整体中对维持或促进人体健康状态，特别是对预防慢性疾病的贡献。食物提供营养素的价值，属于前一个范畴；食物具有预防疾病的效应和调节生理的作用，则属于第二个范畴。

在第一个范畴中，主要关注食物中营养素的种类、数量和比例及营养素被人体消化吸收和利用的效率等几个方面；在第二个范畴中，不仅要考虑所含营养素的平衡和相互作用、还要考虑其他食物成分，特别是非营养素保健因子，以及食物成分与人体生理状态之间的平衡。

需要特别说明的是，由于很多非营养素成分往往也对人体健康起着重要的作用，所以食物营养素的含量与其健康价值往往并不完全一致。随着居民生活水平的提高和食物供应的丰富化，严重营养缺乏症的出现日益减少，而各种慢性疾病的发生率不断上升。在这种情况下，评价食物价值的因素已经不局限于营养素的绝对含量，而是更加注重食物在预防疾病方面的作用，及其在膳食整体营养平衡当中的贡献。这种预防疾病的功效，往往与食物的营养素含量没有绝对相关性，在这一点上容易造成消费者认识上的混乱。

案例：苹果是一种营养素含量特别高的食品吗？

人们常常听说这样一句话：一日一苹果，医生远离我。看来，苹果的健康价值很高，于是有人每天吃了两个苹果，就以为自己摄入的各种维生素已经足够。

的确，苹果富含果胶和类黄酮，血糖指数较低，饱腹感强，人人都可以吃。每日吃一个大苹果可以帮助控制血胆固醇，促进身体在被病毒感染时产生干扰素，对预防多种疾病有益，但是，目前栽培品种的苹果中维生素C和胡萝卜素的含量甚低，因此光吃苹果不能在这两种营养素的膳食供应中起到明显作用。如果要靠吃苹果来供应维生素C，需要每日吃10个大苹果，显然人们是做不到的。

所以，食物的保健价值主要指其防病或调节生理功能的作用，与提供营养素的价值未必完全一致，正如中药鲜能提供营养却可以防病或治病。

食物的感官功能可以促进食欲，并给食用者带来饮食的享受，但加工食品的风味与其营养价值没有必然的联系，因为这类食物可以通过添加各种风味改良成分而达到吸引感官的效果。因此，片面追求感官享受往往不能获得营养平衡的膳食。

食物除了能够满足人的营养需要之外，还有社会、经济、文化、心理等方面的意义。食物的购买和选择取决于价格高低、口味喜好、传统观念和心理需要等多种因素。因此，做出正确的食物选择需要充分的知识和明智的理性。

在评价食物的营养价值时必须注意以下几个问题，才能全面地理解其在膳食中的意义和作用。

8.1　食物营养价值的相对性

食物的营养价值并非绝对的，而是相对的，不能以一种或两种营养素的含量来决定，而必须看它在膳食整体中对营养平衡的贡献。

除了6个月内的婴儿可以单纯靠母乳健康生存之外，一种食物，无论其中某些营养素含量多么丰富，也不能代替由多种食品组成的营养平衡的膳食。这种相对性体现在以下方面。

（1）一种食物的营养素含量不是绝对的　不同种类食物中能量和营养素的含量不同，即使是同一种食物，不同品种、不同部位、不同产地、不同成熟程度、不同栽培方式之间营养素含量也有相当大的差别。因此，食物成分表中的营养素含量只是这种食物营养素含量的一个代表值。

食物的营养价值也受储存、加工和烹调的影响。部分食物经过加工精制会损失原有的营养成分，也有些食物经过加工烹调提高了营养素的生物利用率，或经过营养强化、营养调配而改善了营养价值。

（2）对食物营养的评价会随着膳食结构的改变而变化　被称为“营养价值高”的食物，往往是指多数人容易缺乏的那些营养素含量较高，或多种营养素都比较丰富的那些食物。随着经济的发展和膳食结构的变化，居民所缺乏和过剩的营养素随之变化，因而，对食物营养价值的评价也会因膳食结构的改变而变化。人们对食物脂肪含量的评价就是一个典型的例子。

（3）食物的营养价值与人的生理状态有关　人体对各种营养素和保健成分的需求数量和比例与其自身生理状态有关。对于缺乏某种营养素的人来说，向他提供这种营养素含量丰富的食品可以很好地改善其健康状态；而对于并不缺乏这种营养素的人，或因为患某些疾病需要限制这种营养素的人来说，同样一种食品可能对健康无益，甚至造成损害。

案例:动物脂肪对健康有害吗?

在人们生活困难的时期,每天吃到足够的"油水"一直是大部分人的饮食梦想。许多家庭买肉的时候喜欢肥肉,爱吃"猪油拌面条",因为其中的脂肪可以给饮食供应能量,并改善菜肴的味道。对动物脂肪这种正面评价,建立在人们体力劳动强度大,普遍能量不足,膳食中脂肪摄入量偏低的基础上。

然而,随着生活的改善,人们体力活动量大幅度减少,膳食能量趋于过剩。都市人群的膳食中脂肪供能普遍超过了总能量的30%,血胆固醇水平升高,患心脏病的风险加大。部分对动物的研究证据显示饱和脂肪过多对健康不利,使消费者对肥肉和黄油心怀顾忌。但对少数重体力劳动者来说,适量的动物脂肪仍然可以成为健康膳食的一部分。

8.2 食物的营养素密度

由于每一种食物的含水量和含能量都有很大的不同,在评价各种食物的营养特点时,仅仅比较每100 g食物中的营养素含量,未必能够很好地反映出不同食品营养价值的真正差异。此时,比较食物的营养素密度(nutrient density,ND)可能更有意义。

营养素密度是指食物中某营养素满足人体需要的程度与其能量满足人体需要程度之比值,可以表述为食物中相应于1 000 kcal能量的某营养素含量。其常用计算公式为:

营养素密度=(100 g某食物中某营养素含量/同量该食物所含能量)×1 000

这个概念常常用来比较各种食物提供某种微量营养素的效率,如某种维生素或矿物质,而不用来比较碳水化合物和脂类等含能量营养素。

另一个有关营养素密度的概念是营养质量指数(index of nutrition quality, INQ)。其计算方法为:

INQ=(100 g某食物中某营养素的含量/某营养素的日推荐摄入量)/(100 g该食物所含能量/能量的日推荐摄入量)

这个参数是某种食物中的某一种营养素满足人体一日所需程度与该食物所含能量满足人体一日所需程度的比值。其数值较大,表明增加该食物的摄入,有利于在日常膳食中充分提供这种营养素,而不至于过多增加膳食能量。

相比于INQ,ND的计算方法更为简单,在选购食物的过程中可以随时应用。在选择购买同一类食物时,可以根据食品标签上的营养成分表,挑选营养素密度较高的产品。

案例:用哪一种食物来供应维生素 B_2 更合理?

维生素 B_2 是膳食中摄入量容易偏低的一种维生素,一些营养相关书籍中通常推荐用肉类、坚果、内脏等食品来补充维生素 B_2。然而,在能量过剩的今日,用哪一种食物来补充维生素 B_2 更好呢?

以维生素 B_2 含量而论,炒葵花籽的维生素 B_2 含量为0.26 mg/100 g,全脂牛奶的为0.16 mg/100 g,油菜的为0.11 mg/100 g,看起来葵花籽的维生素 B_2 含量最高。然而若看看100 g食物所含的能量,它们分别是616 kcal,59 kcal和23 kcal,则维生素 B_2 的营养素密度分别为0.42、2.71和4.78,显然油菜的最高。这就意味着,当为一位缺乏维生素 B_2 的超重者制作食谱时，选择油菜和牛奶作为这种维生素的供应来源更为适当。

可见，仅仅根据 100 g 食物中的营养素含量来判断食物的营养价值，很可能是不准确的。

评价食物营养质量时要注意的重要问题是，食物中营养素的含量与其营养素密度并非等同。例如，食物经过脱水、浓缩处理后 100 g 食物中的微量营养素含量升高，但其营养素密度并不会升高，因为食物的含能量也随着浓缩处理而增加了。

人体对膳食中能量的需求是有限的，而且膳食能量的供应必须与体力活动相平衡。由于机械化、自动化、电气化和现代交通工具的应用，现代人的体力活动不断减少，同时食物极大丰富，人们非常容易获得高能量膳食，膳食能量超过身体需求导致的超重和肥胖已经成为普遍的社会问题。因此，获得充足的营养素而不会造成能量过剩，是合理膳食的重要要求之一。

从这个角度来说，在用食物补充某些维生素或矿物质时，营养素密度或营养质量指数是比营养素含量更为重要的参考数据。如果选择同类食物中脂肪含量比较低，或者糖含量比较低的品种，通常可以有效地提高膳食中食品的营养素密度，如选择鱼肉代替猪肉，选择水果代替甜食等。反之，在食物中加入脂肪、糖、淀粉水解物等成分，便会显著降低食物的营养素密度。食量有限的幼儿和老人，缺乏锻炼的脑力劳动者，需要控制体重者，以及对营养素需求极为旺盛的孕妇和乳母，都要特别注意膳食中食物的营养素密度。

8.3　营养素的生物利用率

食物中的营养素往往不以人体可以直接利用的形式存在，而必须先经过消化、吸收和转化才能发挥其营养作用。营养素的生物利用率(bioavailability)是指食物中所含的营养素经过消化、吸收和转化，能够在多大程度上真正在人体代谢中被利用。当在不同的食物中、经过不同的加工烹调或与不同食物成分同时被摄入时，很多营养素的生物利用率会有很大差别，特别是一些矿物元素。

影响营养素生物利用率的因素主要包括以下几个方面：

①食品的消化率。例如，虾皮中富含钙、铁、锌等元素，然而由于很难将它彻底嚼碎，所以其中营养素的生物利用率会受到影响。

②食物中营养素的存在形式。例如，在植物性食物中，铁主要以不溶性的三价铁复合物存在，其生物利用率较低；而动物性食物中的铁为血红素铁，其生物利用率较高。

③食物中营养素与其他食物成分共存的状态，以及是否有干扰或促进该营养素吸收的因素。例如，菠菜中的草酸可使钙和铁的生物利用率降低，而牛奶中的维生素 D 和乳糖可促进钙的吸收。

案例：用什么补铁更好？

某女学生存在缺铁性贫血问题，医生嘱咐她多吃富含铁的食物。她查询食物成分表，发现干海带的铁含量比较高，为 4.7 mg/100 g，而牛腿肉的铁含量只有 2.8 mg/100 g。于是她认为海带更有利于补铁。但天天吃海带之后，该女生的贫血问题毫无改善。

原来，海带中的铁是不容易被人体吸收的非血红素铁，而且海带含有褐藻胶等可溶性膳食纤维，会干扰铁的吸收利用。而牛肉中的铁是血红素铁，吸收率高，且不受食物中的干扰因素影响。可见，该女生应把红肉纳入补铁食物中。

④人体对营养素的需求程度与营养素的供应充足程度。在人体对食物的生理需求急迫或是食物供应不足时，许多营养素的生物利用率升高，反之，在供应过量时便降低。例如，乳母的钙吸收率比正常人高，而每天大量服用钙片会导致钙吸收率下降。

因此，评价一种食物中的营养素在膳食中的意义时，不能仅仅看食物中营养素的绝对含量，而要看其在体内可被利用的数量。否则，就可能做出错误的食物评价，从而影响膳食选择。

8.4 食物在膳食中的营养贡献

对食物的营养素含量，甚至营养素密度的评价，都必须建立在同样摄食量的基础上。然而，所建立的评价标准，并未考虑到该食物在膳食中的实际摄入量，没有考虑到该食物的可能供应量，也没有考虑到该食物是否容易被消费者接受。因此，并不能完整地评价这种食物在平衡膳食中的实际贡献。也就是说，如果一种食物本身营养素含量较高，但是在膳食中不可能大量食用，或不可能大量供应，或感官可接受性很差，那么这种食物对改善营养的意义较小。同理，日常摄入量越大、摄入频次越高的食物，对它们的营养价值越要重视，因为对它们所做的细小改善便会对营养供应产生巨大影响。

在考虑食物营养贡献的时候，经常有必要考虑食物的含水量。含水量低的天然食物，往往有较高的营养素含量，但食用时摄入量不大，如紫菜、芝麻、虾皮等；而反过来，含水量低的加工食品，如饼干、薯片等，由于其含淀粉和油脂较多，食用量稍大时，便可能明显降低膳食整体的营养素密度，从而在营养平衡中起到不利作用。

案例：虾皮可以作为主要的补钙食品吗？

钙是我国居民普遍摄入不足的一种营养素。很多学生发现，虾皮中的钙含量特别高，达 991 mg/100 g。认为每天吃 80 g 虾皮，便可以基本达到成年人的钙推荐摄入量。于是他们经常用虾皮来配餐，以为找到了一个补钙的简易方法。

这个方法操作起来有几个实际障碍：一是每天不可能吃那么多虾皮，通常一个汤菜的虾皮加入数量不到 1 g，否则会给菜肴带来明显腥味；二是虾皮的含盐量高达 5%，80 g 虾皮所提供的盐达 4 g 以上，必然造成一日盐摄入量超标，也令人觉得咸得无法忍受；三是不新鲜的虾皮中含有少量致癌物（亚硝胺），多吃此类虾皮不利于健康。

8.5 食物中的抗营养因素

食物中不仅含有营养成分，也存在一些影响食品营养素吸收利用的天然成分。这些物质包括蛋白酶抑制剂、草酸、植酸、单宁等植物多酚、生物碱、凝集素、硫苷（硫代葡萄糖苷）等，甚至包括果胶、纤维素、阿拉伯木聚糖等非淀粉多糖。

例如，妨碍蛋白质吸收的蛋白酶抑制剂普遍存在于豆类、谷类和薯类中。谷类和薯类中的蛋白酶抑制剂耐热性较差，而豆类中的蛋白酶抑制剂活性较强，而且需要较长时间的加热才能被灭活。又如，蔬菜中的草酸，以及豆类和谷类中的植酸，会降低多种矿物质的吸收利用率。

食物中的抗营养因素，会在一定程度上影响食物营养素的利用效率。在营养素供应不足的时候，人们通常希望去除抗营养因素，以避免出现营养缺乏问题。然而，对食物中抗营养因素的评价，也因时代的推移而改变。一些传统的抗营养因子，目前已经被发现具有明确的保健作用，适量摄入时对于某些慢性疾病的预防和控制有益。

例如，植酸（肌醇六磷酸）虽然会干扰锌、铁等矿物质的吸收，却具有抗氧化作用，并可延缓餐后血糖的上升。各种种子类食物中均有植酸，包括全谷物、豆类、坚果和油籽类（表 2-8-1）。

表 2-8-1　部分食品中的植酸含量　mg/100 g

食品	全小麦	麦胚	小米	玉米	大麦	燕麦
植酸含量	0.39～1.35	1.14～3.91	0.18～1.67	0.72～2.22	0.38～1.16	0.42～1.16
食品	黄豆	芸豆	豌豆	芝麻	葵花籽	豆腐
植酸含量	1.00～2.22	0.61～2.38	0.22～1.22	1.44～5.36	3.90～4.30	0.10～2.90
食品	花生	大杏仁	榛子	腰果	长寿果	开心果
植酸含量	0.17～4.47	0.35～9.42	0.23～0.92	0.19～4.98	0.18～4.52	0.29～2.83

数据来源：SCHELEMMER U，FRQLICH W，PRIETO R M，et al. Phytates in food and significance in humans：food source，intake，processing，bioavailability，protective role and analysis. Molecular Nutrition and Food Research，2009，53(S2)：S330-S375。

非淀粉多糖属于膳食纤维。对身体瘦弱、食欲不振、消化不良的人来说，摄入过多的膳食纤维会降低食物的消化吸收率，不利于他们摄入足够的营养成分。但对健康的人来说，膳食纤维能有效增加食糜的体积，有利于肠道运动，预防便秘。果胶和 β-葡聚糖等可溶性膳食纤维可以在肠道中被微生物发酵而产生短链脂肪酸，可改善肠道环境并抑制有害细菌增殖，对肠道健康和正常消化吸收功能有益。

多酚类物质在口腔中与黏膜和唾液中的蛋白质发生作用，给食物带来涩味。植物多酚与蛋白质和碳水化合物的相互作用，可能降低多种消化酶的活性，影响到食物中蛋白质、淀粉和脂肪的利用率，从而降低人体对营养成分的吸收效率。但近年来的研究发现，不同食物中的多酚与蛋白质的作用差异很大。有些影响到消化酶的活性，如茶多酚等；有些并不影响消化酶的活性，如山楂中的多酚。然而，植物多酚具有很强的抗氧化作用，当适量摄入时有利于预防多种慢性疾病。

十字花科蔬菜中的硫苷虽会在膳食中碘供应不足时促进甲状腺肿的发生，对甲状腺功能低下者可能是不利的，但在碘供应充足、甲状腺功能正常时，却表现出有利于预防部分癌症的作用。一些流行病学调查显示，摄入十字花科蔬菜有利于预防乳腺癌和肺癌。

因此，抗营养成分并非只有危害健康的作用，但必须根据进食者的身体状态和消化能力，在膳食中适度地增加摄入这类物质。需要预防慢性疾病、预防癌症和减肥瘦身者可适度增加抗营养物质的摄入量，而消化不良、营养不良和需要增加食量的人应暂时适度地减少这类物质的摄入量。

案例：豆浆和鸡蛋可以一起吃吗？

很多人听说，豆浆不能和鸡蛋一起吃，否则会造成其中的蛋白质无法吸收。这个说法的来源就是大豆中含有胰蛋白酶抑制剂，它会与人体内的胰蛋白酶结合，妨碍蛋白质的消化吸收。加热煮沸 8 min 以上这种物质才能失去绝大部分活性，如果用刚烧开的豆浆来冲生鸡蛋，显然是不合理的。

然而，如果豆浆的受热时间和温度已经足够，抗营养因子已经失活，那么熟豆浆和熟鸡蛋一起吃，丝毫不影响营养素的吸收利用。目前，市售包装熟豆浆以及经家用豆浆机制作的豆浆中，胰蛋白酶抑制剂活性均已降低超过85%，因此喝豆浆时吃鸡蛋是无碍健康。

8.6 食物中的不耐受成分、过敏成分和有害成分

由于每个人的体质差异较大，一些人可能对营养价值很高的食品发生食物不耐受，甚至食物过敏现象。

此外，食物中可能含有致过敏成分。这些成分对大部分人来说是营养成分，但可能给少部分人带来过敏反应，甚至带来生命危险。例如，鱼、虾、蟹、牛奶、牛肉、豆类等高蛋白质食物都是常见的过敏原。但是，不能因此否定这些食物对大部分人的营养价值。

对于有食物过敏和不耐受的人来说，首先要考虑的是食物的安全性，他们应严格避免食用过敏食品或不耐受食品。同样，如果食品受到微生物或化学毒物的污染，其被污染程度已经达到对人体造成明显可察觉的危害的水平，则无法考虑其营养价值。

案例：牛奶、小麦给麦当劳惹官司

2006年，美国数名消费者将麦当劳公司告上法院，原因是薯条中含有微量的牛奶成分和小麦成分，却没有向消费者说明这一情况。食用薯条后，有的人肠道疾病加重，有的发生过敏。尽管这些人属于少数，但他们的权益也应当得到保护。

可能引起过敏和不耐受食材的标示问题，已经日益成为食品安全性管理的一部分。

8.7 食物的其他健康相关指标

除了以上指标之外，还有一些其他指标被用来评价食物的健康相关特性。例如，食物的成酸性和成碱性，食物的炎症指数，以及食物的血糖指数等。一些特定疾病人群在选择食品时可能会遇到相关问题，在这里简单加以介绍。

8.7.1 食物的成酸性和成碱性

食物的成酸性(acid-forming)和成碱性(base-forming)是一个有一定争议的概念。实际上，这与食物的味道是酸味还是碱味毫不相干，与食物的pH也没有关系。食物的成酸性或成碱性，主要与其所含的矿物元素的平衡有关。

富含磷、硫等成酸性元素的食物，在经过身体代谢之后，最终形成酸根阴离子；而富含钾、钙、镁等成碱性元素的食物，最终形成金属阳离子。虽然这些离子比例的变化会影响到体液的酸碱性，但由于人体有强大的酸碱调节能力，可以通过血液的缓冲体系、肾脏的离子排出机制、肺的呼吸调节机制、骨骼的钙储备机制等多种方式来维持内环境pH稳定，因此，健康人并不会在短期内因为食物比例的变化而出现酸碱平衡失调问题。

然而，如果长期摄入大量动物性蛋白质，摄入果蔬食物不足，就会造成体内成酸性元素过多，肾脏的酸负荷(acid load)增大，可能会影响到尿液的pH，从而影响到钙离子和尿酸等一些

成分的排出效率。酸负荷与骨钙流失之间的关系一直是一个有争议的话题，部分研究认为过高酸负荷可能不利于预防骨质疏松。

从摄入某种食物后人体尿液的酸碱性变化，可以得知食物的成酸性和成碱性。常用指标是潜在肾酸负荷指数(potential renal acid load index, PRAL index)，但它还不能完全概括食物对体内酸碱平衡状态的影响，仅可作为一个搭配营养膳食时的参考指标。PRAL 指数可以由食物成分计算而来，其经验公式为：

PRAL (mEq)＝0.49×蛋白质含量(g)＋0.037×磷含量(mg)－0.021×钾含量(mg)－0.026×镁含量(mg)－0.013 ×钙含量(mg)

当计算结果为正值时，表示该食品具有酸化潜能；当结果为负值时，表示该食品具有碱化潜能；当结果接近于零时，表示该食品为中性。加工烹调可能改变食品的 PRAL 指数。部分食品的 PRAL 指数见表 2-8-2。

表 2-8-2　部分食品的 PRAL 指数

mEq

食品	PRAL	食品	PRAL	食品	PRAL	食品	PRAL
矿泉水	−0.1	鲜苹果	−2.2	蘑菇	−1.4	牛奶	+0.7
红葡萄酒	−2.4	猕猴桃	−4.1	四季豆	−3.1	酸奶	+1.5
红茶茶汤	−0.3	橙子	−2.7	茄子	−3.4	瘦牛肉	+7.8
黄油	−0.6	菠菜	−14.0	马铃薯	−4.0	瘦猪肉	+7.9
橄榄油	0	生菜	−2.5	干豌豆	+1.2	去皮鸡肉	+8.7
蜂蜜	−0.3	胡萝卜	−4.9	核桃	+6.8	鸡蛋	+8.2
精白米	+4.6	番茄	−3.1	花生	+8.3	鲑鱼	+10.8

数据来源：REMUR T, MANZ F. Potential renal acid load of foods and its influence on urine pH. Journal of the American Dietetic Association, 1995, 95(7):791-797。

以磷、硫等成酸性元素为主导的食物包括肉类、蛋黄、水产类、奶酪、豆类、坚果和精白米面制品，被归为成酸性食物。钾、钙、镁等成碱性元素占优势的食物包括蔬菜、水果、薯类、藻类、嫩豆类等，被归为成碱性食物。牛奶、蜂蜜和油脂的 PRAL 指数较小(表 2-8-2)。

在富裕生活中，由于动物性食物和精白米面占据膳食主体，容易发生的状况是磷、硫等元素摄入相对过多，而钾、镁、钙等元素摄入相对不足。如果长期偏好富含成酸性元素的肉类食物、白米白面、饮料等食物或饮品，摄入过少蔬菜、水果、薯类、豆类等食物，必然造成膳食中纤维和抗氧化物质过少，不利于多种慢性疾病的预防和控制。

因而，从某种意义上来说，与其关注食物的成酸性和成碱性，不如直接关注各类食物的比例平衡问题。多摄入蔬菜和水果，适度控制鱼类、肉类、蛋类的摄入量，同时用全谷物、薯类和豆类替代一部分精白米面作为主食，这样可以促进食物中的各类元素达到良好平衡。

特别关注

碱性水和食用碱能帮助人体防病吗？

有商业宣传称酸性体质是万病之源，只要喝弱碱性水，吃碱性食物，或使用碱性保健品就能防病。这个说法是不准确的。

在食物中加入碳酸钠、碳酸氢钠等碱性物质,做成“苏打水”“苏打饼干”“碱馒头”之类的食物,或碱性保健品,并不能完全解决饮食不合理造成的健康问题。在食物中加入过多食用碱,还会破坏B族维生素,影响胃液的消化能力。对痛风患者来说,适量饮用不加糖的苏打水可暂时降低尿液的酸度,促进尿酸排出。

然而,这并不能解决患者代谢紊乱的根本问题,也不能彻底解决饮食中各大类食物比例不合理所带来的营养元素比例失调、膳食纤维不足、抗氧化物质不足等问题。

摄入足够的水果和蔬菜,在膳食中适当增加粗粮、豆类和薯类的比例,控制动物性食物的摄入量,积极减肥以降低体脂,这些才是预防慢性疾病的要点。靠一种水或碱性保健品来改变体液酸碱度的想法是不科学的。

8.7.2 食物的炎症指数

食物会影响人体的炎症反应指标,具有某些疾病状况的人尤其需要注意这个问题,这类人群包括慢性疾病患者和存在慢性炎症的人。食物的炎症指数(inflammatory index)或膳食炎症指数(dietary inflammatory index)被用于评价一种食物或一种膳食组合对身体炎症反应状态的影响。

按目前的相关研究,食物中的ω-3不饱和脂肪酸和多种抗氧化成分有利于降低身体的炎症反应指标,而ω-6不饱和脂肪酸、反式脂肪酸和饱和脂肪酸会升高炎症反应指标。食物在加工过程中所产生的杂环胺、多环芳烃、丙烯酰胺等成分也是促进炎症反应的因素。

有汇总分析发现,炎症指数较高膳食人群比炎症指数较低膳食人群,罹患心血管疾病的风险较大,全因死亡率较高。也有研究发现,高炎症指数膳食会增加罹患癌症的风险及癌症死亡率。

从膳食整体来说,选择地中海膳食模式或DASH(dietary opproach to stop hypertension)膳食模式,遵循中国居民膳食指南的建议,都有利于降低膳食整体的炎症反应,可达到良好的防病效果。

8.7.3 食物的血糖指数

在前文中介绍过血糖指数和血糖负荷的概念。一些研究表明,适度降低主食类食物的血糖指数和血糖负荷可能有利于降低餐后血糖反应,预防和控制糖尿病、肥胖等慢性疾病。然而,人们对食物血糖指数这个概念仍有一定争议。因为对天然食物而言,血糖指数具有一定的指导意义,但对加工食品而言,血糖指数并不能完全决定一种食物的健康特性,因此不能用它作为选择食物的唯一指标。研究证据提示,对于预防慢性疾病和降低全因死亡率而言,血糖指数的作用,不及全谷物、杂豆等富含膳食纤维的天然淀粉食材的效果;低GI且低碳水化合物的膳食,在改善胰岛素敏感性和心血管疾病风险指标方面也没有表现出明显的优势。

在使用食物血糖指数时,需要理解以下5个方面的问题。

第一,血糖指数仅仅适用于富含碳水化合物的食品。蛋白质和脂肪并不是餐后血糖上升的主要力量。因此,在选择主食、薯类、水果及其制品和各种点心、甜食时,才需要考虑血糖指数的问题，而摄入鱼类、肉类、蛋类、坚果和油脂时，无须考虑这个问题。

第二，食物的血糖指数只能反映一餐之后的血糖上升状况，未必能决定其长期效果。例如，选择添加大量油脂的食物，由于消化速度较慢，餐后测得的 GI 值较低。然而，由于额外摄入大量脂肪会降低胰岛素敏感性，促进人体肥胖，长期来说是不利于血糖控制的。

第三，一日三餐是由多种食物组合而成的，合理的膳食搭配可以在不改变食材 GI 值的前提下降低餐后血糖反应。多种食物所产生的综合血糖效果，并不能用血糖指数的简单加和来准确预测，而且它与各种食物摄入的时间和方式也有关系。例如，在吃淀粉类食物的同时摄入蛋白质食物，有利于促进胰岛素的分泌，从而降低餐后血糖反应。又如，在吃碳水化合物类食物之前半小时，先摄入一些蛋白质类食物或蔬菜类食物，和同时摄入相比，有降低餐后血糖反应的效果。

第四，食物血糖指数的数值只与餐后血糖上升有关，和食物的能量值无关。例如，油条的 GI 值低于白米饭，炸薯片的 GI 值低于烤土豆，但它们富含脂肪，能量要高得多，并不适合减肥者和糖尿病患者作为优先选择。

第五，食物血糖指数的数值只与餐后血糖上升有关，和这种食物的营养价值无关。例如，一种号称“低 GI”“慢消化”“无糖”的饼干，测出的血糖指数较低，但其慢消化的原因是加入了大量饱和脂肪和人工制备的抗性淀粉，其维生素、矿物质和蛋白质含量都很低。这样的食品，在健康价值方面不能和营养价值高的全谷物主食相比。因此，要警惕一些高度加工食品滥用 GI 值的概念进行营销。

特别关注

面条的 GI 值低于米饭的 GI 值，为什么吃面条不如吃米饭的控血糖效果好？

按血糖指数表的数值，各种面条的 GI 值较低，通常在 70 以下；而米饭的 GI 值高达 83。一些医生据此推荐患者吃面条，然而一些患者发现自己的血糖控制不仅没有改善，甚至还有恶化。其重要原因很可能是膳食结构发生了变化。

吃米饭餐时，人们很少会单吃米饭，需要配合荤素搭配的菜肴才能吃得下去。而大部分人在吃面条时往往只加入少量卤，放入的蔬菜和肉、蛋都比较少。这就使得一餐的蛋白质供应量下降，淀粉食物所占比例上升，多种抗氧化物质和膳食纤维摄入不足，这样反而是不利于血糖控制的。

如果用面条作为主食，不仅要注意不要把面条煮得太软烂，还必须和吃米饭一样，配合大量蔬菜和富含蛋白质的食物。只有达到良好的膳食结构，才能取得好的控血糖效果。

本章总结

食物的营养价值包括提供营养素的价值，以及预防疾病、改善健康状态的价值。这种价值是相对的。在选择食物的时候，不仅要考虑到营养素的绝对含量，还要考虑到食物中的营养素密度，营养素的生物利用率，抗营养因素含量，在膳食中的营养贡献，各种元素的平衡等。此外，还要考虑到这种食物是否会引起少数人的过敏和不耐受问题，是否会升高炎症反应，对血糖反应有什么影响。仅仅用某个概念或某个营养素的含量来炒作食物的健康价值是不科学的。

本章课程活动

1. 购买一本中文版的食物成分表，学习用它查询食物营养素含量的方法。

2. 在超市中，找 10 种包装上标明其中营养成分的食品，并逐项阅读。评估它们的营养素密度。

3. 在超市中，找 10 种有某种健康好处的产品，并逐一评估，思考关于它们对健康有益的宣传是否被夸大。

本章思考问题

1. 人们对食物营养价值的概念有哪些常见的误解？

2. 为什么在评价食物中微量营养素价值的时候，用营养素密度和食物营养质量指数，要比简单地用 100 g 食物中的维生素、矿物质含量更有意义？

3. 对哪些营养素的评价需要用到生物利用率的概念？请举两个例子说明。

4. 为什么人们对主食营养价值的关注度远远大于对零食、糖果的营养价值的关注？

5. 食物中常见的抗营养因素有哪些？它们会妨碍哪些营养素的吸收利用？

6. 食物的血糖指数为什么不能准确体现它的健康价值？

7. 一位 25 岁每日能量需求为 7 950 kJ(1 899 kcal)的年轻女性，钙的参考摄入量为每日 800 mg。她想从食物途径补钙，请问，她是每天摄入冰淇淋，还是摄入酸奶或小白菜好？不同选择各有什么利弊？已知它们的钙含量和总能量（表 2-8-3），请计算 3 种食物中钙的营养素密度。

表 2-8-3　3 种食物的钙含量和总能量

食物名称	钙含量/(mg/100 g)	能量/(kcal/100 g)	营养素密度/(按 mg/100 kcal 计)
冰淇淋	126	127	
酸奶	118	72	
小白菜	90	15	

第9章 谷类和薯类食品的营养价值

1. 什么叫作主食？
2. 粮食中有蛋白质吗？
3. 米和面哪个营养更好？
4. 为什么精白米和精白面粉营养价值比较低？
5. 什么叫作粗粮？吃粗粮有什么好处？
6. 粮食经加工之后，其营养价值会发生什么变化？
7. 薯类是主食还是蔬菜？
8. 多吃薯类会发胖吗？为什么？

谷类(cereals)主要指单子叶禾本科植物的种子，包括稻谷、小麦、大麦、小米、高粱、玉米、糜子、燕麦以及薏苡仁等，也包括少数虽然不属于禾本科，但是部分地区习惯作为主食的植物种子，如属于双子叶蓼科的荞麦，藜科的藜麦，以及苋科的苋菜籽，它们被称为"假谷物"(pseudocereal)。谷类种子中储备有丰富的养分，以供第二代植物萌发时使用。其中最重要的养分是淀粉，也含有蛋白质等其他营养成分。

谷类在我国人民的膳食中占有重要的地位，每日摄入量为250～500 g，按干重计算，是各种食物中摄入量最大的一种，故而被称为主食。在正常情况下，主食为我国人民提供了膳食中50%～70%的能量、40%～60%的蛋白质和50%以上的维生素 B_1，故而在营养供应中占有特别重要的地位。

基本概念

什么叫作五谷？什么叫作杂粮？

中国人一直信奉"五谷为养"的饮食原则。按照考古证据和古书记载，五谷有两种版本：一种版本是大黄米、小米、大豆、稻谷和麦子，另一种版本是大黄米、亚麻子、大豆、稻谷和麦子。无论哪一种，五谷都不仅仅包括谷类，而且包含了大豆，甚至还包含含油种子。后来，民间将各种可以当作主食的种子都统称为"五谷"。

从膳食结构来说，主食的特点就是必须供应足够的碳水化合物，所以含有淀粉的食物均可以作为主食，包括各种谷类，含淀粉的豆类，还有薯类。一般把所有谷类和含淀粉的豆类统称为杂粮，而广义的杂粮甚至包括薯类。

薯类食物也往往被用来替代谷类作为主食，但它们同时还可以被当作蔬菜食用。薯类的营养价值也将在这部分进行介绍。

9.1 谷粒的构造

谷粒结构的共同特点是具有谷皮、糊粉层、谷胚和胚乳 4 个主要部分。谷皮包括植物学上的果皮和种皮，糊粉层紧贴谷皮，处于胚乳的外层，谷胚则处于种子下端的一侧边缘。

稻米和小麦在除去外壳之后称为糙米和全麦，再经过碾白，除去外层较为粗硬的部分，保留中间颜色较白的胚乳部分，便成为日常食用的精白米和精白面粉，此时种皮、糊粉层和大部分胚随着糠麸被除去。在碾米各成分中，糠层占稻米重量的 5%～6%，胚和胚乳分别占 2%～3%和 91%～92%。

谷粒最外层的谷皮主要由纤维素、半纤维素构成，含较多的矿物质、脂肪和维生素。谷皮不含淀粉，其中纤维和植酸含量高，因而在加工中作为糠麸被除去。在加工精度不高的谷物中，允许保留少量谷皮成分。

糊粉层介于胚乳淀粉细胞和皮层之间，含蛋白质、脂类物质、矿物质和维生素，营养价值高。但糊粉层细胞的细胞壁较厚，不易被消化，而且含有较多酶类，会影响产品的贮藏性能，因而在精加工中常常和谷皮一起被除去。

胚是种子中生理活性最强、营养价值最高的部分，含有丰富的脂肪、维生素 B_1 和矿物质，含蛋白质和可溶性糖也较多。谷胚蛋白质与胚乳蛋白质的成分不同，其中富含赖氨酸，生物价值很高。在食品加工中，谷胚常被作为食品的营养补充剂，被添加到多种主食品中。在精白处理中，大部分谷胚被除去，降低了产品的营养价值，但可提高产品的储藏性，因为胚的吸湿性较强，其中的脂肪还可能在储藏过程中发生氧化酸败，产生不良的气味。

胚乳是种子的贮藏组织，含有大量淀粉和一定量的蛋白质，靠近胚的部分蛋白质含量较高。胚乳容易消化，适口性好，耐贮藏，但所含维生素和矿物质等营养素的量很低。日常消费的精白米和富强粉中以胚乳为主要成分。

以小麦粒为例，其各部分的重量和营养素占全粒的比例见表 2-9-1。

表 2-9-1　小麦粒各部分的重量和营养素占全粒的比例　　%

部位	重量	蛋白质	维生素 B_1	维生素 B_2	烟酸	泛酸	吡哆醇
皮	13～15	19	33	42	86	50	73
胚	2～3	8	64	26	2	7	21
胚乳	83	70～75	3	32	12	43	6

资料来源：孙远明，柳春红．食品营养学．3 版．北京：中国农业大学出版社，2020。

基本概念

什么叫作精制谷物？什么叫作全谷？粗粮和全谷有什么异同？

精制谷物也称为细粮，是经过精制处理，去除了稻米和麦粒外层的谷皮、糊粉层、胚等部分，只留下胚乳部分，颜色白、质地均匀的产品，通常包括精白大米和精白面粉。目前，大部分主食品和粮食加工品都是用这两种精制谷物产品制作的，包括米饭、馒头、面包、饼干、面条、烙饼、饺子皮、馄饨皮、年糕、米粉等。稻米和小麦发展成为世界上最重要的两种谷类作物，正是因为它们在“精磨”或“碾白”之后适口性很好。

与此相对，没有去掉籽粒外层部分，保留了谷皮、糊粉层、谷胚等种子所有天然部分的粮食产品叫作全谷。例如，糙米(包括黑米、红米、紫米等品种)、全小麦、全大麦、全燕麦等都属于全谷物。

全谷物产品不一定是完整的籽粒状态。比如，小麦经碾磨成粉后，如果按种子原有比例加入种皮、糊粉层、胚等部分的碾磨粉，所得产品就是全麦粉，属于全谷物。完整的燕麦粒经过碾压制成燕麦片，也属于全谷物的范畴。

全谷物中包括了粗粮，但粗粮不一定是全谷物，它只是指膳食纤维含量较高的粮食产品。例如，玉米糁、玉米粉属于粗粮，但它们不属于全谷，因为加工时去除了玉米胚和玉米粒外层的种皮。小米、燕麦、大麦等谷物，经过多层碾磨之后，去除了外层的麸皮部分，也不再属于全谷物，但仍然属于粗粮。

9.2　谷类种子的营养价值总述

9.2.1　碳水化合物

谷类种子是碳水化合物的丰富来源，其中淀粉含量达70%以上。一般来说，100 g谷类种子中所含能量达12.5 kJ(3 kcal)以上。因此，谷类种子是人体能量的良好来源。

各种谷物的口感不同，在很大程度上取决于其中淀粉的特性差异。一般来说，其中直链淀粉比例较低，以支链淀粉为主，但不同种类间差异较大。不同谷类或同种谷类不同品种之间淀粉的性质差异影响到谷类的消化速度，以及摄入后血糖上升的速度。

除淀粉之外，谷类种子中还含有少量可溶性糖和糊精。一般来说，可溶性糖的含量低于3%，包括葡萄糖、果糖、半乳糖、麦芽糖、蔗糖、蜜二糖等。含可溶性糖最多的部分是谷胚。如小麦胚芽的含糖量高达24%，其中以蔗糖为主，约占60%，其余为棉籽糖。在籽粒发芽后，淀粉经淀粉酶的水解作用之后，籽粒中的糊精和麦芽糖含量上升。

谷类食物含有较多的非淀粉多糖(NSP)，包括纤维素、半纤维素、戊聚糖等，果胶物质比较少。谷粒中的膳食纤维含量为2%～12%，主要存在于谷壳、谷皮和糊粉层中。其中纤维素主要存在于谷皮部分，往往损失于精磨时的糠麸之中。胚乳部分的纤维素含量不足0.3%，故而长期偏食精白米面容易引起膳食纤维不足的问题。反之，各种未精制的谷类都是膳食纤维的良好来源。例如，一片用全麦粉烤制的面包约可提供1.5 g膳食纤维。除膳食纤维含量高外，完整的籽粒结构也使其在烹调后具有较低的血糖反应，而用精白米、精白面粉所制成的食物血糖反应较高。

半纤维素的化学成分较为复杂，包括β-葡聚糖和戊糖、己糖、糖醛酸、蛋白质和酚类的复杂多聚体。大麦和燕麦中富含β-葡聚糖。例如，大麦细胞壁中含有70%的β-葡聚糖以及20%的戊聚糖。β-葡聚糖受到营养学界的特别重视，当其含量较高时，谷物产品的血糖反应较低，且有利于控制血清胆固醇水平，提升饱腹感，有助预防肥胖和糖尿病的发生。此外，小麦、稻米等谷物中的阿拉伯木聚糖(arabinoxylan)也是近年来研究得较多的健康成分，在动物实验中表现出一定的延缓血糖血脂上升效果，抗氧化作用和免疫调节作用。例如，小麦中含有较为丰富的戊聚糖，为 D-木糖和 L-阿拉伯糖形成的多糖，含量达 8%～9%，其中约 1/4 为水溶性组分。

9.2.2 蛋白质

谷类种子的蛋白质含量为 7%～16%，不同种类间有较大差异。

按照蛋白质的溶解特性，谷类中的蛋白质可以划分为谷蛋白、醇溶谷蛋白、球蛋白和清蛋白 4 个组分。多数谷类种子中的醇溶谷蛋白(也称麦胶蛋白)和谷蛋白所占比例较大，清蛋白和球蛋白含量相对较低。醇溶谷蛋白和谷蛋白属于储藏蛋白质，而醇溶谷蛋白中赖氨酸、色氨酸和蛋氨酸的含量均低于清蛋白和球蛋白，使得谷类蛋白质的生物价值较低。谷蛋白的氨基酸组成则因粮食种类的不同变化较大。在小麦中，谷蛋白与醇溶谷蛋白的组成相似，而在玉米中，谷蛋白中的赖氨酸含量远高于醇溶谷蛋白。一般地，品种改良后蛋白质含量的提高，增加的主要是储藏蛋白，因此总体蛋白质质量会有所下降。

多数谷类种子的第一限制氨基酸是赖氨酸，第二限制氨基酸往往是色氨酸或苏氨酸。燕麦和荞麦的蛋白质是例外，其中赖氨酸含量充足，生物价值较高。如果与少量的豆类、奶类、蛋类或肉类同食，则可以通过蛋白质互补作用有效提高谷类蛋白质的生物价值。

粮食类产品的氨基酸组成也与加工精度有关。糊粉层和谷胚中所含蛋白质的氨基酸比例合理，生物价值较高；越向胚乳内部，蛋白质中赖氨酸的含量越低。然而，外层质量较高的蛋白质在谷类的加工精制过程中大部分被损失了，在精白米面中被保存下来的多是胚乳内部质量较低的蛋白质。

9.2.3 脂类

谷类的脂肪含量较低，多数仅有 2%～3%，分为淀粉脂类和非淀粉脂类两部分。大部分脂肪属于非淀粉脂类，主要集中于外层的胚、糊粉层和谷皮部分。少部分与淀粉结合，以淀粉脂类的形式存在于胚乳中，也称为淀粉-脂肪复合物，此结合物十分稳定，常温下难以分离。其中以磷脂为主，约占总淀粉脂类的 85%。此外，糠麸中还含有少量蜡质。

粮食中的脂类成分含量与加工精度有关。例如，稻谷的脂肪含量为 2.6%～3.9%，而精制大米中仅含 0.3%～0.5%。某些谷类的糠麸部分是油脂的重要原料，如高油玉米的胚中脂肪含量可达 7%～9%，可榨取玉米胚油。小麦胚轴中含脂肪约 16%，而盾片含油高达 32%，故麦胚可制成小麦胚芽油。目前，玉米胚油和稻米油已经成为市场中常见的烹调油来源。

粮食中的脂肪含有丰富的亚油酸，以及磷脂和谷固醇等成分，并富含维生素 E。如小麦胚芽油中的不饱和脂肪酸占 80%以上，亚油酸含量达 60%，维生素 E 的含量达 250～520 mg/100 g；大米胚芽油中含 6%～7%的磷脂，主要是卵磷脂和脑磷脂。

一些谷类的脂肪含量和脂肪酸构成见表 2-9-2。

表 2-9-2　一些谷类的脂肪含量和脂肪酸构成　%

谷类来源	脂肪含量	占总脂肪的比例		
		饱和脂肪酸	单不饱和脂肪酸	多不饱和脂肪酸
小麦富强粉	1.1	30.3	24.1	44.8
黑　米	2.5	35.1	48.0	16.3
玉米面	4.5	15.3	28.4	56.3
小米面	2.1	35.6	14.6	49.8
荞　麦	2.3	33.2	51.6	14.6

数据来源：杨月欣，中国疾病预防控制中心营养与健康所. 中国食物成分表标准版：一册. 6 版. 北京：北京大学医学出版社，2018。

粮食中的脂类影响到粮食产品的感官品质。例如，当稻米的脂肪含量较高时，煮出来的米饭更为光泽晶莹。但脂肪含量高也会影响到全谷物产品的储藏性质。例如，糙米产品由于保留了脂肪含量较高的米糠部分，容易因为脂肪氧化而产生“米糠味”“陈米味”，影响感官品质。

特别关注

只吃粮食类主食，会发生蛋白质缺乏吗？

不少传统快餐主食品和小吃以粮食为主要原料，如方便面、阳春面、拉面、米线、米粉、凉皮等。人们吃了这些食物，往往就不再吃荤素菜肴，肉类、蛋类和豆制品等优质蛋白质来源非常少。这类人群一餐中的蛋白质绝大部分来自粮食。

由于面粉中含有 10%左右的蛋白质，大米中也含有 6%～7%的蛋白质，故而这种吃法短期内不会造成蛋白质营养不良。但粮食类食物的蛋白质质量较低，数量不足，不能充分满足人们一日需求。特别是对于未成年人来说，经常以这类食品为正餐不利于生长发育。

在减肥期间，很多人会减少甚至拒绝主食，从粮食中获得的蛋白质大幅度减少，一日中最多可减少 20～30 g 的蛋白质供应。长期维持这种情况会造成轻度的蛋白质营养不良，损害身体健康。

9.2.4　维生素

谷类中脂肪含量较低，故而脂溶性维生素的含量也不高。黄色籽粒的谷类含有一定量的类胡萝卜素，它可以在人体内少量转化成维生素 A，但 β-胡萝卜素含量比较低，黄色主要来源于叶黄素类。谷类中不含有维生素 D，只含有少量维生素 D 的前体麦角固醇。其中维生素 K 的含量也不高，如小麦籽粒中的维生素 K 含量为 10～100 μg/100 g。然而，谷胚油中的维生素 E 含量较高，以小麦胚芽含量较高，达 30～50 mg/100 g，玉米胚芽中含量次之。而且，胚芽中的维生素 E 以生物活性最高的 α-生育酚为主，胚芽还含有一部分生育三烯酚。故而，全谷类食品是膳食维生素 E 的来源之一，而经精白处理后的米面的维生素 E 含量极低。

谷类中不含有维生素 C，但其中 B 族维生素比较丰富，特别是维生素 B_1 和烟酸含量较高。谷类是膳食中这两种维生素的最重要来源。此外，谷类中还含有一定数量的维生素 B_2、泛酸

和维生素 B_6。例如，100 g 小麦粒中含维生素 B_2 0.16 mg，烟酸 6.95 mg，维生素 B_6 0.09 mg，生物素 16 μg/100 g，泛酸 1.73 mg。

谷类籽粒中的维生素主要集中在外层的胚、糊粉层和谷皮部分，其中维生素 B_1 和维生素 E 主要存在于谷胚中，烟酸、维生素 B_6 和泛酸主要集中于糊粉层中。随加工精度的提高，维生素 B_1 含量迅速下降(表 2-9-3)。麦胚中含有大量 B 族维生素，常作为营养强化剂添加于食品中。

表 2-9-3　粮食中维生素 B_1 的含量　　mg/100 g

粮食名称	维生素 B_1 含量	粮食名称	维生素 B_1 含量
小麦粒	0.37～0.61	糙米	0.3～0.45
小麦麸皮	0.7～2.8	米皮层	1.5～3.0
麦胚	1.56～3.0	米胚	3.0～8.0
面粉(出粉率 85%)	0.3～0.4	米胚乳	0.03
面粉(出粉率 73%)	0.07～0.1	玉米	0.3～0.45
面粉(出粉率 60%)	0.07～0.08		

资料来源：周世英，钟丽玉. 粮食学与粮食化学. 北京：中国商业出版社，1988。

9.2.5　矿物质

谷类中含有 30 多种矿物质，但各元素的含量，特别是微量元素的含量与品种、气候、土壤状况及肥水等栽培条件关系极大，而且在籽粒中主要集中在外层的胚、糊粉层和谷皮部分，胚乳中心部分的含量比较低。例如，小麦的种皮和糊粉层中所含矿物质占整个籽粒总量的 70% 以上，中间的胚乳部分矿物质含量仅为外层的 1/20。

在矿物质中，以磷的含量最为丰富，占矿物质总量的 50%左右；其次是钾，占总灰分的 25%～33%。镁的含量也较高，但多数谷类的钙含量低。锰的含量在各类食物中也是比较高的。

在谷类的精制加工中，将外层的胚、糊粉层和谷皮部分基本除去，使矿物质含量大幅度下降。因此，可以用矿物质的含量来测定加工的精度。在粮食加工中，将矿物质称为灰分。灰分含量越低，表明粮食的加工精度越高。

从矿物质的生物利用率来说，谷类中矿物质的化合状态并非人类直接可以利用的形式，它们主要以不溶性形态存在，而且含有一些干扰吸收利用的因素。例如，植酸是一种磷的贮藏形式，在种子发芽时由植酸酶水解，可以被幼芽利用。植酸和矿物质的分布类似，在谷粒的外层较多，胚乳中几乎不含植酸。粮食中所含的植酸可与铁、锌等元素形成难以吸收的复合物，所以加工精度过低时，谷物的钙、铁、锌等矿物质利用率降低。

特别关注

吃全谷物会导致缺锌和贫血吗？

很多人担心，由于谷类的外层中含有植酸，并含有较多的膳食纤维，会妨碍矿物质的吸收利用，如果把部分主食换成全谷物，可能会造成贫血和缺锌。然而，这种情况只会发生于动物性食物摄入不足且消化吸收功能不良的情况下。

首先，在植酸、单宁等抗营养成分存在状况下，对粮食进行发酵处理，或采取添加维生素C和植酸酶等措施，可有效提高铁、锌等矿物质的吸收率。故把白馒头、白面包换成全麦馒头、全麦面包并不会造成营养不良问题。

其次，虽然全谷物所含植酸较高，但同时其矿物质总量也要比白米和白面高得多。即使降低了营养成分的吸收利用率，最后得到的总量仍然不会减少。

再次，动物性食物中的铁、锌等元素的吸收率不受植酸等干扰因素的影响。只有非血红素铁的吸收才受到植酸和膳食纤维的干扰，肉里的血红素铁不受影响。

因此，对于胃肠功能健全的人来说，只要膳食中有适量鱼、肉等动物性食物和足够的蔬菜和水果，把部分白米和白面换成全谷物，并不会造成缺锌和贫血。

9.3　不同谷类种子的营养特点

9.3.1　稻米

稻米是我国产量最大的粮食。按照直链淀粉和支链淀粉的比例不同，分为籼米、粳米和糯米，还有早稻和晚稻之分。按国家标准《稻谷》(GB 1350—2009)，对不同生长期、籽粒形态和籽粒品质，稻谷分为早籼稻谷、晚籼稻谷、粳稻谷、籼糯稻谷和粳糯稻谷5类。稻谷脱壳后便是稻米(大米)。去壳之后没有经过精制处理的稻米称为糙米，经过精制处理，去除外部富含膳食纤维的部分之后，称为白米。

籼稻米(籼米)的特点是籽粒细而长，长宽比不低于2.8，米粒较容易碎，其中直链淀粉的含量略高于粳米，煮饭后吸水膨胀较多，口感较松散，黏性小，容易老化回生。

粳稻米的特点是籽粒相对较短，呈椭圆形或卵圆形，籽粒紧密不易碎，其中直链淀粉含量低于籼米，胶稠度高，米饭的黏性大于籼稻米。

糯米的特点是直链淀粉含量低于2%，米粒呈现不透明的乳白色，煮饭时吸水量最少，胶稠度和黏性最大。其中籼糯米籽粒为长椭圆形或细长形，粳糯米籽粒为椭圆或卵圆形。

按照国家标准《大米》(GB/T 1354—2018)的规定，按加工精度，大米分为一等、二等、三等共3个等级。最高等级大米的碎粒最少，不完善籽粒最少，保留外层部分也最少。

不同品种的稻米之间，碳水化合物和蛋白质含量有所差异，其中蛋白质含量变动范围在7%～11%。但精制处理后，淀粉含量通常在75%以上，蛋白质含量在6%～9%之间。由于稻米的口感品质和蛋白质含量呈现反相关，优质米的蛋白质含量在6%～7%之间。糯米的蛋白质含量往往高于普通粳米。稻米的蛋白质含量虽然低于小麦，但其因醇溶谷蛋白含量相对较低而生物价值较高，因此稻米蛋白质的综合利用效率与其他粮食品种的接近。

稻米的B族维生素含量较其他谷物低，而且越靠近米粒中心的部分维生素的分布越少。故而精白米是各种谷物主食中B族维生素含量最低的一种。长期以精白米为主食，如果菜肴搭配不当，则容易发生缺乏维生素B族所引起的脚气病。

糙米中含有较丰富的纤维素和半纤维素，并保留了籽粒中的全部维生素和矿物质。因而，适当地食用糙米，用它替代一部分白米，可以提供较多的膳食纤维、矿物质和B族维生素。黑色、紫色、红色等有色稻米的色素存在于谷粒的外层，这些有色稻米的糙米中的维生素和矿物质含量往往比普通糙米更高，并含有花青素、类黄酮等抗氧化成分。

9.3.2 小麦和面粉

小麦是世界上第一大栽培作物，其经碾磨制成的小麦粉（面粉）是各种面食品的原料。小麦粒按硬度品质可分为硬粒小麦（durum wheat，常翻译为“杜兰小麦”或“杜伦小麦”）和软粒小麦两类，按栽培时间分为冬小麦和春小麦。从商品角度来说，我国目前生产的小麦粉分为通用小麦粉、专用小麦粉和特制小麦粉 3 类。

通用小麦粉可以用于制作各种面食品，有不同的加工精度。加工精度越高，则外层部分去除比例越大，灰分含量越低。按照国家标准《小麦粉》(GB 1355—1986)的规定，通用小麦粉分为特制一等粉、特制二等粉、标准粉和普通粉 4 种，它们的灰分含量（以干物计）分别是：≤0.70%，≤0.85%，≤1.10%和≤1.40%。其中标准粉是改革开放之前居民普遍食用的面粉，其出粉率在 80%～85%之间，其中含有少量籽粒外层部分，颜色略深，维生素和矿物质保存率较高。但随着生活水平的提高，目前超市里已经很少能够见到标准粉，特制一等粉占据主流。一些面粉厂还生产精制程度更高的特精粉，其营养素保存率就更低了。

不同品种小麦蛋白质的含量差异比较大。普通小麦品种含蛋白质 8%～13%，含量最高的品种可达 18%，低蛋白质品种的含量仅有 8%左右。小麦含有几乎等量的谷蛋白和醇溶谷蛋白，能够形成独特的面筋结构，从而能够加工成丰富的面食品。因此，面粉中的蛋白质含量决定着面食品的口感，面筋蛋白质含量越高则筋力越强。

按蛋白质含量来分类，面粉分为高筋粉、中筋粉和低筋粉。各种面食品对面筋蛋白质的含量要求排序是：面包＞面条、饺子＞馒头＞饼＞糕点。面包、通心粉和较细的面条适合用高筋小麦粉来制作，如面包粉的蛋白质含量在 12%以上；馒头、饼等用中筋面粉比较合适，如制作馒头时用蛋白质含量为 10%的面粉即可获得良好效果；饼干、蛋糕等用蛋白质含量为 8%以下的低筋面粉最为适宜。硬粒小麦的面筋蛋白质含量较高，适合用作通心粉、面包、面条、饺子等食品的原料；软粒小麦的面筋蛋白质含量较低，适合用来制作糕点、饼干类产品。春小麦的蛋白质含量通常高于冬小麦。

专用小麦粉常指专门用来加工某一类食物的面粉。常见品种如面包专用粉、面条专用粉、馒头专用粉、饺子专用粉、自发粉、饼干/糕点专用粉、煎炸食品专用粉、冷冻食品专用粉等。它们不仅需要有合适的蛋白质含量，而且往往用特定品种的小麦来制作，以便保证理想的弹性、韧性和松软度，还需要有适合目标食品生产的淀粉性质、色泽特点和吸水吸油特性。

特制小麦粉主要是一些特殊目的使用的面粉。常见品种包括营养强化粉、全麦粉、预混合粉、颗粒粉等。例如，营养强化小麦粉中添加了赖氨酸和多种 B 族维生素，还可添加钙、铁等矿物质；预混粉中可添加酵母和其他制作面食产品所需的配料。

需要注意的是，有些全麦粉是把种皮、糊粉层、麦胚和胚乳部分按小麦粒原有比例进行混合制成的，属于真正的全麦粉；另一些号称全麦粉的产品，则是去掉一部分麸皮之后再碾磨而成的，其膳食纤维和矿物质的含量已经有所下降；还有一些产品是由精白面粉和少量的麸皮混合而成，几乎不含有麦胚部分，因此严格来说并不具备全麦粉的营养价值和保健作用。

小麦蛋白质的生物价虽然比大米蛋白质略低，但是经过与豆类的互补，其数量上的优势就表现出来了。因此，在混合膳食中，小麦的蛋白质营养价值仍然高于大米。由于精制小麦粉中的维生素 B_1 含量和多重矿物质含量比精白米中高，因此在其他食物不够丰富的情况下，以面粉为主食者比以精白米为主食者较少患脚气病和其他营养缺乏疾病。

然而，近年来的研究证实，面筋蛋白(gluten，被非专业人员翻译为“麸质”)可能引起少数人的不适反应，是乳糜泻(celiac disease)的病因，也是食物慢性过敏或食物不耐受的常见原因之一。所谓“麸质”和麦麸完全无关，因为小麦麸皮部分的蛋白质并不是面筋蛋白，中间的胚乳部分才是面筋蛋白的来源。

9.3.3　玉米

玉米是世界上第三大粮食作物。玉米籽粒有多种颜色，包括黄玉米、白玉米、黑玉米、紫红玉米和杂色玉米。按籽粒形态和胚乳结构，玉米可以分为8类：马齿型玉米、半马齿型玉米、硬粒玉米、粉质玉米、糯玉米、甜玉米、爆裂玉米和有稃玉米。

马齿型玉米籽粒呈大而扁的长方形，分布广、产量高，但食用品质较低，主要用来作为饲料或制作淀粉。硬粒玉米和半马齿型玉米常常用于制作玉米糁、玉米面等粮食产品。爆裂玉米籽粒较小，在常压下受到高温就能爆裂膨胀，主要用来制作爆米花。糯玉米含直链淀粉很少，吃起来黏软可口，容易消化。甜玉米淀粉含量较低，可溶性糖含量较高。

按照玉米的用途，可以划分为普通玉米和特种玉米两类。特种玉米包括甜玉米、糯玉米、笋玉米、爆裂玉米、高油玉米、高赖氨酸玉米、高直链淀粉玉米等。其中高直链淀粉玉米主要用作工业原料。笋玉米是幼嫩的玉米果穗，用来作为一种高膳食纤维的菜肴原料，口感别致，鲜美清甜。目前餐馆、食堂、小吃店中用于整棒食用的玉米主要是糯玉米和甜玉米。糯玉米的干物质含量达33%～58%，其中总糖含量在7%～9%之间，玉米粒的淀粉含量与米饭大致相当；而甜玉米的碳水化合物含量则根据品种特性不同而差异较大，从10%到24%不等，含水量高达70%，故按重量算时热量较低。

普通玉米的蛋白质含量为8%～14%，以醇溶谷蛋白为主，缺乏赖氨酸，色氨酸也不足，生物价值比小麦蛋白更低，人体利用率低。玉米胚的蛋白质质量较高，但在玉米粉、玉米糁加工中，往往去除种皮和胚。玉米与豆类或乳类混合食用，可通过氨基酸营养互补大幅度地提高蛋白质的营养价值。

一些特殊的玉米品种具有较高的蛋白质营养价值。例如，高赖氨酸玉米的赖氨酸含量是普通玉米的2倍左右，其色氨酸含量和蛋白质总量也有所提高，其蛋白质的生物价达70以上。糯玉米的蛋白质含量为10%以上，且其中赖氨酸的含量比普通玉米高16%～74%，营养价值较高。高油玉米的谷胚脂肪含量比普通玉米高一倍，主要用于榨油，但其蛋白质品质也有一定改善。

玉米未经精制，其中的维生素B_1和维生素B_2较为丰富。玉米中的烟酸含量也较高，但以结合形式存在，人体不易吸收，而且其中色氨酸不足，故而以玉米为主食、又缺乏其他副食可能造成蛋白质营养不足，且易出现癞皮病。玉米中的钾含量高于大米和白面。

黄色玉米中含有玉米黄素，红色、紫色、黑色玉米中含有花青素。

9.3.4　小米

小米也称为谷子、粟等，是我国最早的粮食作物。小米的淀粉含量与其他粮食相当，蛋白质含量大多在9%～14%之间。小米的脂肪含量高于精白大米，在3%左右，在储藏中可能因为脂肪氧化而变味。

在小米的蛋白质组分中，以醇溶谷蛋白含量最高，其中严重缺乏赖氨酸，使其蛋白质利用率低于水稻和小麦，但其他氨基酸比例较为合理，色氨酸和亮氨酸较为丰富。如果能与其他富含赖氨酸的食物如豆类或乳类配合食用，则小米的蛋白质生物利用效率可以大幅度提高。

小米经脱壳后即可食用，膳食纤维相对于其他全谷物处于较低水平，钾、铁和B族维生素的含量远远高于精白大米的水平。由于小米的铁和维生素 B_1 含量较高，容易烹熟，消化率高，民间常用作哺乳期女性的主食，也可用作婴儿辅食和幼儿主食，对严格素食的贫血者和维生素 B_1 缺乏者具有一定营养意义。需要注意的是，市面上部分小米产品经过多次碾磨，去除籽粒外层部分，会使维生素和矿物质营养价值有较大幅度的降低。

小米有黄、白、绿、黑等不同颜色的品种，以白色小米最容易消化，但黑色小米中含有更多的抗氧化成分。黄色小米中含有少量类胡萝卜素，主要是叶黄素和玉米黄素。

9.3.5 燕麦

燕麦包括皮燕麦和裸燕麦的不同品种。它的营养素含量在各种谷类中十分突出，其中淀粉含量稍低于水稻、小麦等普通谷物，但也在60%以上。燕麦的蛋白质含量可达15%～17%，其中赖氨酸含量较高，生物效价高于其他谷类蛋白质。这是由于燕麦中醇溶谷蛋白仅占总蛋白质的10%～15%。燕麦的脂肪含量在5%～9%之间，大部分脂类存在于胚乳中而不是在胚部，其中不饱和脂肪酸比例较高，亚油酸含量为38%～46%，油酸含量高于其他谷物脂肪，有益于心血管健康。

燕麦中的B族维生素和维生素E含量略高于其他谷类，矿物质含量显著高于其他谷物，特别是钙、铁、锌等。此外，燕麦籽粒中还含有β-葡聚糖、燕麦皂苷、燕麦蒽酰胺等有益健康的成分，对降低血胆固醇和甘油三酯具有一定作用。我国西北地区传统栽培的莜麦也被称为裸燕麦，营养价值与皮燕麦相当，甚至更高。

在各种粮食种子中，燕麦是血糖反应最低而饱腹感最强的种类之一，大量文献表明，食用燕麦对预防肥胖、糖尿病和心血管疾病等慢性疾病有利。燕麦富含膳食纤维，特别是大量的可溶性半纤维素，主要是以β1→4和β1→3糖苷键连接而成的β-葡聚糖，含量可达燕麦总重的4%～6%，占燕麦半纤维素成分的70%～87%，且分布于整个谷粒中，而大麦中的β-葡聚糖主要存在于籽粒外层。β-葡聚糖有延缓餐后血糖、血脂上升的作用，故而β-葡聚糖含量高的燕麦品种具有更好的防病价值。

燕麦产品的血糖反应和加工烹调方式有密切的关系。较厚而完整的大燕麦片的血糖反应较低，而经过烤制、蒸制并碾压成薄片后，谷物原有结构破碎较多，血糖反应升高（表2-9-4）。添加牛奶有利于降低燕麦粥的血糖反应，而添加糖则会升高其血糖反应。

表2-9-4 部分燕麦产品的血糖指数(GI)

燕麦类型	食物制作	GI值
整粒燕麦	燕麦饭，常压煮80 min	62
	燕麦饭，常压煮18 min	59
钢切燕麦	钢切燕麦粥	52
	老式钢切燕麦	57

续表

燕麦类型	食物制作	GI 值
大燕麦片	用 125 mL 半脱脂牛奶煮的燕麦粥	40
	燕麦粥，煮 20 min	49
	蒸厚(1.0 mm)燕麦片制作的粥	53
	添加 150 mL 牛奶和 20 g 糖的燕麦粥	62
	微波加热的苏格兰燕麦粥	63
小燕麦片	用 125 mL 半脱脂牛奶制作的燕麦粥	61
	烤制薄(0.5 mm)燕麦片制作的粥	69
	添加 150 mL 牛奶和 20 g 糖的燕麦粥	74
	薄(0.5～0.6 mm)燕麦片粥，煮 10 min	76
	经烤制和蒸汽处理的薄燕麦片煮粥	80
即食燕麦	即食燕麦片用沸水泡成粥	65
	沸水泡成粥，加 150 mL 牛奶和 20 g 糖	71
	微波加热的即食燕麦粥	82
燕麦粉	燕麦糊，400 mL 沸水泡 2 min	75

数据来源：叶婷，范志红，李帼婧. 燕麦产品的血糖指数. 中国粮油学报，2018，33(8)：141-146。

研究表明，令受试者食用完整燕麦粒一段时间之后，降低餐后血糖的效果均比较显著，而食用即食燕麦片对血糖的影响可能不显著。对速食燕麦片来说，煮到黏稠程度时食用，延缓血脂上升的效果优于冲泡后食用。欧洲食品安全局指出，为达到降低血糖反应的效果，每 30 g 可利用碳水化合物中至少需含 4 g 燕麦 β-葡聚糖。然而，对多项关于燕麦产品与餐后血糖反应的研究进行汇总后发现，整燕麦粒的 GI 值与 β-葡聚糖含量无关，只要种子完整结构不被破坏，均可达到降低餐后血糖反应的效果。仅在籽粒完整性已经被严重破坏的情况下，燕麦加工品的 GI 值才与产品中 β-葡聚糖的含量呈负相关。

特别关注

把部分白米替换为全谷杂粮

如果早上喝含有 80 g 精白大米(特等米)的大米粥，只能获得相当于成年女性需要量 5.3%的维生素 B_1 和 3.6%的铁；而如果换成 80 g 糙米，得到的维生素 B_1 和铁分别相当于每日需要量的 25.3%和 7.2%。如果换成小米，则维生素 B_1 和铁的满足程度分别为 22.0%和 20.4%。同时，吃全谷物还可提供一部分维生素 E，更多的钾和镁，以及更丰富的膳食纤维。

可见，把一部分精白米、精白面换成全谷食材，会使自己的营养状况得到很大的改善，而又不会增加碳水化合物和能量的摄入量。同时还有利于降低餐后的血糖反应。

营养流行病学调查发现，经常摄入全谷类食品的人，随着年龄发胖的危险较小，罹患心血管疾病、糖尿病、肠癌等疾病的风险也会下降，肠道菌群改善，全因死亡率降低。

从来没有吃过全谷杂粮的人，可以循序渐进，从少到多，从 1/5 开始，逐渐增加比例到 1/4、1/3，乃至替代 1/3 的白米白面，这样可以让消化系统逐渐适应，不会产生明显不适。添加品种可以从小米、糙米、燕麦片开始，逐渐尝试新品种，吃后感觉不适的品种可以暂时不用。

9.4 薯类食物的营养价值

薯类包括各种含淀粉的根茎类食品，包括马铃薯、甘薯、芋头、山药、木薯等。在我国，木薯很少用于人类食品，但其他几种薯类都是我国传统膳食中常见的，其中最为广泛食用的是马铃薯和甘薯。薯类食物含水分在 60%～90%之间，在营养上介于谷类和蔬菜之间，既可以充当主食，部分替代粮食类食品；也可以作为蔬菜，部分替代蔬菜类食品。一些其他蔬菜如莲藕、百合都含有较多的淀粉，它们具有部分薯类的营养价值。

近 40 年来，随着生活水平的提高，薯类消费量有不断下降的趋势。然而，我国农业部在 2016 年提出，要把马铃薯作为主粮食材的一部分。一方面是基于马铃薯的良好栽培和产量特性，更重要的是肯定了薯类在膳食中的营养贡献。

9.4.1 蛋白质

薯类的蛋白质含量通常在 1%～2%之间。与其他主食类相比，鲜薯类食品的蛋白质含量较低；但按照干重计算时，薯类食品的蛋白质含量可与粮食相媲美。例如，马铃薯的粗蛋白质含量约为 2%，按照 80%的水分含量计算，则相当于干重的 10%，与大米相当；而甘薯的精蛋白含量则为 1.4%左右，按照 73%的水分计算，相当于干重的 5.2%，略低于粮食。

从蛋白质中的氨基酸组成来看，薯类蛋白质的质量相当于或优于粮食蛋白质。马铃薯蛋白质的氨基酸平衡良好，其中富含赖氨酸和色氨酸，可以与粮食蛋白质发生一定的互补作用。甘薯蛋白质的质量与大米相近，而赖氨酸含量高于大米。

9.4.2 碳水化合物

薯类食品富含淀粉，其淀粉含量达鲜重的 8%～30%，达干重的 85%以上，超过粮食中的碳水化合物含量。薯类淀粉容易被人体消化吸收，故而可以用作主食。甘薯中含有较多可溶性糖，使其具有甜味。对马铃薯和甘薯来说，鲜食品种含可溶性糖较高，而加工淀粉或酒精用的工业品种含淀粉较高。

薯类淀粉粒颗粒大，容易分离，也常被用来提取淀粉或者制作各种淀粉制品。马铃薯和甘薯均为我国重要的淀粉原料。其中马铃薯淀粉富含磷酸基团，具有良好的持水性和柔软的口感，容易消化吸收，故而马铃薯淀粉被添加于多种加工食品中，包括糕点、面包、肉制品等，用来改善其口感。

薯类中膳食纤维以纤维素为主，按干重计算含量远高于白米和白面，且纤维质地细腻，对肠胃刺激小，可有效预防便秘。甘薯富含抗性淀粉和膳食纤维，研究证明食用适量甘薯对调整肠道菌群有一定的作用，对预防孕产妇便秘也有较好效果。薯类营养成分与大米、面粉的比较见表 2-9-5。

表 2-9-5　薯类营养成分与大米、面粉的比较

食物	能量/kcal	蛋白质/g	碳水化合物/g	纤维素/g	维生素 B_1/mg	维生素 B_2/mg	维生素 C/mg	胡萝卜素/mg	钾/mg	钙/mg	铁/mg
红心甘薯	99	1.1	24.7	1.6	0.04	0.04	26	0.75	39	23	0.5
马铃薯	76	2.0	17.2	0.7	0.08	0.04	27	0.03	40	8	0.8
山药	56	1.9	12.4	0.8	0.05	0.02	5	0.02	213	16	0.3
芋头	79	2.2	18.1	1.0	0.06	0.05	6	0.16	378	36	1.0
炸薯片	568	5.3	50.0	1.6	0.07	0.18	16	—	1130	40	1.8
特级粳米	334	7.3	75.7	0.4	0.08	0.04	0	0	58	24	0.9
富强面粉	350	10.3	75.2	0.6	0.17	0.06	0	0	128	27	2.7

注：表中数据指 100 g 薯类中的量。

数据来源：杨月欣，中国疾病预防控制中心营养与健康所. 中国食物成分表标准版：一册. 6 版. 北京：北京大学医学出版社，2018。

薯类虽然富含淀粉，但并不一定是高血糖反应食物。其血糖指数因品种和加工方式不同而差异很大。例如，同样是马铃薯，烹调后口感面软的血糖指数高，脆爽难软的则血糖指数较低。经测定表明，甘薯、山药和芋头的血糖指数均低于白米饭、馒头、面包等日常主食，在冷却后食用也能降低血糖反应。因此，用它们部分替代白米和白面等主食时，只要不过度烹调，不会妨碍餐后血糖控制。

9.4.3　脂类

薯类脂肪主要由不饱和脂肪酸组成，脂肪含量通常低于 0.2%，按干重计算也低于糙米和全麦。但薯类与脂肪结合的能力极强，故而经过油炸的薯类加工品往往含有较高的脂肪，如炸薯条、炸薯片等。薯类与富含油脂的动物原料共同烹调之后，也会大量吸收其中的油脂。

特别关注

薯类是发胖食品吗？

西方国家的流行病学研究发现，如果用马铃薯替代一部分不含淀粉的蔬菜，或者用马铃薯来替代全谷物，则膳食的血糖负荷增大，人们发胖和患糖尿病的风险增加。薯条和薯泥的摄入量增加也会增加患糖尿病和高血压的风险。

在我国，如果以大米和白面作为主食，用薯类作为菜肴，则会额外摄入淀粉，从而增加膳食中的总能量，增大发胖的危险。

目前，很多薯类加工食品都是被作为菜肴、甜点或零食食用的。如炸薯片和薯条中含有大量油脂，薯泥中含有奶油，拔丝山药中含有糖和油。如此必然使膳食中的总能量增加，给薯类带来“增肥食品”的恶名。

实际上，使人增肥的不是薯类，而是错误的食用方式。需要提醒大众的是，由于薯类中含

有淀粉，它可以作为主食。如果用薯类替代部分大米和白面，可以达到同样的饱腹感，不会增加膳食中的总能量摄入，却可以增加维生素 C、钾和膳食纤维的摄入量，有益于健康。

9.4.4 矿物质

薯类富含矿物质，其中以钾含量最高，其次为磷、钙、镁、硫等。100 g 马铃薯干粉中含钾可为 1 000 mg 以上。山药和芋头等含钾也十分丰富。镁含量也较高，铁含量较低，但按干重计算可达到与谷类相当的水平。薯类中的钙含量则高于谷类食品。马铃薯中的磷含量较高，而甘薯中磷含量较低。

用薯类替代一部分精白米和精白面粉作为主食，有利于改善膳食中的矿物质元素平衡，增加钾元素摄入量，对控制血压有益。

9.4.5 维生素

薯类中含有除了维生素 B_{12} 之外的各种 B 族维生素，以及较为丰富的维生素 C，可以在膳食中部分替代蔬菜。例如，马铃薯和甘薯中的维生素 C 含量均在 25 mg/100 g 左右，与小白菜和白萝卜等蔬菜相当。经常食用薯类时，特别是在蔬菜供应不足的冬季，它是膳食中维生素 C 的重要来源之一。由于其中所含淀粉对维生素 C 具有一定的保护作用，薯类食品经蒸制之后，维生素 C 的损失率较低。

薯类食物中含有一定量的 B 族维生素，其中维生素 B_1 含量较高，按干重计算，可达大米的 2～3 倍。

薯类品种繁多，如马铃薯和甘薯都有白色、淡黄、橙黄(红)、紫色、黑色等不同种皮颜色和薯肉颜色的品种。紫肉马铃薯和紫肉甘薯(俗称紫薯)富含花青素，而橙黄色薯肉的品种则含有一定量的胡萝卜素。例如，红心甘薯中含有较丰富的胡萝卜素，是膳食中维生素 A 的补充来源之一。研究发现，不同品种马铃薯的总抗氧化能力、总酚、总花青素的排序为紫色＞红色＞黄色＞白色，而血糖指数则正好相反，以白色品种的最高，紫色品种的最低。

特别关注

为什么要让马铃薯成为第四主粮?

党的二十大报告中强调，要全方位夯实粮食安全根基，要确保中国人的饭碗牢牢端在自己手中。早在 2015 年农业部就提出，作为国家粮食安全战略的一部分，要让马铃薯逐渐成为第四大主粮作物。一方面，用薯类替代部分精白米面可以供应更多维生素、矿物质和膳食纤维，适合营养健康。另一方面，马铃薯生产相对节水、节地、节肥、省药，作为优化农业生产结构的选择，有利于缓解我国的生态环境压力。同时，马铃薯口感好，容易加工成半成品和方便食物。

9.5 谷薯类食物与疾病预防

9.5.1 谷类食物与疾病预防

随着经济水平的提升，我国居民的全谷杂粮和薯类摄入量在过去40年中持续下降。国外流行病学调查表明精制谷物（精白米面）摄入量增加与患糖尿病的风险呈现正相关性，同时也与随着年龄增长出现的体重增加趋势呈现正相关性。我国的膳食调查并未发现主食摄入量与体重之间有正相关性，但40年来随着谷物精制程度的上升，精白谷物在膳食中比例的增加，我国居民的糖尿病发病率呈现持续上升态势。

与谷类食物相关的健康研究主要集中在全谷物方面。全谷物不仅含有较为丰富的膳食纤维，而且含有多种植物化学物。和精制谷物相比，其被消化的速度较为缓慢，餐后血糖反应较低，在等能量摄入情况下能够提供较强的饱腹感。多项流行病学研究的汇总分析显示，增加全谷物摄入量有利于降低患结直肠癌的风险，有利于降低糖尿病和心血管疾病的发病风险，也有利于降低年龄增加带来的肥胖风险，降低体质指数、体脂率和腰臀比。还有研究显示，增加全谷物的摄入量与较低的全因死亡率相关联。每日摄入约50 g全谷物即可带来显著的健康效应。

在全谷物中，以燕麦、大麦和荞麦的相关研究较多。燕麦和大麦是膳食中β-葡聚糖的主要膳食来源，荞麦富含芦丁等植物化学物，增加这几种全谷物食材的摄入量有利于改善血脂，并延缓餐后血糖上升速度。完整谷粒对改善餐后血糖和血脂的效果较为明确，而加工产品的具体效果与原料品种、加工程度和加工方式有关。

然而，由于目前对市场上号称“全谷物”的加工产品往往缺乏准确标准和定义，全谷物原料的比例有高有低，其中很多产品中加入了过多的油脂、糖、糊精等成分，因此并不一定能够起到单纯全谷物的健康作用。在选购时，必须细看产品的配料表和营养成分表，谨慎鉴别和判断。

9.5.2 薯类食物与疾病预防

目前的相关研究结果显示，薯类的健康作用与其栽培品种、加工烹调和食用方式有密切关系。未添加任何配料的薯类具有良好的饱腹感，替代部分精白主食的时候并不升高餐后的血糖反应，并可以提供更丰富的钾、部分B族维生素、维生素C和膳食纤维。研究确认增加甘薯等薯类的摄入有利于降低便秘的发病风险。

然而，由于在富裕社会中，薯类食物通常被制作成加工品或菜肴，其中可能添加了过多的脂肪、盐、糖等成分。国外部分研究发现，过多油炸薯条、薯片、薯泥的摄入与肥胖、2型糖尿病和高血压的发病风险有正向关联，但并未发现薯类摄入增加与癌症发病风险相关。在我国，人们习惯于在吃精制淀粉主食的同时摄入含有薯类的菜肴，这种饮食习惯可能会增加膳食中碳水化合物和能量的摄入量，可能不利于控制体重增加。

故而，从营养平衡和疾病预防角度来说，食用薯类食物的最佳方式是不加入油、盐等配料，直接用薯类来替代部分精白主食。

本章总结

谷类和薯类食物都是淀粉含量丰富的食物，在膳食中可以作为主食，对能量供应十分重要。谷类食物同时也提供了日常50%左右的蛋白质和除了维生素 B_{12} 之外的各种B族维生素。它的主要缺点是蛋白质质量偏低，钙、铁、锌的生物利用率低，不含维生素A、维生素C、维生素D和维生素 B_{12}。薯类食物的营养价值介于蔬菜和粮食之间，它们含有维生素C和丰富的钾元素，替代谷类作为主食时有益于营养平衡。

胚是谷类的营养精华所在，谷物精白加工会损失其中大部分维生素和矿物质。谷类和薯类食物在烹调和热加工中，它们的B族维生素有部分损失。

本章课程活动

1. 去本市最大的超市，到杂粮柜台前，认识所有的谷类籽粒。
2. 在杂粮柜台前，比较精白米和糙米的区别，调查一下，看看共有几种不同颜色的糙米产品出售。
3. 在超市做调查，看看有多少种食品中含有“小麦粉”这种原料。它们是否都属于主食类产品？平时你是否把它们看作主食类产品？
4. 在超市的主食厨房调查一下，有哪些含有全谷物的主食产品？还可以增加哪些品种？

本章思考问题

1. 谷类的主要营养作用是什么？如果长期不吃谷类，哪些营养素的供应会受到影响？
2. 如果一餐中只吃谷类食品，没有其他类别的食品，长此以往会造成什么样的营养问题？
3. 如何理解“五谷为养”的传统饮食理念？谷物对保障我国食物安全有何意义？
4. 查阅《中国食物成分表标准版》，计算假如一个成年女性每日以300 g精白米做的米饭作为主食，那么如果把其中1/3换成黑米，她一日当中所获得的维生素 B_1 和钾增加了百分之多少？
5. 薯类为什么可以作为主食？假如把一日主食的一半换成马铃薯或甘薯，营养上会有什么改善或不足？
6. 谷类和薯类可以被加工成哪些食品？加工之后，其营养价值可能有什么样的变化？
7. 谷薯类食物的烹调和食用方式与餐后血糖反应有什么关系？

第10章 豆类及豆制品的营养价值

豆类和含油种子类在营养上有一些共同之处，常常放在一起介绍。它们都富含植物蛋白质，以及较多的B族维生素和矿物质。

1. 豆类品种很多，营养上有什么差异吗？
2. 豆类到底是主食还是菜？
3. 豆子和谷类配合作为主食的传统有好处吗？
4. 豆腐可以替代鱼类和肉类荤食吗？
5. 豆类中有哪些保健因素？
6. 多吃坚果会让人发胖吗？
7. 怎么吃坚果更健康？

豆类（legumes）包括各种豆科栽培植物的成熟可食种子，和谷类一样属于低水分含量的食品。在豆类中，按照营养特点的差异，可分为大豆类（soybean）和淀粉豆类（pulse）。淀粉豆类包括红小豆、绿豆、豌豆、干蚕豆、干豌豆、干豇豆等富含淀粉的豆类，传统上称为"杂豆"。

豆类为双子叶植物，其籽粒结构与谷类种子结构不同，它的营养成分主要存在于籽粒内部的子叶中，除去种皮不影响其蛋白质、淀粉和脂肪含量，而只对其膳食纤维和抗营养成分的含量有一定的影响。

10.1 大豆的营养特点

大豆古名"菽"，是我国传统"五谷"之一。我国是大豆的原产地，大豆品种繁多。按种子形状可以分为圆形、椭圆形、长椭圆形和扁圆形的品种；按颜色可以分为黄大豆、黑大豆、青大豆、褐大豆、白大豆，还有具有花纹的双色大豆等，以黄大豆最为常见；按大小可以分为大粒种和小粒种；按成分含量可以分为高蛋白大豆和高油大豆。

10.1.1 蛋白质

大豆是植物中蛋白质质量和数量最佳的作物之一，蛋白质含量为35%～45%，其中蛋白质含量超过45%的被称为高蛋白大豆。大豆蛋白质的赖氨酸含量高于谷类食物，但蛋氨酸为其限制氨基酸，其含硫氨基酸严重不足。如果与缺乏赖氨酸而富含含硫氨基酸的谷类配合食用，则能够实现蛋白质的互补作用，使混合后的蛋白质生物价值达到肉类蛋白的水平。这一特点，对于因各种原因不能摄入足够动物性食物的人群具有特别重要的意义。因此，在以谷类为主食的我国，特别是在素食人群中，应大力提倡食用豆类。

特别关注

大豆蛋白和动物蛋白，哪个含量更高、质量更好？

大豆是蛋白质含量最高的天然植物性食物之一，但若按干重计算，大豆并不是蛋白质含量最高的食物。虽然动物性食物按鲜重来算蛋白质含量低于大豆，但如果按干物质来计算，则精瘦肉和鱼、虾、贝类等动物性食物的蛋白质含量高于大豆。

从氨基酸评分来说，大豆蛋白质的必需氨基酸比例与氨基酸模式差距较大，质量不及动物蛋白质。但近年来的人体营养研究认为，人类可以用谷类和大豆来很好地满足蛋白质营养需求。也就是说，素食主义者只要充分摄入豆制品，就可以保证蛋白质的数量和质量。

动物性蛋白质虽然对未成年人具有更好地促进生长的作用，容易被人体利用，但过多摄入动物蛋白质，特别是红肉中的蛋白质，有增加癌症和慢性疾病发病风险的隐患。适当增加大豆来源的蛋白质则更有利于多种慢性疾病的预防。也有研究证明，正因为动物性蛋白质中含硫氨基酸过多，摄入过量时会导致尿钙排出增加，对肠道菌群也可能产生不良影响，而大豆食物正因为含有较少含硫氨基酸，并含有植物雌激素，用它部分替代膳食中的动物蛋白，更有利于预防骨质疏松，改善肠道菌群。

因此，不能简单地判定到底是大豆蛋白好，还是动物蛋白好，而要根据具体身体状态和营养状况来评价。处于消化不良、营养不足状态的人可能需要增加动物蛋白质的比例，而具有慢性疾病和骨质疏松较严重的人可能适合用大豆蛋白质来替代一部分动物性蛋白质。

除了各种豆制品之外，目前大豆蛋白质提取物已经广泛应用于各种食品，如肉类制品、乳制品、粮食制品等。各种豆奶、植物酸奶都以大豆来源的蛋白质为原料，近年来商业推广火爆的“人造肉”也是以大豆蛋白和其他植物性蛋白质为原料制成的。大豆蛋白粉也广泛用作蛋白质补充剂。

10.1.2　脂类

大豆的脂肪含量为15%～20%，是生产豆油的原料。一般来说，脂肪含量在20%及以上的大豆被称为高油大豆。大豆油中的不饱和脂肪酸含量高达80%，亚油酸含量达50%左右，油酸含量为20%以上（表2-10-1）。大豆油中的维生素E含量也很高，是一种优良的食用油脂。大豆油中的α-亚麻酸含量因品种不同而差异较大。高亚麻酸的豆油容易发生油脂氧化，不利于加工和贮藏，但对以大豆油为主要烹调油的居民来说，豆油中的亚麻酸也是膳食中ω-3脂肪酸不可忽视的来源之一。

表 2-10-1　大豆油脂的脂肪酸组成　　%

脂肪酸类别	脂肪酸种类	含量范围	平均值
饱和脂肪酸	月桂酸(12：0)	—	0.1
	豆蔻酸(14：0)	<0.5	0.2
	棕榈酸(16：0)	7～12	10.7
	硬脂酸(18：0)	2～5.5	3.9
	花生酸(20：0)	<1.0	0.2
	山嵛酸(22：0)	<0.5	—
	总计	10～19	15.0
单不饱和脂肪酸	棕榈油酸(16：1)	<0.5	0.3
	油酸(18：1)	20～50	22.8
ω-6 多不饱和脂肪酸	亚油酸(18：2 ω-6)	35～60	50.8
	花生四烯酸(20：4 ω-6)	<1.0	—
ω-3 多不饱和脂肪酸	亚麻酸(18：3 ω-3)	2～13	6.8

数据来源：石彦国. 食品原料学. 北京：科学出版社，2016。

大豆脂肪含有丰富的磷脂，占脂类物质总量的 1.5%～2.5%，其中以卵磷脂、脑磷脂和磷脂酰肌醇为主，三者的总量占磷脂总量的 75%以上，还含有少量的磷脂酸、磷脂酰甘油、心磷脂等其他磷脂。在豆油的脱胶精制过程中，磷脂大部分被分离，成为食品加工中重要乳化剂大豆磷脂的主要来源。

大豆还是植物固醇的重要来源。大豆油中的植物固醇含量在 0.15%～0.70%之间，其中豆固醇占 13%～22%，谷固醇占 58%～72%，菜油固醇占 15%～20%。

大豆中含有胡萝卜素和微量的叶绿素，使其具有黄色。在脱色处理过程中，叶绿素和部分胡萝卜素被除去。

特别关注

大豆油对预防心血管疾病是否有好处？

目前，人们大多认为橄榄油和茶籽油对预防心血管疾病有益，主要是由于其中单不饱和脂肪酸含量高。与此相比，大豆油中这类脂肪酸含量较低，在降低 LDL 胆固醇的同时也会降低 HDL 胆固醇。实际上，传统未精制豆油中含有卵磷脂、豆固醇等有益控制血脂的成分，但保存性较差，烹调时烟点低，品质差。经过精制之后，磷脂和固醇均被除去，维生素 E 有一部分损失，使精炼大豆油对心血管健康的意义有所下降。

大豆油因富含多不饱和脂肪酸，不耐长时间高温加热，不宜用于煎炸和爆炒烹调当中，更适合用来制作不冒油烟的炒菜、炖煮菜，或制成色拉油用于凉拌菜。此外，烹调油应与膳食内容相配合。如日常肉类摄入多，多不饱和脂肪酸摄入不足，则大豆油营养意义较大；反之，若日常摄入大量豆制品，再用大豆油则意义不大。

10.1.3 碳水化合物

大豆含有17%～30%的碳水化合物，但其淀粉含量仅为0.4%～0.9%，其余大部分是人体所不能消化的组分，包括棉籽糖、水苏糖和毛蕊花糖等低聚糖，以及多种非淀粉多糖。大豆含有5%左右的蔗糖，但几乎不含有葡萄糖。

大豆中的低聚糖在大肠中能被微生物发酵而产生气体，这就是大豆引起腹胀的原因，但低聚糖同时也是肠内双歧杆菌的生长促进因子，并有利于食物中部分矿物质的吸收利用。这些低聚糖类溶于水，在豆浆的制作过程中被保留下来。但在豆腐、豆腐干等豆制品的加工过程中，压榨除去浆水时，大部分低聚糖被除去，因此食用豆制品不易引起严重的腹胀。

大豆中的非淀粉多糖包括不同种类的半乳甘露聚糖、木聚糖、果胶和纤维素等，其含量分别为18%～20%、9%～10%、10%～12%和40%左右，还有少量的阿拉伯半乳聚糖。

10.1.4 维生素和矿物质

大豆含有除维生素 B_{12} 之外的各种B族维生素，也是维生素E和维生素K的好来源。但干大豆中没有维生素C和维生素D。

大豆脂肪中的维生素K以叶绿醌形式存在。大豆脂肪组分中维生素E的含量为90～280 mg/100 g，是维生素E的良好来源。其中α-生育酚占6.0%～13.5%，β-生育酚极少，γ-生育酚占57.8%～65.7%，δ-生育酚占24.2%～36.2%。在精制加工过程中，部分维生素E被除去，但可以浓缩回收制成营养素补充品。

几种油脂中的维生素K和维生素E含量见表2-10-2。

表 2-10-2 几种油脂中的维生素K和维生素E含量

油脂来源	大豆油	芥花油	菜籽油	橄榄油	棉籽油	芝麻油	葵籽油	玉米油	花生油
维生素K /(μg/100 g)	193[1]	127[1]	141[2]	55[1]	60[1]	16[2]	9[2]	3[2]	1[2]
维生素E* /(mg/100 g)	93.1[3]	68.2[4]	60.9[3]	14.4[4]	86.5[3]	68.5[3]	54.6[3]	50.9[3]	42.1[3]

* 维生素E含量数据为所有异构体的含量总和。

数据来源：

[1] PETERSON J W, MUZZEY K L, HAYTOWITZ D, et al. Phylloquinone (vitamin K_1) and dihydrophylloquinone content of fats and oils. Journal of the American Oil Chemists' Society, 2002, 79: 641-646.

[2] FERLAND G and SADOWSKI J A. Vitamin K_1 (Phylloquinone) content of edible oils: effects of heating and light exposure. Journal of Agriculture and Food Chemistry, 1992, 40: 1869-1873.

[3] 杨月欣，中国疾病预防控制中心营养与健康所. 中国食物成分表标准版：一册. 6版. 北京：北京大学医学出版社，2018.

[4] 美国农业部食品数据库 https://fdc.nal.usda.gov/.

大豆含有丰富的矿物质，总含量为4.5%～5.0%。其中钙的含量高于普通谷类食物，铁、锰、锌、铜、硒等微量元素的含量也较高，是一类高钾、高镁、低钠的食物。需要注意的是，大豆中的矿物质生物利用率较低，如铁的生物利用率仅有3%左右。

10.1.5　大豆中的其他健康相关成分

除营养物质之外，大豆还含有多种有益健康的物质，如大豆皂苷、大豆异黄酮等，其中大豆异黄酮受到特别关注。大豆异黄酮具有苦涩风味，大豆中异黄酮含量较高时对大豆产品的风味有一定的影响。

大豆异黄酮包括大豆皂苷、染料木素、大豆苷元和染料木黄酮 4 个组分，前两者占绝对优势。异黄酮主要存在于大豆的子叶和胚中，其中胚轴的含量最为集中，种皮中含量很低。

测定表明国产大豆的大豆异黄酮含量与品种和栽培环境相关，光照充足和较大温差有利于大豆异黄酮的积累，总体来说北方地区大豆的异黄酮含量高于南方大豆(表 2-10-3)。

表 2-10-3　部分国产大豆和豆制品中的大豆异黄酮含量　　mg/100 g

大豆品种	楚秀	南汇早黑豆	荷包豆	吉林 3 号	淮豆 1 号	张家口黑豆
总异黄酮[1]	45.6	84.6	92.8	615.5	667.7	785.5
豆制品	**煮熟大豆**	**烤大豆**	**卤水豆腐**	**石膏豆腐**	**腐竹(干)**	**腐乳**
总异黄酮[2]	65.1	148.5	30.4	22.7	196.1	34.7

数据来源：[1] 石彦国. 食品原料学. 北京：科学出版社，2016。

[2] 杨月欣，中国疾病预防控制中心营养与健康所. 中国食物成分表标准版：一册. 6 版. 北京：北京大学医学出版社，2018。

大豆皂苷使大豆在煮沸之前即会产生大量泡沫。它具有辛辣味和苦味，对口腔黏膜有一定的刺激性，但同时也具有一定的抗凝血、抗氧化、抗突变和免疫调节作用，适量摄入时被归类于保健成分。

特别关注

哪些豆类食物含有大豆异黄酮？

大豆异黄酮属于植物多酚类物质，具有抗氧化作用和弱雌激素活性。目前研究人员认为它对于预防妇女绝经期的骨质疏松，缓解不适感觉，以及对预防心血管疾病、乳腺癌和前列腺癌均有益处。

大豆异黄酮只存在于黄豆、黑豆等大豆类中，制作豆腐时部分大豆异黄酮随黄浆水流失，在加热过程中有部分损失，特别是油炸处理后其损失较大；而发酵可使大豆异黄酮从糖苷形式转化为游离形式，提高其吸收率。目前，食物中大豆异黄酮的主要来源是整粒大豆、豆粉、豆浆、水豆腐、豆豉、大豆豆酱、酱豆腐等。

10.2　淀粉豆类的营养价值

除大豆之外，其他各种豆类也具有较高营养价值，包括红豆、绿豆、蚕豆、豌豆、豇豆、芸豆、扁豆等。它们的脂肪含量低而淀粉含量高，被称为淀粉类干豆。

淀粉类干豆的淀粉含量达55%～60%，而脂肪含量低于2%，所以常被并入粮食类，传统上作为杂粮的一部分与谷类混合食用。淀粉豆类的一个重要特点是，它们含有高水平的膳食纤维。如表2-10-4所示，半杯煮熟淀粉豆类中的膳食纤维含量远远高于日常谷物主食中的含量。同时，在淀粉豆类的淀粉组分中，直链淀粉比例较高，淀粉粒结构紧密，吸水膨胀速度慢，烹熟后消化速度缓慢，故而它们都属于低血糖指数食材。即便被煮到软烂程度，甚至被制成罐头之后，它们的GI值仍然低于55，甚至只有20～30，非常适合需要控制血糖的糖尿病患者食用。

表2-10-4　半杯煮熟淀粉豆类和谷物中的膳食纤维含量对比　　g

豆类	黑芸豆	鹰嘴豆	白芸豆	红腰豆	小扁豆	花芸豆
半杯熟重	86	82	88.5	88.5	99	85.5
纤维含量	7.5	6.2	6.2	5.7	7.8	7.7
谷物	**全麦面包**	**白面包**	**燕麦饭**	**藜麦饭**	**荞麦饭**	**糙米饭**
半杯熟重	81	74	83	111	77	109
纤维含量	1.9	1.8	2.0	2.6	2.3	0.8

数据来源：REBELLO C J，GREENWAY F L，FINLEY J W. Whole grains and pulses：a comparison of the nutritional and health benefits. Journal of Agricultural and Food Chemistry，2014，62(29)：7029-7049。

淀粉豆类的蛋白质含量一般都在20%以上，其蛋白质的质量较好，富含赖氨酸，但是仅含有少量蛋氨酸，因此也可以很好地与谷类食品配合食用。

淀粉类干豆的B族维生素和矿物质含量也比较高，与大豆相当(表2-10-5)。尤其值得一提的是，淀粉豆类富含钾和叶酸，其叶酸含量大大高于谷类主食。例如，100 g熟小扁豆中含有180 μg叶酸，相当于等量糙米饭的45倍，藜麦饭的近5倍。由于高血压患者需要高钾低钠膳食，同时我国很大比例高血压患者需要补充叶酸，以豆类作为主食食材替代一部分白米和白面，对高血压的预防和控制是十分有利的。

表2-10-5　几种豆类的部分营养成分

豆类	蛋白质/(g/100 g)	脂肪/(g/100 g)	维生素 B_1/(g/100 g)	维生素 B_2/(g/100 g)	钾/(g/100 g)	钙/(g/100 g)	铁/(g/100 g)
黄大豆	35.1	16.0	0.41	0.20	1 503	191	8.2
红小豆	20.2	0.6	0.16	0.11	860	74	7.4
绿豆	21.6	0.8	0.25	0.11	787	81	6.5
白扁豆	19.0	1.3	0.33	0.11	1 070	68	4.0
干豌豆	20.3	1.1	0.49	0.14	823	97	4.9

数据来源：杨月欣，中国疾病预防控制中心营养与健康所. 中国食物成分表标准版：一册. 6版. 北京：北京大学医学出版社，2018。

特别关注

有色豆类中所含的保健成分

豆类普遍含有较高水平的多酚类物质，包括酚酸类、单宁类、花青素和类黄酮等。研究表明，有色豆类豆皮和子叶的颜色与其抗氧化活性密切相关。总体排序是黑色豆的总多酚类物质和抗氧化活性最强，深红色豆紧随其后，此后是呈现深浅花斑的豆子，而豆皮颜色较浅的豆子的多酚类物质含量和抗氧化活性较低。在同一类豆子中，不同颜色品种间的差异极为显著。

由于豆类中的多酚类物质和纤维均以豆皮部分含量最高，故而需要预防慢性疾病的人在烹调豆子时应尽量保留种皮。

鲜豆、嫩豆荚类和豆芽中除了含有丰富的蛋白质和矿物质外，还含有较多的维生素 B_1 和维生素 C。由于其水分含量高，不属于干豆类，而被列入蔬菜类，包括各种豆角、豆芽、豆苗、嫩豌豆、嫩蚕豆、毛豆等。

10.3 豆类中的抗营养因素

各种豆类中都有一些抗营养物质，它们不利于豆类中营养素的吸收利用，甚至对人体健康有害。这些物质统称为抗营养因子。

多种豆类中都有蛋白酶抑制剂，它们能够抑制人体内胰蛋白酶、胃蛋白酶、糜蛋白酶等蛋白酶的活性，其中研究比较多的是大豆胰蛋白酶抑制剂。由于存在这类物质，生大豆的蛋白质消化吸收率很低。大豆蛋白酶抑制剂中的大部分组分为热敏感蛋白质，只有很少部分为热稳定组分。故在正常烹调加热，特别是在充分水分存在条件下进行加热处理，可以使这类物质大部分失活。在大豆蛋白分离物和豆制品中其抑制活性更低，对消化能力正常的人来说不会显著影响蛋白质的生物利用率。

红细胞凝集素也存在于多种豆类中。它是一类糖蛋白，能够特异性地与人体的红细胞结合，使红细胞发生凝聚作用，对人体有一定毒性。适当的湿热处理可使这种蛋白质失活，用蛋白酶处理也可使之分解。

特别关注

制作豆浆时，能充分破坏蛋白酶抑制剂吗？

很多人担心，制作豆浆时，加热时间较短，不能充分地破坏蛋白酶抑制剂，会妨碍蛋白质的吸收利用。实际上，大豆中的胰蛋白酶抑制剂经煮沸加热 8 min 可被破坏 85%以上。其中尚含少量热稳定蛋白酶抑制剂，但活性较低，不足以对消化吸收产生明显影响。

目前市售豆浆均经过充分加热，家庭用豆浆机从豆子破碎之前便开始加热，全部程序达到 20 min 左右，加热温度可达 95 ℃，残余蛋白酶抑制剂活性在 15%以下，可放心饮用。

豆类中所含的大量植酸会妨碍钙和铁的吸收。大豆中还含有丰富的脂氧合酶,它不仅是豆腥味的起因之一,而且在贮藏中容易造成不饱和脂肪酸的氧化酸败和胡萝卜素的损失。

淀粉豆类和大豆一样富含低聚糖(表 2-10-6)。豆类中所含有的低聚糖经大肠细菌的发酵,可产生二氧化碳、甲烷、氢气等,摄入量过高时使人腹胀或排气,过去也被作为抗营养因子对待。实际上,适量摄入低聚糖类对营养吸收并无妨碍,对调整肠道菌群平衡,增加双歧杆菌增殖是有利的。对于消化功能正常的健康人来说,每日食用 30～50 g 豆子并不会引起明显的腹胀反应。易腹泻、腹胀人群应少食整粒的黄豆、黑豆,但可食用豆制品。

表 2-10-6 部分豆类中的碳水化合物组分

豆类	淀粉	葡萄糖	蔗糖	棉籽糖	水苏糖	毛蕊花糖
菜豆	51.6	0.04	2.23	0.41	2.59	0.13
蚕豆	52.7	0.34	1.55	0.24	0.80	1.94
小扁豆	52.3	0.07	1.81	0.39	1.85	1.20
绿豆	52.0	0.05	1.28	0.32	1.65	2.77
黄大豆	—	0.01	4.50	1.10	3.70	—

数据来源:BELITZ H D, GROSCH W, SCHIEBERLE P. Food chemistry. 4th ed. New York: Springer,2009。

特别关注

淀粉豆类的烹调要点

淀粉豆类种子结构紧密,淀粉粒吸水速度缓慢,用煮大米饭的方法很难煮熟。对于大部分淀粉豆类,需要在烹调前一天把豆子放入清水中,放在冰箱冷藏室中浸泡至少一夜时间(在室温下长时间浸泡可能造成细菌过度增殖而变味)。然后加入大米,再用电饭锅或电压力锅的"杂粮饭"功能或"豆类"模式烹煮,就可以得到美味的豆米混合饭。另一个简单的方法是先用煮饭程序把豆子煮一遍,再加入大米重新煮一遍。

由于淀粉豆类的直链淀粉含量丰富,容易老化回生,应趁热食用添加豆子的杂粮饭。如果煮一次吃几次,最好分装几份,放在冷冻室中保存,因为冷冻状态可以预防淀粉回生。取出后再用蒸锅或微波炉加热几分钟即可。

豆类中的低聚糖可能引起肠道排气增加。食用淀粉豆类的时候,可以由少至多,从粮食原料的 10%开始,在确认胃肠能接受之后,逐渐增加添加量,待肠道菌群适应后,排气增加的问题即可消除。

10.4　大豆制品的营养价值

大豆在食品加工中的用途非常广泛，传统上用来制作各种豆制品，还可被添加在多种食品中，改善其营养或品质。传统豆制品以豆腐为代表。豆制品保留了大豆的大部分优点，不仅比大豆容易消化，而且在加工过程中去除了对人不利的各种抗营养因子，因此豆制品一直为我国人民所喜食。

豆制品富含蛋白质，其含量与动物性食物相当。例如，豆腐干的蛋白质含量相当于牛肉，达20%左右；豆浆和豆奶的蛋白质含量接近于牛乳，在2%～3%之间；水豆腐的蛋白质含量在5%～8%之间，相当于猪的五花肉；腐竹的蛋白质含量达45%～50%，相当于牛肉干。

同时，豆制品中含有一定量的脂肪，但这些脂肪是优质的植物油脂，其中富含必需脂肪酸和磷脂，不含胆固醇，对人体健康有益。

大豆中的水溶性维生素在豆腐的制作过程中有较大的流失，表现为维生素 B_1、维生素 B_2 和烟酸的含量下降。其中部分原因是加热降解，而大部分是凝固时随析出的水分流失。其中的脂溶性维生素 E 和维生素 K 损失较小，因为它们并未在挤水的时候发生流失。

豆制品是矿物质的良好来源。大豆本身含钙较多，而豆腐以钙盐为凝固剂，因此豆腐的钙含量很高，是膳食中钙的重要来源。大豆中的微量元素基本上都被保留在豆制品中。

一些传统豆制品的营养价值见表 2-10-7。

表 2-10-7　一些传统豆制品的营养价值

豆制品	蛋白质/(g/100 g)	脂肪/(g/100 g)	维生素 B_1/(g/100 g)	维生素 B_2/(g/100 g)	钙/(g/100 g)	铁/(g/100 g)	锌/(g/100 g)
内酯豆腐	5.0	1.9	0.06	0.03	17	0.8	0.55
北豆腐	12.2	4.8	0.05	0.03	138	2.5	0.63
油豆腐丝	24.2	17.1	0.02	0.09	152	5.0	2.98
素什锦	14.0	10.2	0.07	0.04	174	6.0	1.25
腐　竹	44.6	21.7	0.13	0.07	77	16.5	3.69

数据来源：杨月欣，中国疾病预防控制中心营养与健康所. 中国食品成分表标准版：二册. 6版. 北京：北京大学医学出版社，2019。

发酵豆制品对素食者尤为重要。由于微生物的作用，部分蛋白质被降解，抗营养因子被分解或灭活，使消化吸收率大大提高，同时 B 族维生素含量有所增加；由于菌体蛋白的参与，蛋白质的生物利用率也有所提高。特别是通过霉菌发酵可产生植物性食物中不存在的维生素 B_{12}。例如，在豆豉中，维生素 B_{12} 的含量在 0.05～0.18 μg/100 g 之间；而在红腐乳中，维生素 B_{12} 含量为 0.40～0.70 μg/100 g，臭豆腐中的维生素 B_{12} 含量甚至达到 1.88～9.80 μg/100 g。

特别关注

什么样的豆腐对骨骼健康更有帮助?

对于较少食用乳制品的人来说,豆腐是膳食中钙的重要来源。同时,豆腐也可以供应一部分镁元素,以及大豆异黄酮,它们对预防骨质疏松有所帮助。

用卤水(以氯化镁为主)作凝固剂的豆腐增加了镁的含量,而用石膏(硫酸钙)作凝固剂的豆腐增加了钙的含量。与此相比,用酸浆或δ-葡萄糖酸内酯作为凝固剂制作的豆腐,则不会带来更高的钙或镁含量。因此,食用石膏豆腐或卤水豆腐更有益于骨骼健康。

用卤水豆腐除去水分进一步制成的豆腐干、豆腐丝、豆腐皮等更是钙的好来源,因为在产品水分降低之后,不溶性的钙元素得到了浓缩。

目前,市售水豆腐常常采用混合凝固剂或内酯凝固剂,其质地更为软嫩。但从营养角度来说,葡萄糖酸内酯本身不仅不含钙,而且所产生的凝冻较嫩,含水量高。按同等重量比较,其钙、镁元素含量较低,不能起到石膏豆腐和卤水豆腐的补钙作用。

素食者往往用大豆制品代替动物性食物。需要注意的是,这类食物中蛋白质、不饱和脂肪酸和B族维生素含量丰富,与动物性食物相比,大豆制品不含维生素 B_{12},其铁的含量和生物利用率也不及肉类,但是可以通过营养强化加以改善。

特别关注

用豆腐替代肉类,会引起贫血吗?

豆类是素食者的重要蛋白质来源,也是膳食中铁元素的重要来源。豆类中因含有植酸、多酚类物质和膳食纤维,其铁、锌等微量元素的吸收利用率很低,如大豆的铁的利用率仅为3%～7%,菜豆等的仅为0.9%～1.8%。然而,这并不意味着吃豆子一定会引起贫血,因为维生素C会有效提高豆类中铁的吸收率。因此,对于消化吸收功能正常的素食者来说,摄入足够多富含维生素C的新鲜蔬菜和水果,可以改善膳食中铁的吸收利用。同时,适当摄入发酵豆制品,并适当服用营养增补剂,以保证维生素 B_{12} 的供应,也是素食者预防贫血的重要措施。

但是,如果消化吸收能力较低,胃酸不足,或肠道有炎症,加上摄入过多可以与铁结合的抗营养成分,那么植物性食物中的非血红素铁的利用率就会降低,发生贫血的风险会上升。需要额外增加铁供应量的手术后恢复者、失血后的人、孕妇等人群,缺铁性贫血患者,以及发育期的儿童,也不适合完全用豆制品来替代肉类食物。

10.5 坚果和油籽的营养价值

坚果和油籽都是植物的果实或种子,其中坚果是木本植物的有硬壳的果核或种子,它们大多数含油脂很高,如核桃、榛子、杏仁、巴旦木(扁桃仁)、开心果(阿月浑子)、松子、香榧、碧根果(美洲山核桃)、腰果、夏威夷果(澳洲坚果)、鲍鱼果(巴西坚果)等。油籽则主要是可以用来榨油的各种草本植物种子,如花生、葵花籽、西瓜子、南瓜子、芝麻、胡麻子等。它们也被统称为含油种子。

10.5.1 蛋白质

含油坚果类的蛋白质含量多在12%～22%之间,其中澳洲坚果最低,仅为8%～9%。草本种仁类的蛋白质含量更高,如西瓜子和南瓜子蛋白质含量可高达30%,花生和葵花籽的也可达到25%。淀粉类干果中以栗子的蛋白质含量最低,仅为5%左右,芡实的为8%左右,而银杏和莲子的蛋白质含量都在12%以上,与其他含油坚果相当。

坚果油籽类的蛋白质氨基酸组成各有特点,第一限制氨基酸因品种不同而异。例如,澳洲坚果几乎不含色氨酸而富含蛋氨酸。花生、榛子和杏仁中含硫氨基酸不足,花生中的色氨酸含量也偏低。葵花籽中的含硫氨基酸丰富,但其赖氨酸含量稍低。芝麻富含含硫氨基酸和色氨酸,但其限制性氨基酸为赖氨酸和苏氨酸,芝麻中的异亮氨酸和缬氨酸的量也不足。核桃中的蛋氨酸和赖氨酸含量较低。虽然栗子的蛋白质含量低,但蛋白质质量较高。总的来说,坚果类是植物性蛋白质的重要补充来源,但其生物效价较低,需要与其他食品营养互补后方能发挥最佳的营养作用。

10.5.2 脂类

脂肪是富含油脂坚果类食品中极其重要的成分,故而绝大多数坚果类食品所含能量很高,可达500～700 kcal/100 g。含油坚果类的脂肪含量在40%～70%之间。例如,花生含脂肪40%～55%,是重要的油料作物种子;葵花籽和核桃的含油量达50%;松子仁和澳洲坚果的含油量更高,达70%。其中卵磷脂含量丰富。淀粉类坚果的脂肪含量在2%以下。

在每一种坚果或油籽中,蛋白质含量有较大的品种差异。用于榨油的品种往往脂肪含量较高,蛋白质含量偏低,而供直接食用的品种往往蛋白质和碳水化合物含量略高。如作为油料的花生仁,其脂肪含量为50%以上,而在蛋白质较高的品种中脂肪含量可低于40%。

坚果类所含的脂肪酸以亚油酸和油酸等不饱和脂肪酸为主(表2-10-8)。温带所产坚果的不饱和脂肪酸含量普遍高于热带所产坚果,通常达80%以上。葵花籽、西瓜子和核桃中特别富含亚油酸,在总脂肪酸中占60%～70%。花生除了含有亚油酸,还含有2%左右的花生四烯酸。在芝麻脂肪中,油酸和亚油酸各占35%和50%,而饱和脂肪酸不到20%。

一些坚果脂肪中单不饱和脂肪酸的比例较大,对心血管疾病预防有一定益处。例如,榛子、澳洲坚果、杏仁、美洲山核桃、胡桃和开心果所含脂肪酸的57%～83%为单不饱和脂肪酸;花生、松子和南瓜子所含脂肪酸中的40%左右来自单不饱和脂肪酸;巴西坚果、腰果和榛子中约25%的脂肪酸为单不饱和脂肪酸。

花生、葵花籽、西瓜子和南瓜子中α-亚麻酸含量很低,ω-6脂肪酸所占比例过大。核桃和松子在含有亚油酸的同时还含有 α-亚麻酸，其中核桃的 ω-3 脂肪酸和 ω-6 脂肪酸的比例为 1∶5 左右，松子的为 1∶3 左右。按我国营养素膳食参考摄入量所要求的 1∶(4～6)的比例来看，它们比花生和瓜子中的比例更为合理。亚麻子是常见坚果油籽中含 α-亚麻酸最高的食物，其含量可占脂肪总量的 40%～50%，对于素食者来说是最容易获得的 ω-3 脂肪酸来源。此外，牡丹籽、紫苏籽和沙棘籽也是 α-亚麻酸的来源，只是较为少见。

几种坚果和油籽的脂肪酸构成见表 2-10-8。

表 2-10-8　几种坚果和油籽的脂肪酸构成　　g/100 g

名称	总脂肪	棕榈酸	硬脂酸	油酸	亚油酸	亚麻酸
核桃	58.8	5.3	2.7	14.3	64.0	12.2
花生	44.3	12.4	3.7	38.4	37.7	0.9
葵花籽	52.8	8.3	4.3	19.9	65.2	0.2
南瓜子	46.1	12.4	5.2	37.4	44.7	0.3
松子	58.5	7.8	2.9	37.7	34.7	11.0
亚麻子	42.9	5.1	3.4	18.3	14.3	53.4
西瓜子	44.8	9.7	6.9	11.0	71.6	0.4
榛子	50.3	4.6	1.9	23.5	49.9	3.5

数据来源：杨月欣，中国疾病预防控制中心营养与健康所. 中国食品成分表标准版：二册. 6 版. 北京：北京大学医学出版社，2019。

特别关注

如何选择健康的坚果？

坚果虽然是营养佳品，但也需要注意其新鲜度和含盐量。由于坚果富含不饱和脂肪酸，存放时间过久，或外壳受损之后，很容易产生脂肪氧化问题。故而购买坚果时应仔细嗅一下气味，最好能品尝，如果有任何不新鲜气味，就不应购买。花生和其他部分坚果还存在被黄曲霉污染的可能，凡有霉味或霉粒应坚决弃食。

还应考虑坚果的含盐量和加工方式问题。如果坚果产品经过油炸，或者烤制过度，或者放入过多的盐，都会降低其营养价值和健康价值。

此外，部分人还需要考虑坚果的过敏原性和促炎特性，如痤疮患者摄入过多葵花籽等富含 ω-6 脂肪酸的油籽可能会使皮肤状态恶化，咽喉口腔炎症患者应注意避免食用高盐分的炒货和烤制、油炸的坚果。

10.5.3　碳水化合物

富含油脂的坚果中的可消化碳水化合物含量较少，多在15%以下，如花生和榛子的碳水化合物含量在5%左右。富含淀粉的坚果则是碳水化合物的好来源，如银杏的淀粉含量为72.6%，干栗子的为77.2%，莲子的为64.2%，其营养价值与谷类或淀粉豆类相当，常在膳食中与主食一同烹调，食用它们时应注意替代一部分主食。值得注意的是，栗子、莲子、芡实中的淀粉的被消化速度较慢，血糖反应比谷类食材更低，有研究测定发现烹调后莲子的血糖指数只有40。

坚果除了含有淀粉、纤维素、半纤维素外，还含有蔗糖等甜味糖，以及不能被人体吸收的低聚糖和非淀粉多糖。例如，脱脂花生粉的碳水化合物含量为38.0%，淀粉含量为12.5%，半纤维素含量为4.0%，而蔗糖含量高达14.2%，使其具有甜味；其中棉籽糖、水苏糖和毛蕊花糖的总含量为2.9%。

坚果类的膳食纤维含量较高，如花生的膳食纤维含量达6.3%，榛子的为9.6%，杏仁的膳食纤维含量高达19.2%。淀粉类坚果的膳食纤维含量在1.2%～3.0%之间，和谷类的相当。

10.5.4　维生素

坚果中的维生素以维生素E和B族维生素最为突出。与高油脂含量相伴，富含油脂的坚果含有大量的维生素E，淀粉坚果中含量略低一些。各种坚果中维生素B族的含量均属植物性食物中的佼佼者。

坚果中的B族维生素包括维生素B_1、维生素B_2、烟酸和叶酸。其中杏仁中的维生素B_2含量特别突出，无论是美国大杏仁(巴旦木)还是中国小杏仁，均是核黄素的极好来源。

几种坚果和油籽的维生素含量见表2-10-9。

表2-10-9　几种坚果和油籽的维生素含量

名称	维生素E/(mg/100 g)	维生素B_1/(mg/100 g)	核黄素/(mg/100 g)	烟酸/(mg/100 g)	维生素B_6/(mg/100 g)	叶酸/(μg/100 g)
巴旦木	24.0	0.21	0.78	3.36	0.11	58.5
榛子	23.9	0.50	0.11	1.14	0.61	71.9
美洲山核桃	3.10	0.85	0.13	0.89	0.19	38.9
松子	3.50	1.25	0.21	4.36	0.11	57.1
南瓜籽仁	1.00	0.21	0.32	1.75	0.21	57.1
葵花籽仁	50.3	2.28	0.25	4.50	0.78	227.8
栗子	1.20	0.24	0.17	1.34	0.50	69.9

数据来源：Table of Food Composition. West-Wadsworth Publishing Company，2000。

部分坚果品种含少量胡萝卜素，例如榛子、核桃、花生、葵花籽、松子为0.03～0.07 mg/100 g，鲜板栗和开心果的胡萝卜素含量为0.1 mg/100 g以上。一些坚果含有相当数量的维生素C，如欧榛的维生素C含量达22 mg/100 g，栗子、杏仁中的为25 mg/100 g左右。但是，由于坚果的平均每日食用量较小，并不适合作为膳食中维生素C的补充来源。

10.5.5 矿物质

含油坚果类的钾、镁、磷、铁、锌、铜、锰、硒等元素的含量在各种食品中相当突出，高于大豆，远高于谷类。含油坚果是多种矿质元素的良好补充来源，这在其营养价值中具有重要意义。在未经炒制之前，含油坚果的钠含量普遍较低。一些坚果含有较丰富的钙，如芝麻、巴旦木、榛子等。

总的来说，富含淀粉的坚果的矿物质含量略低，而富含油脂的坚果的矿物质含量更为丰富。芝麻是补充微量元素的传统食品，其中铁、锌、镁、铜、锰等元素含量均高，且黑芝麻中的高于白芝麻中的。南瓜籽仁也是矿物质的植物性最佳来源之一。一些坚果具有富集某些元素的特点，如巴西坚果富含硒，而开心果富含碘。

然而，由于坚果和油籽中有植酸和草酸，它们的铁、锌等微量元素的生物利用率较低。同时，因为坚果和油籽往往不能被充分嚼碎，其中的部分营养成分不能被充分利用而进入大肠。例如，芝麻全籽中的草酸含量可达干重的 2.7%，其种皮部分的甚至高达 14.9%。其中的钙元素很大部分以与草酸结合的形式而存在。去掉种皮之后，其中的草酸含量可降低到 0.4%。故而，芝麻以芝麻酱形式食用时，可以更好地利用芝麻的营养成分，包括钙、铁等矿物质。

几种坚果(未加盐)的矿物质含量见表 2-10-10。

表 2-10-10 几种坚果(未加盐)的矿物质含量 mg/100 g

坚果名称	钙	铁	镁	钾	钠	锌
巴旦木	266	3.71	296	732	11	2.92
榛子	188	3.27	285	445	3	2.40
美洲山核桃	36	2.13	128	392	1	5.47
松子	7	3.07	232	629	71	4.29
南瓜籽仁	43	15.0	536	807	18	7.46
葵花子	117	6.78	353	689	3	5.06
白芝麻	132	7.79	347	408	39	10.29
栗子	29	0.88	33	592	2	0.57

数据来源：Table of Food Composition. West-Wadsworth Publishing Company，2000。

10.5.6 其他健康相关成分

含油种子类食物富含各种植物化学物，其中的抗氧化成分包括类黄酮、原花青素、酚酸类、木酚素、二苯乙烯类等，也含有一定水平的植物固醇和植酸。

核桃和碧根果的酚类物质含量最高，这使它们具有较高水平的抗氧化能力，而夏威夷果和鲍鱼果的酚类物质含量相对较低；巴旦木和核桃所含植酸较高(表 2-10-11)。部分坚果含有少量的维生素 C 和天然色素，如开心果中有一定水平的叶黄素和叶绿素。少数坚果，如核桃含有少量的生物碱和可水解单宁。芝麻含有苯酚类抗氧化剂，包括芝麻酚、芝麻素、芝麻林素和芝麻林素酚，它们和维生素 E 同时作用，使芝麻油具有异乎寻常的储藏稳定性。亚麻子中则有高水平的木酚素，含量可达 300 mg/100 g，远远超过其他坚果和种子类食物。

表 2-10-11 几种坚果中的各类植物化学物含量

坚果名称	总酚/(mg/100 g)	类胡萝卜素/(μg/100 g)	酚酸和醛类/(mg/100 g)	类黄酮/(mg/100 g)	原花青素/(mg/100 g)	固醇类/mg/100 g	植酸/(mg/100 g)
巴旦木	261	2	0.44	25.01	184.10	192.37	2 542.11
巴西坚果	197	ND	11.35	0.85	10*	160.19	190.00
腰果	242	31	ND	1.12	8.70	154.00	697.73
榛子	447	106	1.87	13.21	500.60	132.47	1 285.00
夏威夷果	233	ND	3.69	137.9	10*	105.70	470.85
碧根果	1 588	55	2 052	2 713.49	493.90	233.52	851.60
松子	206	26	ND	0.03	1*	190.75	200.00
开心果	703	22	1.27	136.45	252.71	189.43	1 562.50
核桃	1 602	21	39.11	0.54	67.20	197.89	2 070.00

注：总酚用 GAE 计算，原花青素包括了单体；* 用 catechin 当量计算的值；ND：未检出。

数据来源：BOLLING B W，CHEN O C Y，MCKAY D L，et al. Tree nut phytochemicals：composition，antioxidant capacity，bioactivity，impact factors. A systematic review of almonds，Brazils，cashews，hazelnuts，macadamias，pecans，pine nuts，pistachios and walnuts. Nutrition Research Reviews，2011，24(2)：244-275。

10.6 豆类、坚果和含油种子与疾病预防

豆类、坚果和含油种子都被认为是有益于预防多种慢性疾病的食物，近年来相关研究证据越来越多。

10.6.1 豆类与疾病预防

豆类是植物性蛋白质、钾、镁、B 族维生素和维生素 E 的良好来源，也是膳食纤维和多种植物化学物的来源。豆腐类制品还是膳食钙的较好来源。在亚洲非吸烟女性中进行的流行病学研究表明，摄入豆制品与较低的肺癌风险相关。还有少数研究显示摄入大豆和豆制品有利于降低肠癌的发病风险。

大豆和豆制品含有大豆异黄酮，摄入大豆和豆制品有利于缓解更年期女性的不适感，降低绝经后女性的骨质疏松风险。有人担心大豆异黄酮作为植物雌激素不利于乳腺的健康，但多项流行病学研究证明，对亚洲女性来说，正常摄入大豆及豆制品有利于预防乳腺癌等女性相关癌症，对已经患有乳腺癌的患者来说也无有害作用。对男性来说，摄入豆腐等豆制品有利于降低患前列腺癌的风险。

由于淀粉豆类属于高膳食纤维、高叶酸、高钾、低血糖指数的食物，它非常适合被糖尿病、

高血脂患者、高血压患者和肥胖者用来部分替代白米和白面。近年来对多项干预研究的汇总分析发现，摄入淀粉豆类有利于控制血压，降低低密度脂蛋白胆固醇，降低餐后血糖反应，提升餐后饱腹感。在中国女性中进行的调查发现，大豆和淀粉豆类均有利于预防糖尿病。还有流行病学研究发现，摄入豆类数量较多者全因死亡风险更低。

10.6.2 坚果、油籽与疾病预防

由于含油种子类食物富含维生素 E、多不饱和脂肪酸、膳食纤维和多种植物化学物，有关坚果和油籽对血脂的有益影响，已有较多研究文献证据(Del Gobbo et al.，2015)。营养流行病学研究发现，每日摄入 1 份(28 g)坚果能够将患心脑血管疾病的风险降低 29%，将全因死亡率降低 17%(Mayhew et al.，2016)。也有研究分析发现每周增加和每日增加 1 份坚果可以分别使患心脑血管疾病的风险降低 7%和 39%(Grosso et al.，2015)。

有关血压的 21 项干预研究汇总分析表明，摄入坚果可以显著降低非糖尿病患者的收缩压，各种混合坚果均有降低舒张压的效果(Mohammadifard et al.，2015)，但未发现摄入坚果能降低患中风、糖尿病和癌症的风险。

需要注意的是，坚果和油籽能量较高，大量摄入时有增加体重的风险。然而，由于这类食物具有较多的膳食纤维和较好的饱腹感，如果用它们替代其他点心零食，在总能量摄入相同的情况下并不会增加体重。对 2 型糖尿病患者中所做干预研究的汇总分析也表明适量食用坚果并不会带来体重增加(Fernández-Rodríguez R，et al.，2021)。

特别关注

怎样吃坚果才有预防心血管疾病的作用?

研究证实，每日食用少量坚果和油籽可以有效降低患心血管疾病的危险。这些坚果包括大杏仁、核桃、花生、澳洲坚果等。这种效果可能与其中的单不饱和脂肪酸、维生素 E、膳食纤维、钾、镁、多种 B 族维生素、植物多酚等因素的复合作用有关。其有效数量大约为每周 50 g，每日不超过 30 g。

由于坚果含脂肪很高，不加节制地食用坚果可能促进肥胖的发生。因此，建议在早餐时间或上午晚点时食用坚果，尽量避免在晚餐后或看电视时吃坚果。

10.6.3 其他健康问题

对于少数人来说，食用豆类和坚果类后可能出现消化不良、不耐受反应或过敏反应，其中坚果的过敏反应往往较为严重。如果经过敏原检查，发现有对于某种食物的急性过敏反应，则应禁食这种食物。如果存在慢性过敏反应或不耐受反应，建议暂时停止食用，半年后再试探性地少量摄入，经几次之后确认没有不良反应，方可将其重新纳入食谱。

本章总结

豆类分为淀粉豆类和大豆类。淀粉豆类与谷类一样,可以作为日常主食,而且可以给人体提供更多的蛋白质、B族维生素、维生素E和矿物质。大豆富含蛋白质和脂肪,几乎不含淀粉,含有丰富的维生素E、B族维生素和矿物质。大豆主要以豆制品的形式被食用,其中豆腐是我国膳食中蛋白质和钙的重要来源,它不含胆固醇,而含有豆固醇和皂苷等成分,对于预防慢性疾病也有利。

豆类富含蛋白酶抑制剂、凝集素、植酸、单宁等抗营养物质。加工成豆制品后可以有效减少或去除抗营养物质的影响,提高其中蛋白质和矿物质的吸收利用率。

含油种子类食物富含脂肪,其维生素E、B族维生素、钾、镁、锌、铁等矿物质含量较高,含有丰富的膳食纤维,并含多种植物化学物,但能量较高,也含有植酸等抗营养物质。

摄入豆类和坚果均有利于多种慢性疾病的预防。豆类和坚果是高血压、糖尿病患者应当纳入食谱的食材。

本章课程活动

1. 去超市的杂粮柜台,认识各种豆类,记录其名称和分类。注意辨别哪些是大豆类,哪些是淀粉豆类。

2. 去超市的坚果柜台,了解各种坚果的名称和形态。查阅食物成分表,看看各品种的营养价值有什么异同。

3. 买一种你最喜欢吃的坚果或油籽回来,剥壳之后,称出25 g的一份果仁或种仁,体验每日推荐食用的数量是多少。

4. 制作一种含有豆子、坚果和谷类的营养主食。

本章思考问题

1. 大豆类食物和淀粉豆类食物在营养特点上有什么差异?

2. 为什么提倡每天都吃一些豆类食物?可以通过哪些方式来摄入?

3. 请列举5种用谷类和豆类混合制作的传统食品,并说明加入豆类对提高营养价值的意义。

4. 大豆、豆浆和豆腐有什么营养上的差异?

5. 豆类食物中有哪些对预防慢性疾病有利的保健因素?对什么样的人更合适?

6. 坚果和油籽类食物对健康有什么意义?

7. 抗营养物质有哪些?它们主要存在于哪些类别的食物中?

8. 坚果和油籽类日常被用在哪些食品中?主食?菜肴?零食?饮料?请举例并评价其加工和配合的合理性。

第11章 蔬菜和水果的营养价值

蔬菜和水果的共同特点是含水量高，蛋白质和脂肪含量低，含有维生素C和胡萝卜素，含有各种有机酸、芳香物、色素和膳食纤维等。它们不仅为人体提供了重要的营养物质，还可以增进食欲，帮助消化。

水果是味甜多汁的植物性食物的总称，其中以植物的带肉果实或种子为主，以木本植物的果实为多。广义的水果中也包括了少数茎、根等其他植物学部位，如甘蔗等。水果的特点是富含水分，有甜味，并可以不经烹调直接食用。

狭义的蔬菜仅仅包括植物的鲜食根、茎、叶、花、果实等，但从广义上来说，蔬菜这个食物类别还包括了海带、紫菜、裙带菜等藻类蔬菜和平菇、香菇、木耳等菌类蔬菜。按照不同的来源和植物学部位，通常将蔬菜分为根菜类、嫩茎叶和花薹类、茄果类、鲜豆类、瓜类、葱蒜类、水生蔬菜类、食用菌类和藻类等；按照是否人工栽培，还可以分为栽培蔬菜和野生蔬菜两大类。薯类的营养成分介于谷类和蔬菜之间，但因薯类常常取代粮食类作为主食，故而放在谷类部分当中进行介绍。

1. 为什么每天都要吃蔬菜？
2. 蔬菜的营养价值和颜色有关系吗？
3. 蔬菜经烹调加工之后其中的营养素还在吗？
4. 水果和蔬菜在营养价值上有什么不同？
5. 水果和蔬菜能相互替代吗？
6. 为了减肥，晚餐吃水果不吃饭菜能保证健康吗？
7. 蔬菜和水果中含有哪些保健成分？它们在疾病预防中各有什么意义？

11.1 蔬菜中的营养成分

蔬菜多指草本植物中适合作为菜肴食用的部分，涵盖了成熟种子以外的各种富含水分的植物性食物，包括了植物的根、茎、叶、叶柄、花，部分不太甜的果实，以及一些没有成熟的植物种子。也有少量蔬菜是木本植物的嫩茎叶或花序。它们的共同特点是：含水量通常在90%以上，不作为主食食用，脂肪含量低，碳水化合物含量低，含有维生素C，含有较多的膳食纤维等。

按照植物学特点来说，蔬菜可以分成以下8类。

(1)嫩茎叶和花薹类　这一类蔬菜品种最为繁多。其中包括各种类型的叶类蔬菜,细致划分的话,可分为十字花科蔬菜、莴苣类、其他叶菜类、多年生蔬菜类。

十字花科的嫩茎叶和花薹类蔬菜包括白菜类、甘蓝类和其他种类。其中白菜类包括大白菜、小白菜、娃娃菜、奶白菜、塌棵菜、紫(红)菜薹等。甘蓝类包括羽衣甘蓝、球茎甘蓝(各种圆白菜)、芥蓝,还包括油菜薹、芥蓝薹之类的嫩花薹蔬菜,以及花椰菜(白色菜花)、西蓝花(绿色菜花)等花球蔬菜。其他十字花科叶菜还有水田芥(西洋菜)和荠菜等。

莴苣类包括油麦菜、莴笋叶、莴笋,以及各种形状和颜色的生菜如长生菜、球生菜、绿生菜、皱叶生菜等。

其他叶菜类包括菠菜、苋菜、空心菜、芹菜、香菜、茴香、茼蒿、落葵(木耳菜)、番杏、紫背天葵、苜蓿芽、甜菜叶、萝卜缨、荞麦苗等一切可以吃嫩叶的蔬菜。

多年生蔬菜类包括木本植物和多年生草本植物的嫩茎叶(如香椿芽、柳芽、竹笋、芦笋、朝鲜蓟);也包括花序和花(如槐花、黄花菜),以及蕨类植物的嫩芽(如蕨菜)。

(2)嫩豆、豆荚和豆芽类　这一类蔬菜涵盖了嫩豆荚、嫩豆粒和干豆粒发出的嫩芽,包括毛豆、嫩豌豆、嫩蚕豆、四季豆、扁豆角、长豇豆、荷兰豆、黄豆芽、绿豆芽、黑豆苗、豌豆苗等。豆粒成熟之后,就不属于蔬菜,而属于干豆类。

(3)瓜类　这一类蔬菜包括黄瓜、冬瓜、南瓜、西葫芦(笋瓜)、苦瓜、丝瓜、瓠瓜等,它们都是葫芦科的蔬菜。

(4)茄果类　这一类蔬菜为茄科植物的果实部分,故称为茄果。茄果类蔬菜包括各种类型的茄子,各种颜色和大小的番茄,以及各种颜色的甜椒和辣椒。

(5)根茎类　根茎类蔬菜包括胡萝卜、萝卜、牛蒡、芥菜头、甜菜根、根芹菜、美洲防风、魔芋等,它们的可食用部分都是长在土里的。马铃薯也属于根茎类,它和芥菜头一样是肥大的茎,而不是根,但因富含淀粉,通常被归为薯类。

(6)葱蒜类　这一类包括洋葱、大葱、细香葱等各种类型的葱,也包括鲜百合、韭菜、大蒜、蒜薹、蒜苗、藠头等。它们都是属于百合科的蔬菜,有特殊的气味。

(7)水生类　从水里长出来的蔬菜包括藕、菱角、荸荠、慈姑等,还有莼菜。

(8)菌藻类　广义的蔬菜还包括菌藻类,其中菌类蔬菜包括香菇、木耳、平菇等,藻类蔬菜包括海带、紫菜、裙带菜等。

在查询食物成分表时,要先找到这些蔬菜的分类,再找到这些蔬菜的项目。

蔬菜的营养价值影响因素很多,即使是同一种蔬菜,不同品种、栽培方式、成熟期、储藏期等对营养价值都具有重大的影响。一般来说,野菜的微量营养素含量和抗氧化物质含量高于栽培蔬菜。而在栽培蔬菜中,露地栽培和应季采收的蔬菜与温室栽培和反季节栽培的蔬菜相比具有更高的抗氧化物质含量。从部位来说,叶片的微量营养素含量通常高于茎秆和根部的,外层叶片的高于内层叶片的,靠外部分果肉的高于中间部分果肉的。

11.1.1　碳水化合物

蔬菜中的碳水化合物包括可溶性糖、淀粉和膳食纤维。

大部分蔬菜的碳水化合物含量较低,仅为2%~6%,几乎不含有淀粉。然而,根类贮藏器官的碳水化合物含量比较高,如马铃薯的为16.5%,藕的为15.2%,其中大部分是淀粉。芋类和薯类是某些地区居民膳食能量的重要来源,有时把它们归为主食。一些蔬菜含有较多糖分，如胡萝卜、南瓜、某些品种的萝卜和洋葱的糖含量可达6%～10%。

部分蔬菜是低聚糖的来源，如大蒜、洋葱、芦笋、牛蒡和朝鲜蓟等蔬菜含有低聚果糖。毛豆、嫩豌豆、嫩蚕豆等鲜豆类蔬菜含有棉籽糖、水苏糖和毛蕊花糖等。有些蔬菜中有特殊类型的低聚糖，如芸香糖、昆布二糖、茄三糖等。蔬菜中还有少部分碳水化合物以糖苷形式与类黄酮等成分结合而存在。魔芋中含有丰富的葡甘露聚糖，使它具有独特的口感。

蔬菜的纤维素、半纤维素等膳食纤维含量较高，鲜豆类的膳食纤维含量在1.5%～4.0%之间，叶菜类的通常达1.0%～2.2%，瓜类的较低，在0.2%～1.0%之间。有些蔬菜富含果胶，如花椰菜。在主食精制程度越来越高的现代饮食中，蔬菜中的膳食纤维在膳食中具有重要的意义。

菌类蔬菜中的碳水化合物主要是菌类多糖，如香菇多糖、银耳多糖等，它们具有多种生理活性作用。海藻类中的碳水化合物则主要是属于可溶性膳食纤维的海藻多糖，如褐藻胶、红藻胶、卡拉胶等，它们是膳食中增稠剂、凝胶剂的原料来源。

特别关注

为什么多吃蔬菜有利于肠道健康？

目前我国居民摄入膳食纤维过低，而每日摄入25～35 g膳食纤维有利于预防便秘、肠癌和多种慢性疾病。如果每天保证摄入500 g蔬菜，则可摄入5～10 g不可溶膳食纤维，可促进大肠运动。部分蔬菜还可给人体提供较多果胶和低聚糖，有利于改善大肠中微生态环境，促进有益菌增殖。

外部成熟叶片和蔬菜表皮要比中心部分幼嫩叶片和蔬菜中心部分的膳食纤维含量高。故而烹调时应尽量保留外部叶片，不要过多除去它们。

11.1.2 蛋白质和脂肪

新鲜蔬菜的蛋白质含量通常在3%以下。在各种蔬菜中，以鲜豆类、菌类和深绿色叶菜的蛋白质含量较高，如荷兰豆的蛋白质含量为3.0%，鲜草菇的为2.7%，菠菜的为2.6%，毛豆的蛋白质含量高达13.1%。瓜类蔬菜的蛋白质含量相对较低，如黄瓜的为0.8%，冬瓜的只有0.3%。

蔬菜蛋白质质量较佳，菠菜、豌豆苗、豇豆、韭菜等的限制性氨基酸均是含硫氨基酸，赖氨酸的含量则比较高，可和谷类发生蛋白质营养互补。菌类蔬菜中的赖氨酸含量特别高。如每日摄入400 g蔬菜，按照1.5%的蛋白质含量计算，可从蔬菜中获得6 g蛋白质，相当于吃1个鸡蛋，因此菌类蔬菜也是不可忽视的蛋白质来源。

蔬菜中往往有一些非蛋白质氨基酸，有的是蔬菜风味物质的重要来源，如*S*-烷基半胱氨酸亚砜是洋葱风味的主要来源，蒜氨酸是大蒜风味的前体物质。

蔬菜中的脂肪含量低于1%，属于低能量食物。例如，100 g黄瓜所含能量仅为63 kJ (15 kcal)。蔬菜的脂肪酸构成以不饱和脂肪酸为主。

特别关注

为什么多吃蔬菜对减肥有帮助？

绝大多数蔬菜的脂肪、蛋白质和淀粉含量非常低，蔬菜是典型的低能量食物，除非在烹调中加入大量油脂，否则多摄入蔬菜不会引起增肥问题。相反，由于蔬菜体积较大，水分多且膳食纤维丰富，在胃肠中有一定的填充作用，增加蔬菜摄入量有利于降低食物中的能量密度，达到"吃得多而不发胖"的效果。

由于蔬菜富含膳食纤维，多吃蔬菜增加了食物的咀嚼感，延长了用餐时间，同时起到延缓胃排空的效果。多项人体实验证实，在用餐时先吃一些蔬菜再开始吃主食，有利于延缓餐后血糖上升，对于预防肥胖和慢性疾病具有积极意义。

吃生蔬菜时，由于其细胞壁尚未软化，产生的饱腹感较强，人们很难摄入大量的生蔬菜。蔬菜汁则没有这种饱腹效果。烹熟的蔬菜当时产生的饱腹感不及生蔬菜，但可为人体提供更多的膳食纤维和营养成分，饱腹感维持时间较长。因此减肥时应当同时增加生蔬菜和熟蔬菜的摄入量。

算一算

要得到 418 kJ(100 kcal)的能量，大概要吃多少食物？

花生：18 g，约 2 勺花生

米饭：30 g 米，约 1/3 小碗米饭

苹果：210 g，1 个较大的富士苹果

香蕉：110 g，1 根偏小的普通香蕉

橙子：200 g，1 个半橙子

草莓：300 g，2 小碗草莓

豆角：300 g，炒熟后约 1 盘(直径约为 23 cm)

菠菜：400 g，煮熟后约 1 盘半

大白菜：700 g，约半棵大白菜

番茄：500 g，约 3 个番茄

白萝卜：500 g，约 3 碗炖萝卜块

冬瓜：900 g，约 4 碗炖冬瓜

11.1.3　维生素

蔬菜在膳食中的重要意义是含有谷类、豆类和动物性食物中所缺乏的维生素 C，以及能在体内转化为维生素 A 的胡萝卜素。此外，蔬菜中含有除维生素 D 和维生素 B_{12} 之外的各种维生素，包括维生素 B_1、维生素 B_2、维生素 B_6、烟酸、泛酸、生物素、叶酸、维生素 E 和维生素 K，是维生素 B_2 和叶酸的重要膳食来源。菌类蔬菜中还含有维生素 B_{12}。

对我国居民来说，蔬菜中的胡萝卜素是膳食中维生素 A 的重要来源。蔬菜中胡萝卜素的含量与蔬菜的颜色有明显的相关关系。深绿色叶菜和橙黄色蔬菜的胡萝卜素含量最高，每 100 g 中含量达 1～4 mg，例如每 100 g 菠菜的胡萝卜素含量为 2.9 mg，芥菜的为 1.7 mg，甘薯叶的为 1.4 mg，胡萝卜的为 4.1 mg。浅色蔬菜中胡萝卜素含量较低，如 100 g 冬瓜含胡萝卜素 0.08 mg。蔬菜中同时还含有不能转变成维生素 A 的番茄红素、叶黄素等其他类胡萝卜

素，它们也具有重要的健康意义。

蔬菜中的维生素 C 含量与其颜色无关，每 100 g 的含量多在 10～90 mg 之间。维生素 C 含量较高的蔬菜有辣椒、油菜薹、菜花、苦瓜、芥蓝等。部分蔬菜中的维生素 C 含量见表 2-11-1。胡萝卜素含量较高的有菠菜、空心菜、苋菜、落葵（木耳菜）、绿菜花、胡萝卜等。深绿色叶菜和花薹类蔬菜的维生素 B_2 含量较高，一般为 0.10 mg/100 g 左右。如每天摄入 400 g 绿叶蔬菜，约可获得 0.4 mg 维生素 B_2，相当于每日推荐供给量的 1/3 左右。蔬菜中维生素的具体含量受品种、栽培、储存和季节等因素的影响而变动很大。

表 2-11-1　部分蔬菜中的维生素 C 含量　　mg/100 g

蔬菜名称	甜椒	西蓝花	菜花	油菜	生藕	卷心菜	韭菜	马铃薯	大白菜	白萝卜
维生素 C 含量	90.15	70.22	55.81	45.21	43.88	31.92	20.52	19.71	17.65	16.86
蔬菜名称	冬瓜	番茄	四季豆	大葱	南瓜	黄瓜	芹菜	洋葱	胡萝卜	圆生菜
维生素 C 含量	16.08	14.97	13.97	12.97	10.08	10.04	7.93	5.96	4.27	1.94

数据来源：陈玉霞，郭长江，杨继军，等. 烹调对常见蔬菜抗氧化活性与成分的影响. 食品与生物技术学报，2008，27(3)：50-56。

菌类和海藻类蔬菜的维生素 C 含量不高，但其维生素 B_2、烟酸和泛酸等 B 族维生素的含量较高。许多菌类和海藻类都以干制品形式出售，按重量计的话营养素含量很高；但是日常生活中摄入它们不多，而且烹调前经大量水泡发后，其中水溶性营养素的损失较大。几种菌类和海藻类蔬菜中的蛋白质、钾和部分维生素含量见表 2-11-2。

表 2-11-2　几种菌类和海藻类蔬菜中的蛋白质、钾和部分维生素含量(以 100 g 鲜重计)

食品名称	蛋白质/g	钾/mg	维生素 B_1/mg	维生素 B_2/mg	维生素 C/mg
鲜草菇	2.7	179	0.08	0.34	—
鲜金针菇	2.4	97	0.15	0.19	2
双孢蘑菇	4.2	307	—	0.27	—
鲜平菇	1.9	258	0.06	0.16	4
鲜香菇	2.2	20	微量	0.08	1
鲜海带	1.2	246	0.02	0.15	—

数据来源：杨月欣，中国疾病预防控制中心营养与健康所. 中国食物成分表标准版：一册. 6 版. 北京：北京大学医学出版社，2018。

绿叶蔬菜是膳食中维生素 K(叶绿醌)和叶酸的主要来源，其含量与叶绿素含量具有正相关关系，绿色深浓的蔬菜特别富含这两种维生素。例如，绿苋菜中叶酸含量为 331 μg/100 g，菠菜中为 169 μg/100 g，油菜中为 107 μg/100 g，圆白菜中为 21 μg/100 g，茄子中为 12 μg/100 g，而黄瓜中仅为 9 μg/100 g。此外，蔬菜中含有少量维生素 E。部分蔬菜中的维生素 K 含量见表 2-11-3。

表 2-11-3 部分蔬菜中的维生素 K 含量 μg/100g

蔬菜名称	菠菜	西蓝花	绿生菜	黄瓜	芹菜	胡萝卜	洋葱	萝卜
维生素 K	293～441	76.6～136	111～154	11.5～22.2	20.6～46.8	3.9～14.8	0.2～0.5	0.5～3.1

数据来源：DAMON M，ZHANG N Z，HAYTOWITZ D B，et al. Phylloquinone (vitamin K_1) content of vegetables. Journal of Food Composition and Analysis，2005，18(8)：751-758。

特别关注

哪一类蔬菜中的维生素最多？

含维生素最多、最全面的蔬菜是深绿色的叶菜，包括绿色嫩茎和绿色花薹。叶子越薄，绿色越深，则维生素含量越高。深绿色的叶菜富含胡萝卜素、维生素 C、维生素 B_2、维生素 K 和叶酸，在膳食中具有最为重要的意义。这是因为绿色成叶是植物光合作用的场所，也是制造各种营养素的场所。因此，每日摄入 200 g 以上绿叶菜，是保障营养素供应的重要措施。此外，橙黄色蔬菜含有较丰富的胡萝卜素，豆类蔬菜含有较丰富的叶酸。

11.1.4 矿物质

蔬菜富含矿物质，对人体调节膳食酸碱平衡十分重要。蔬菜是钾、钙、铁和镁的重要膳食来源。

大部分蔬菜含钠较低，如瓜类、茄果类和豆类蔬菜的钠含量低于 10 mg/100 g，但也有部分蔬菜钠含量偏高，如芹菜、茼蒿、油菜等，可超过 100 mg/100 g。但相比于烹调中添加盐的量(通常在 1%～3%之间)，这个钠含量对健康并不产生不良影响。需要注意的是，烹调这类钠含量较高的蔬菜时，应减少添加盐或其他咸味调味的量。

不少蔬菜中的钙含量超过了 100 mg/100 g，如油菜和油菜薹、苋菜、萝卜缨、落葵、茴香、芹菜等。虽然草酸会干扰蔬菜中钙的吸收利用，但十字花科蔬菜含草酸很低，因此小白菜、油菜、菜薹、芥蓝等蔬菜中的钙的生物利用率较高，它们可以成为膳食中钙的补充来源。叶绿素中含有镁，绿色越深，镁含量越高，故绿叶蔬菜是镁元素的良好膳食来源之一。

绿叶蔬菜的铁含量较高，在 2～3 mg/100 g 之间。部分菌类蔬菜也富含铁、锰、锌等微量元素。蔬菜中的铁为非血红素铁，其吸收利用率受膳食中其他多种因素的影响，生物利用率比动物性食物低。蔬菜中的维生素 C 可促进其吸收。部分绿叶蔬菜含草酸较少，而含维生素 C 较多，同时富含叶酸，故对预防贫血也有一定的帮助作用。

一些蔬菜可富集某些元素，如大蒜中含有较多的硒，菠菜中含有较多的钼，卷心菜中含有较多的锰，豆类蔬菜则含有较多的锌。蔬菜中各微量元素的含量受到土壤、肥料、气候等因素的强烈影响。施用微量元素肥料可以有效地改变蔬菜中的微量元素含量。

算一算

要补钾,吃多少蔬菜相当于吃1根香蕉?

香蕉是公认的富含钾的食物,1根较大的香蕉大约含有120 g香蕉肉,其中含钾约300 mg。那么,要补钾吃多少蔬菜相当于吃1根香蕉呢?

菠菜96 g　红苋菜88 g　油菜143 g　豌豆苗135 g

番茄184 g　黄瓜294 g　白萝卜173 g　菜花150 g

由于这些蔬菜所含的能量都大大低于香蕉,所以蔬菜中钾的营养素密度普遍超过香蕉。与吃香蕉相比,吃蔬菜可以获得更多的维生素C、胡萝卜素、钙、铁和抗氧化成分。

11.1.5　其他健康相关成分

蔬菜普遍含有有机酸。蔬菜中常见的有机酸包括苹果酸、柠檬酸、草酸等。其中草酸可与多种矿物质形成沉淀,对钙、铁、锌等营养成分的吸收利用具有阻碍作用,在欧芹、韭菜、苋菜、菠菜、牛皮菜等蔬菜及多种野菜中含量较高(表2-11-4)。这些蔬菜经沸水焯烫或煮制后,大部分草酸已被除去,从而提高其矿物质的吸收利用率。

表2-11-4　部分蔬菜中的草酸含量　g/100 g

蔬菜名称	欧芹	韭菜	苋菜	菠菜	牛皮菜	胡萝卜	萝卜	大蒜
草酸含量	1.70	1.48	1.09	0.97	0.61	0.50	0.48	0.36
蔬菜名称	**生菜**	**西蓝花**	**茄子**	**西芹**	**豌豆**	**番茄**	**青椒**	**羽衣甘蓝**
草酸含量	0.33	0.19	0.19	0.19	0.05	0.05	0.04	0.02

数据来源:美国食物成分数据库 http://www.nal.usda.gov/fnic/foodcomp/。

除了含有营养素外,蔬菜还含有多种保健物质,特别是具有抗氧化作用的成分。大量研究证实,水果和蔬菜的摄入量与多种慢性疾病,特别是心血管疾病的发生呈现负相关。除去膳食纤维、钾、叶酸、维生素C和β-胡萝卜素等因素的作用,不能转变成维生素A的类胡萝卜素、类黄酮和其他健康成分对预防多种慢性疾病均有贡献。

绿叶蔬菜和橙黄色蔬菜含有不能转变成维生素A的多种类胡萝卜素,包括番茄中的番茄红素,绿叶蔬菜中的叶黄素,辣椒中的玉米黄素和辣椒红素等。

茄子、芹菜、芦笋、洋葱等蔬菜富含生物类黄酮,如芹菜中的芹菜素、洋葱中的槲皮素等。洋葱所含槲皮素的数量因品种不同而异,紫色、红色品种的槲皮素含量高,浅色品种含量低。如有的红皮洋葱的槲皮素含量可高达202.2 mg/kg,而白色品种中仅有1.4 mg/kg。紫甘蓝含有花青素。紫背天葵、红苋菜含有甜菜红素,它也是一种抗氧化成分。

此外,十字花科蔬菜中的硫代葡萄糖苷,大蒜、洋葱中的有机硫化物等,也赋予某些蔬菜特定的保健价值,如预防某些癌症的发生、降低血脂、抗菌等。硫苷类物质的降解产物还是十字花科蔬菜特殊风味的重要来源,如萝卜的特殊辣味以及甘蓝类的轻微苦味。部分蔬菜中的总硫苷类物质含量见表2-11-5。

表 2-11-5　部分蔬菜中的总硫苷类物质含量　mg/100 g

蔬菜名称	芥菜	西蓝花	水田芥	芥蓝	白色菜花	油菜心	白菜	萝卜
硫苷含量	118.1～544.5	19.3～127.5	95.0	71.3	11.7～78.6	17.3～54.8	8.9～54.1	123.4

数据来源：MCNAUGHTON S A, MARKS G C. Development of a food composition database for the estimation of dietary intakes of glucosinolates, the biologically active constituents of cruciferous vegetables. British Journal of Nutrition, 2003, 90(3): 687-697。

野菜的多酚类物质含量往往高于栽培蔬菜(表 2-11-6)，而叶菜的多酚类物质含量优于大部分果实类和根茎类蔬菜。

表 2-11-6　部分栽培叶菜和野菜的总多酚和类黄酮含量　mg/100 g

野菜品种	香椿	枸杞叶	马齿苋	蒲公英	荠菜	油麦菜	小白菜	苋菜	油菜	菠菜
总多酚	9 481	1 192	799	5 063	660	708	950	680	680	719
总黄酮	1 075	966	1 088	3 539	201	698	441	839	386	269

数据来源：李凤英，李润丰，肖月娟，等. 21 种野菜抗氧化性的分析比较. 中国食品学报，2011，11(2)：221-225。

特别关注

吃蔬菜，还是吃保健成分提取物？

一项研究发现，大鼠经移植前列腺癌细胞后，饲以不同饲料，22 周后，饲喂 10%番茄粉加绿菜花粉的一组癌症抑制效果最好，癌细胞的重量下降了 52%，几乎与去势处理相当。饲喂绿菜花粉降低癌细胞重量的效果是 42%，饲喂番茄粉的是 34%，而饲喂提取出来的番茄红素仅能使癌细胞重量降低 7%。可见，和吃提取物相比，吃含有不同保健成分的天然蔬菜对预防和控制癌症更有帮助。

多项研究证实，长期而言，补充维生素和提取出来的抗氧化成分不能完全替代吃蔬菜的健康作用。这可能是因为蔬菜中同时含有多种抗氧化成分、多种维生素、钾、镁、膳食纤维等，它们发挥协同作用时对促进健康最为有效。

11.2　蔬菜储藏、加工与烹调对营养价值的影响

11.2.1　蔬菜储藏、加工对营养价值的影响

膳食中的蔬菜以新鲜蔬菜为主要食用形式。从采收到售出，蔬菜往往在室温下储藏，购入后在家庭冰箱中储藏。储藏温度对于蔬菜的营养价值有极大的影响。多数蔬菜在 1～2 ℃和 85%～90%相对湿度下储藏时维生素 C 损失较小，而在室温或冰箱中低相对湿度下储藏时维生素 C 损失较大。在各类蔬菜中，绿叶蔬菜的表面积最大，叶面角质层较薄，极易蒸腾失

水，故而在低湿度储藏条件下，绿叶蔬菜营养素的损失较其他蔬菜更大。例如，在 7.7 ℃、80% 相对湿度下储藏 7 d 后，芹菜维生素 C 的损失率为 40%左右；而在 2 ℃、55%相对湿度下储藏 7 d 后，维生素 C 的损失率约达 50%。

部分蔬菜经腌制、干制、速冻和罐藏，其维生素和矿物质含量会发生明显变化。

11.2.1.1 脱水干制

脱水蔬菜的水分含量通常在 8%以下，其中的矿物质、碳水化合物、膳食纤维等成分得到浓缩。在脱水过程中，维生素 C 有部分损失，损失程度因干制方法的不同而异。一般来说，真空冷冻干燥法的营养素损失最小，而且由于浓缩效应，干制后的营养素含量升高。长时间的晾晒或烘烤会给蔬菜带来较大的损失，其中维生素 C 的损失率最高可达 100%，胡萝卜素大部分被氧化。

此外，果蔬脱水之后往往使用亚硫酸盐或二氧化硫来进行护色。这种处理将造成维生素 B_1 损失增加，但同时有利于保存维生素 C。

11.2.1.2 热烫处理

热烫是大部分蔬菜加工品的关键工艺步骤，可导致维生素 C、维生素 B_1 和叶酸的较大分解损失和溶水损失，同时造成钾元素的溶水流失，应严格控制时间并提高冷却效率。然而，热烫也有较明显的健康益处，可除去 2/3 以上的草酸、硝酸盐、亚硝酸盐和有机磷农药，因而对于提高营养素的利用率和提高食品安全性均有帮助。蔬菜热烫处理后的矿物质损失见表 2-11-7。同时，热烫可钝化氧化酶和水解酶类，有助于在以后的加工和储藏过程中减少营养素的损失，并帮助保存多酚类等有益健康的成分。在预防酶促褐变的护色处理中使用抗坏血酸盐-柠檬酸溶液、半胱氨酸溶液或亚硫酸盐溶液处理，可以减轻加工过程中维生素 C 含量的下降程度。

表 2-11-7 蔬菜热烫处理后的矿物质损失

矿物质	热烫前/(g/100 g)	热烫后/(g/100 g)	损失率/%
钾	6.9	3.0	56
钠	0.5	0.3	43
钙	2.2	2.3	0
镁	0.3	0.2	36
磷	0.6	0.4	36
亚硝酸盐	2.5	0.8	70

数据来源：阚建全. 食品化学. 3 版. 北京：中国农业大学出版社，2016。

11.2.1.3 腌制处理

蔬菜在腌制前往往要经过反复的洗、晒或热烫，导致其水溶性维生素和矿物质损失严重。因此腌制蔬菜不是维生素 C 的好来源。传统酱菜的盐含量可达 10%以上。低盐酱菜的盐含量在 7%左右。由于在腌菜的过程中会产生亚硝酸盐，这会进一步降低维生素 C 的含量。

蔬菜腌制过程虽然造成维生素的损失，但也可能带来矿物质含量的增加。例如，为了保持蔬菜的脆度，腌制和罐藏工艺中往往采用氯化钙溶液浸泡方法，增加了钙的含量。又如，为保持蔬菜的绿色，往往采用硫酸锌真空渗透的方法，可使锌含量显著提高。护色时采用碱处理的方法会增加钠的含量，同时会带来维生素 C 和多种 B 族维生素的损失。

11.2.1.4　速冻处理

速冻蔬菜经过清洗、热烫、包冰衣、装袋、深冻几步处理后，水溶性维生素有一部分损失，但胡萝卜素、矿物质和膳食纤维损失不大。较为常见的速冻蔬菜包括速冻甜豌豆、速冻毛豆、速冻甜玉米粒、速冻胡萝卜丁、速冻豆角等，它们在冷冻之后仍可保存大部分营养价值。在家庭冰箱里储存少量速冻蔬菜是有意义的，在因为工作繁忙没有时间买菜的时候，它们可以有效地供应蔬菜中的营养成分。同时，它们也可以成为配菜时增加菜肴食材多样性及丰富色彩和口感的一种选择。

11.2.1.5　罐藏处理

罐藏蔬菜经过热烫、热排气、灭菌等工艺后，水溶性维生素和矿物质可能受热降解和随水流失（表 2-11-8）。由于蔬菜的 pH 比水果高，酸性较低，维生素 C 的加工稳定性较差，B 族维生素在储藏中有持续损失。尽管如此，罐藏蔬菜仍是膳食纤维和矿物质的良好来源。

表 2-11-8　部分蔬菜被制成罐头之后的水溶性维生素损失率　　%

品种	生物素	叶酸	维生素 B_6	泛酸	维生素 B_1	维生素 B_2	烟酸	维生素 C
芦笋	0	75.2	64.0	—	66.7	55.0	46.6	54.5
青豆	—	57.1	50.0	60.5	62.5	63.6	40.0	78.9
胡萝卜	40.0	58.8	80.0	58.6	66.7	60.0	33.3	75.0
玉米粒	63.3	72.5	0	59.2	80.0	58.3	47.1	58.3
蘑菇	54.4	83.8	—	54.5	80.0	45.6	52.3	33.3
嫩豌豆	77.7	58.8	68.8	80.0	74.2	64.3	69.0	66.7
菠菜	66.7	34.7	75.0	78.3	80.0	50.0	50.0	72.5
番茄	55.0	53.8	—	30.3	16.7	25.0	0	26.1

数据来源：KARMAS E. Nutritional evaluation of food processing. 3rd ed. Springer，2012：344。

11.2.1.6　榨汁处理

蔬菜汁是混浊汁，通常由多种蔬菜调配而成，包含了蔬菜中的主要矿物质营养成分和胡萝卜素，但除去了蔬菜中的大部分不可溶膳食纤维。蔬菜汁是钾的良好来源，也是维生素 C、类黄酮等成分的良好来源。由于不含脂类成分，蔬菜汁中的类胡萝卜素被吸收率较低。

11.2.2　烹调对蔬菜营养价值的影响

烹调可能改变蔬菜的营养成分，其影响包括两个部分：一是原有营养素和健康相关成分的损失，二是由油脂和调味品等其他成分带来的变化。

在蔬菜的烹调过程中，其原来含有的蛋白质、脂肪和碳水化合物的损失相对较小，且它们在膳食中贡献较小，因此人们主要关心的是其维生素、矿物质等微量营养素的变化，以及其他健康相关成分的变化。其中脂溶性和水溶性成分的变化规律有所不同。

11.2.2.1　脂溶性成分

蔬菜中的脂溶性成分包括各种类胡萝卜素、维生素 K、少量的维生素 E 等。它们可以耐受沸水煮制，没有溶水损失，但会在热油烹调过程中发生氧化损失和溶油损失。

对质地较硬实的深色蔬菜来说，如南瓜、胡萝卜、西蓝花等，焯烫和煮制处理对它们的β-胡萝卜素含量均无不利影响，测定煮后样品发现β-胡萝卜素含量甚至比烹调前有所上升。对叶类蔬菜来说，在短时间煮制后β-胡萝卜素含量上升，随着煮制时间延长略有下降，但和生样品相比略有增加或降低幅度不大。蒸制处理对β-胡萝卜素的保存效果略差于焯煮处理，但损失很小。相比较而言，在加油条件下烹调时，β-胡萝卜素的损失非常显著。我国研究发现，蔬菜经过油炒处理5～10 min后，β-胡萝卜素的保存率为81.6%，低于蒸制处理的88.7%，但高于加油炖煮的71.6%。

其他类胡萝卜素的变化规律与β-胡萝卜素类似。油炒方式能使番茄红素更多地从组织中释放出来，并发生顺式异构化。煮制1 min后，罗勒叶和菜心的叶黄质和玉米黄质含量基本不变，甘薯叶中的叶黄质略有损失，保存了86.2%，香菜中的玉米黄质保存了89.3%。相比之下，胡萝卜和西蓝花经170 ℃油炸后，叶黄质的保存率分别只有57.2%和28.4%。可见，有油条件下的高温烹调会造成叶黄素类物质的显著损失。这是因为煮制烹调以水为介质，可相对减少加热过程中类胡萝卜素在光和氧中的暴露；而以油脂为介质的烹调可能受到脂肪氧化的影响而加大损失。正因为类胡萝卜素易溶于油脂，如果使用较多烹调油，油炒、油煎的时候还存在不可忽视的溶油损失。

生蔬菜中的细胞壁屏障会在一定程度上降低类胡萝卜素等脂溶性物质的生物利用率，因为它们必须从细胞结构中释放出来后才能被充分利用。适当的加热处理能使细胞壁软化，从而使类胡萝卜素、维生素K等成分更容易从细胞器中释放，故烹调加热有利于提高深色蔬菜中脂溶性成分的生物利用率。人体实验证明，只要适当烹调加热蔬菜，使其质地软化，并配合其他含脂肪食物共同食用，就可有效保障类胡萝卜素的吸收。

烹调对几种绿叶蔬菜中的维生素K和β-胡萝卜素含量的影响见表2-11-9。

表2-11-9 烹调对几种绿叶蔬菜中的维生素K和β-胡萝卜素含量的影响 mg/kg原料鲜重

脂溶性成分	烹调方式	西蓝花	茼蒿	菠菜	紫苏叶	锦葵	牛皮菜
维生素K	烹调前	1.54	1.19	2.34	3.18	3.41	1.59
	水煮	1.59	1.70	3.69	4.74	3.00	2.95
	焯烫	1.69	1.31	3.35	6.42	2.17	2.38
	蒸制	1.90	1.54	3.61	7.80	2.66	2.24
	微波加热	1.71	1.73	4.67	6.21	2.03	2.82
β-胡萝卜素	烹调前	2.56	7.78	27.56	42.63	34.99	15.22
	水煮	2.33	6.34	46.54	34.26	41.39	30.06
	焯烫	2.01	8.06	35.50	42.74	46.42	21.28
	蒸制	2.71	10.67	41.18	36.23	33.89	25.40
	微波加热	3.02	7.70	51.58	39.03	46.56	26.78

数据来源：LEE S, CHOI Y, JEONG H S, et al. Effect of different cooking methods on the content of vitamins and true retention in selected vegetables. Food Science and Biotechnology, 2018, 27(2): 333-342。

11.2.2.2 水溶性成分

蔬菜中的水溶性成分较多，包括维生素C和各种B族维生素，花青素和其他类黄酮等多酚类物质，以及硫苷类等植物化学物。

烹调处理对蔬菜中可溶性抗营养物质的影响包括增加和减少两方面。一方面，加热使蔬菜的细胞壁结构被破坏，使蛋白质-多酚和多糖-多酚等复合物水解而游离出来，使可被测定的总多酚、类黄酮和单宁类物质总量增加；加热还能起到钝化氧化酶和减少抗氧化物质损失的作用。另一方面，烹调加热使部分多酚类物质分解，含量降低。在加水烹调条件下，还存在多种营养素和抗氧化物质的溶水损失。

在短时间加热的情况下，热损失较小，烹调后增加多酚类物质的效果能够体现出来，使总含量不变甚至上升；随着加热时间的延长，多酚类物质的损失逐渐表现出来并增大。因各种蔬菜的质地结构和多酚类物质存在状态的差异，用同样的烹调时间和烹调方法处理时，多酚类物质和抗氧化性的保留率差异较大，有些呈现上升态势，有些则呈现降低趋势。

不同烹调处理方法之间比较，微波加热和蒸的方法往往可以获得较高的多酚类物质保存率。如有测定表明微波高火加热 1 min 时，芫荽的铁离子还原/抗氧化能力(FRAP 值)上升到烹调前的 4 倍，而蒸 5 min 时上升到烹调前的 3.5 倍，芹菜、韭菜等也表现出了类似的趋势。这可能是由于微波加热能最高效地使蔬菜中心温度上升，杀灭氧化酶的作用最迅速，同时破坏细胞结构使有效成分释放出来，也不会引起抗氧化物质的溶出损失。另外由于热蒸汽的穿透力较强，溶出损失也比较小。

相比较而言，焯煮则会造成多酚类物质和维生素 C 的溶出损失，因而抗氧化物质的保存率低于蒸和微波处理。如对于空心菜，蒸熟后样品的抗氧化性高于烹调前样品和焯煮样品(Thi and Hwang，2015)，其损失随着加水量的增加和焯煮时间的延长而增大。对多种日常蔬菜烹调的测定也表明，相比于油炒和微波处理，焯煮处理的维生素 C 的损失率最大(表 2-11-10)。在油炒处理时，由于烹调时间较短，维生素 C 损失很小，加上烹调水分蒸发造成的浓缩效应，按成菜湿重来比较维生素 C 的含量有可能上升。在同样的加热时间下，微波烹调的维生素 C 损失高于普通烹调方法，但由于微波加热所需时间较短，在达到同样烹调温度的情况下，总体的营养素损失率与普通烹调方法基本相当或较低。

表 2-11-10 常见蔬菜经不同烹调处理后维生素 C 含量的变化 %

烹调方式	卷心菜	油菜	大白菜	西蓝花	菜花	四季豆	胡萝卜	白萝卜	马铃薯	藕
油炒 2 min	−20.52	+15.20	+9.41	+8.61	+12.38	−25.50	−22.25	−5.19	−23.28	−7.29
微波煮 1 min	−26.73	−30.62	−8.84	−17.36	−4.57	−11.70	−46.31	−31.69	−26.20	−19.95
焯煮 5 min	−89.97	−80.38	−60.61	−64.51	−50.55	−56.31	−88.11	−85.11	−71.84	−85.98

数据来源：陈玉霞，郭长江，杨继军，等. 烹调对常见蔬菜抗氧化活性与成分的影响. 食品与生物技术学报，2008，27(3)：50-56。

烹煮对几种蔬菜的叶酸含量的影响见表 2-11-11。

表 2-11-11 烹煮对几种蔬菜的叶酸含量的影响 μg/100 g 原料鲜重

项目	芦笋	绿生菜	芽甘蓝	卷心菜	西蓝花	菠菜
烹煮前	175	169	88	30	56	143
烹煮后	146	65	16	16	42	31
蒸煮水中含量	39	116	17	17	47	92

数据来源：阚建全. 食品化学. 3 版. 北京：中国农业大学出版社，2016。

特别关注

蔬菜焯水的利弊分析

蔬菜在沸水中焯水，也称为热烫，是蔬菜加工中的重要步骤，也常在烹调加工中使用。一方面，焯水会引起维生素 C、维生素 B_2、叶酸和钾的溶水损失，还有维生素 C 的氧化损失。另一方面，焯水过程可钝化氧化酶类，降低烹调或加工后储藏过程中的维生素损失，避免颜色、风味的迅速变化，并可除去 70%以上的草酸、亚硝酸盐以及有机磷农药。故而，这个处理能够增强蔬菜的安全性。炒制之前焯水还可以减少蔬菜的吸油量。只要控制焯水的温度和时间，并迅速降温，就可以尽量减少营养素的损失。

烹调时添加油和盐的方式可能对营养素保存产生影响。早加盐会造成蔬菜组织出水，维生素 C 随水溶出，失去了细胞结构的保护后其损失率上升；而添加油则会在蔬菜表面形成保护，阻止了维生素 C 的溶出和氧化，从而有利于维生素 C 的保存。测定证实，采用添加少量水和油的混合物替代大量油来烹调菠菜，烹调结束后再加盐，可以在低脂肪烹调和良好口感的前提下得到 96%的维生素 C 保存率。

11.2.2.3 烹调对蔬菜营养贡献的影响

从健康角度来说，蔬菜加热烹调有利有弊。其优势包括以下 5 个方面：

①适度烹调可促进组织细胞软化，提升胡萝卜素、番茄红素、维生素 K 等有益成分的吸收利用率。

②适度烹调可缩小蔬菜的体积，增加蔬菜的摄食量，从而增加蔬菜的营养贡献。如绿叶蔬菜在烹熟之后体积会大大缩小，使一餐食用 150 g 以上蔬菜成为可能。

③合理烹调可以增强适口性，通过加热和调味使菜肴的口感更为美好，有利于提高食用量。

④适度烹调可破坏或除去蔬菜中的部分抗营养物质和天然有毒物质，如抑制消化酶成分和草酸等，有利于保护消化吸收功能，并提高营养素的利用率。例如，焯煮虽然会带来维生素 C 的损失，但也会使草酸含量大幅度下降(表 2-11-12)。

⑤适度烹调可以杀灭有害微生物，增强蔬菜的安全性。

表 2-11-12　3 种蔬菜经烹调处理后的草酸含量变化

烹调方式	可溶性草酸含量(mg/100 g 湿重)		
	菠菜	马铃薯	胡萝卜
生	791	26	31
蒸	489	24	15
煮	114	17	14

数据来源：CHAI W, LIEBMAN M. Effect of different cooking methods on vegetable oxalate content. Journal of agricultural and food chemistry, 2005, 53(8): 3027-3030。

不合理的蔬菜烹调也会带来负面影响，包括以下3个方面：

①降低维生素和植物化学物的含量，造成加热损失和溶水损失等。

②在不注意控制时，蔬菜烹调后钠含量大幅度增加，使多吃蔬菜可能带来钠摄入量增加的效果。

③如不采取少油烹调方法，则蔬菜烹调后脂肪含量大幅度增加，烹调油带来的能量可能远远超过蔬菜本身所含能量（表2-11-13）。

表2-11-13 3种蔬菜经不同烹调处理后的内部脂肪含量* g/100 g原料鲜重

添加烹调油量	油麦菜			茄子		马铃薯	
	凉拌	清炒	焯后炒	蒸后拌	清炒	带淀粉炒	洗去淀粉炒
10 g	8.8	11.1	10.3	4.0	10.1	7.5	8.2
15 g	13.4	14.4	14.0	10.5	13.9	8.3	10.6
20 g	16.7	18.0	14.6	13.3	17.3	9.0	11.0
25 g	18.4	19.6	17.7	13.6	17.9	9.4	11.7
30 g	19.3	19.8	18.9	13.8	18.6	10.5	12.6

* 测定时已经除去粘在锅和盘子上的脂肪以及可以滴下的脂肪。

数据来源：贾丽立，范志红，宋歆. 蔬菜烹调后油脂含量及消费者相关认知和选择的研究. 食品科技，2009，34(11)：270-275。

特别关注

吸收胡萝卜素一定要用油炒吗？

一项在菲律宾进行的研究把小学生分成3个组，一餐中摄入富含胡萝卜素的煮熟蔬菜，但是其中油脂的数量很少，只有每餐2 g、5 g和10 g脂肪。孩子们的每日脂肪总摄入量仅相当于一日能量摄入的12%、17%和24%。同时检测血液中胡萝卜素和维生素A的含量变化，结果发现，各组孩子血液中胡萝卜素和维生素A的含量都增加了，而且增加的幅度并无明显差异。

此前也有文献报道，如果蔬菜能够被煮熟，或直接将纯胡萝卜素加到食品中，那么只需要3～5 g脂肪就可以达到有效促进吸收的效果。由此可见，要吸收蔬菜中的胡萝卜素，并不需要放很多油进行烹调，也不一定要油炒。只要把蔬菜烹熟，少量的油就可以促进胡萝卜素的吸收。但如果蔬菜未经加热软化细胞壁，则胡萝卜素吸收所需要的油脂数量会显著提高。

11.3 水果的营养价值

水果(fruit)是味甜多汁的植物性食物的总称，多数为木本植物的果实，也包括少数草本植物的果实。它们的共同特点是有甜味，可以不经烹调直接食用。多数水果的水分含量达85%～90%，可食部分可以为人体提供碳水化合物、钾、维生素C、胡萝卜素、膳食纤维等营养成分。此外，水果含有有机酸、天然色素和多种植物化学物，是食物保健成分的重要来源之一。一些水果的平均化学组成见表2-11-14。

表2-11-14　一些水果的平均化学组成(以可食部鲜重计)　%

水果	干物质	总糖	滴定酸度	不溶纤维	果胶	灰分	pH
苹果	16.0	11.1	0.6(M)	2.1	0.6	0.3	3.3
梨	17.5	9.8	0.2(M)	3.1	0.5	0.4	3.9
杏	12.6	6.1	1.6(M)	1.6	1.0	0.6	3.7
甜樱桃	18.7	12.4	0.7(M)	2.0	0.3	0.6	4.0
桃	12.9	8.5	0.6(M)	—	—	0.5	3.7
李子	14.0	7.8	1.5(M)	1.3	0.9	0.5	3.3
黑莓	19.1	5.0	0.6(C)	9.2	0.7	0.5	3.4
草莓	10.2	5.7	0.9(C)	2.4	0.5	0.5	—
葡萄	17.3	14.8	0.4(T)	—	—	0.5	3.3
橙	13.0	7.0	0.8(C)	—	—	0.5	3.3
柠檬	11.7	2.2	6.0(C)	—	—	0.5	2.5
菠萝	15.4	12.3	1.1(C)	1.5	—	0.4	3.4
香蕉	26.4	18.0	0.4(M)	4.6	0.9	0.8	4.7
番石榴	19.0	13.0	0.2	—	—	0.9	—
杧果	19.0	14.0	0.5	—	0.5	—	—

注：滴定酸度按照苹果酸(M)、柠檬酸(C)、酒石酸(T)来计算。

资料来源：BELITZ H D，GROSCH W，SCHIEBERLE. Food chemistry. 4th ed. Springer，2009。

按照来源不同，可将水果分为落叶果树果实、常绿果树果实和其他草本果实。落叶果树水果包括仁果类、核果类和浆果类。

仁果类包括苹果、梨、山楂、刺梨、榅桲等，它们的主要食用部分由植物学上的花和子房壁发育而来，其中心有多数种子，由种皮包裹。

核果类包括桃、杏、李、梅、樱桃、枣等，它们的食用部分主要是由子房发育而成的果实，中间的核是外层木质化的瘦果，其中核仁为种子。

浆果类属于聚合果，包括葡萄、柿子、无花果、石榴、猕猴桃、桑椹、草莓、蔓越莓等，可食部分主要由花托膨大发育而成，表面或中间着生多数瘦果类种子。

常绿果树所产的水果可划分为柑橘类、荔枝和龙眼类、其他热带和亚热带木本水果、亚热带草本水果。

柑橘类水果包括柑、橙、柚、金橘、柠檬等。其外果皮含有芳香油，中果皮疏松，内果皮呈薄膜状合成囊瓣，其中有肉质化的汁胞和种子。除金橘以外果皮为主要食用部分外，汁胞是柑橘类水果的主要食用部分。

荔枝和龙眼类果实如浆果般多汁，如核果般有硬核，但又如坚果般有坚硬外壳。其食用部分为假种皮。

其他亚热带、热带木本水果包括杧果、杨梅、橄榄、榴梿、阳桃、椰子、枣椰、毛叶枣、番木瓜、番荔枝、番石榴、波罗蜜、红毛丹、黄皮、西番莲、人心果、蛋黄果、山竹子、莲雾等，其形态和特性各异。

热带草本水果包括菠萝、香蕉、甘蔗、火龙果等。温带草本水果包括有甜味的瓜类和一些有甜味的叶柄、茎、根等部位。从植物学角度来看，它们不属于果实，但由于它们具有甜味，人们在日常消费中将它们和其他水果一起购买、食用，因此这里将它们归于广义的水果当中。

瓜类水果包括西瓜、甜瓜等。西瓜的主要食用部分是胎座组织（瓜瓤），而甜瓜的主要食用部分是中果皮。它们都有很多种子。

甘蔗、大黄叶柄和雪莲果分别是植物的茎、叶柄和根，因为它们都有甜味，也被放在超市的水果区销售。一些甜味较明显的樱桃番茄、水果黄瓜等新型蔬菜品种也被居民当作水果消费。

还有一部分水果在我国属于半野生状态，但其营养价值较高，正被逐渐开发栽培或普及，如刺梨、酸枣、沙棘、树莓、越橘、醋栗、野生蓝莓、金灯果（咕鸟）等。

11.3.1　碳水化合物

水果中的碳水化合物包括淀粉、蔗糖、果糖和葡萄糖。鲜果中蔗糖和还原糖含量在5%～20%之间，多在10%左右，但柠檬中的可低达0.5%。水果干制品的糖含量可高达50%。未成熟果实的淀粉含量较高，成熟之后转化为单糖或双糖。除了香蕉外，其他水果成熟后淀粉含量降至可忽略的水平。由于含有糖分，水果是膳食中能量的补充来源之一。

果实中的甜味来源主要是葡萄糖、果糖和蔗糖，其比例和含量因水果种类、品种和成熟度的不同差异甚大，其他单糖和低聚糖的含量甚微。果糖含量较高的水果具有清爽的甜味，且在低温下食用时甜度会增强。葡萄、西瓜、富士苹果、梨等都是果糖含量较高的水果。蔷薇科水果含有较多的山梨糖醇，如苹果汁中D-山梨醇的含量达300～800 mg/100 mL。柿子等水果还含有甘露糖醇。

随着水果品种的更新，近年来的水果和多年前相比，可溶性糖含量普遍上升，而酸度普遍下降。其中糖含量高的品种有更高的接受度。例如，目前市场上优质苹果的糖含量通常超过10%，最高可达16%。一些水果中的糖组分构成见表2-11-15。

表2-11-15　一些水果中的糖组分构成　　%

水果	葡萄糖	果糖	蔗糖	水果	葡萄糖	果糖	蔗糖
苹果	1.8	5.0	2.4	菠萝	2.3	1.4	7.9
梨	2.2	6.0	1.1	香蕉	5.8	3.8	6.6
杏	1.9	0.4	4.4	荔枝*	8.4	9.0	0.5
樱桃	5.5	6.1	0	龙眼*	1.6	2.9	2.8
桃	1.5	0.9	6.7	番木瓜*	3.2	6.8	—
李子	3.5	1.3	1.5	杧果*	1.5	3.7	5.3
黑莓	3.2	2.9	0.2	白火龙果*	5.2	3.5	—
草莓	2.6	2.3	1.3	红毛丹*	2.4	4.1	12.0
葡萄	8.2	8.0	0	山竹*	5.6	8.8	3.1
柿子**	6.4	6.2	0.6	番石榴*	2.3	3.4	1.6
橙	2.4	2.4	4.7	榴梿*	1.9	4.5	1.1
蜜橘**	1.1	1.5	6.0	阳桃*	3.3	3.8	—
柠檬	0.5	0.9	0.2	枇杷**	3.6	3.5	1.3

资料来源：BELITZ H D，GROSCH W，SCHIEBERLE P. Food chemistry. 4th ed. Springer，2009。

* CHAREOANSIRI R，KONGKACHUICHAI R. Sugar profile and soluble and insoluble fiber contents of fruits in Thailand markets. International Journal of Food Science，2009，60(4)：126-139。

** 李里特. 食品原料学. 北京：中国农业出版社，2001。

未成熟水果中有较多的淀粉，例如苹果在成熟前淀粉含量可高达12%～16%。随着果实的成熟，其中淀粉分解，可溶性糖含量提高，在采收时淀粉含量降低到1%～2%，而随着储藏时间延长，又会降低到1%以下。但香蕉是个例外，成熟香蕉的淀粉含量高达3%。

水果含有较丰富的膳食纤维，包括纤维素、半纤维素和果胶，其中以果胶含量最为突出，它是膳食中纤维的重要来源。水果中果胶的含量和组分都受到成熟度的强烈影响。未成熟果实含有大量原果胶，原果胶不溶于水，与纤维素和半纤维素结合存在，使水果组织呈现坚硬状态。随着成熟度的提高，原果胶经果胶酶水解后形成果胶，不溶性组分含量下降，而可溶性组分含量增加，果实变软。过度成熟果实中的果胶被水解为果胶酸，果实过软而无法储存和运输。一些水果中的果胶含量见表2-11-16。

果胶具有增稠、形成凝胶等功能性质，也是水果制品的重要成分。富含果胶的水果食材可以被制成果酱，如山楂酱、苹果酱、杏酱、蓝莓酱、枣酱、柑橘皮酱（马墨兰酱）等。果胶在低pH和高糖度条件下可生成弹性极佳、口感细腻的凝胶，山楂冻中的凝胶物质即为山楂中天然存在的果胶。

在各种水果干的制作过程中其果胶含量被浓缩，苹果干、杏干、干枣等均为果胶的良好来源。

表2-11-16　一些水果中的果胶含量 %

水果名称	果胶含量	水果名称	果胶含量	水果名称	果胶含量
草莓	0.6～0.7	葡萄	0.5～1.6	橘子*	0.7
桃	0.3～1.2	梨	0.5～1.8	甜橙*	0.9
杏	0.7～1.3	苹果	0.5～1.8	柠檬*	1.1
山楂	3.0～6.4	香蕉	0.7～1.2	柿子*	0.9
樱桃*	0.5	葡萄柚	1.6～4.5	柑橘皮	20

数据来源：扈文盛．常用食品数据手册．北京：中国食品出版社，1987。

*李里特．食品原料学．北京：中国农业出版社，2001。

11.3.2　蛋白质和脂肪

水果中含有0.1%～1.5%的含氮物质，其中35%～75%是蛋白质，部分是游离氨基酸。有的水果还含有一些活性胺类，如多巴胺、去甲肾上腺素、脱氧肾上腺素等。

水果的蛋白质含量多在0.5%～1.0%之间。因此，水果不是膳食中蛋白质的重要来源，也不宜作为主食。水果中的蛋白质主要为酶类蛋白，包括果胶酶类和酚氧化酶。某些水果含有较丰富的蛋白酶类，如菠萝、木瓜、无花果、猕猴桃等。

水果的脂肪含量多在0.3%以下，只有鳄梨（牛油果）、榴梿、余甘等少数水果的脂肪含量达到值得关注的程度。例如，鳄梨的脂肪含量达10%以上，其中主要为单不饱和脂肪酸。水果的种仁通常是富含油脂的。

很多水果的果皮表面天然含有果蜡，其成分是高级脂肪酸和高级脂肪醇所形成的酯，并含有烃类、游离脂肪酸、醛和酮等物质。

特别关注

用水果代替一餐有助于减肥吗？

很多人在减肥期间用水果替代一餐。这种做法的主要基础是水果所含的能量较低，用水果替代正餐可以减少能量摄入，从而使一日能量达到负平衡，促进体脂肪的分解。

水果所含的主要能量是糖分，其蛋白质和脂肪含量低，用水果替代主食和菜肴可以造成能量摄入下降，从而减轻体重。但长期以水果代餐将导致蛋白质摄入量不足，降低基础代谢能耗，不利于长期维持健康的体重。因此用水果代餐时，只代一餐为好，而且最好额外补充富含优质蛋白质的食物，如牛奶、酸奶、豆浆等。

需要注意的是，用水果代餐能减肥的前提是减少正餐食物和其他零食的摄入量。如果在不减少正餐食量的同时再摄入大量水果，可能会增加一日总能量而导致体重增加。

11.3.3　维生素

水果和蔬菜一样，含有除维生素 D 和维生素 B_{12} 之外的所有维生素，但其 B 族维生素含量普遍较低。它是膳食中维生素 C 和胡萝卜素的重要来源，有些水果和水果干还可以给人体提供维生素 K 和叶酸（表 2-11-17 和表 2-11-18）。水果的维生素 B_1 和维生素 B_2 含量通常低于 0.05 mg/100 g。总体而言，水果的维生素含量低于绿叶蔬菜的。

表 2-11-17　部分水果和水果干中的维生素 K 含量(以叶绿醌计)　μg/100 g

食物名称	富士苹果	蓝莓	蔓越莓	草莓	鳄梨	葡萄	猕猴桃
含量范围	0.9～1.1	14.7～27.2	6.2～9.9	1.6～4.1	15.7～27.0	13.8～18.1	33.9～50.3
食物名称	李子	樱桃	香蕉	白兰瓜	杏干	无花果干	西梅干
含量范围	4.4～7.9	1.8～4.0	0.5～1.0	2.7～6.1	2.3～3.3	11.4～20.0	51.1～68.1

数据来源：DISMORE M K L，HAYTOWITZ D B，GEBHARDT S E，et al. Vitamin K content of nuts and fruits in the US diet. Journal of the American Dietetic Association，2003，103(12)：1650-1652。

表 2-11-18　部分水果和水果干中的叶酸含量　μg/100 g

食物名称	苹果	梨	山楂	李子	杏	樱桃	枣(干)
含量范围	6.3	8.8	24.8	8.3	8.2	9.9	48.7
食物名称	葡萄	草莓	橙	橘子	香蕉	菠萝	西瓜
含量范围	9.9	31.8	26.4	52.9	20.2	25.0	4.0

数据来源：杨月欣，中国疾病预防控制中心营养与健康所. 中国食物成分表标准版：一册. 6 版. 北京：北京大学医学出版社，2018。

在各类水果中，柑橘类是维生素 C 的良好来源，包括橘、橙、柑、柚、柠檬等。草莓、山楂、酸枣、鲜枣、猕猴桃、龙眼等是维生素 C 的优良来源，特别是鲜枣，其维生素 C 含量居栽培水果之首。其中，冬枣的维生素 C 含量最高，可达 500 mg/100 g。热带水果多含有较为丰富的维生素 C,半野生水果的维生素 C 含量普遍超过普通栽培水果。但苹果、梨、桃、葡萄、香蕉等常见水果的维生素 C 含量通常低于 10 mg/100 g,对膳食维生素 C 的贡献不及蔬菜。

黄色和橙色的水果可提供类胡萝卜素。水果中常见的胡萝卜素是 α-胡萝卜素、β-胡萝卜素、番茄红素、玉米黄素和隐黄素等。西瓜和粉红色葡萄柚中的主要类胡萝卜素是番茄红素。

除了柑橘类和杏、黄桃之外,其他富含类胡萝卜素的水果包括杧果、木瓜、黄肉甜瓜、西番莲和柿子。然而,果肉颜色浅的水果所含类胡萝卜素甚少,大多数水果在胡萝卜素供应方面不及绿叶蔬菜和橙黄色蔬菜重要。

水果的维生素含量受到种类、品种的影响,也受到成熟度、栽培地域、肥水管理、气候条件、采收成熟度、储藏时间等的影响,因此即使同一品种,也可能产生较大的差异。此外,水果的不同部位的维生素 C 含量有所差异。对于苹果来说,靠近外皮的果肉部分维生素 C 含量较高,而甜瓜则以靠近种子的部位维生素 C 含量较高。

水果经加工后其维生素 C 含量有所下降,但柑橘汁和山楂汁的酸性较强,可保留较多的维生素 C。干制水果的维生素 C 被破坏得较为严重。

特别关注

水果对哪些维生素的供应比较重要?

水果最重要的作用是供应维生素 C,但其 B 族维生素含量较低。由于人们通常是生吃水果,其中的维生素几乎无损失,而且食用量较大,因此柑橘类、草莓、西瓜、木瓜、猕猴桃等常见水果都是维生素 C 的好来源。部分水果是叶酸和维生素 K 的来源,如猕猴桃富含这两种维生素。香蕉含有维生素 B_6。

橙黄色和红色水果含有多种类胡萝卜素,也是膳食中胡萝卜素的重要来源。虽然水果本身脂肪含量很低,但膳食中其他食物的脂肪可以起到帮助吸收的作用。

11.3.4 矿物质

水果中有多种矿物质(表 2-11-19),矿物质含量在 0.4%左右,主要是钾、镁、钙等,钠含量较低。在膳食中,水果是钾的重要来源。水果干制品也是矿物质的重要来源。一些水果含有较为丰富的镁和铁,如草莓、大枣和山楂中有一定量的铁,而且因富含维生素 C 和有机酸,其中铁的生物利用率在植物性食物中相对较高。水果的微量元素含量则因栽培地区的土壤微量元素含量和微肥施用情况不同而具有较大的差异。

经过脱水处理之后,水果干的矿物质含量得到浓缩而大幅度提高。杏干、葡萄干、干枣、龙眼干、无花果干等均为钾元素的良好膳食来源,也是铁的膳食来源之一。

野生蔬菜和野生水果的营养素含量往往高于栽培蔬菜和水果,特别是胡萝卜素、维生素 B_2、维生素 C 和钙、铁等营养素。野生水果的维生素 C 含量在 200～2 000 mg/100 g,如酸枣、刺梨、沙棘、野生海棠果、野生猕猴桃等。

表 2-11-19　几种水果的主要矿物质含量　mg/100 g

水果种类	钾	钠	镁	铁	钙
苹果	83	1	7	0.3	8
山楂	299	5	19	0.9	52
鸭梨	77	2	5	0.9	4
桃	100	2	8	0.4	10
葡萄	126	2	4	0.1	8
猕猴桃	100	2	8	0.4	10
鲜枣	375	1	25	1.2	22
龙眼	248	4	10	0.2	6
草莓	131	4	12	1.8	18
橙	159	1	14	0.4	20
柚	119	3	4	0.3	4
杧果	138	3	14	0.2	微量
香蕉	256	1	43	0.4	7

数据来源：中国预防医学科学院营养与食品卫生研究所．食物成分表：全国代表值．北京：人民卫生出版社，1991。

11.3.5　其他有益成分

水果的有机酸含量为0.2%～3.0%。其中主要种类为柠檬酸、苹果酸、酒石酸和抗坏血酸。蔷薇科水果中的有机酸以苹果酸为主，葡萄中有酒石酸。一些水果还含有少量的草酸、水杨酸、琥珀酸、奎宁酸等。

从营养上来说，多数有机酸可以提供少量能量。每克柠檬酸和苹果酸所提供的能量分别为2.47 kcal和2.39 kcal。有机酸具有开胃和促进消化的作用，还能起到螯合和还原的作用，促进多种矿物质的吸收。

水果中的果胶、酚酸、生物类黄酮、有机酸类等都是有益健康的重要物质，它们的含量与水果品种、栽培方式、采收期、水果部位等都有关系（表 2-11-20）。例如，在柑橘类中，果皮内侧的白色海绵状部分含有较多的类黄酮物质，而果肉中较少。酚酸和类黄酮具有酸涩或苦涩的味道，因此在香甜可口的品种中往往含量较低，水果充分成熟之后其含量比未成熟时低。

表 2-11-20　不同采收期柚子中的柚皮苷含量　mg/100 g

采收日期	表皮	白色内皮	中瓤	果肉	果汁
2月3日	354	1 223	311	88	29
3月2日	389	1 148	1 518	86	21
6月4日	286	869	978	70	22
10月5日	201	785	825	58	—

数据来源：石彦国．食品原料学．北京：科学出版社，2016。

水果中的酚类物质对果品的色泽和风味都有很大的影响，这些酚类物质包括酚酸类、类黄酮、花青素类、原花青素类、单宁类等。人体所摄入的类黄酮物质约有10%来自水果，其他则来自蔬菜和茶。部分水果中的花青素具有抗氧化活性。富含花青素的水果有蓝莓、黑加仑、樱桃、桑椹、草莓等。一些果实中的类黄酮含量见表2-11-21。

表2-11-21　一些果实中的类黄酮含量　mg/100 g

水果	总黄酮	水果	总黄酮	水果	总黄酮
富士苹果	5.97	草莓	20.88	香蕉	17.21
丰水梨	7.15	红提	40.27	龙眼	20.34
久保桃	8.79	巨峰葡萄	22.48	荔枝	3.28
黄杏	2.35	山楂	41.58	杧果	23.77
李子	11.28	西瓜	4.80	木瓜	5.66
布朗	14.48	猕猴桃	20.54	火龙果	8.18
海棠	11.21	蜜橘	14.49	菠萝	3.81
冬枣	10.73	柚子	11.40	榴梿	10.66

数据来源：郭长江，徐静，韦京豫，等. 我国常见水果类黄酮物质的含量. 营养学报，2008，30(2)：130-135。

知识复习：食品化学课程中有关抗氧化成分和天然色素部分的内容。

水果类食品的涩味主要来自其含有的单宁物质，包括(+)-儿茶素、(−)-表儿茶素、没食子儿茶素、表没食子儿茶素等。香蕉皮、柿子和石榴的单宁含量较高，因此具有明显的涩味。

特别关注

吃水果的时候要不要吃果皮？

在很大程度上，水果的健康作用与其所含的抗氧化成分，特别是多酚类物质有关。多酚类物质往往在水果的表皮中。花青素使果皮产生红色、紫红色、蓝紫色和黑色的光泽，而单宁类物质给果皮带来涩味。例如，苹果中的花青素主要存在于果皮中，类黄酮也以靠近果皮的果肉中为多；柑橘类的类黄酮含量以果皮下面的白色海绵状部分最高，葡萄中的白藜芦醇等多酚类物质也主要存在于果皮中。

水果皮富含果胶等膳食纤维，以及多种矿物质和维生素。例如，在苹果中，果皮中的微量元素含量往往是果肉部分的4～5倍。在柑橘中，果胶主要存在于果皮中。几乎所有的柔软的果皮都是膳食纤维的极好来源。

虽然果皮中可能有少量的污染物质，但其所含膳食纤维具有帮助清除污染的作用。因此，如果水果来源可靠，或属于有机食品、绿色食品认证产品，带皮吃更有利于健康。

11.4　常见水果及水果制品

11.4.1　蔷薇科木本水果

蔷薇科木本水果种类繁多，包括苹果、梨、桃、杏、李子、海棠、山楂、樱桃、枇杷等，以苹果最为常见。

苹果的维生素C和胡萝卜素含量较低，但富含羟基肉桂酸类（如绿原酸）、二氢查耳酮类（如根皮苷）、黄酮醇类（如槲皮素）、黄烷-3-醇类（如表儿茶素和原花青素）等多种多酚类抗氧化物质，以及果胶、钾和有机酸。苹果中的酚类物质含量见表2-11-22。通常，果皮的果胶、维生素C和抗氧化物质含量高于果肉的。

梨富含果糖、山梨醇和膳食纤维，且其不可溶膳食纤维比例高达71%，还含有少量的木质素，这些可能是它能促进肠道运动而造成某些人腹泻的原因。梨富含熊果苷、儿茶素、乌苏酸和齐墩果酸。梨还富含甲酯化的酚酸，其中高达70%为二甲酯化酚酸，而在其他水果中这个比例不超过23%。

在常见的蔷薇科水果中，山楂的维生素C和果胶含量最高，其类黄酮和酚酸含量也较高，而紫黑色樱桃、紫红色樱桃和李子的花青素含量最为丰富。黄桃、黄杏、黄色枇杷含有胡萝卜素。这些水果的营养素和抗氧化成分的具体含量因品种、环境条件、栽培措施、储藏方式和时间的不同而有很大差异。

表2-11-22　苹果中的酚类物质含量

酚类物质	完整苹果/(mg/kg干重)(各品种平均值)	鲜榨苹果汁/(mg/L)	商售苹果汁/(mg/L)(包括混浊汁和澄清汁)
羟基肉桂酸类	50～3 000	57～593	69～259
黄烷-3-醇/原花青素类	4 622～25 480	50～393	14～124
黄酮醇类	80～1 660	0.4～27	4～14
二氢查耳酮类	49～434	10～171	9～87
花青素类(红色的果皮)	10～551	n. d.	n. d.
总酚	5 230～27 240	154～970	110～459

数据来源：HYSON D A. A comprehensive review of apples and apple components and their relationship to human health. Advances in Nutrition，2011，2：408-420。

苹果是膳食中四季可得、价格不高、日常食用量最大的水果。动物研究、流行病学调查和人体干预实验表明，每天吃苹果可能有利于降低多种癌症、心脑血管疾病、老年认知退化、哮喘、肺部疾病、骨质疏松等多种疾病的发病风险。流行病学研究表明，梨和苹果的摄入均有利于降低2型糖尿病和脑卒中的发病风险。

文献表明，山楂中的多酚类成分有降血脂、降血压、保护心血管功能和降低炎症反应等作用，而樱桃的摄入有利于预防痛风发作，酸樱桃有降低尿酸水平的作用。还有研究表明，樱桃对促进运动后的肌肉功能恢复及减轻运动引起的肌肉疼痛和肌肉炎症等都有一定的帮助。

11.4.2　柑橘类水果

柑橘类水果是膳食中维生素C、胡萝卜素和钾元素的重要来源，也是膳食中类黄酮物质的重要来源(表 2-11-23),其维生素 C 含量在 20～80 mg/100 g 之间,远高于苹果、梨、桃等蔷薇科水果。有研究显示,从改善血液的抗氧化效果来说,吃完整柑橘的健康作用超过饮用柑橘汁的健康作用。

体外实验和活体动物实验发现,柑橘类水果所含的川陈皮素(nobiletin)和橘皮素(tangeretin)等类黄酮物质通过抗氧化和抗炎症作用,对阿尔茨海默病和帕金森病等神经退行性疾病有保护作用。

对 4 项高质量流行病学研究的汇总分析发现,每日摄入 100 g 的柑橘类水果可降低 40% 的胃贲门癌风险。此外,汇总分析发现摄入柑橘类水果还能降低患乳腺癌的风险,研究者认为橙皮苷(hesperidin)、柚皮苷(naringin)等类黄酮物质在体外实验中所表现出的对乳腺癌细胞的抑制作用可能起到了重要作用。

表 2-11-23　甜橙汁中的类黄酮物质含量　　mg/100 mL

黄烷酮	香蜂草苷	圣草枸橼苷	橙皮苷	naritutin(无中文名)
平均含量	1.89	0.31	28.6	5.2
黄　酮	**新圣草枸橼苷**	**枸橘苷**	**6,8-二-C-蜜橘黄素葡糖苷**	**6,8-二-C-洋芫荽黄素葡糖苷**
平均含量	0.59	1.04	5.72	0.35
多甲氧基黄酮	**蜜橘黄素**	**甜橙素**	**橘皮素**	
平均含量	0.33	0.37	0.04	

数据来源:NAKAJIMA V M,MACEDO G A,MACEDO J A. Citrus bioactive phenolics:Role in the obesity treatment. LWT-Food Science and Technology,2014,59(2):1205-1212。

11.4.3　莓类水果

莓类水果包括草莓、蓝莓、蔓越莓、黑莓、黑醋栗、红醋栗等柔软多汁,没有果核,但可能有小籽的水果。从植物学角度说,莓类果实是从一朵花的子房发育而来的,其子房外壁发育成可食果肉部分。但在生活中,多花聚合发育而成的浆果,如草莓、桑椹、蔓越莓等也被包括在莓类果实中。

这类水果的特点是富含花青素类物质(表 2-11-24),它们是钾、维生素 C、果胶和膳食纤维的好来源。研究表明,这类水果的摄入有利于血糖控制,有利于降低炎症反应,有利于预防心脑血管疾病。

表 2-11-24　莓类水果和其他植物性食物中的花青素含量(以鲜重计)　　mg/100 g

食物来源	总花青素	食物来源	总花青素	食物来源	总花青素
黑莓	83～326	红莓	78	甜樱桃	350～450
蓝莓	25～495	草莓	7～30	红葡萄	30～750
黑覆盆子	214～428	黑醋栗	250	苹果	10
红覆盆子	20～60	红醋栗	12～19	洋葱	9～21

资料来源:张名位,郭宝江. 果蔬抗氧化作用研究进展. 华南师范大学学报(自然科学版),2001(4):115-121。

11.4.4　水果制品

水果制品保存了水果的特有风味，主要的营养损失是维生素 C，其胡萝卜素损失不大。富含维生素 C 的水果以生食为佳。

在各类水果制品中，水果干是营养价值最高的一类。水果干是水果经晒干、烘干、红外干燥或真空干燥等工艺脱水加工而成的干制品，在制作过程中不加入油脂、精制糖、糖浆等任何其他配料。常见的水果干有葡萄干(包括提子干)、干枣、杏干、无花果干、苹果干、柿饼、龙眼干、西梅干、蔓越莓干等，桑椹干和枸杞干也可归入其中。

用晒干、烘干、红外干燥等传统工艺进行水果干制，可导致 10%～90%的维生素 C 损失，但其中的矿物质得到浓缩。例如，杏干、葡萄干、干枣等均为多种矿物质的良好来源，其肾脏酸负荷指数(PRAL)的负值上升(表 2-11-25)。近年来新兴的真空冷冻干燥是在－60～－40 ℃的冷冻条件下使水分直接升华除去，最大限度地避免了营养素的热损失和氧化损失，故冻干水果可以保存水果中的绝大部分营养成分，包括维生素 C。

表 2-11-25　部分水果产品的 PRAL 指数*　　mEq

食品	PRAL	食品	PRAL	食品	PRAL
黑葡萄	－6.1	葡萄干	－21.0	葡萄汁	－2.5
鲜杏	－4.3	杏干	－21.7	杏果酱	－1.2
柚子	－3.9	柚子汁	－2.5	果冻	－1.1
樱桃	－3.0	樱桃罐头	－1.6	橙味汽水	－0.1
橙子	－3.0	橙汁	－2.9	橙皮果酱	－1.0
鲜李子	－2.6	西梅干	－13.4	糖水西梅干	－4.0
柠檬	－2.3	柠檬汁	－2.4	柠檬蛋挞	＋4.5

数据来源：FARDET A，RICHONNET C. Nutrient density and bioaccessibility，and the antioxidant，satiety，glycemic，and alkalinizing potentials of fruit-based foods according to the degree of processing：a narrative review. Critical Reviews in Food Science and Nutrition，2019. doi：10.1080/10408398.2019.1682512。

水果罐头、果酱、果脯、果汁、果糕等的维生素 C 保存率与原料特点、加工工艺水平和贮藏条件有很大关系。在适当的加工条件下，柑橘汁等酸性果汁中的维生素 C 可以得到较好的保存，使其成为维生素 C 的日常来源，但多数市售加工品的维生素 C 含量较低。

纯果汁从形态上分为两类：一类是带果肉的混浊汁，其中含有除部分纤维素之外水果中的全部养分，如柑橘汁；另一类是澄清汁，经过过滤或超滤，除去了水果中的膳食纤维、各种大分子物质和脂类物质，只留下糖分、矿物质和部分水溶性维生素，如苹果汁。

大部分果汁产品经过杀菌处理，可以在常温下贮藏和运输，保质期较长。在水果收获期，水果首先被制成浓缩汁贮藏起来，在其他季节再稀释浓缩汁，还原到纯果汁的浓度，保证一年四季出售同样的果汁。但近年来兴起了鲜榨果汁产品，它们经过高压灭菌，不经过加热，可以更好地保持水果的风味和营养，但需要冷藏运输，保质期较短。

需要注意的是，果汁是指 100%的纯果汁。果汁和果汁饮料在食品分类中不属于一个类别。市售果汁饮料中原果汁的含量通常只有 10%，其余为糖、有机酸、香精、增稠剂和水等配料。果汁饮料仅能给人体提供水分和部分能量,并不能替代水果,不能起到促进健康的作用。

特别关注

将鲜果蔬打成浆或榨成汁后饮用,是否更有利于健康?

目前许多家庭购买了打浆机或榨汁机,热衷于自己制作果汁。

在刀片高速旋转打浆的过程中,果蔬中维生素C和其他抗氧化成分损失很大,而且颜色很快就发生褐变。这是由其中的氧化酶作用所引起的。氧化酶对维生素C的破坏效果,超过加热煮沸几分钟。因此,商业上制作果汁时往往要经过热烫处理,先钝化氧化酶,再打浆,其风味、色泽就会比较稳定,维生素和抗氧化成分的损失也会减少。但是,打浆的优势是保留了所有的矿物质和膳食纤维,可以让牙齿不好的人轻松得到果蔬中的这些成分。

相比较而言,用压榨榨汁方法,可除去绝大部分的不可溶纤维和一部分可溶性纤维,糖分则几乎全部得到保留,使摄入者饱腹感大幅度降低,很容易多喝几杯,从而摄入过量的糖分。

流行病学研究发现,喝果汁和喝甜饮料一样,会增加肥胖和糖尿病的发病风险,而直接吃适量水果则不会增加风险。

果蔬打浆或榨汁并不应被视为一种时尚行为,而应当成为帮助人们更多地食用果蔬的一种方式。如果因为有了打浆机就不再咀嚼水果,会削弱水果的健康作用。如果在正常食用果蔬之余,再把含糖的水果和低糖的蔬菜组合起来,增加钾和膳食纤维的摄入量,对于高血压患者和日常果蔬摄入不足的人来说,是有一定健康意义的。

在果酱和果脯的加工中需要加大量蔗糖长时间熬煮或浸渍,一般这类产品的含糖量可达50%~70%,因此大量消费这类产品可能带来精制糖摄入过量的问题。在加工部分果酱时添加果胶,会带来可溶性膳食纤维的增加。

在制作果脯和果干的过程中往往用盐类对水果进行处理,使某些矿质元素含量上升。例如,用100 mg/kg氯化钙溶液进行真空渗透处理,可使桃果块的钙含量从28 mg/100 g上升到43 mg/100 g。用明矾处理也可改善口感,却会使其中的铝含量上升。为预防褐变,可用二氧化硫熏制,但会带来硫含量的大幅度上升。

此外,水果还可以被加工成果醋、果酒等产品。它们可以保留水果中的部分糖类、氨基酸、矿物质和维生素,并含有水果中有益健康的一些有机酸类、多酚类物质和风味物质等。

11.5 蔬菜、水果与疾病预防

增加蔬菜和水果的摄入量,有利于降低多种慢性疾病和癌症的发病风险,甚至可能对预防认知退化、预防抑郁症等有所帮助。这些健康作用可能与蔬果中的多种维生素、矿物质、膳食纤维和植物化学物有关。例如,类黄酮具有增强毛细血管的通透性、增强抵抗力、增进维生素C的生物效应等作用。多项研究确认,类黄酮物质的膳食摄入量与心血管疾病和部分癌症的发病风险呈负相关。又如,蔬果中的膳食纤维有利于延缓餐后血糖上升,水果中的有机酸可增进食欲、帮助消化、促进矿物质的吸收,也有平缓餐后血糖的作用。

11.5.1　蔬菜、水果与糖尿病

汇总分析发现，蔬果摄入总量较高时，患 2 型糖尿病的风险降低。有研究发现蔬菜摄入总量和患 2 型糖尿病的风险无关，但摄入较多绿叶蔬菜可显著降低 2 型糖尿病的发病风险。

总体而言，吃蔬菜对餐后血糖控制具有重要意义，但具体效果与摄入的数量、种类、时间和处理方式有关。摄入绿叶蔬菜效果较好，绿叶蔬菜摄入量在 120 g 以上时有降低餐后血糖反应的效果。有咀嚼性的蔬菜控制餐后血糖的效果比榨成汁的蔬菜好。摄入主食之前提前吃一部分蔬菜，比和主食同时摄入时效果更好。

关于水果摄入量与糖尿病发病风险的关系，流行病学研究的结论多为水果摄入量与糖尿病发病风险无关，部分水果甚至可轻度降低患糖尿病的风险。我国糖尿病膳食指南（2017 版）中提出，“水果适量，种类、颜色要多样”，支持糖尿病人适量吃水果。按目前研究证据，多数水果和水果干为中低血糖指数食物。一方面，水果富含果胶，也富含降低消化酶活性的多酚类物质，有利于延缓消化速度；另一方面，水果中的果糖并不会像葡萄糖那样引起餐后血糖剧烈变化。适量摄入水果有利于降低糖尿病人患各种糖尿病并发症的风险。

一项纳入 50 万中国成年人的前瞻性流行病学调查分析表明，每周食用 3 次以上新鲜水果与完全不食用相比，全因死亡率降低 17%，糖尿病相关的心血管疾病发病风险降低 13%～28%；每天吃新鲜水果的人患糖尿病的风险下降 12%（Du et al.，2016）。

然而，不同水果对糖尿病预防的效果有所差异。研究显示，男性食用热带水果较多时患糖尿病的风险更大，而摄入亚热带及温带水果则与糖尿病发病风险无关。对于女性而言，摄入热带和亚热带水果与糖尿病发病风险无关，摄入温带水果则与更低的糖尿病发病风险相关（Alperet et al.，2017）。特别是蓝莓、葡萄、苹果的摄入量和 2 型糖尿病的发病风险降低显著相关（Muraki et al.，2013）。

11.5.2　蔬菜、水果与心脑血管疾病

汇总分析确认，在每天蔬果摄入总量达到 800 g 之前，增加摄入量均有利于降低心脑血管病发病风险，单纯增加蔬菜摄入量即可降低心脑血管病的发病和死亡风险（Aune et al.，2017）。欧洲一项针对糖尿病人的研究表明，被诊断为糖尿病后增加蔬果摄入可降低心血管疾病发病风险，一年后腰围变小，糖化血红蛋白含量变低，综合心血管代谢综合征风险得分下降，五年后高密度脂蛋白胆固醇含量上升（Lamb et al.，2017）。

近年来发现，增加摄入富含硝酸盐的蔬菜有利于动脉粥样硬化性心脏病的预防。汇总分析确认，来自蔬菜的硝酸盐可帮助降低血压和扩张血管，从而有利于摄入人群预防缺血性的心脑血管疾病。

水果是对心脑血管疾病预防非常有益的一类食物。流行病学研究提示，每天摄入 1～2 份水果可降低总死亡风险 21%，降低心脑血管疾病死亡风险 14%（Miller et al.，2017）。水果中的酚酸、类黄酮、花青素和原花青素、类胡萝卜素等多种植物化学物对降低炎症反应和预防心脑血管并发症有利。

研究发现，用葡萄干替代甜食、饼干、曲奇等茶歇食物和零食，并每天食用，有利于降低高血压前期患者的血压水平。摄入苹果干能使血清总胆固醇和 LDL-C 水平显著下降，并能降低氧化脂质和 C 反应蛋白水平（王琳琳等，2020）。

11.5.3 蔬菜、水果与癌症预防

对研究证据的汇总分析发现，增加新鲜蔬果摄入量可降低患多种消化道癌症的风险，包括食道癌、胃癌和结直肠癌。同时，增加蔬果的摄入还可降低肺癌和乳腺癌的发病风险。有数据分析发现，每天摄入蔬果总量 400 g 以上和摄入较少相比，前者可以降低肺癌风险 27%（Vieira et al.，2016）。汇总分析发现，增加蔬菜摄入有利于降低患肝癌、胰腺癌的风险。蔬菜摄入总量和肺癌发病风险无关，但增加摄入十字花科蔬菜和绿叶菜可降低肺癌发病风险。和最低组比，每增加 50 g 十字花科蔬菜摄入，可以降低肺癌发病风险 23%；每增加 50 g 绿叶菜摄入，可以降低肺癌发病风险 11%。

在对水果的研究中，以苹果和柑橘类水果的相关研究较多。一项超过 6 000 人的膳食调查发现，每日至少摄入一个中等大的鲜苹果（平均重量为 166 g），口腔癌发病风险下降 18%，食道癌发病风险下降 22%，咽喉癌发病风险下降 41%，结直肠癌发病风险下降 30%，乳腺癌和卵巢癌发病风险下降 24%（Hyson，2011）。多项流行病学研究发现，摄入柑橘类水果与较低的贲门癌、食道癌、乳腺癌、胆囊癌等癌症发病风险相关。研究者认为，柑橘类水果中与癌症预防效果有关的因素可能包括维生素 C、叶酸、类胡萝卜素、类黄酮、柠檬苦素类物质和膳食纤维等（Wang et al.，2015）。

用化学物质诱导癌症的动物实验发现，摄入冻干的浆果（黑树莓、草莓）能够降低 30%～60%的食道癌发病风险和 80%的结肠癌发病风险。浆果干能够减少致癌物对 DNA 的损伤，减缓癌前病变细胞的生长速率，促进癌细胞凋亡，降低炎症反应，并抑制血管新生。人体实验发现，摄入水果干后，受试者的粪便重量增加，粪便中胆汁酸的浓度显著降低，有利于预防肠癌（Mossine，2020）。

11.5.4 蔬菜、水果与骨质健康

蔬菜中的钾元素对骨质健康有益，部分低草酸绿叶蔬菜是钙、镁元素的膳食来源之一。绿叶蔬菜是维生素 K 的重要来源，而维生素 K 为成骨作用所需（Villa et al.，2017）。相关研究发现，每日摄入较多的蔬菜，特别是绿叶蔬菜，对降低骨折和肌肉衰减风险均有益处（Sim et al.，2021）。同时，蔬菜中的抗氧化物质对降低骨组织的炎症反应也有一定的作用。但是，烹调蔬菜时添加了盐，这可能增加钠摄入量，而过多的钠会增加尿钙丢失，不利于骨骼健康。故烹调蔬菜时应注意控制咸味调味品的添加量。

一些研究发现，水果摄入量与骨质健康之间存在相关性。每日摄入水果者的骨折风险较低或骨密度指标较好。一方面，水果是钾的重要膳食来源，且富含有机酸，有利于钙的利用；另一方面，水果中的抗氧化物质对降低骨组织的炎症反应有一定的作用。

水果干作为水果矿物质的浓缩品，也可以成为钾和镁的食物来源。在水果干中，西梅干表现出最好的健骨作用。在老年骨质疏松女性中所做研究发现，受试者每日进食 50 g 西梅干，6 个月后骨矿物质密度有显著增加。其机理可能是调节成骨细胞和破骨细胞的活性，从而改变骨形成和骨吸收的平衡。此外，水果干含有较为丰富的花青素和其他多酚类物质，可下调骨组织中的炎症介质，从而抑制骨吸收。

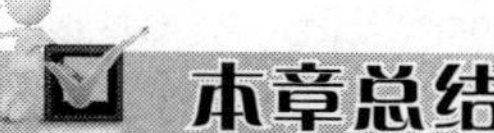

本章总结

蔬菜和水果都是高水分食品，它们的脂肪含量极低。除薯类之外的各种蔬菜由于糖分含量少，能量低于水果。蔬菜是我国膳食中维生素C、钾、镁、叶酸、维生素K、膳食纤维等多种营养素的最重要来源。深绿色蔬菜的营养价值较高，其各种营养素的含量均高于浅色蔬菜和大部分水果。

蔬菜和水果还是膳食中抗氧化成分的重要来源。其中橙黄色蔬菜富含类胡萝卜素。水果富含维生素C和钾，深色水果富含类胡萝卜素或花青素类抗氧化成分。蔬菜和水果普遍含有多种类黄酮物质。水果中的有机酸有助于矿物质的吸收利用。

蔬菜和水果以鲜食为佳。其加工品能保留其中大部分矿物质和膳食纤维成分，但各种维生素在加工过程中损失较大。在烹调中受热损失最大的是维生素C和叶酸。

摄入充足的蔬果，有利于预防糖尿病、心脑血管疾病和多种癌症，有助于维护健康的骨骼状态。

本章课程活动

1. 去一家大超市或农贸市场，查看其中有多少种蔬菜在销售。对蔬菜进行分类，其中有多少种深绿色的叶菜？有多少种橙黄(橙红)色蔬菜？分别叫作什么？

2. 去一家大超市或农贸市场，熟悉各种水果的名称及外观，了解其产地和采收期。

3. 去一家大超市，看看含有蔬菜原料的加工食品有哪些？这些蔬菜加工品所用的蔬菜原料都是什么？哪些蔬菜没有加工品出售？进行记录并讨论。

4. 在超市中查看各种含有水果的饮料、零食和甜点，评价其水果的实际添加量，以及加入水果对这些食品营养价值的影响。

本章思考问题

1. 党的二十大报告中指出，要加强理想信念教育，传承中华优秀传统文化。我国最早的医学典籍《黄帝内经》中除了提出“五谷为养”，还提出“五果为助”“五菜为充”的饮食建议。按照本章中所学的知识，你如何理解这条传统养生建议？

2. 某老年人每天吃500 g蔬菜，其中一半是深绿色叶菜。这能够给他带来哪些重要的维生素和矿物质成分？

3. 在水果的各种成分中，哪些对预防慢性疾病有益？哪些可能无益？人们喜欢挑选最甜的水果，是否意味着它的健康作用最大？

4. 100 g绿菜花的能量为138 kJ(33 kcal)，维生素B_2含量为0.13 mg，叶酸含量为71.0 μg；100 g牛里脊肉的能量为448 kJ(107 kcal)，维生素B_2含量为0.15 mg，叶酸含量为4.6 μg。请计算这两种食品的维生素B_2和叶酸营养素密度，并进行比较。

5. 如果不吃蔬菜，完全用水果替代，从营养方面分析可行吗？

6. 蔬菜和水果的颜色与其健康成分之间有什么关系？

第12章 肉类和水产类的营养价值

肉类这个概念包括了陆地动物的各种可食组织。严格意义上的“肉”主要指动物的肌肉组织及其附属组织，如结缔组织、神经血管和少量脂肪。广义的“肉”包括了动物体的所有可食部分，包括可食用的脏器，如心脏、肝脏、肾脏、胃、肠、肺、脾等，以及禽类的胗，还包括动物的耳、舌、脑、皮、筋、血液等部分。

肉类主要分为畜肉和禽肉两大类。其中畜肉包括猪、牛、羊、兔、马、骡、驴、鹿、骆驼等四蹄动物的肉，而禽肉指鸡、鸭、鹅、鹌鹑、火鸡、鸽子、鸵鸟等鸟类动物的肉。

畜禽动物被屠宰之后，去除头、尾、毛、蹄、内脏之后的部分称为胴体；去除脂肪组织的肌肉部分称为瘦肉或精肉。其中刚宰杀的肉称为“热鲜肉”；经过一段时间的冷藏处理，肉的温度降低到冷藏温度，但并没有冻结，称为“冷却肉”；冷冻处理使肉的中心温度达到−18 ℃及以下后，称为“冷冻肉”。

水产品包括了水域中产生的各种动物性食物，如淡水鱼和海水鱼、虾、蟹、贝类、软体动物类等。其中也分为鲜活水产品、冰鲜水产品、冷冻水产品等不同销售状态的产品。

水产品和肉类都属于动物性食物，因此在营养价值上有一定的共性，但不同动物种类、不同组织的营养价值各具特点，其营养素含量可以有很大的差异。

本章预备问题

1. 瘦肉中的脂肪很少吗？
2. 为什么要吃肉和鱼？它们除了可以给人体提供蛋白质，还有什么意义？
3. 畜肉和禽肉在预防慢性疾病方面的效果有什么差异？
4. 最好不要吃动物内脏，这句话对吗？
5. 什么样的人适合吃肉？哪些人应当控制肉类摄入量？
6. 鱼和肉的营养有什么差异？
7. 海鲜是不是蛋白质含量特别高的食品？
8. 肉类和水产品相比，哪个含的矿物质更丰富？

12.1 畜肉的营养价值

在我国大部分居民的膳食中，畜肉是蛋白质、脂肪、B族维生素和微量元素的重要来源。畜肉中的脂肪、蛋白质、维生素、矿物质和胆固醇等成分的含量随动物的种类、年龄、肥育度和部位的不同而异。

每一种畜肉都有约定俗成的部位划分，每一个部位适应不同的烹调和加工用途。例如猪胴体通常分为肩颈部、前颈部、背腰部、肋腹部、臀腿部、前后肘子等部分，再细分出里脊、前臀、后臀、大排、小排等消费者日常选购的部位。牛胴体通常分为肩颈肉、胸部肉、肋部肉、腰部肉、腹部肉、臀腿肉、前腿肉、后腿肉等部分，又可细分为上脑、眼肉、里脊（牛柳）、外脊（西冷）、腱子肉、胸肉、腹肉等13个部位。

12.1.1　蛋白质

正常肌肉组织的水分含量高达70%～80%，其中蛋白质占总固形物的80%左右。根据其功能和溶解性不同，可分为肌原纤维蛋白质、肌浆蛋白质和基质蛋白质，它们分别属于盐溶性、水溶性和不溶性蛋白质。

肌原纤维蛋白质包括肌球蛋白、肌动蛋白、原肌球蛋白、肌原蛋白等。在肉类被剁碎之后加盐搅拌，感觉到肉馅变得很黏，主要原因是盐使肌纤维中的蛋白质被抽提出来，从而提高了体系的黏度。肌浆蛋白质包括肌溶蛋白、肌红蛋白等，它们在烹煮时容易转移到汤中。基质蛋白质主要存在于结缔组织中，包括胶原蛋白、弹性蛋白、网状蛋白和黏蛋白等，它们构成肌束膜、肌外膜、肌内膜和筋腱。胶原蛋白不溶于水，本身难以被人体消化。但在一定烹调条件下，胶原蛋白的三股螺旋解开，形成能溶于水的明胶，此时肉块变得柔软。明胶可被人体消化吸收。

从蛋白质的质量来说，肌原纤维蛋白质和肌浆蛋白质的生理价值较高，它们的必需氨基酸比例较为合理，富含赖氨酸，属于优质蛋白质，还可与谷类食物发生蛋白质营养互补。然而，基质蛋白质以胶原蛋白为主，其氨基酸组成特点是甘氨酸和脯氨酸含量高，且含有羟脯氨酸和羟赖氨酸，酪氨酸、组氨酸、色氨酸和含硫氨基酸的含量极低，氨基酸组成并不全面，生理价值低。因此不能以富含胶原蛋白的动物皮、筋腱等作为膳食中蛋白质的重要来源，但在混合膳食中，它们仍可为人体提供色氨酸以外的其他氨基酸。畜血血浆蛋白质含有8种人体必需氨基酸和组氨酸，营养价值高，其赖氨酸和色氨酸含量较高，而血细胞中色氨酸等必需氨基酸含量较低。

在各种畜肉中，猪肉的蛋白质含量较低，平均仅在15%左右；牛肉的较高，达20%左右。羊肉的蛋白质含量介于猪肉和牛肉之间。兔肉的蛋白质含量也达20%左右。猪、牛、羊肌肉蛋白质的必需氨基酸组成见表2-12-1。

表2-12-1　猪、牛、羊肌肉蛋白质的必需氨基酸组成　　g/100 g粗蛋白

氨基酸	牛肉	猪肉	羊肉	氨基酸	牛肉	猪肉	羊肉
异亮氨酸	5.1	4.9	4.8	酪氨酸	3.2	3.0	3.2
亮氨酸	8.4	7.5	7.4	苏氨酸	4.0	5.1	4.9
赖氨酸	8.4	7.8	7.6	色氨酸	1.1	1.4	1.3
蛋氨酸	2.3	2.5	2.3	缬氨酸	5.7	5.0	5.0
胱氨酸	1.4	1.3	1.3	精氨酸	6.6	6.4	6.9
苯丙氨酸	4.0	4.1	3.9	组氨酸	2.9	3.2	2.7

资料来源：TOLDRÁ F. Lawrie's meat science. 8th ed. Cambridge：Woodhead Publishing Ltd，2017。

从畜类胴体的不同位置来说，蛋白质含量最高的部位是里脊，而奶脯部分的最低。例如，猪里脊和通脊肉的蛋白质含量达21%，后臀尖的约为15%，肋条肉的约为10%，而奶脯的仅为8%。肥肉的蛋白质含量仅为2%～3%。牛通脊肉的蛋白质含量为22%左右，后腿肉的约为20%，前腿肉的约为16%。在家畜内脏中，以肝脏含蛋白质较高，为18%～20%；心、肾的蛋白质含量为14%～17%。

问题讨论

吃多少动物肉才能满足一天的蛋白质需求？

肉类是蛋白质的良好来源。每日吃100 g瘦肉，可以获得15～20 g蛋白质，故而有人认为，每天应当吃300 g肉才能获得轻体力活动成年男性必需的至少65 g蛋白质，如果不吃肉，就难以满足人体的蛋白质需求。

实际上，人们每日从谷类主食中可以获得20～30 g蛋白质，蔬菜水果可提供5 g左右的蛋白质，1个蛋和1杯奶可提供15 g蛋白质。余下15～25 g蛋白质的份额，可以从肉类、水产品、豆类和豆制品中获取。因而，在其他食物充足的情况下，每日摄入40～75 g肉类，已经足够满足成年人的蛋白质需求。只要用水产品、奶制品或豆制品来替代，即便不是每天摄入肉类，也不会发生营养不良问题。

12.1.2 脂肪

畜肉中的脂肪可分为蓄积脂肪和组织脂肪两大类。蓄积脂肪是能量的集中储存场所，包括皮下脂肪、肾周围脂肪、大网膜脂肪和肌肉间脂肪，其中含有90%左右的脂肪，蛋白质含量仅为2%～3%。组织脂肪为肌肉及脏器内部的脂肪，也就是瘦肉中所含的脂肪。

肌内脂肪的含量与肉类的可口性密切相关。较高的肌内脂肪可降低肌肉的咀嚼性，使肉类口感多汁，并提升肉类的风味。动物肌内脂肪的含量因动物品种、部位、年龄和肥育度的不同有很大差异，故瘦肉的脂肪含量可在0.4%～30%之间变动。血液的脂肪含量很低，不足0.5%；骨的脂肪含量为15%～21%，其中骨髓的脂肪含量达90%以上。

从畜种来说，瘦猪肉的脂肪含量比瘦的牛肉、羊肉的高；从部位来说，排骨肉比里脊肉的脂肪含量高；从生育期来说，老动物肉的脂肪比例比幼小动物的高；从育肥度来说，肥育动物的瘦肉部分的脂肪含量比瘦肉型动物同部位的瘦肉要高。例如，猪里脊肉的脂肪含量为8%，而排骨肉的脂肪含量高达30%，后臀尖部位的脂肪含量也在25%左右。又如，肥育良好的牛肉的脂肪含量可达18%左右，肉的横切面呈现大理石样花纹；而肥育不良的牛肉的脂肪含量仅为4%。从肉类等级划分角度来说，牛、羊等动物背部脂肪越厚，肌内脂肪含量越高，则肉的等级越高，食用口感越好，市场价值越高。不同育肥程度牛腰肉的成分差异见表2-12-2。

表 2-12-2　不同育肥程度牛腰肉的成分差异　　%

育肥程度	水分	脂肪	蛋白质	灰分
瘦	64	16	18.6	1.0
中等	57	25	16.9	0.8
肥	53	31	15.6	0.8
很肥	44	43	12.8	0.6

数据来源：石彦国. 食品原料学. 北京：科学出版社，2016：241。

从脂肪酸比例来看，畜肉脂肪中饱和脂肪酸较多，饱和脂肪酸中以棕榈酸和硬脂酸居多，不饱和脂肪酸主要为油酸，亚油酸含量较低。脂肪的熔点与其饱和脂肪酸的比例有关。例如，猪脂肪含有约 40%的饱和脂肪酸，通常在体温下呈液态，消化率可达 90%以上；牛和羊是反刍动物，其脂肪中饱和脂肪酸比例达 50%以上，熔点可达 40℃以上，在体温下仍不液化，因此较难消化。牛、羊等反刍动物的脂肪中有少量天然反式脂肪酸，但它们和加工产生的反式脂肪酸不同，目前并未发现它们有害于健康的证据。

比较不同猪肉部位的脂肪酸组成，心、肝、肾等脏器的多不饱和脂肪酸含量比肌肉组织中的多，但猪肚中的饱和脂肪酸含量甚至高于肌肉部分中的(表 2-12-3)。

表 2-12-3　不同猪肉部位的脂肪酸类别差异　　%脂肪

脂肪酸类别	猪后臀尖(杜长猪)	猪后臀尖(关中黑猪)	猪心	猪肾	猪肝(山猪)	猪舌	猪肚
饱和脂肪酸	41.3	39.5	40.1	45.0	44.4	46.8	63.5
单不饱和脂肪酸	54.3	48.2	38.4	33.9	11.0	47.3	32.5
多不饱和脂肪酸	4.2	12.2	20.8	17.0	39.6	5.6	3.9
其他未知脂肪酸	0.2	0.3	0.7	4.2	5.0	0.3	0.1

数据来源：杨月欣，中国疾病预防控制中心营养与健康所. 中国食物成分表标准版：一册. 6 版. 北京：北京大学医学出版社，2018。

在肌肉和内脏所含的脂类中，类脂成分含量较高，尤以磷脂占有较高比例，还有一定量的胆固醇。一般来说，心、肝、肾等内脏器官的脂肪含量低于 5%，而蛋白质含量较高，除非是专门育肥的动物。例如，猪肝的蛋白质含量在 20%左右，其脂肪含量仅为 3.5%左右，而肥鹅肝的脂肪含量可达 40%以上。

同时，肉类脂肪中还有一定量的胆固醇，其中以肝、肾等内脏中的含量较高，心脏的胆固醇含量与瘦肉的相当。例如，瘦猪肉的胆固醇含量为 77 mg/100 g，肥猪肉中的为 107 mg/100 g，猪肝中的为 368 mg/100 g，是瘦肉中的 4～5 倍。鸡心、鸭胗等部位所含胆固醇约为肝脏中的 50%，但也高于肌肉中的水平。

知识复习：食品化学课程中有关脂肪酸的内容，以及本书第一部分中有关脂肪的内容。

特别关注

吃涮肉会带来多少脂肪和胆固醇?

我国北方居民喜爱吃涮肉,每人每次对肥牛肉或肥羊肉的摄入量通常会达到 250 g 以上。由于肥牛肉或肥羊肉是肥育动物的肉,本身脂肪含量超过 20%,甚至可达 30%以上,按 20%计算,每餐涮肉可摄入脂肪 50 g 以上,其中 50%~60%为饱和脂肪,对控制心血管疾病十分不利。从胆固醇角度来说,250 g 涮肉可带来 200~300 mg 的胆固醇。

故而,对于控制血压、血脂和肥胖的人来说,肉类摄入应控制在每日 75 g 以下,并尽量选择脂肪含量较低的品种。

12.1.3 维生素

畜肉中含有较多 B 族维生素,包括维生素 B_1、维生素 B_2、维生素 B_6、维生素 B_{12}、烟酸、生物素、叶酸、泛酸、胆碱等,内脏中含有维生素 A、维生素 D、维生素 E,但维生素 C 含量甚微。

一般来说,畜肉是 B 族维生素的好来源。其中猪肉的维生素 B_1 含量相对较高,达 0.54 mg/100 g,对于以精白米为主食的人群是很好的补充。例如,猪腿肉的维生素 B_1、维生素 B_2 和烟酸含量分别为 0.53 mg/100 g、0.24 mg/100 g 和 4.9 mg/100 g。不同家畜肉中维生素 B_2 含量的差异不大,在 0.1~0.2 mg/100 g 之间。牛肉中的叶酸含量较猪肉更高。

家畜内脏含有多种维生素。其中肝是各种维生素在动物体内的贮藏场所,是维生素 A、维生素 D、维生素 B_2 的极好来源。肝中生物素、叶酸、维生素 B_{12} 等维生素的含量也都不同程度地高于畜肉,其中叶酸含量是肌肉部分的 10~20 倍。羊肝中的维生素 A 含量高于猪肝中的,我国很早就有用羊肝来治疗因维生素 A 缺乏引起的夜盲症的记载。除此之外,肝脏中还含有少量维生素 C 和维生素 E。心脏、肾脏、脾脏等内脏的维生素含量均较瘦肉高。此外,肝脏中含有少量维生素 C 和维生素 E,肾脏中含有少量维生素 A 和维生素 D。瘦肉中的维生素 A、维生素 D 和维生素 E 含量均较低。

12.1.4 矿物质

畜肉含有 1%~2%矿物质,是铁、锰、锌、铜、硒等微量元素的重要膳食来源。畜肉中钾、钠和磷含量较高,钙含量很低。例如,猪肉的含钙量仅为 6 mg/100 g 左右,而磷含量较高,达 120~180 mg/100 g。

肉类中的铁以血红素铁的形式存在,生物利用率高,吸收率不受食物中各种干扰物质的影响。此外,畜肉中锌、铜、硒等微量元素的吸收利用率也比植物性食物高。

家畜内脏富含多种矿物质。肝脏、肾脏和脾脏中富含磷和铁,且铁含量明显高于肌肉部分,吸收利用率高。肝脏是铁的贮藏器官,含铁量位居各内脏器官之首。例如,猪肝的铁含量为 22.6 mg/100 g,是猪肾的 3.7 倍、猪脾的 2 倍、普通瘦猪肉的 8 倍。此外,家畜的深红色内脏如肾脏、脾脏、心脏也是锌、铜、硒等微量元素的良好来源,其含量均高于肌肉中的。畜血含有多种矿物质，且吸收利用率高，是膳食铁的优质来源。

几种畜肉的部分营养素含量见表 2-12-4。

表 2-12-4 几种畜肉的部分营养素含量

食物名称	蛋白质 /(g/100 g)	脂 肪 /(g/100 g)	维生素 B_1 /(mg/100 g)	维生素 B_2 /(mg/100 g)	烟酸 /(mg/100 g)	视黄醇 /(μg/100 g)	铁 /(mg/100 g)
猪里脊	20.2	7.9	0.47	0.12	5.1	5	1.5
猪排骨肉	13.6	30.6	0.36	0.15	3.1	10	1.3
猪 肝	19.3	3.5	0.21	2.08	15.0	4972	22.6
牛后腿	19.8	2.0	0.02	0.18	5.7	2	2.1
羊后腿	15.5	4.0	0.06	0.22	4.8	8	1.7
兔 肉	19.7	2.2	0.11	0.10	5.8	212	2.0

引自：杨月欣，中国疾病预防控制中心营养与健康所. 中国食物成分表标准版：二册. 6 版. 北京：北京大学医学出版社，2019。

特别关注

肉的颜色和哪些营养素有关？

生肉的颜色来自肌红蛋白，其中的血红素含量越高，则肉的颜色越深。颜色深红的肉类所含的血红素铁较颜色淡红的肉类更高。动物内脏普遍呈深红色或紫红色，因此更富含血红素铁，适合缺铁性贫血的人食用。

肉的颜色深红也与较低的脂肪含量、较高的蛋白质含量以及较高的结缔组织含量相关联。脂肪含量高的肉类颜色较浅，或在红色中有白色花纹。由于脂肪含量高的瘦肉烹调后具有更柔嫩的口感和更浓的香气，故而红色较深的肉往往级别较低，价格低廉，而红色较淡、白色花纹较多的高肌间脂肪肉块属于高档肉。

12.2 禽肉的营养价值

鸡、鸭、鹅、鹌鹑、火鸡等养殖禽类的肉统称为禽肉，以鸡肉为代表。由于禽肉的颜色较畜肉浅，它们也被称为白肉。

12.2.1 蛋白质

去皮鸡肉和鹌鹑肉的蛋白质含量比畜肉稍高，为 20% 左右。鸭肉、鹅肉的蛋白质含量分别为 16% 和 18%。禽肉的蛋白质也是优质蛋白，生物价与猪肉和牛肉相当。各部位的蛋白质含量略有差异，脂肪含量较多的部位则蛋白质含量较低，如鸡胸肉的蛋白质含量约为 20%，鸡翅的约为17%。在禽类内脏中,胗的蛋白质含量较高,为18%～20%,肝脏和心脏的蛋白质含量为13%～17%。

12.2.2 脂肪

在各种肉用禽类中,火鸡和鹌鹑的脂肪含量较低,在3%以下;鸡和鸽子的脂肪含量相当,在14%～17%之间;鸭和鹅的脂肪含量达20%左右。翅膀部分含有较多脂肪,其脂肪含量可达12%以上;胸脯肉的脂肪含量很低,通常仅有3%～5%。在家禽内脏中,心脏的脂肪含量最高,在9%～12%之间;肝脏、胗等内脏的脂肪含量较低。禽类血的脂肪含量很低,如鸭血中脂肪含量仅有0.4%。禽类的皮是脂肪含量较高的部位,如鸭皮的脂肪含量可高达50%,故去皮后食用可显著减少摄入的脂肪数量。

禽肉脂肪中不饱和脂肪酸的含量高于畜肉,达总脂肪酸的70%以上,饱和脂肪酸的含量明显低于畜类脂肪,在室温下呈半固态(表2-12-5)。禽肉的多不饱和脂肪酸以亚油酸为主,而ω-3系列的脂肪酸含量很低。鹅肉中单不饱和脂肪酸比例最大,同时α-亚麻酸含量可达4%,各类脂肪酸的比例相对较合理。

禽肉的胆固醇含量与畜肉相当或略高,其中肝脏的胆固醇含量最高。如鸡肝中胆固醇含量为356 mg/100 g,而鸡胸肉中的为65 mg/100 g,鸡腿肉中的为99 mg/100 g。

表2-12-5　禽类脂肪和畜类脂肪的主要脂肪酸含量比较　　%

动物来源	脂肪酸含量					
	饱和脂肪酸		不饱和脂肪酸			
	棕榈酸	硬脂酸	棕榈烯酸	油酸	亚油酸	α-亚麻酸
猪	26.0	15.7	2.3	44.2	8.9	—
牛	25.3	28.6	3.4	28.8	1.9	1.0
羊	18.2	35.9	3.1	33.0	2.9	2.4
鸡	20.0	5.3	6.2	39.6	24.7	1.3
鸭	21.6	7.3	3.6	51.6	14.2	0.8
鹅	22.6	6.1	4.1	49.9	12.3	4.0

数据来源:杨月欣,中国疾病预防控制中心营养与健康所. 中国食物成分表标准版:二册. 6版. 北京:北京大学医学出版社,2019。

特别关注

禽肉中的不饱和脂肪含量比畜肉中的多吗?

禽肉与被称为红肉的畜肉相比,禽肉在脂肪含量和质量方面具有优势。其主要特点是饱和脂肪酸含量略低,而多不饱和脂肪酸含量较高,与人体的脂肪酸比例更为相近,对血脂的影响比猪、牛、羊肉小。在各种脂肪酸中,以16碳饱和脂肪酸对血脂的升高作用最大,而禽肉中这类脂肪酸含量较低。

禽类的脂肪品质虽然较好，但其含量也值得关注，因为过高的脂肪摄入量本身促进肥胖，而肥胖会对心脏健康产生不良影响。禽类肌肉的脂肪含量与品种和育肥度有关。肥育动物的脂肪含量较高，如烤鸭所用的填鸭肉脂肪含量可高达40%。普通肥育鸡的脂肪含量为10%～20%，散养鸡、乌骨鸡的肌肉部分的脂肪含量只有5%以下。

12.2.3 维生素

禽肉中维生素分布的特点与畜肉中的相同，B族维生素含量丰富，特别富含烟酸。例如，鸡胸脯肉的烟酸含量为10.8 mg/100 g。禽肉中泛酸含量也较高。禽肉中脂溶性维生素含量低，但含有一定量的维生素E，为90～400 μg/100 mg。

禽类肝脏是维生素A、维生素D、维生素B_2和维生素E的良好来源。其含量大大高于肌肉部分。例如：鸡肝中维生素A和维生素B_2的含量分别为10 414 μg/100 mg和1.1 mg/100 mg，鸭肝中的分别为1 040 μg/100 mg和1.05 mg/100 mg；鹅肝中维生素A含量为6 100 μg/100 mg，维生素B_2含量略低一些，为0.25 mg/100 mg。此外，禽类的心脏和胗也是B族维生素含量丰富的食物。

12.2.4 矿物质

与畜肉相似，禽肉是铁、锌、硒等矿物质的膳食来源，但其钙含量较低。禽类的肝脏富含多种矿物质，且平均水平高于禽肉。禽类肝脏和血液中铁的含量高达10～30 mg/100 g，可称铁的最佳膳食来源。禽类的心脏和胗也是含矿物质非常丰富的食物。在常见禽肉中，鹅肉和鸽肉的血红素铁含量明显高于鸡肉。

特别关注

禽类的部位与营养素含量

禽类和畜类有一个共同特点，肌肉组织富含B族维生素，但其维生素A、维生素D、维生素E、维生素K含量较低。内脏中这几种维生素含量相对较高，特别是肝脏。

血红素铁的含量与组织的颜色有关。肝脏、心脏等内脏颜色为深红色的，它们是富含铁的。颜色红、活动多的部位，其肌肉含血红素铁较多，如颈部和大腿的肉颜色略深。活动少的部位肌红蛋白少，血红素铁含量低，则颜色较白，如胸部肉。鹅肉和鸽子肉含血红素铁较多，它们的颜色整体上比鸡肉的颜色更深一些。

一些禽肉的主要营养素含量见表2-12-6。

表 2-12-6　一些禽肉的主要营养素含量

食物名称	蛋白质 /(g/100 g)	脂　肪 /(g/100 g)	维生素 B_1 /(mg/100 g)	维生素 B_2 /(mg/100 g)	烟酸 /(mg/100 g)	视黄醇 /(μg/100 g)	铁 /(mg/100 g)
鸡胸脯肉	19.4	5.0	0.07	0.13	10.8	16	0.6
鸡　肝	16.6	4.8	0.33	1.10	11.9	10 414	12.0
鹌　鹑	20.2	3.1	0.04	0.32	6.3	40	2.3
鸭　肉	15.5	19.7	0.08	0.22	4.2	52	2.2
鸭　血	13.6	0.4	0.06	0.06	—	—	30.5
鸽　肉	16.5	14.2	0.06	0.20	6.9	53	3.8
鹅　肉	17.9	19.9	0.07	0.23	4.9	42	3.8

数据来源：杨月欣，中国疾病预防控制中心营养与健康所. 中国食物成分表标准版：二册. 6 版. 北京：北京大学医学出版社，2019。

12.3　肉类加工品的营养价值

肉类加工品包括中式、西式以及中西结合的制品。按工艺可以分为几类：腌腊制品、酱卤制品、熏烧烤制品、干制品、油炸制品、肉灌制品和其他制品。肉类制品的营养价值与其加工配料关系密切。

12.3.1　腌腊制品

腌腊制品是将肉进行腌制或酱渍之后，再晾晒、烘烤或熏烤，使其脱水制成的可以长期储藏的肉类产品。这类产品包括咸肉、腊肉、酱肉、风干肉等。在加工过程中，脂肪和蛋白质含量因为脱水而浓缩，其中钠含量大幅度上升。具体的脂肪含量则因产品原料不同而差异很大。部分产品因添加亚硝酸钠进行腌制，可产生少量 *N*-亚硝基化合物。

12.3.2　酱卤制品

酱卤制品是原料肉经添加各种香辛料和调味煮制而成的传统中式肉制品，如烧鸡、酱鸭、酱牛肉、糟肉等。各种酱卤肉类传统上用肉类加盐、酱油、亚硝酸盐、香辛料等直接卤制或煮制，不加入油脂或肥肉，脂肪含量主要取决于肉类原料本身的含量，甚至因为一部分脂肪溶入卤汤，脂肪含量降低。其中酱牛肉、去皮鸡肉等的脂肪含量低于 10%，而酱肘子、酱猪头肉、带皮酱鸭等的脂肪含量可高达 20%。酱卤处理后，B 族维生素有明显损失，一部分溶入卤汤，一部分因长时间受热而分解。

12.3.3　熏烧烤制品

熏烧烤制品是原料肉经腌制后用明火、炭火、烟气、热空气等加热介质烧烤而制成的熟肉制品，如烤鸭、熏鸡、烤乳猪等。烤制可部分降低脂肪含量，使蛋白质含量浓缩而上升，内部维生素损失较小。但在烤制过程中如不能控制温度，容易产生杂环胺类和多环芳烃类致癌物，同时表面一些对热敏感的氨基酸如含硫氨基酸和色氨酸有一定降解，影响到蛋白质的生物利用率。

12.3.4 干制品

这类产品是将原料肉热加工至成熟并进行干燥而制成的产品，如肉松、肉脯、肉干等。在加工过程中蛋白质得到浓缩，因而蛋白质含量较高。其脂肪有一定程度的氧化，碳水化合物含量可能因为添加糖浆、蜂蜜、淀粉等配料而大幅度上升。因为长时间受热，B族维生素损失较大。但因为产品得到浓缩，按产品重量计算的维生素含量与原料肉中的含量相当。

12.3.5 油炸制品

油炸制品是指原料肉经过腌制调味，挂糊或不挂糊，在热油中炸制而成的产品，如炸鸡块、香酥鸡、炸乳鸽、炸肉丸子、炸肉排等。由于经过高温煎炸，产品中的B族维生素和维生素A含量有下降。用淀粉挂糊使其碳水化合物含量上升，而加调料腌制和挂咸味淀粉糊使其钠含量大大增加。煎炸工艺使脂肪含量大幅度上升，煎炸油受热可能引发顺反异构化、热氧化聚合和美拉德反应，从而引入反式脂肪酸、多环芳烃类物质和丙烯酰胺等不利于健康的成分。

12.3.6 肉灌制品

肉灌制品包括香肠制品和火腿制品两大类。

香肠制品是将腌制或调味的碎肉及肉馅灌入某种包材而制成的，包括中式香肠、发酵肠、熏煮肠等。各种灌肠的主要原料是瘦肉、肥肉糜、磷酸盐、大豆蛋白，添加盐、亚硝酸钠、香辛料、增味剂等。为了改善口感，制作肠类制品时通常要加入肥肉丁或肥肉糜，故其脂肪含量较瘦肉中高。其中水分含量越高，脂肪和蛋白质含量越低。也可能加入淀粉和糖，使其碳水化合物含量增加。普通肉肠的蛋白质含量为10%～20%，脂肪含量为20%～30%。午餐肉的营养价值与灌肠相似，其脂肪和胆固醇含量也较高。由于水分和配料的差异，各种产品的脂肪和蛋白质含量差异较大，具体地要细看产品包装上的营养成分表。

火腿制品包括中式火腿和西式火腿，是用大块肉经过腌制和发酵等工艺制成的产品，其中中式火腿为生肉产品，西式火腿为熟制品。培根采用五花肉制作时，其中脂肪含量最高，而用纯瘦肉制作的西式火腿脂肪含量较低。

部分西式肉制品中添加了大豆蛋白、植物胶、明胶及果蔬原料，如水晶肠、玉米肠、皮蛋肠等，这样可以有效降低其脂肪和胆固醇含量，但同时降低了蛋白质的含量。

总之，各种肉类加工品仍是蛋白质、铁、锌等矿物质的良好来源，但同时可能存在钠含量过高、脂肪含量较高等问题。

12.4 水产品的营养价值

世界上约有5万种鱼类，我国约有3 000种，其中淡水鱼200多种，其余是海水鱼。此外，还有软体动物类、棘皮动物类、甲壳动物类，它们都属于水产动物食品。藻类也属于水产品，但目前被归类在蔬菜当中。

海产鱼类根据活动区域有深海鱼、浅海鱼之分，根据环境温度还有温水鱼和冷水鱼之分。此外，根据鱼体内的棕色肉多少还有红肉鱼和白肉鱼之分。一些运动性比较强的鱼，由于其富含血红素的深色肌肉占比较大，被称为红肉鱼，如金枪鱼、鲭鱼、马鲛鱼等。这部分深色鱼肉在烹熟后呈现褐色。肌肉颜色较浅的被称为白肉鱼，如真鲷、带鱼、鲽鱼等。

12.4.1 蛋白质

多数鱼类的肉和畜禽肉一样，水分含量为70%～80%，蛋白质含量为15%～20%，如果按鲜重计算，含量均与肉类的相当。部分鱼肉的水分含量较高，蛋白质含量低于肉类，如巴沙鱼的蛋白质含量只有14%左右，但按干重计算，其蛋白质含量仍不低于肉类。此外，鱼类的肌肉纤维细嫩柔软，蛋白质的消化吸收率较高，可达97%～99%。按必需氨基酸评定，多数鱼类的蛋白质质量与肉蛋类相当，但部分鱼类和部分虾、贝、蟹等的氨基酸评分略低，在76～95之间。

水产品中还富含氨基乙磺酸，即牛磺酸，它是一种能够促进胎儿和婴儿大脑发育、防止动脉硬化、维持血压、保护视力的有益物质。贝类中牛磺酸的含量高于鱼类，鱼类中的含量高于肉类中的。

红肉海鱼如鲭鱼等含有较高的组氨酸，其含量可达鲜重的0.6%～1.3%。在鱼肉感染细菌而腐败时，组氨酸可以形成大量的组胺，对胃产生刺激，这是引起食物中毒的原因之一，故红肉鱼的新鲜度特别重要。此外，鱼类富含低分子量的胺类物质，在储藏中蛋白质分解而产生更多小分子胺类物质，这类物质是其腥味的主要来源。

12.4.2 脂肪

鱼类的脂肪含量因品种不同而差异甚远。在脂肪含量低的品种中仅有0.5%左右，如黑线鳕、鳕鱼等；而在脂肪高的品种中可达16%～26%，如鳗鱼、鲱鱼和金枪鱼。多数鱼的脂肪含量介于这两者之间。一些鱼类的脂肪主要存在于鱼肉中，如鲤鱼、鲱鱼等；另一些鱼类的脂肪主要集中于肝脏，而肌肉部分含量甚低，如各种鳕鱼；也有的鱼类将脂肪积聚于小肠中，如真鲈。

鱼类脂肪中不饱和脂肪酸比例较高，因此容易被人体消化。例如，鲨鱼中不饱和脂肪酸占总脂肪酸的50%左右，而鲤鱼中不饱和脂肪酸达70%左右。

一些白肉海鱼中的蛋白质和脂类成分含量见表2-12-7。

表2-12-7 一些白肉海鱼中的蛋白质和脂类成分含量(以鲜重计)

鱼种	能量/(kcal)	蛋白质/(g/100 g)	脂肪/(g/100 g)	饱和脂肪/(g/100 g)	ω-3脂肪/(g/100 g)	胆固醇/(mg/100 g)
阿拉斯加狭鳕	81	17	1	0.2	0.2	99
太平洋真鳕	82	18	1	0.2	0.2	71
黑　鳕	195	14	15	3.2	1.4	56
太平洋大比目鱼	110	21	2.5	0.3	0.4	54
鲽　鱼	91	15	1.2	0.2	0.4	48

数据来源：EXLER J. Human Nutrition Information Service Nutrition Monitoring Division. Composition of Foods：Finfish and shellfish products. USDA Handbook，1987.

鱼类脂肪的另一特点是富含20～24碳的长链不饱和脂肪酸，包括EPA、DHA等(表2-12-8)。这些长链不饱和脂肪酸在陆地动植物中含量很低，主要是在水产品中存在，故鱼类是膳食中ω-3脂肪酸的重要来源。例如，墨斗鱼的脂肪中有27.4%为DHA，小凤尾鱼中为15%。海鱼中的DHA来自其食用的藻类，而淡水鱼中的也来自其饵料。如果在肉食性淡水鱼类的饵料中添加鱼粉等含有DHA的原料，则所产淡水鱼也会富含DHA。

鱼类可以按脂肪含量分类。脂肪含量低于1%的为少脂鱼，如鳕鱼、鳐鱼等；脂肪含量在1%～5%之间的为中脂鱼，如大黄鱼、石斑鱼、鲽鱼等；脂肪含量在5%以上的为多脂鱼，如沙丁鱼、秋刀鱼、鳗鱼等。多脂鱼中肌肉部分所储藏的脂肪较多，特别是在一些红色鱼的深色肉中，其肌肉部分脂肪含量大大高于浅色肉中的，如竹荚鱼的浅色肉脂肪含量为7.4%，而深色肉的脂肪含量可高达20.0%。少脂鱼类肌肉中的储藏脂肪较少，但脂肪主要储备于肝脏和腹腔中，如鳕鱼肝脏的脂肪是鱼肝油的来源。多数鱼类的腹部肉脂肪含量显著高于背部肉和尾部肉。

此外，鱼类中的脂肪含量和脂肪酸分布还受到鱼龄、季节、栖息环境、摄食饵料等因素的影响。在饵料丰富时脂肪含量高，在食物不足或产卵洄游季节则脂肪含量下降。甲壳类动物的脂肪含量通常低于鱼类的。投放富含 ω-3 脂肪酸的饵料可以增加鱼体内的DHA含量。

表 2-12-8　一些鱼类鱼油中的 ω-3 脂肪酸含量(以鱼肉可食部计)　g/100 g

鱼种	EPA	DHA	鱼种	EPA	DHA
鲐鱼	0.65	1.10	鳕鱼	0.08	0.15
鲑鱼(大西洋)	0.18	0.61	鲽鱼	0.11	0.11
鲑鱼(红)	1.30	1.70	鲈鱼	0.17	0.47
鳟鱼	0.22	0.62	黑线鳕	0.05	0.10
金枪鱼	0.63	1.70	舌鳎	0.09	0.09
秋刀鱼*	0.84	1.40	沙丁鱼*	1.38	1.14
鲑鱼*	0.49	0.82	鲷鱼*	0.16	0.30
虹鳟鱼*	0.25	0.98	鳍鱼*	0.74	1.33
乌贼*	0.06	0.15	鲤鱼*	0.16	0.29

资料来源：杨月欣，葛可佑. 中国营养科学全书. 2版. 北京：人民卫生出版社，2019。

*石彦国. 食品原料学. 北京：科学出版社，2016。

特别关注

只有昂贵的深海鱼才富含 DHA 吗？

很多人听说DHA能够使人聪明，于是经常给孩子吃鱼，特别是吃昂贵的深海鱼，希望获得足够多的DHA。实际上，吃鱼能提高智力的说法，目前并没有足够的科学证据。

DHA含量的多少与鱼的价格毫无关系。廉价的秋刀鱼、多春鱼、大黄鱼、小黄鱼、沙丁鱼、带鱼等都是DHA的良好来源。河鱼和海鱼一样含有DHA。例如，鲈鱼、鲶鱼、鳜鱼、黄鳝、泥鳅、乌鳢(黑鱼)等均含有DHA。

由于DHA存在于鱼的脂肪部分，吃同样多的鱼，则含脂肪较高的鱼带来的DHA较多。在常吃的淡水鱼中，鲈鱼等食肉鱼的饲料中含有鱼粉，使其体内积累较多DHA，其DHA含量甚至可超过三文鱼(鲑鱼)的。鳗鱼的脂肪含量高达10%，且鳗鱼脂肪中DHA含量也较高，因此鳗鱼是DHA的良好来源。黄鳝和泥鳅也是比较好的DHA来源。

鱼类的胆固醇含量和肉类中的含量相当，但品种之间差异较大（表 2-12-9）。虾、蟹、鱿鱼、贝类和鱼子中的胆固醇含量较高。如黄花鱼的鱼子中胆固醇含量为 819 mg/100 g。

表 2-12-9 部分水产品的胆固醇含量（以可食部分鲜重计） mg/100 g

种类	草鱼	罗非鱼	鳜鱼	鳗鱼	带鱼	三文鱼	马鲛鱼
胆固醇	86	78	124	177	76	68	51
种类	乌贼	墨鱼	章鱼	鲍鱼	扇贝	河蟹	南美对虾
胆固醇	268	226	114	242	140	267	175

数据来源：杨月欣，中国疾病预防控制中心营养与健康所. 中国食物成分表标准版：二册. 6 版. 北京：北京大学医学出版社，2019。

12.4.3 维生素

水产品中的维生素 A、维生素 D、维生素 E 含量均高于畜肉中的，有的水产品中的维生素 B_2 含量较高。摄入鱼油和鱼肝油是补充维生素 A 和维生素 D 的主要方式。多脂的海鱼也含有一定数量的维生素 A 和维生素 D，它们是膳食中维生素 A 和维生素 D 的重要来源，也是维生素 E 的一般来源。例如，鲑鱼中有较高含量的维生素 E，并含有可以转变成维生素 A 的胡萝卜素。

水产品中水溶性维生素如维生素 B_2、烟酸等的含量和肉类中的相当，但维生素 B_1 含量较低。一些鱼类食品中含有硫胺素酶和催化硫胺素降解的蛋白质，因此大量食用生鱼可能造成维生素 B_1 的缺乏。加热后食用可避免这类问题的发生。

一些淡水产品中的维生素和矿物质含量见表 2-12-10。

表 2-12-10 一些淡水产品中的维生素和矿物质含量（以可食部鲜重计）

水产品	钙 /(mg/100 g)	铁 /(mg/100 g)	锌 /(mg/100 g)	维生素 A /(μg RE/100 g)	维生素 E /(mg/100 g)	维生素 B_1 /(mg/100 g)	维生素 B_2 /(mg/100 g)
草鱼	38	0.8	0.87	11	2.03	0.04	0.11
黄鳝	42	2.5	1.97	50	1.34	0.06	0.98
泥鳅	299	2.9	2.76	14	0.79	0.10	0.33
鲶鱼	42	2.1	0.53	—	0.54	0.03	0.10
河虾	325	4.0	2.24	48	5.33	0.04	0.03
河蟹	126	2.9	3.68	267	6.09	0.06	0.28
牡蛎	131	7.1	9.39	27	0.81	0.01	0.13
扇贝	142	7.2	11.69	—	11.85	—	0.10
墨鱼	15	1.0	1.34	—	1.49	0.02	0.04
田螺	1 030	19.7	2.71	—	0.75	0.02	0.19

数据来源：杨月欣，中国疾病预防控制中心营养与健康所. 中国食物成分表标准版：二册. 6 版. 北京：北京大学医学出版社，2019。

12.4.4 矿物质

水产品中各种矿物质含量丰富，钙、硒等元素的含量明显高于畜肉中的，且其微量元素的生物利用率也较高。甲壳类食品是锌、铜等微量元素的最佳来源。贝类、虾和鱼罐头是钙的好来源。海鱼和海生虾、贝类是碘元素的优质来源。

特别关注

水产类食品会富集污染吗？

水产类食品生于水中，按照生物富集的规律，它们会富集水中的污染。一些贝类具有富集微量元素的特性，因而其中砷、汞、镉等重金属元素含量比普通肉类食品中的更高。食肉鱼因处在食物链的顶端，也极易富集砷、汞、镉等重金属。

故而，尽管水产类食品营养价值较高，但食用也应适量。特别是金枪鱼、鲨鱼、旗鱼等大型食肉鱼，以及贝类，不宜经常摄取。一般性建议是，普通海鱼每周可摄入 2～3 次，大型食肉鱼可每月摄入 1 次。对于野生鱼类的生长环境质量如不了解，或已知来自污染水源，建议慎重购买。

12.5 肉类、水产类与疾病预防

肉类食物对预防蛋白质缺乏、缺铁性贫血和缺锌等营养问题具有重要意义，但摄入量过多或与其他食物搭配比例失调的时候，也可能会带来不利于健康的效果。

12.5.1 肉类与疾病风险

美国营养流行病学调查数据的汇总分析表明，红肉类的摄入量过高，会增加患癌症和心血管疾病的风险。肠癌、胰腺癌和乳腺癌都是可能与红肉摄入量相关的癌症。但在亚洲国家中的调查并未发现摄入红肉与患癌症和高死亡率存在关联（Wang et al.，2016），可能是因为亚洲居民的整体红肉摄入量较低，且主要是炖煮、炒食，熏制和烤制的比例较低。鸡肉摄入量与疾病相关的研究结果较少，但近期研究报告称摄入过多鸡肉可能增加胃食管反流的发生风险（Papier et al.，2021）。

引起最大健康关注的是红肉加工品，包括火腿、香肠、培根、咸肉、熏肉等食物，它们在 2015 年已经被世界卫生组织宣布为一类致癌物。经评估动物实验、人类膳食与健康研究和细胞致癌机制研究等证据确认，长期经常食用这类食物会促进肠癌的发生。每日摄入红肉加工品超过 50 g，则会增加全因死亡和患心脑血管疾病的风险（Rohrmann et al.，2013）。

过多摄入加工肉制品不利于健康的可能原因被归为三个方面：一是在制作加工肉制品时普遍添加亚硝酸钠，不可避免地会产生微量的 N-亚硝基类致癌物；二是加工中为了增味和利于保存往往添加过多钠，而高钠饮食对心脑血管疾病发生有促进作用；三是红肉本身含有较高的易吸收利用的血红素铁，体内铁含量过高可提升氧化应激水平（Etemadi et al.，2017）。此外，根据生物积累、生物富集和生物放大原理，肉类食品中各种环境污染物的浓度均高于植物性食物，也可能成为引起癌症的风险因素。

欧美流行病学调查发现红肉摄入量与2型糖尿病发生风险相关。还有研究证实，肉类受热的程度越高，则促进糖尿病发生的风险越大，即使是白肉，在受热产生较深颜色之后也有这种效应（Liu et al.，2018）。这可能是由于过高加热温度会产生丙烯酰胺、杂环胺和多环芳烃等致癌物或可能致癌物，这些物质同时是促炎因子，会提高身体的氧化应激水平，从而可能促进多种慢性疾病的发生。已有多项研究提示，美拉德反应的晚期糖基化终末产物（advanced glycation end product，AGE）在代谢调控通路中有促进食欲和降低胰岛素敏感性的作用。随着我国居民摄入烤肉、烤串等熏烤肉类食物越来越多，肉类食用方式对健康的影响需要引起更多的关注。

过多的肉类消费会使温室气体排放增加，不利于控制环境变化（Swinburn et al.，2019）。因此，从保证蛋白质和微量元素营养供应、预防慢性疾病和环境保护角度来看，可以每日摄入肉类，但不应过度。

12.5.2 水产类与疾病风险

研究结果表明，适度摄入鱼类有利于降低心血管疾病和缺血性脑卒中的发病风险（Zheng et al.，2012），其原因可能是鱼类中所含的EPA和DHA等ω-3多不饱和脂肪酸可改善膳食的脂肪酸平衡，降低炎症反应，减少血小板聚集，调节血脂代谢等。

有研究认为鱼类摄入量与全因死亡率无关（Engeset et al.，2015），也有研究认为摄入鱼有利于降低全因死亡率（Zhao et al.，2016）。

鱼类和DHA摄入量增加，有利于延缓老年认知退化进程，预防痴呆的发生，同时可降低老年视网膜黄斑变性的风险（Zhu et al.，2016）。然而，过多摄入水产品可能增加痛风发生风险（Villegas et al.，2012）。

有横断面研究显示孕妇摄入鱼类有利于降低婴儿湿疹的发病风险及降低自身患抑郁症的风险。还有部分研究发现，增加鱼类摄入可降低肺癌、肠癌的发生风险，但研究证据还不够充足。摄入鱼类对抑郁症、婴幼儿智力发育和过敏的影响目前尚未得到确认。一方面，水产品中的DHA有利于大脑神经系统的发育；另一方面，摄入水产品过多，会增加汞和其他环境污染物质的摄入量，有降低认知功能的危险。

特别关注

加工肉类摄入量与癌症发病率有关吗？

营养流行病学研究证实，过高的加工肉类摄入量与较高的癌症发病率相关，包括乳腺癌、肠癌、前列腺癌和胰腺癌等。其原因一方面可能是过高的蛋白质和脂肪摄入量促进致癌物质的作用，另一方面可能是肉制品加工过程中加入的亚硝酸盐在肉类中形成微量亚硝胺类致癌物。还有一种理由认为，根据生物积累、生物富集和生物放大原理，肉类食品中各种环境污染物的浓度均高于植物性食物，这也是引起癌症的风险因素。

有部分研究显示虾类、贝类、软体动物、甲壳类动物等海鲜类食物摄入数量过多可能增加患痛风和高尿酸血症的风险，可能与其中嘌呤含量较高有关（表 2-12-11）。同时，海鲜类食物也是常见的食物过敏原。目前没有可靠证据表明鱼类、虾类和贝类与甲状腺癌发生风险有关。

表 2-12-11　我国水产品中的嘌呤含量（以可食部鲜重计）　mg/100 g

食品	马鲛鱼[1]	带鱼[1]	小黄鱼[1]	大菱鲆[1]	鲈鱼[1]
嘌呤	167	167	132	112	142
食品	草鱼[1]	鲤鱼[2]	河蟹[3]	梭子蟹[1]	乌贼[1]
嘌呤	134	80	147	127	85
食品	扇贝[3]	基围虾[3]	对虾[4]	生青虾[4]	褶牡蛎[1]
嘌呤	194	188	186	180	104

数据来源：[1] 曲欣，林洪，隋建新．高效液相色谱法测定食品中嘌呤含量．中国海洋大学学报（自然科学版），2014，44(12)：41-47。

[2]凌云，王新宴，雍炜，等．高效液相色谱法检测肉类食品中 4 种嘌呤碱．分析化学，2008，36(6)：724-728。

[3]潘洪志，荣胜忠，邹立娜，等．中国常见动物性食品中嘌呤的含量．营养学报，2012，34(1)：74-78。

[4]荣胜忠，邹立娜，王国栋，等．涮火锅过程中肉、虾和汤中嘌呤含量变化研究．卫生研究，2012，41(6)：1014-1016。

本章总结

肉类和水产品都是膳食中蛋白质和各种微量元素的良好来源。其中肉类分为畜肉和禽肉，畜肉类颜色较深，是血红素铁的良好来源，其脂肪中饱和脂肪酸所占比例较大。禽肉类颜色较浅，血红素铁含量略低，其脂肪饱和程度低于畜肉类。红色内脏部分的血红素铁、其他微量元素和各种维生素的含量高于肌肉部分的。肝脏是多种营养素的最丰富来源。

水产品的蛋白质含量与肉类的相当，其脂肪含量与品种有关，而且其中含有较高比例的 ω-3 脂肪酸。海鱼中的碘元素含量高于肉类中的。

肉类和水产品在加工烹调中主要损失 B 族维生素。如果使用烹调油脂或添加肥肉糜，可能会增加其中的 ω-6 脂肪酸含量。

过多摄入加工肉制品可增加心脑血管疾病发病风险和全因死亡率。过多摄入经过度高温烹调的肉类会增加患 2 型糖尿病风险，并促进炎症反应。适量摄入鱼类等水产品有利于预防心血管疾病和老年认知退化。

本章课程活动

1. 去一家大超市或农贸市场，熟悉各种肉类的部位及名称，以及各种水产品的名称。

2. 去一家大超市，查看肉类和水产品有哪些加工品，对其营养价值进行评价。

3. 在超市中查看各种含有肉类的快餐食品、速冻食品、零食等，评价加入肉类对这些食品营养价值的影响。

本章思考问题

1. 与豆制品相比，肉类在哪些营养素方面有优势？在哪些方面有劣势？

2. 对于不吃肉类和水产品的素食主义者来说，如何用其他食物来替代，使膳食营养摄入不受影响？

3. 禽肉、畜肉和水产类在营养价值上有什么样的差异？

4. 肉类中的脂肪含量受到哪些因素的影响？

5. 以鱼类、肉类、豆制品作为蛋白质来源，从资源消耗和碳排放角度看，有什么差异？

6. 在维生素和矿物质方面，鱼类与肉类相比有什么异同之处？

7. 甲壳类水产品在营养价值上有什么特色？

第13章 乳类和蛋类的营养价值

除婴儿应以母乳喂养为最佳之外，人类食用的乳类食品以牛乳占绝对优势，因而在论述乳的营养价值时以牛乳为代表。此外，水牛奶、羊奶、牦牛奶、骆驼奶、马奶等在某些地方具有食用传统，在部分地区市场上有少量供应。乳制品的形态多种多样，按照我国食品工业标准体系，可划分为液体乳制品、乳粉、乳脂、炼乳、干酪、冰淇淋和其他乳制品等。

蛋是鸟类动物的卵，包括鸡蛋、鸭蛋、鹌鹑蛋、鹅蛋、鸽蛋、火鸡蛋和鸵鸟蛋等，以鸡蛋为代表。除了婴儿配方奶粉之外，蛋类通常是添加给婴儿的第一种动物性食物，也是蛋白质性价比最高的动物性食物。常见蛋类加工品包括咸蛋、松花蛋（皮蛋）、茶蛋和卤蛋，工业上还有全蛋粉、蛋黄粉、全蛋液等产品。

1. 牛奶中的脂肪和蛋白质含量到底有多高？
2. 喝牛奶和酸奶对补钙有什么好处？
3. 喝豆浆可以替代喝牛奶吗？
4. 酸奶、奶粉、奶酪、黄油和牛奶有什么不同？
5. 鸡蛋蛋白质是质量最好的蛋白质吗？
6. 吃鸡蛋应当把蛋黄扔掉吗？
7. 怎样烹调鸡蛋最有利于健康？

13.1 乳类的营养价值

乳及乳制品(dairy product)是膳食中蛋白质、钙、磷、维生素 A 和维生素 B_2 的重要供给来源之一。乳牛所产的奶是目前世界上产量最大的乳类产品，此外羊奶、水牛奶、牦牛奶、骆驼奶、马奶等乳类产品有少量的商业产品供应。

鲜牛奶的水分含量为 87%～88%，是动物食品中水分含量最大的食品。在各种成分之中，以乳糖和矿物质的含量较为恒定，其他成分受到乳牛品种、哺乳期、所喂的饲料和各种环境因素的影响而有所波动，其中乳脂肪含量的变动幅度最大。水溶性维生素的含量也与饲料供应有关。在市售鲜奶的生产过程中要进行标准化处理，因而其中的脂肪和蛋白质含量是固定的。

乳牛分娩后一周内所产的牛乳称为初乳(colostrum)，其成分与以后分泌的正常状态乳（常乳）有较大差异，其颜色为淡黄色，酸度较高，其中含有较高水平的免疫球蛋白、激素和较高水平的胰岛素样生长因子(IGF)等生长因子。按多个国家的法规和营养学界建议，一岁以内的婴儿不能食用牛初乳制品。同时,初乳也不被纳入日常的巴氏奶或灭菌奶的原料当中。

13.1.1 蛋白质

牛乳中的蛋白质含量比较恒定,在3.0%～3.5%之间,我国市售牛奶的蛋白质含量应达到2.9%以上,实际市场产品的蛋白质含量在3.1%～3.8%之间。牛乳蛋白质中80%以上为酪蛋白(casein),其他主要为乳清蛋白(whey protein)。酪蛋白和乳清蛋白均为优质蛋白质,容易被人体消化吸收,并能与谷类蛋白质发生营养互补作用。

凡在20 ℃下于pH 4.6沉淀的牛乳蛋白称为酪蛋白。酪蛋白是一种分子量极庞大的复杂蛋白质,可在酸性条件下发生沉淀,酸奶和奶酪就是根据这个原理制作的。在乳中,酪蛋白由大小不等的酪蛋白胶束组成特定的四级结构,其中α_{S1}酪蛋白、α_{S2}酪蛋白、β-酪蛋白和κ-酪蛋白的大致物质的量比为3∶1∶3∶1。人类乳汁中不含有α_{S1}酪蛋白,它是婴儿的常见过敏原。

不同动物来源乳中的蛋白质组成见表2-13-1。

表2-13-1 不同动物来源乳中的蛋白质组成 g/100 mL

蛋白质	牛乳	水牛乳	绵羊乳	山羊乳	骆驼乳	人乳
酪蛋白	2.70	2.05	4.41	2.11	3.01	0.40
α_{S1}-酪蛋白	1.03	0.82	2.29	0.12	0.42	—
α_{S2}-酪蛋白	0.32	0.18	0.22	0.41	0.36	—
β-酪蛋白	0.97	0.72	1.41	1.15	2.11	0.26
κ-酪蛋白	0.38	0.25	0.49	0.43	0.12	0.03
乳清蛋白	0.60	0.65	1.00	0.60	0.83	0.70
α-乳清蛋白	0.11	0.12	0.38	0.11	0.29	0.30
β-乳球蛋白	0.40	0.32	0.15	0.28	0.31	—
血清蛋白	0.04	0.03	0.22	0.11	0.05	—

数据来源:李龙柱,张富新,贾润芳,等.不同哺乳动物乳中主要营养成分比较的研究进展.食品工业科技,2012(19),33:396-400。

酪蛋白胶束的干物质中约92%为蛋白质,另外8%为矿物质,主要是磷酸钙,但也有部分Mg^{2+}和柠檬酸盐。巴氏消毒、超高温杀菌和一般灭菌处理均会不可逆地增加胶体磷酸钙的含量,而降低离子化钙和可溶性磷酸的含量。

乳清中所含的蛋白质称为乳清蛋白,其中主要包括β-乳球蛋白和α-乳清蛋白,此外还有少量血清蛋白等。和酪蛋白相比,它们分子量较小,更易于消化。在各种食物蛋白质中,乳清蛋白最富含亮氨酸,这种氨基酸有利于刺激肌肉组织的生长。

牛乳的含氮物中5%为非蛋白氮,包括尿素、游离氨基酸、肌酐、肌酸、氨基葡萄糖等。牛乳中没有细胞结构,其嘌呤含量极低,是动物性食物中最低的一种。

羊奶的蛋白质含量为3.5%～3.8%,略高于牛奶。羊奶蛋白质中的酪蛋白含量较牛奶中的略低,其所含的α_{s2}-酪蛋白在胃中所形成的凝乳块较牛奶小而细软,且过敏性略低。水牛奶和骆驼奶的蛋白质含量明显高于普通牛奶,为4.6%,其酪蛋白胶粒的体积也大于普通牛奶。

13.1.2 脂肪

天然牛乳中的脂肪含量为2.8%～4.0%，以脂肪微球的形式分散于水相中，呈良好的乳化状态，使牛奶呈现乳白色。每毫升牛乳中有脂肪球20亿～40亿个，平均直径为3 μm。

牛乳中的脂类主要由甘油三酯组成，还有少量的单酰甘油、二酰甘油、磷脂、鞘脂、固醇类，还有角鲨烯、类胡萝卜素及其他一些脂溶性维生素等。目前从牛乳脂肪中分离出来的成分已经超过400种，其中包括微量的支链脂肪酸、奇数碳原子脂肪酸和反式脂肪酸，碳链长度从2到28不等。牛乳脂肪中的饱和脂肪酸含量在50%～60%，单不饱和脂肪酸含量在30%～40%之间，而多不饱和脂肪酸含量在10%以下。

由于牛是反刍动物，乳脂中的丁酸、己酸等中短链脂肪酸含量达8%左右，它们具有一定的挥发性，使牛乳具有特殊的风味。

马奶和驴奶的脂肪含量明显较低，山羊奶、绵羊奶、牦牛奶、骆驼奶等其他奶类的脂肪含量与牛奶相当或更高，脂肪饱和程度也基本相当，其中骆驼奶的单不饱和脂肪酸比例稍高。

不同动物来源乳中的脂肪酸组成见表2-13-2。

表2-13-2 不同动物来源乳中的脂肪酸组成

g/100 mL

脂肪酸	牛乳	水牛乳	山羊乳	骆驼乳	人乳
C4:0	3.7	3.8	3.8	0.8	—
C6:0	2.4	1.4	2.9	0.4	—
C8:0	1.5	0.9	3.4	0.3	—
C10:0	3.2	1.5	8.5	0.4	1.1
C12:0	3.6	2.1	4.9	0.7	4.8
C14:0	11.1	9.4	10.6	11.0	6.7
C16:0	28.3	26.6	21.5	29.1	21.8
C18:0	11.8	16.3	9.4	12.4	7.5
饱和脂肪酸合计	65.6	62.0	65	55.1	41.9
C14:1	0.9	0.9	2.1	1.5	0.3
C16:1	1.6	2.2	1.3	10.1	2.7
C18:1	23.0	26.5	20.1	24.5	33.0
C20:1	—	—	—	—	0.6
单不饱和脂肪酸合计	25.5	29.6	23.5	36.1	36.6
C18:2	2.5	2.7	3.1	3.1	10.7
C18:3	0.9	1.8	1.0	1.4	1.2
C20:4	—	—	—	—	0.5
C20:5	—	—	—	—	0.5
C20:6	—	—	—	—	0.2
多不饱和脂肪酸合计	3.4	4.5	4.1	4.5	13.1

数据来源：陆东林，王文秀，徐敏，等. 不同动物乳脂肪酸组成的比较分析. 新疆畜牧业，2014(4):7-10。

特别关注

喝脱脂奶还是全脂奶?

很多人认为乳脂肪饱和度较高而专门购买脱脂奶,但脱脂奶也有不利之处。牛奶中的几乎全部维生素A和维生素D都存在于乳脂中,共轭亚油酸、神经鞘磷脂等健康成分也在乳脂中。考虑到250 g牛奶脱脂后只能减少7 g脂肪,数量有限,因此对于不需要控制血脂、每日饮奶不超过300 g的健康人,特别是青少年,喝全脂奶可能是更好的选择。由于牛奶中的钙存在于水相中,喝脱脂奶不妨碍增加钙的摄入。

近年来的研究提示,在不严格限制食物能量的自由饮食状态下,摄入全脂奶并不比摄入脱脂奶更能促进体重增加。同时,摄入全脂乳制品与降低代谢综合征风险相关联,而摄入脱脂奶则没有这种关联。

13.1.3 碳水化合物

乳糖是天然乳类中占绝对优势的碳水化合物,也是乳类食物中特有的碳水化合物。牛奶中乳糖含量约占4.6%,占牛奶中碳水化合物的99.8%,此外还含有微量的低聚糖。除了马奶和驴奶,山羊奶、绵羊奶、骆驼奶、牦牛奶等其他乳类中的乳糖含量与牛奶差异不大。

乳糖容易被幼小动物消化吸收,同时有利于钙、铁、锌等矿物质的吸收,促进肠内乳酸细菌特别是双歧杆菌的繁殖,有利于大肠菌群维持健康状态,促进肠细菌合成B族维生素。乳糖的血糖反应远低于蔗糖、葡萄糖和麦芽糖。

由于断奶后多年不喝牛乳,我国一部分成年人体内的乳糖酶活性很低,无法消化乳糖。小肠内未消化的乳糖促进肠道蠕动并有一定的脱水作用,在大肠中经细菌发酵分解产生氢气、甲烷、二氧化碳等气体,导致乳糖不耐受,出现包括腹胀、腹痛、腹泻等症状。在小肠出现感染和炎症的情况下,肠黏膜外层产生乳糖酶能力下降,更容易出现乳糖不耐受情况。

乳糖酶可以将乳糖水解为人体可以直接吸收的半乳糖和葡萄糖,乳酸菌可以将部分乳糖发酵为乳酸,并提供乳糖酶活性,因此乳糖不耐受的人可以食用经固相化乳糖酶处理的低乳糖奶粉或低乳糖牛奶,也可以饮用酸奶。先吃一些淀粉类食物再喝牛奶,或将奶类少量混合在淀粉类主食中,也可以减轻乳糖不耐受的症状。

常见动物乳的主要营养成分如表2-13-3所示。从表中数据可以看出,虽然蛋白质和脂肪的含量在不同动物乳之间相差较大,但乳糖的含量差异较小。因此,对乳糖不耐受的人,喝牛奶会发生不适,喝其他动物的奶也可能有同样的问题。

特别关注

牛奶可以空腹喝吗?

有人听说,如果空腹喝奶,由于液体食品消化速度过快,而且牛奶中含有大量蛋白质,空腹喝会使蛋白质变成能量而被浪费。

实际上，牛奶中蛋白质和脂肪含量均为3%左右，而碳水化合物的含量为4.6%左右。牛奶中的能量最大比例来自脂肪，其次来自碳水化合物，蛋白质所占的比例最低。因此，所谓牛奶蛋白质被首先分解供能的说法是不确切的。牛奶在胃中受胃酸的作用而形成凝块，其胃排空时间较摄入等量的大米粥长，能够使人产生良好的饱腹感，实际上牛奶很适合作为饥饿时的应急补充食品。

牛奶能够空腹喝的主要前提条件是：没有乳糖不耐受症问题。否则不仅乳糖不能被利用，而且会造成腹胀甚至腹泻等不适反应。

表 2-13-3　常见动物乳的主要营养成分(均按未加工原料状态计)　%

种类	蛋白质	脂肪	乳糖	乳干物质
乳牛奶[1]	2.8～4.0	2.8～4.0	4.6～4.9	11.8～13.7
水牛奶[2]	4.0～5.6	6.5～7.9	5.2～5.6	17.0～18.9
山羊奶[3]	3.5	5.2	4.1	13.5
绵羊奶[3]	5.6	6.8	4.9	18.1
骆驼奶[1]	3.5～4.9	5.6～6.9	4.2～4.7	14.3～17.4
牦牛奶[4]	5.3～5.8	5.2～7.0	4.4～4.9	13.5～18.4
马　奶[5]	2.7	0.4	6.2	—
驴　奶[5]	1.9	0.3	12.0	—

数据来源：[1] 陆东林，张静，何晓瑞．驼乳的化学成分和加工利用．中国乳业，2008(7)：36-38。

[2] 晋丽娜，黄艾祥．云南省水牛乳常规营养成分的研究．中国奶牛，2011(18)：31-33。

[3] 王逸斌，徐莎，侯艳梅，等．山羊奶的营养成分研究进展．中国食物与营养，2012，18(10)：67-71。

[4] 席斌，李维红，高雅琴．不同地区牦牛乳营养成分比较研究．安徽农业科学，2011(2)：1045-1046。

[5] 王建光，孙玉江，芒来．马奶与几种奶营养成份的比较分析．食品研究与开发，2006，27(8)：146-149。

13.1.4　维生素

乳类含有几乎所有种类的脂溶性和水溶性维生素，包括维生素A、维生素D、维生素E、维生素K、各种B族维生素和维生素C。

乳类均为B族维生素的良好来源，250 g乳类可以提供超过成年人一日需要量20%的维生素B_2，以及相当数量的维生素B_1、维生素B_{12}、维生素B_6和泛酸。牛乳中的烟酸含量不高，但由于牛乳蛋白质的色氨酸含量高，在需要时可以在人体中转化为烟酸。乳类还含有少量维生素C，且在杀菌、灭菌过程中进一步损失，因此不是膳食中维生素C的有意义来源。

乳类较富含维生素A，并含有少量的维生素D、维生素E和维生素K。添加维生素A和维生素D的营养强化奶是这两种维生素最方便和廉价的膳食来源。

牛乳的淡黄色来自类胡萝卜素，其含量受饲料和季节影响，饲喂青饲料多时则含量增加。牛乳中维生素A、维生素D和维生素E的含量也受季节的影响，因为维生素D含量与牛的光照时间有关，而维生素A和胡萝卜素的含量则与青草和胡萝卜等饲料的数量密切相关。放牧乳牛所产奶的胡萝卜素和维生素 D 含量通常高于舍饲乳牛所产奶的。由于脂溶性维生素只存在于牛奶的脂肪中，脱脂奶不能提供脂溶性维生素，除非人工强化了维生素 A 和维生素 D。

水溶性维生素存在于水相中，脱脂不影响牛奶的 B 族维生素的含量。脱脂奶所呈现的淡黄绿色便是维生素 B_2 的颜色。乳中的 B 族维生素主要由瘤胃中的微生物所产生，大部分 B 族维生素的含量受饲料影响较小，但叶酸含量受到季节影响，而维生素 B_{12} 含量受到饲料中钴含量的影响。

羊奶中也富含多种维生素，但其中维生素 B_{12} 利用率较低，不宜作为幼儿动物性食品的唯一来源。骆驼乳、水牛乳、牦牛乳等乳类的维生素含量与牛奶中的相当或略高。

不同动物来源乳中的维生素含量见表 2-13-4。

表 2-13-4　不同动物来源乳中的维生素含量

维生素	奶牛乳	牦牛乳	山羊乳	骆驼乳	人乳
维生素 A/(μg/100 g)	34.8	44.5	—	10.0	53.1
维生素 B_1/(mg/100 g)	0.04	0.03	0.06	—	0.02
维生素 B_2/(mg/100 g)	0.16	0.18	0.18	0.06	0.04
叶酸/(μg/100 g)	0.23	4.82	0.24	—	0.18
维生素 C/(mg/100 g)	1.6	3.5	1.5	3.5	4.3
维生素 E/(mg/100 g)	0.06	0.10	—	0.06	0.56

数据来源：李亚茹，郝力壮，刘书杰，等. 牦牛乳与其他哺乳动物乳常规营养成分的比较分析. 食品工业科技，2016，37(2)：379-388。

13.1.5　矿物质

乳类含有丰富的矿物质，主要包括钙、钾、镁、钠、氯、磷、硫等，其中以钙含量最为突出。牛乳中的钙 80%以酪蛋白酸钙复合物的形式存在，其他矿物质也主要是以与蛋白质结合、吸附在脂肪球膜上或与有机酸结合成盐类的形式存在。

我国居民没有食用牛乳的传统，日常膳食钙摄入量难以达到 800 mg 的钙参考摄入量标准。牛乳中的钙不仅含量高，而且钙磷比例合理，同时含有维生素 D、乳糖等促进吸收因子，以及牛奶蛋白质水解而成的酪蛋白磷酸肽(CPP)，生理利用效率较高，且食用方便，因此乳类是膳食中钙的最佳来源之一。

如表 2-13-5 所示，除钙之外，牛乳中的钾、镁元素含量也较丰富，使其成为动物性食品中唯一的成碱性食品，但其中铁、锌、铜等微量元素含量较低。水牛奶的钙和磷含量略高于乳牛奶的，而驴奶的钙和磷含量低于乳牛奶的。羊奶中的矿物质含量与牛奶中的大致相当，但钴含量较为突出，显著高于牛奶中的。牦牛乳的锌含量较普通牛乳的高，每 100 g 中可达 0.9 mg，对锌的供应具有一定的营养意义。

乳中的矿物质含量因品种、饲料、泌乳期等因素的不同而有所差异，初乳中含量最高，常乳中含量略有下降。

表 2-13-5 牛乳中的矿物质组分

成分	含量/(mg/L)	成分	含量/(μg/L)
钾	1 500	锌	4 000
钙	1 200	铝	500
钠	500	铁	400
镁	120	铜	120
磷	3 000	钼	60
氯	1 000	锰	30
硫	100	镍	25
		硅	1 500
		溴	1 000
		硼	200
		氟	150
		碘	60

数据来源：BELITZ H D, GROSCH W, SCHIEBERLE P. Food chemistry. 4th ed. Springer，2009。

13.1.6 其他健康相关成分

牛乳蛋白质中含有一些具有特殊功能特性的蛋白质，如乳铁蛋白、转铁蛋白、催乳素、叶酸结合蛋白、免疫球蛋白、溶菌酶等。乳铁蛋白具有抑菌作用、抗感染作用、抗病毒作用和抗自由基作用，同时还有促进肠道黏膜修复和促进双歧杆菌生长的作用。此外，牛乳蛋白质经过酶水解之后，能够形成多种生物活性肽，包括抗高血压肽、免疫调节肽、促进钙吸收的酪蛋白磷酸肽、吗啡样活性肽、抗菌肽等。

乳中还含有微量的多种激素和生长因子，有利于促进小动物的生长发育。如牛奶中含有胰岛素样生长因子(IGF)、雌激素、促性腺素释放激素等。羊奶中所含表皮生长因子的量显著高于牛奶中的。

乳脂中含有较多短链脂肪酸。其中丁酸也称酪酸，是反刍动物乳脂中的特有脂肪酸，具有促进肠道细胞修复和抑制癌细胞增殖的作用。乳制品还含有反刍动物所特有的天然反式脂肪酸异油酸(*trans*-11-vaccenic acid)，以及共轭亚油酸(*cis*-9，*trans*-11-conjugated linoleic acid，CLA)。异油酸的结构与油脂氢化、加热过程中产生的反式脂肪酸(主要是反式油酸，*trans*-9-octadecenoic acid)的结构不同，未发现异油酸对人体健康有害，它甚至在动物实验中表现出抗动脉硬化作用。共轭亚油酸具有多种生物学作用，如降低体脂含量和抑制多种癌细胞增殖的作用。目前畜牧业已经研发出了高异油酸和高 CLA 的牛奶。

牛乳中的磷脂含量为 20～50 mg/100 mL，胆固醇含量为 13 mg/100 mL。每天摄入 250 g 全脂牛奶不会明显提高一日中的胆固醇摄入量。

13.2 乳制品的营养价值

13.2.1 牛奶

日常人们在超市选购的液态奶产品，有的是常温保存，有的是低温冷藏，口味也各不相同。现行国家标准将日常所说的牛奶产品划分成三个类别，即巴氏杀菌乳（pasteurized milk）、灭菌乳（sterilized milk）和调制乳（modified milk）。

巴氏杀菌乳常常简称为巴氏奶或消毒奶，是新鲜乳经 100 ℃以下的巴氏杀菌工艺制成的液态奶制品，需要冷藏，保质期在 2～15 d。目前还有过滤除菌的冷藏牛奶产品，进一步降低加工温度，有利于充分保留其中的生物活性蛋白质，如乳铁蛋白、免疫球蛋白等。

按照 GB 19645—2010，巴氏奶必须用生鲜牛（羊）乳作为原料，不能添加任何除原料牛乳之外的原料，也不能添加防腐剂和增稠剂。

按照 GB 25190—2010，灭菌乳产品又分为两类：一类叫作超高温灭菌乳（ultra high-temperature milk），是经过 132～140 ℃高温瞬时杀菌并无菌灌装而成的产品，可在常温下储藏 30～40 d；另一类叫作保持灭菌乳（retort sterilized milk），是灌装并密封之后再经过高温灭菌制成的液态奶制品，可以在常温下保存 6 个月以上。

巴氏杀菌乳和灭菌乳产品的蛋白质含量通常在 2.9%～3.5%之间。在加工过程中，对牛乳的脂肪含量根据产品类型不同而进行调整。脱脂奶的脂肪含量低于 0.5%，低脂奶（半脱脂奶）的为 1.0%～2.0%，全脂奶的为 3.1%～3.5%。少数高脂产品的脂肪含量可达 3.5%～4.5%，需要额外添加奶油或稀奶油。乳制品的脂肪含量越高，则产品质地越浓厚，口感越香浓。

巴氏奶和灭菌奶的蛋白质、乳糖、矿物质等营养成分含量基本上与原料乳的相同，但后者的 B 族维生素损失程度略高。如表 2-13-6 所示，巴氏奶的 B 族维生素保存率通常在 90%以上，灭菌奶的在 60%以上。虽然维生素 C 在加工中损失率较高，但因为奶类中维生素 C 基础含量低，故影响不大。和巴氏奶相比，灭菌奶中具有生物活性的蛋白质如乳铁蛋白等损失较大，灭菌过程中可产生少量美拉德反应产物，轻微降低赖氨酸含量，同时因含硫氨基酸的分解可产生特殊的加热风味。灭菌处理后，奶中的一部分离子形式的钙溶解度下降，生物利用率有可能下降。

表 2-13-6 不同热加工条件下牛乳中维生素的损失 %

加工方式	维生素 B_1	维生素 B_6	维生素 B_{12}	叶酸	维生素 C
巴氏杀菌	<10	0～8	<10	<10	10～25
超高温瞬时杀菌	0～20	<10	5～20	5～20	5～30
煮沸	10～20	10	20	15	15～30
高压灭菌	20～50	20～50	20～100	30～50	30～100

数据来源：孙远明，柳春红. 食品营养学. 3 版. 北京：中国农业大学出版社，2020：149。

调制乳则是用不低于 80%的牛乳或相应数量的乳粉，再添加其他配料制成的产品，通常经过灭菌处理，可室温保存6个月。添加的配料包括糖、香精、乳化剂、增稠剂、可可、咖啡、果汁、谷物、坚果等，但不能超过总量的20%。按GB 25191—2010的要求，调制乳的蛋白质含量应不低于2.3%，脂肪含量不低于2.5%，略低于巴氏杀菌乳和灭菌乳。部分调制乳产品中添加了维生素A、维生素D、钙、铁、锌等营养素，有些产品中添加了低聚糖、可溶性膳食纤维、酪蛋白磷酸肽、牛磺酸等成分。具体地要细看包装上的营养成分表。

特别关注

产品包装上未标明钙含量，其中就没有钙吗？

牛奶本身就富含钙，普通全脂奶的钙含量超过100 mg/100 g，脱脂奶的钙含量可高达120 mg/100 g。一些产品号称高钙，但实际上钙含量的增加幅度较小。钙含量的较大变化容易引起牛奶蛋白质的沉淀，因而高钙奶的实际钙含量只比普通牛奶高10%～20%。

我国法规并未强制要求在产品包装上标注钙含量，因此牛奶包装上的营养成分表中没有钙含量数据并不意味着产品中钙含量不高。由于钙离子与酪蛋白胶体形成复合物而存在，一般来说，牛奶产品中的蛋白质含量越高，其中的钙含量也会越高。

13.2.2　发酵乳

发酵乳(fermented milk)是以生牛(羊)乳或乳粉为原料，经杀菌、发酵后制成的pH降低的酸味乳制品。按照是否添加其他风味配料，分为发酵乳和风味发酵乳(flavored fermented milk)两类。在发酵乳中，按照发酵菌种又可以分为酸乳和其他发酵乳。所谓酸乳，俗称酸奶(yogurt)，是以生牛(羊)乳或乳粉为原料，经杀菌、接种嗜热链球菌和保加利亚乳杆菌(德氏乳杆菌保加利亚亚种)发酵制成的产品。如果用其他菌种进行发酵，仍属于发酵乳，但不属于传统酸乳。

发酵乳的原料为牛乳和发酵剂，仅可加入糖和少量增稠剂；而风味发酵乳可以加入果汁、果泥、果酱、水果块、蔬菜、谷物、豆类、坚果等各种风味配料。按照其中是否有活菌，又分为含有活乳酸菌、需要冷藏的活菌型，和不含有活菌、可以常温储存的杀菌型。

按GB 19302—2010的要求，原味酸乳的蛋白质含量应当不低于2.9%，脂肪含量不低于3.1%；调味酸奶的蛋白质含量不低于2.3%，脂肪含量不低于2.5%。少数类型的产品如“希腊酸奶”的蛋白质含量可高达6%。

市售酸奶类产品的碳水化合物含量通常在10%～17%之间，包括牛奶原料中的乳糖(约占4%)和人工添加的糖或蜂蜜(7%～13%)。一般来说，在同一产品系列中，水果风味的酸奶含添加糖较多，而原味酸奶中的相对略低。在酸奶发酵过程中，20%～40%的乳糖被发酵成为乳酸和其他有机酸，如果不添加糖和甜味剂，则酸奶具有尖利刺口的酸味，故在无糖酸奶中往往添加木糖醇、甜蜜素等非糖甜味剂，或给消费者提供小包糖或蜂蜜备用。

风味发酵乳产品的脂肪含量变动较大，大部分市售产品的脂肪含量在2.5%～3.5%之间。其中一部分产品为低脂或脱脂型，脂肪含量可低至0.5%以下；也有一部分产品中添加了稀奶油或奶油，其脂肪含量可高达4%，甚至7%以上，使产品的能量值大幅度上升。

乳酸菌的繁殖发酵使蛋白质被部分分解为肽、游离氨基酸和非蛋白氮，进一步提高了消化吸收率。同时，乳酸菌还能提供乳糖酶，乳酸发酵消耗牛乳中的乳糖成分，解决了乳糖不耐受问题，而保留了牛乳中的其他所有营养成分。此外，经过发酵还增加了维生素 B_{12} 和叶酸的含量，所产生的乳酸也有利于矿物质的吸收利用。故酸奶适合喝牛奶后感觉肠道不适的人群食用，也适合消化能力较差的老人和幼儿。因此，质量优良的酸奶的营养价值不逊色于普通牛奶，适应人群也更广。

按目前标准，在含活菌的酸奶产品中，出厂时活乳酸菌菌数不应低于 1×10^6 CFU/mL，即 100 g 酸奶中含有 1 亿个活乳酸菌。但也有部分发酵乳在发酵完成之后经过杀菌或灭菌处理，其中不含有活菌。含活乳酸菌的酸奶必须在冷藏条件下储藏和销售，否则其中的活菌含量会快速降低，产品味道变酸；而不含有活菌的杀菌酸奶可以在室温条件下销售。

由于活菌酸奶中含有大量的活乳酸菌，不能添加抗生素和防腐剂，而且酸奶凝冻要求蛋白质含量达到一定的水平，制作酸奶对牛奶原料质量的要求较高。酸奶制作中往往使用明胶、果胶、卡拉胶、改性淀粉等增稠剂，除明胶来自胶原蛋白、改性淀粉来自谷物提取淀粉之外，其他增稠剂多属于可溶性膳食纤维，对人体健康无害。

特别关注

酸奶中的保健菌和“益菌因子”是怎么回事？

酸奶加工中必须添加的两种菌种是保加利亚乳杆菌和嗜热链球菌。它们能够保证酸奶凝固并产生风味和香气。但这两种菌种并不能定植于人体大肠中，只能在通过肠道时起到有益作用。有些产品加入了经过筛选的特殊保健菌种，主要是属于嗜酸乳杆菌、双歧杆菌、乳酪乳杆菌等的一些特定菌株。研究人员对这些菌株的保健特性进行了多年的研究，证明其具有改善肠道消化吸收能力、调整肠道微生态平衡、降低肠道感染风险或提高肠道免疫力等方面的作用，在包装上均会特殊注明。

所谓“益菌因子”，主要是一些低聚糖类物质，它们能促进肠道中已经存在的双歧杆菌等有益菌的增殖，以间接地改善肠道微生态平衡，从而提高人体健康水平。

13.2.3 乳酪

乳酪(cheese)也称为奶酪或干酪，是由牛乳经过发酵和凝乳，除去乳清，再经加盐、压榨、后熟等处理后得到的产品。去掉乳清的加工环节会损失部分乳清蛋白、乳糖和水溶性维生素，但酪蛋白和其他营养素都得到了保留和浓缩。经过特定细菌和霉菌的后熟发酵，乳酪中的蛋白质和脂肪部分分解，消化吸收率提高，并产生乳酪特有的风味。

按含水率来划分，奶酪可分为特硬质干酪(extra-hard cheese)、硬质干酪(hard cheese)、半硬质干酪(semi-hard cheese)、软质干酪(soft cheese)。特硬质干酪的水分含量为 30%～35%，硬质干酪的为 30%～40%，半硬质干酪的为 38%～45%，软质干酪的为 40%～60%。农家干酪的水分含量甚至高达 70%～80%，与酸奶的水分含量接近。

总体来说，乳酪是蛋白质、维生素 A、B 族维生素和钙等营养素的上好来源，其碳水化合物含量则很低。这是因为在奶酪的制作过程中，大部分乳糖随乳清流失，少量乳糖经发酵产生乳酸也被除去，因而食用奶酪不会发生乳糖不耐受现象。随着浓缩程度的不同，其营养素比例也发生变化。原料牛奶中的蛋白质和脂肪含量接近 1：1，而硬质乳酪中则降低为接近 1：2，胆固醇也得到浓缩而大幅度上升。一些硬质奶酪产品的脂肪含量可高达 30%～40%，属于高脂肪食品。

在乳酪的制作过程中，其中的钙和镁等矿物质元素得到了浓缩，脂溶性维生素仍然完整地保留在凝块中，而水溶性的 B 族维生素大部分随乳清排出而损失，但因为后期发酵过程中微生物会产生各种 B 族维生素，其含量仍高于原料牛奶。据我国食物成分表，100 g 切达奶酪中含蛋白质 25.7 g，脂肪 23.5 g，维生素 B_2 0.91 mg，钙 799 mg。

市场上的部分奶酪产品为再制干酪，在发酵生产的乳酪基础上添加了奶粉、植物油、乳化剂等配料，口感类似于奶酪，成本较低且保存性更好，但其蛋白质发酵降解程度较低，在容易消化吸收方面不及天然发酵奶酪。具体地要细看包装上的营养成分表。

制作乳酪时所分离的乳清含有容易消化的乳清蛋白和多种 B 族维生素。经过浓缩干燥制取的乳清粉，是制作婴儿配方奶粉和多种运动保健食品的重要配料。

特别关注

奶酪和奶豆腐是一回事吗？

我国内蒙古等地有奶豆腐等食品，类似于奶酪，常由牛的初乳加糖制成。初乳的酸度较大，受热后很快凝固。其中含有大量维生素和免疫蛋白类物质，而脂肪含量相对较低。例如，100 g 鲜奶豆腐中含蛋白质 46.2 g，脂肪 7.8 g，维生素 B_2 0.69 mg，钙 597 mg。

另有一些号称甜奶酪、奶片的固体奶类产品是用牛奶或奶粉加糖制成的，它们的成分和发酵奶酪的成分差异较大，属于含奶量较高的甜食。

市场上还有一些号称“儿童奶酪”的产品，它们往往类似于农家干酪，其口感比酸奶略浓，脂肪含量比酸奶高，且含有较多糖分。严格来说它们不是真正的奶酪，而是介于酸奶和农家干酪之间的一类产品。

13.2.4 乳粉

乳粉即奶粉，是原料乳经过浓缩和脱水加工后制成的粉状产品，分为乳粉（milk powder）和调制乳粉（formulated milk powder）两类。一般地，用 7～8 kg 原料牛奶可以生产出 1 kg 的乳粉。乳粉中不含有牛乳以外的任何其他配料，而调制乳粉中可以加入糖、其他配料和许可使用的食品添加剂，并调整牛乳中原有的一些成分含量，如添加糖、减少脂肪、增加微量营养素等。由于含水量低达 5%，乳粉的保质期可长达 2 年。

按我国相关标准 GB 19644—2010，全脂乳粉中的蛋白质含量应不低于非脂乳固体的 34%，脂肪含量不低于 26%，乳糖含量不低于 37%；调制乳粉中的蛋白质含量应不低于 16.5%。脱脂奶粉除去了绝大部分乳脂肪，脂肪含量通常在 2%以下。在乳粉的制作过程中，牛奶中的蛋白质、矿物质、脂肪等主要营养成分得到保存，维生素 B_1、维生素 B_6 等有 10%～30%的损失。

目前，许多乳粉产品都按照产品目标人群的营养需要对营养成分进行了调整，如除去一部分脂肪，添加钙、铁、锌、铬等矿物质，添加多种维生素，还可以添加免疫球蛋白、亚油酸、DHA、牛磺酸、低聚糖及其他保健成分，生产出孕妇奶粉、青少年奶粉、老年奶粉等更适合特定人群营养需要的产品。需要注意的是，甜奶粉中添加了20%左右的蔗糖，营养素密度有所下降。

一岁以内婴儿所用的婴儿配方奶粉虽然也属于调制乳粉产品的范畴，但其成分与成年人所用的乳粉差异极大，而与人类母乳接近，需要符合婴儿配方奶粉的专门标准。需要注意的是，由于婴儿配方奶粉的蛋白质含量较普通奶粉的大幅度降低，而乳糖比例大幅度提高，成年人饮用时更易产生乳糖不耐受反应，故并不适合成年人食用。

13.2.5 炼乳

炼乳是原料乳经消毒和均质后，在低温、真空条件下浓缩除去2/3的水分，再装罐、杀菌制成的黏稠产品，又分为淡炼乳(evaporated milk)、甜炼乳(sweetened condensed milk)和调制炼乳(formulated condensed milk)三类。在调制炼乳的制作过程中，除了添加牛奶和糖，还可以加入香精、色素等其他成分，制成草莓炼乳、巧克力炼乳等产品。

炼乳中的蛋白质含量在4%～6%之间，脂肪含量不低于7.5%。生产过程中经过多次加热，炼乳中的维生素A、维生素B_1、维生素B_2等营养素受到部分破坏，但蛋白质、脂肪和各种矿物质得到浓缩，因此炼乳同样是钙的良好来源。甜炼乳由于含有较多蔗糖，所含能量较高，其营养价值低于淡炼乳。

13.2.6 奶油

把牛乳中的乳脂肪分离出来，所制成的产品即为奶油，又分为稀奶油(cream)、奶油(butter)和无水奶油(anhydrous milkfat)三类。稀奶油的脂肪含量在10%～80%之间，奶油的脂肪含量在80%以上，而无水奶油的脂肪含量在99.8%以上。

稀奶油是从乳中离心分离出来的富含脂肪的部分，其中脂肪球保持完整，为乳白色的浓稠液体。而奶油是脂肪球结构被破坏之后的淡黄色的固体，也称黄油、白脱，其淡黄色来自胡萝卜素和叶黄素等类胡萝卜素物质。牛乳中的脂溶性营养成分基本上被保留在奶油中，胆固醇成分也被浓缩，因而奶油是维生素A和维生素D的良好来源，也是胆固醇的密集来源。但是，蛋白质和绝大部分水溶性营养成分如B族维生素在脂肪分离过程中被除去。例如，100 g奶油的维生素A含量可高达800 μg RE，而其维生素B_1含量仅有0.02 mg，蛋白质含量仅为1%。

13.3 蛋类的营养价值

蛋类是鸟类的卵，目前市场上常见的蛋类包括鸡蛋、鸭蛋、鹅蛋、鹌鹑蛋、鸽蛋，近年来还开发了火鸡蛋、鸵鸟蛋、蓝孔雀蛋等品种。蛋壳的颜色由其壳中的色素物质所决定，与壳的厚度有一定的相关性，但与营养价值无关。

鸡蛋的蛋黄和蛋清约分别占蛋可食部分的1/3和2/3，一般来说，鸡蛋总重量小，则其中蛋黄的比例较大。鸡蛋黄集中了蛋中的绝大部分矿物质、维生素、保健成分，几乎所有的脂肪和胆固醇，还有50%左右的蛋白质。鸡蛋清中含有88%的水分，其余是蛋白质，以及少量的钾。

蛋类是蛋白质和脂肪的重要来源，其中所含的碳水化合物微乎其微，在膳食中几乎没有意义。

13.3.1 蛋白质

去壳全鸡蛋中蛋白质含量为11%～13%，蛋清部分含蛋白质约11.0%，而蛋黄部分含蛋白质17.5%。每个鸡蛋平均可为人体提供6 g蛋白质。在同一蛋鸡品种中，鸡蛋蛋白质的数量和氨基酸组成基本恒定，受饲料影响较小。

鸡蛋蛋白质为优质蛋白质的代表，其中各种氨基酸比例合理，易被人体消化吸收，其净蛋白利用率(net protein utilization，NPU)高达94，是各类食物蛋白质中NPU最高的一种(表2-13-7)。在评定食物蛋白质营养质量时，经常用其作参比蛋白质。按蛋白质含量来计算，蛋类是各种动物蛋白质来源中最为廉价的一种。

表2-13-7 鸡蛋蛋白质与其他食物蛋白质质量比较

食物蛋白质	生物价	蛋白质功效比	净蛋白利用率
全蛋	100	3.8	94
牛奶	91	3.1	82
酪蛋白	77	2.9	76
乳清蛋白	104	3.6	92
牛肉	80	2.9	73
马铃薯	71	—	—
大豆蛋白	74	2.1	61
稻米蛋白	59	2.0	57

数据来源：杨月欣，葛可佑. 中国营养科学全书. 2版. 北京：人民卫生出版社，2019。

近年来发现，蛋黄的蛋白质水解物有改善骨代谢和促进骨骼形成的作用，而蛋清的蛋白质水解物有抗氧化、抗凝血酶活性和抗血管紧张素转换酶活性的作用。

鸡蛋清中所含的卵白蛋白、卵类黏蛋白、卵抑制物、卵巨球蛋白等多种蛋白质都有降低蛋白酶活性的作用(表2-13-8)，因此，生鸡蛋的蛋白质消化吸收率很低，仅为50%左右。卵黄素蛋白易与核黄素结合，蛋清中的抗生物素蛋白可与生物素形成极难分解的复合物，使人体不能吸收鸡蛋中的生物素。烹调到蛋清凝固之后，鸡蛋中的各种抗营养因素失活。熟鸡蛋的蛋白质消化率达96%以上。

表 2-13-8　蛋清中的各种蛋白质含量及生物学作用

蛋白质类型	含量/%	营养相关的生物学作用
卵白蛋白	54.0	丝氨酸蛋白酶抑制剂
卵伴白蛋白	12～13	与铁、锌、铜离子结合，抑菌作用
卵类黏蛋白	11.0	抑制胰蛋白酶的作用
卵抑制物	0.1～1.5	抑制胰蛋白酶和糜蛋白酶的作用
无花果蛋白酶抑制剂	0.05	抑制木瓜蛋白酶和无花果蛋白酶
卵黏蛋白	3.5	抗病毒作用、血球凝集作用
溶菌酶	3.4～3.5	溶解细菌的细胞壁成分
卵糖蛋白	0.5～1.0	—
黄素蛋白	0.8	结合核黄素使其失去营养作用
卵巨球蛋白	0.05	广谱蛋白酶抑制剂
抗生物素蛋白	0.05	结合生物素使其失去营养作用
卵球蛋白	8.0	—

数据来源：周光宏. 畜产品加工学. 2 版. 北京：中国农业出版社，2011。

特别关注

煮鸡蛋时，应当加热到什么程度再吃？

由于多种抗营养因素的存在，生鸡蛋中蛋白质和维生素的吸收利用率都很低。长期吃生鸡蛋可导致生物素缺乏症，引起脱发、皮肤损害等症状。这些抗营养因素几乎都在蛋清中，因此，在烹调鸡蛋时，必须等到蛋清凝固后再加以食用。蛋黄是否被彻底煮硬与消化吸收率关系不大，且有研究表明煮得过久会降低蛋黄中的维生素 E 含量，并增加其中 DHA 和胆固醇的氧化程度。蛋黄刚刚凝固的状态即可兼顾营养素保存率和安全性。

13.3.2　脂肪

蛋类的脂肪含量在 9%～15%之间。鸡蛋清中含脂肪极少，98%以上的脂肪存在于蛋黄中。蛋黄中的脂肪几乎全部以与蛋白质结合的良好乳化形式存在，因而消化吸收率高。在各种蛋类中，以孔雀蛋所含脂肪最低，鹅蛋的脂肪含量最高。一般来说，与陆地蛋相比，水禽蛋中所含的水分较少而脂肪较多。

鸡蛋黄的脂肪含量为 30%～33%，其中中性脂肪占 62%～65%，磷脂占 30%～33%，固醇占 4%～5%，还有微量脑苷脂类。蛋黄中磷脂类型十分丰富，包括卵磷脂、脑磷脂、溶血卵磷脂、溶血脑磷脂和鞘磷脂等(表 2-13-9)。

表 2-13-9 蛋黄中的磷脂类物质分布比例 %

磷脂类型	含量	磷脂类型	含量
卵磷脂	73.0	溶血脑磷脂	2.1
脑磷脂	15.5	缩醛磷脂	0.9
溶血卵磷脂	5.8	磷脂酰肌醇	0.6
鞘磷脂	2.5		

数据来源：孙远明，柳春红．食品营养学．3 版．北京：中国农业大学出版社，2020：152。

在蛋黄的脂肪酸构成中，以属于单不饱和脂肪酸的油酸最为丰富，占 50%左右，亚油酸约占 10%，其余主要是硬脂酸、棕榈酸和棕榈油酸，还有微量花生四烯酸和 DHA。通过调整饲料配方，添加鱼粉、鱼油或亚麻子，可以生产出富含 DHA 的鸡蛋。

所有禽蛋的蛋黄都富含胆固醇。每个鸡蛋含胆固醇 200～250 mg，全部存在于蛋黄中。由于各品种禽蛋的蛋黄大小差异性低于蛋重的差异性，故蛋黄比例较大的蛋胆固醇含量也较高。按同等重量来算，体型较小的鸡蛋往往具有更高的胆固醇含量。通过畜牧学措施改变饲料配方，添加微生态制剂、微量元素、植物固醇、低聚糖、大豆异黄酮及某些草药成分等，可以生产出胆固醇含量较低的鸡蛋。各种常见蛋类的主要成分见表 2-13-10。

表 2-13-10 各种常见蛋类的主要成分

禽蛋品种	蛋白质/%	脂肪/%	胆固醇/(mg/100 g)	蛋黄中卵磷脂/%	蛋黄比/%
鸡　蛋	13.5[1]	14.6[1]	560[1]	13.1[7]	28[1]
乌鸡蛋	13.4[1]	10.4[1]	612[1]	13.4[1]	42[1]
鸭　蛋	13.3[3]	14.5[3]	588[4]	13.8[7]	30.3[7]
鹅　蛋	9.8～10.4[3]	11.6～15.8[3]	465～704[3]	—	38.1[7]
鹌鹑蛋	14.7[1]	8.2[1]	866[1]	13.9[6]	34[1]
鸽　蛋	10.7～13.4[6]	6.2～7.1[6]	448～467[6]	20.0～21.9[6]	21[5]
鸵鸟蛋	12.2[7]	11.7[7]	—	—	32.5[7]
火鸡蛋	13.1[7]	11.7[7]	—	—	31.5[7]
孔雀蛋	15.6[8]	0.9[8]	613[8]	10.5	—

数据来源：[1] 程瑛琨，鄂晨光，刘明石，等．鸡蛋、乌鸡蛋、鹌鹑蛋的营养成分的测定比较．饲料工业，2005，26(7)：10-12。

[2]韩占兵，黄炎坤，刘健，等．鹅蛋与鸭蛋生物学特性的比较．中国畜牧兽医，2008(4)：125-126。

[3]杨光荣，张德玉，黄志秋，等．鹅蛋营养成分研究．家畜生态，1998，19(1)：32-34。

[4]戴政，付琼，甘菲，等．不同家禽蛋类营养成分的比较．氨基酸与生物资源，2003，25(3)：24-26。

[5]韩占兵，李婉平，沈禹颐，等．肉鸽蛋与鸡蛋生物学特性的比较．甘肃畜牧兽医，1997(4)：5-7。

[6]柱，王强，厉宝林，等．双母拼对笼养模式下鸽蛋营养及品质分析．中国家禽，2010，32(20)：59-61。

[7]王永康．鸵鸟蛋的比较物理和营养特征．国外畜牧学(猪与禽)，1997(1)：43-45。

[8]赵象忠．蓝孔雀蛋营养组成及挥发性风味成分分析．中国家禽，2014，36(5)：42-44。

13.3.3 维生素

蛋中维生素品种齐全，包括8种B族维生素、维生素A、维生素D、维生素E、维生素K，还有微量的维生素C，其中绝大部分都存在于蛋黄中。其中维生素A、维生素D、维生素B_1、维生素B_2、维生素B_6、维生素B_{12}等较为丰富，营养意义最为突出的是维生素A与维生素B_2。一枚鸡蛋约可满足成年女子一日维生素B_2推荐量的13%和维生素A推荐量的22%，而这两种维生素都是我国居民膳食中容易供应不足的营养素。

禽蛋有富集饲料中某些营养素的特性，例如，维生素A从饲料中转移到蛋黄中的效率可高达60%～80%，而维生素B_2的转移效率是40%～50%，通过增加饲料供应的方式可以有效提高蛋黄中多种维生素的含量(Ward,2017)。故而，蛋中的维生素含量受到品种、季节、饲料和动物身体状态等因素的影响而有很大差异。即使是同一种动物的蛋，其维生素含量也可以有很大的差异。例如，同样是鹅蛋，同一地区饲养，不同品种和饲料样品的维生素B_2含量从0.25 mg/100 g到0.75 mg/100 g(杨光荣等,1998)，相差达3倍。日常所说的"土鸡"的食物中维生素供应往往不及配合饲料中充足，其蛋中的维生素含量未必更高。

乌鸡蛋和鹌鹑蛋的维生素B_2含量高于鸡蛋，分别为0.73、0.72和0.29 mg/100 g(程瑛琨等,2005)。孔雀蛋的维生素C含量高于所有其他养殖鸡蛋，可达30 mg/100 g(赵象忠,2014)。

13.3.4 矿物质

蛋中的矿物质主要存在于蛋黄部分，蛋清部分除了含有较多钾元素之外，其他矿物质元素含量很低。蛋黄中矿物质含量为1.0%～1.5%，其中磷最为丰富，占60%以上，钙占13%左右。鸡蛋整体所含的丰富钙质主要以碳酸钙的形式存在于蛋壳中，但蛋黄中的钙含量也超过100 mg/100 g。

蛋黄是多种微量元素的良好来源，包括铁、硫、镁、钾、钠等。蛋中所含铁元素数量较多，但以非血红素铁形式存在。由于卵黄高磷蛋白对铁的吸收具有干扰作用，故而蛋黄中铁的生物利用率较低，仅为3%左右。

由于蛋中的矿物质含量受品种和饲料等因素的影响较大，可以通过畜牧措施生产出高碘、高硒、高锌等特种蛋。和普通鸡蛋相比，孔雀蛋的磷含量低而锌、锰元素含量较高，鸭蛋的钙含量较高，鹌鹑蛋和乌鸡蛋的铁、锌、硒等微量元素含量较高。

13.3.5 其他保健成分

蛋黄的颜色来自维生素B_2、胡萝卜素和叶黄素，其颜色深浅因饲料不同、类胡萝卜素类物质含量不同而异。在饲料中添加类胡萝卜素等脂溶性有色物质，如虾青素、辣椒红素、角黄素、万寿菊提取物、橘皮、苜蓿和一些绿叶植物的干粉，可以使蛋黄的颜色加深。

蛋黄所含的类胡萝卜素中50%左右为叶黄素和玉米黄素，它们对维护视力和预防心脑血管疾病均有益处。研究表明，蛋黄中的叶黄素在人体中的利用效率高于菠菜中的叶黄素。近年来发现，摄入充足的叶黄素和与玉米黄素有利于保障大脑神经的工作效率。而且这两种类胡萝卜素能够比较容易地进入母乳，从而促进婴儿的大脑和眼睛发育。

特别关注

鸡蛋可以称为保健食品吗?

美国的营养调查发现,每日摄入一个鸡蛋的人发生维生素缺乏的风险比不吃鸡蛋的人要显著下降,特别是对于蛋奶素食者来说,蛋黄是膳食中维生素 B_2、维生素 B_{12} 和维生素 D 的重要来源。对于很少吃绿叶菜的人来说,蛋黄还是维生素 K 的重要来源。同时,鸡蛋黄中含有的卵磷脂、甜菜碱、叶黄素、玉米黄素等成分,均为有益预防慢性疾病的成分。

畜牧学界已经做出了很多努力,通过调整蛋鸡的饲料来增加鸡蛋中微量元素、维生素和多种保健成分的含量,使鸡蛋成为一类有保健作用的食品。例如,1 个高 DHA 鸡蛋中的 DHA 总量可达 50～200 mg,可以满足孕妇一日膳食中对 DHA 的需求;而高叶黄素鸡蛋中可含有普通鸡蛋数倍的叶黄素。通过畜牧技术还可使鸡蛋的胆固醇含量减半,使糖尿病和心血管疾病患者能够更安心地每天食用 1 个鸡蛋。

13.4 蛋类加工品的营养价值

13.4.1 蛋类加工品的营养价值

蛋类加工品主要包括传统的皮蛋(松花蛋)、咸蛋、卤蛋,以及工业化生产的蛋粉。几种蛋类加工品的主要营养成分见表 2-13-11。

表 2-13-11　几种蛋类加工品的主要营养成分　%

品种	蛋白质	脂肪	灰分	水分	蛋黄中磷脂
咸鸭蛋[1]	12.8	15.8	9.0	63.7	13.8
皮蛋(松花鸭蛋)[1]	13.3	10.5	6.5	68.8	8.6
全蛋粉[2]	43.4	36.2	6.6	2.5	—
蛋黄粉[2]	31.6	55.1	3.4	4.6	—

数据来源:[1] 周有祥,夏虹,彭茂民,等. 鲜鸭蛋及其制品的营养成分初步分析. 湖北农业科学,2009, 48(10):2553-2556。

[2] 杨月欣. 中国食物成分表标准版:一册. 6 版. 北京:北京大学医学出版社,2018。

与鲜鸭蛋相比,皮蛋中赖氨酸和含硫氨基酸的评分均有明显下降,这是因为腌制过程中加入生石灰和纯碱使对碱较为敏感的碱性氨基酸和含硫氨基酸发生降解,含硫氨基酸部分转化为硫化氢,成为皮蛋风味的来源之一。咸鸭蛋的含硫氨基酸评分也有轻微下降,但其他氨基酸和原料鸭蛋中的没有显著差异。

从脂类变化角度来说,制作皮蛋的过程使蛋中脂肪含量下降,磷脂因发生碱水解而含量下降。在脂肪酸组分中,饱和脂肪酸含量下降较为显著,而单不饱和脂肪酸含量上升,使脂肪酸的比例发生明显变化。

由于添加大量碱性物质，制作皮蛋的过程使维生素 B_1 和维生素 B_2 受到较大程度的破坏，因为维生素 B_1 和维生素 B_2 在碱性条件下不稳定。

制作咸蛋时，加入盐水腌制会极大地增加钠盐的含量。用低钠盐替代普通盐，或者在腌制中加入氯化钾，可以在不影响产品品质的前提下将产品中的钠含量降低25%左右，同时提高钾含量。用包草木灰的方式来制作咸蛋时，因草木灰中富含碳酸钾，咸蛋中的钾含量上升。此外，因为腌制过程中蛋壳中的钙部分溶出并向鸡蛋内部渗透，所以咸蛋中的钙含量显著上升，其中蛋清的钙含量升高幅度可达10倍以上(何珊丽等，2013)。

卤蛋产品的氨基酸组成与鲜鸡蛋中的差异不大，但由于水分含量下降，蛋白质含量有所上升。具体产品中的蛋白质和脂肪含量可查询产品包装上的营养成分表。经过长时间煮制之后，卤蛋中棕榈酸、硬脂酸等饱和脂肪酸含量下降，花生四烯酸和DHA等多不饱和脂肪酸含量也下降，而单不饱和脂肪酸含量上升，与肉类经长时间炖制后的变化相一致。由于在制作过程中加入了酱油和盐，并经过长时间煮制，其中钠含量大幅度上升，但钾元素有部分流失，含量下降，其他矿质元素含量变化不大(余秀芳等，2012)。

将鸡蛋制作成蛋粉对蛋白质的利用率无影响，B族维生素有较大损失，但维生素A和维生素D含量受影响较小。国外已有较多去掉蛋壳的液体蛋制品，包括全蛋液、蛋清液和添加DHA等活性成分的低胆固醇蛋液等，但国内尚未见这类产品。

特别关注

吃皮蛋会导致铅摄入超标吗?

传统的皮蛋腌制工艺中必须加入黄丹粉，即氧化铅，使产品的铅含量过高，吃一个皮蛋就会导致一日铅摄入量超过WHO的标准。但20世纪90年代以后，已有多种“无铅皮蛋”配方被应用于生产，用铜、锌等多种微量元素的盐代替了氧化铅，使得这些微量元素含量相应上升，同时皮蛋中的铅残留量降低到0.5 mg/kg以下，吃一个皮蛋不会导致铅摄入过量问题。

13.4.2 烹调对鸡蛋营养价值的影响

在大部分鸡蛋烹调方法中，包括煮、炒、煎等方法，各种营养素的损失率都比较低(表2-13-12)。煎鸡蛋中的维生素含量在烹调后升高，主要是由于水分含量的下降。然而仍可发现，在炒鸡蛋的时候，叶黄素、玉米黄素、叶酸和维生素 B_{12} 的含量有明显下降。同时，在炒鸡蛋时，蛋黄中的胆固醇失去了蛋清和蛋黄膜的保护，直接接触到氧气和热油，会受到氧化。

烹调对鸡蛋的一个重要影响是炒鸡蛋时可能引入大量油脂，特别是 ω-6 脂肪酸丰富的油脂，使烹调后菜肴的脂肪含量大幅度增加。另一个值得注意的问题是脂肪和胆固醇的氧化。研究发现，煮老的蛋维生素E的损失会增加16%，且脂肪氧化程度提高了30.4%。研究者还发现，对于富含 ω-3 脂肪酸的鸡蛋来说，烹调会增加其脂肪氧化程度，达3～9倍之多。新鲜鸡蛋中几乎不含有氧化的胆固醇，而在储藏、加工和烹调过程中胆固醇氧化产物会增加，随时间延长而增加程度加大。粉状的蛋粉和蛋黄粉由于和空气接触面最大，氧化速度最快，采用喷雾干燥比采用冷冻干燥时产生的胆固醇氧化产物更多。在卤制鸡蛋时，加入茶叶和酱油有利于降低胆固醇氧化产物的增加速度，可能是由于其中含有抗氧化物质。

表 2-13-12　各种烹调方法对鸡蛋中健康成分的影响

烹调方法	水分/%	维生素 A/μg RE	维生素 B_2/mg	叶酸/μg DFE	维生素 B_6/μg	维生素 B_{12}/μg	叶黄素+玉米黄素/μg	胆碱/mg	甜菜碱/mg
生鸡蛋	75.8	140	0.48	47	143	1.29	331	251	0.6
整煮蛋	74.6	149	0.51	44	121	1.11	353	225	0.6
水泼蛋	75.5	139	0.41	35	121	1.28	330	200	0.6
炒鸡蛋	73.2	146	0.44	30	118	0.77	245	190	0.6
煎鸡蛋	69.1	198	0.52	51	155	1.39	358	273	0.7

数据来源：美国食物成分数据库 http://www.nal.usda.gov/fnic/foodcomp/。

13.5　乳类、蛋类与疾病预防

乳类和蛋类都是膳食中的重要优质蛋白质和多种微量营养素的来源。乳类和蛋类的摄入量与疾病发生风险的关系研究也受到特别的关注。

13.5.1　乳类及其制品与疾病预防

按近年来的研究证据汇总结果，牛奶及其制品与乳腺癌发病率无关。少量的牛奶摄入与前列腺癌和肠癌发生风险无关；摄入较大量的牛奶可能轻度增加前列腺癌的发生风险，但有利于降低肠癌发生风险。汇总分析表明乳制品摄入与癌症死亡风险之间无相关性（Lu et al.，2016）。我国膳食指南中推荐每天摄入 300 g 奶类，这个数量没有促进癌症发生的风险。

乳制品摄入总量和心脑血管疾病发生风险无关（Bhupathi et al.，2020），但部分研究提示摄入发酵乳制品有利于降低心血管疾病的发生风险（Zhang et al.，2020）。

流行病学调查显示乳制品摄入有利于糖尿病预防，特别是发酵乳制品（Gijsbers et al.，2016）。多国流行病学研究显示乳制品摄入有利于降低全因死亡率（Dehghan et al.，2018）。

在我国所进行的研究显示乳制品摄入有利于提高成年人的骨密度水平，但汇总研究发现乳制品及钙摄入与骨折发生风险无关（Malmir et al.，2020）。还有研究提示，在总能量不变的前提下，乳制品摄入并不促进体重增加，但在减肥膳食中纳入乳制品有利于减肥（Chen et al.，2012）。

在乳制品中，以酸奶的健康效应最为理想。除了有利于预防 2 型糖尿病和心脑血管疾病外，对改善便秘和幽门螺杆菌治疗也有辅助作用。

牛奶蛋白质也是常见的食物过敏原，特别容易是 2 岁以内婴幼儿的食物过敏原。一些相关研究显示，对牛奶过敏的 6 个月以上婴幼儿来说，可以尝试羊奶、驴奶、骆驼奶等其他蛋白质来源。部分对牛奶过敏的婴幼儿可以接受它们。

少数成年人对牛奶有慢性过敏反应，或对牛奶有其他不良反应。这部分人可以暂时避免食用含有牛奶配料的食物，过几个月再试探性少量食用，几次食用确认没有不良反应之后，再将奶类重新纳入餐单中。乳糖不耐受和过敏不同，可以通过将牛奶和其他食物混合食用的方法来解决，或直接饮用酸奶。大部分对牛奶有不良反应的人可以通过食用酸奶或食用其他动物奶类的方式来获得奶类中的营养成分。

特别关注

牛奶把人类送进癌症的坟墓？

传说牛奶蛋白质是促癌物质，喝牛奶会致癌。其理论依据是，在一系列20世纪80年代的动物实验中，先在小鼠的饲料中加入致癌物，再加入大量牛奶蛋白质，和饲料中只加入少量植物蛋白质的小鼠相比，前者患上癌症的比例较高。但是，仅凭动物实验结果并不能准确推断人类正常饮食的结果。

首先，该研究在动物饲料中添加了引起癌变的黄曲霉毒素，仅仅给实验动物加入牛奶蛋白质，完全没有致癌效果。其次，该动物实验在饲料中加入了15%的牛奶酪蛋白，远远超过正常饮食状态下200～300 g牛奶的数量（250 g牛奶仅占一日膳食的一小部分，不到3%）。

所以，从这个动物实验结果不能推出“牛奶致癌”的结论。牛奶与癌症是否有关联，应当通过营养流行病学研究、膳食干预和临床观察来判断。

13.5.2 蛋类与疾病预防

蛋类是质量最佳且性价比最高的蛋白质来源，也是多种微量营养素的来源。蛋黄中的脂肪酸以单不饱和脂肪酸为主，其中维生素 B_2、维生素 B_6、叶酸和维生素 B_{12} 有利于降低同型半胱氨酸水平，而卵磷脂和叶黄素等成分也有益于预防心血管疾病。但是，由于蛋黄富含胆固醇，蛋类摄入与心脑血管疾病发生风险的关系一直受到极大关注。

汇总多项研究的结果表明，健康人适度摄入鸡蛋并不会增加心脑血管疾病的发生风险，其中亚洲受访者每日吃1个鸡蛋与降低心血管疾病风险相关联（Drouin-Chartier et al.，2020）。在我国受访者中进行的调查表明，摄入鸡蛋可能轻微降低脑卒中的发生风险（Xu et al.，2019）。也有汇总分析发现，每周摄入4个鸡蛋与较低的脑卒中发生风险相关联，而每周摄入10个以上鸡蛋会显著升高脑卒中发生风险（Tang et al.，2020）。

对多项研究结果的分析表明，每天摄入1个鸡蛋不会显著增加2型糖尿病的发生风险。然而，对于糖尿病患者食用鸡蛋与心脑血管疾病发生风险和全因死亡风险关系的研究，结果不够一致。部分研究发现糖尿病患者每周摄入超过4个鸡蛋可能增加心血管疾病的发生风险(Guo et al.,2018)。

没有证据表明摄入鸡蛋会增加肠癌、胃癌等消化道癌症和前列腺癌的发生风险，多国研究也未证实鸡蛋摄入量与全因死亡率存在关联（Dehghan et al.，2020）。

特别关注

吃鸡蛋的方式会影响健康吗？

由于鸡蛋的烹调食用方式较多，烹调影响并未反映在营养流行病学研究结果中。

考虑到过度加热或添加大量油脂可能会加重鸡蛋中胆固醇的氧化，并明显增加能量摄入，因此建议食用鸡蛋时采用加热时间较短、烹调油用量较少、氧化较轻的方式，如嫩煮的整蛋、嫩煮荷包蛋、蛋羹、蛋汤等。

本章总结

乳类食物是膳食中钙、维生素A和多种B族维生素的重要来源，也是优质蛋白质的补充来源。其胆固醇含量不高，但其脂肪中饱和脂肪酸比例较高。由于我国居民的膳食钙和维生素A摄入量普遍不足，适量食用奶类食品有益于膳食营养平衡。在奶类加工品中，酸奶和乳粉对于补充钙也具有较为重要的意义，其中保留了动物乳中的主要营养成分。适量摄入乳类食物不会增加癌症发生风险。摄入酸奶对2型糖尿病和高血压的预防可能是有益的。

蛋类食品是蛋白质的优质来源，也是维生素A、维生素D和所有B族维生素的重要来源，其中含有磷脂、叶黄素、玉米黄素等有益于健康的成分。蛋黄中胆固醇含量较高，但目前研究表明健康人每日摄入1个蛋黄不会增加心血管疾病的发生风险。

奶类在加工烹调中主要损失B族维生素，蛋类在日常烹调中营养素损失很小，但应注意避免用大量油炒制和烹调时间过长。

本章课程活动

1. 去一家大超市，熟悉各种乳制品的名称和类别，查阅其营养素含量。

2. 去一家大超市，查看奶类有哪些号称添加营养素或保健成分的产品，对其营养价值进行评价。

3. 在超市中查看各种含有乳制品或蛋类的快餐食品、速冻食品、主食、饮料、零食、糕点、冷饮等，评价加入乳制品和蛋类对这些食品营养价值的影响。

4. 评价自己日常所尝试过的鸡蛋烹调方法。烹调方法有几种？这些方法的烹调温度分别有多高？是否会导致蛋黄与空气直接接触？炒鸡蛋、煎鸡蛋分别会引入多少烹调油脂？用量筒或厨房秤测量出具体数字。

本章思考问题

1. 牛奶和肉类的营养价值有哪些区别？

2. 牛奶和豆浆相比，营养上有什么优势和劣势？

3. 牛奶和鸡蛋分别是哪些维生素的好来源？

4. 如果在膳食中用2个鸡蛋来替代肉类，营养上会有什么样的利弊？

5. 蛋黄中有哪些营养成分？如果将每个鸡蛋的胆固醇含量从200 mg降低到100 mg，每天摄入从1个鸡蛋增加到2个鸡蛋，可以增加哪些维生素和矿物质的供应？

6. 某女生因为有乳糖不耐受症，膳食中只能用酸奶来替代牛奶。在营养和保健特性上她能得到同样多的好处吗？

7. 鸡蛋和牛奶中所含的主要保健成分是什么？各有什么样的作用？

第14章 调味品的营养价值

调味品是人类用来调味和增味的一类食品，指以粮食、蔬菜等为原料，经发酵、腌渍、水解、混合等工艺制成的各种用于烹调调味、食品加工的产品以及各种食品添加剂。较之传统意义上的调味品，现代调味品的概念和范畴已大大扩展，许多改善食品口味、色泽、质地的产品、小菜以及部分食品添加剂等，都被归入调味品类别中。

调味品大多也具有一定的营养价值和保健价值。对于部分调味品，因为使用量非常少，其营养价值并不十分重要；但也有部分调味品，特别是发酵调味品，给人体提供了日常饮食中的一部分营养素，并对健康起着不可忽视的作用。

本章预备问题

1. 酱油和盐相比，哪个营养价值更高一些？
2. 酱属于腌制食品吗？经常吃酱豆腐等食品会增加癌症的发生风险吗？
3. 烹调中加入醋对营养有什么好处？
4. 健康人可以吃低钠盐吗？
5. 吃红糖不会像吃白糖那样促进发胖吗？
6. 鸡精和味精在营养上有什么不同之处？

14.1 发酵调味品

14.1.1 酱油和酱类调味品

酱油和酱包括了以豆类、面粉和大米等为原料发酵制成的各种半固体和液体的咸味调味料。按照原料的不同，酱可分为以豆类为主的豆酱（大酱）、以豆类和面粉混合制作的黄酱、以面粉为主的甜面酱、以蚕豆为主的蚕豆酱和豆瓣酱以及用大豆和大米制成的日本酱等。

豆、麦等原料经过微生物和酶的作用，原料中的蛋白质降解生成氨基酸、多肽等含氮物质；淀粉分解为双糖和单糖；部分糖类发酵产生醇和有机酸，并进一步生成具有芳香气味的酯类；氨基酸与糖类通过美拉德反应生成芳香物质和类黑素，使产品具有较深的颜色。酱油和酱的营养素种类和含量与其原料有很大的关系。

酱油和酱的鲜味主要来自含氮化合物，其含量高低是产品品质优劣的重要标志。按照调味用酿造酱油的国家标准《酿造酱油》(GB 18186—2000)，一级酱油的氨基酸态氮含量应当高于 0.7%，特级酱油的应高于 0.8%，其氨基酸中谷氨酸含量最高，其次为天冬氨酸，这两种氨基酸均具鲜味。优质酱油的总氮含量多在 1.3%～1.8%之间。此外，增鲜酱油中添加了 0.001%～0.1%的 5′-肌苷酸钠和 5′-鸟苷酸钠，使氨基酸的鲜味阈值更低，产品鲜味更加鲜明和自然。

以纯大豆为原料的酱，如大酱、黄豆酱，其蛋白质含量较高，可达 10%～12%；以小麦为原料的甜面酱，其蛋白质的含量在 8%以下。若在制作过程中加入芝麻等油籽类原料，则蛋白质和脂肪的含量有所增加。酱类中氨基酸态氮含量与酱油中的大致类似，黄酱的在 0.6%以上，甜面酱的在 0.3%以上。表 2-14-1 列出了几种常用酱油和酱的营养素含量。

表 2-14-1　常用酱油和酱的营养素含量(以每 100 g 计)

名称	水分 /g	蛋白质 /g	脂肪 /g	碳水化合物 /g	维生素 B_1 /mg	维生素 B_2 /mg	钙 /mg	钾 /mg	钠 /mg	铁 /mg
酱油(一级)	64.8	8.3	0.6	6.9	0.03	0.25	27	848	4 861.1	7.0
豆瓣酱	46.6	13.6	6.8	17.1	0.11	0.46	53	772	6 012.0	16.4
花生酱	0.5	6.9	53.0	25.3	0.01	0.15	67	99	2 340.0	7.2
黄　酱	50.6	12.1	1.2	21.3	0.05	0.28	70	508	3 606.1	7.0
甜面酱	53.9	5.5	0.6	28.5	0.03	0.14	29	189	2 097.2	3.6
芝麻酱	0.3	19.2	52.7	22.7	0.16	0.22	1 170	342	38.5	50.3

数据来源：杨月欣，中国疾病预防控制中心营养与健康所. 中国食物成分表标准版：一册. 6 版. 北京：北京大学医学出版社，2018。

酱油中含有少量还原糖以及少量糊精，它们也是构成酱油浓稠度的重要成分。甜味成分包括葡萄糖、麦芽糖、半乳糖以及甜味氨基酸，如甘氨酸、丙氨酸、苏氨酸、丝氨酸、脯氨酸等。不同种酱油之间糖的含量差异较大，从 3%以下直到 10%左右。用黄豆制成的酱，其还原糖含量很低；而以面粉为原料的甜面酱，其糖含量可高达近 20%；以大米为主料的日本酱(味噌)的碳水化合物含量可达 19%左右，具体因品种而异。

酱油中含有一定数量的 B 族维生素，其中维生素 B_1 含量在 0.01 mg/100 g 左右，而维生素 B_2 含量较高，可达 0.05～0.20 mg/100 g，烟酸含量在 1.0 mg/100 g 以上。酱类中维生素 B_1 含量与原料中的含量相当，而维生素 B_2 含量在发酵之后显著提高，在 0.1～0.4 mg/100 g 之间。酱类中的烟酸含量也较高，达 1.5～2.5 mg/100 g。此外，经过发酵酱类中产生了植物性食物不含有的维生素 B_{12}，这对素食者预防维生素 B_{12} 缺乏具有重要意义。

酱油和调味用酱类中的咸味来自氯化钠，目前市场上这类产品的钠含量在 4 000～10 000 mg/100 g 之间。酱油产品是膳食中钠的主要来源之一，其具体钠含量因产品而异，需要细看产品标签上的营养成分表。佐餐酱类的钠含量通常在 1 500～3 500 mg/100 g 之间，烹调用的酱类的纳含量在 3 000～7 000 mg/100 g 之间。表 2-14-2 列出了市场上部分咸味和鲜味产品的钠含量。

表 2-14-2　市场上部分咸味和鲜味调味产品的钠含量　mg/100 g

名称	食用竹盐	低钠深井盐	特级酱油	红烧酱油	老抽王	寿司酱油	薄盐酱油	酱香酱油
钠含量	37 300	29 487	5 500	6 300	9 960	7 280	5 220	5 100
名称	鸡精	鲜鸡汁调味料	浓汤宝	蒸鱼豉油	郫县豆瓣	豆豉	蚝油	火锅调料
钠含量	20 000	10 000	7 280	6 160	12 242	5 120	5 080	3 000
名称	精制黄酱	甜面酱	黄豆酱	香辣酱	烤肉酱	香菇酱	香辣腐乳	鲜香腐乳（淡口）
钠含量	6 431	4 688	4 127	3 530	3 675	1 525	3 500	2 300

数据来源：相关产品食品标签上食物成分表的标注含量，已隐去品牌。

酱油和酱的营养价值与其被食用数量占膳食的比例有关。如果被食用量小或不经常被食用，除去钠以外，其所含矿物质对人体营养素供给量的影响不大。但若日常被食用，或成为营养素强化载体，则可成为人体营养素的不可忽视来源。例如，一些国家和地区在酱油中进行铁的强化，这种酱油可以作为人体铁的一个重要补充和来源。

酱油中有机酸的含量约为 2%，其中 60%～70%为乳酸，还有少量琥珀酸。酱类含有多种有机酸，包括柠檬酸、琥珀酸、乳酸、乙酸、焦谷氨酸等。

特别关注

高血压患者可以吃酱油和腐乳吗？

部分人群如高血压患者需要控制每日的盐摄入量，这时一些人会转向其他咸味调味品。但实际上，这些调味品也含有相当多的盐，用它们来调味并不一定能得到减少钠摄入量的效果。然而，在控制数量的基础上，高血压患者完全可以食用酱油、腐乳、豆豉、豆酱等。由于这些调味品中含有少量钾、镁、钙等营养元素，以及 B 族维生素，营养价值比普通的盐高，有利于膳食营养平衡。

由于发酵调味品具有鲜香味道，用它们来替代盐时，在同样的减盐水平下，菜肴的味道更加容易被接受，同时省去了添加味精之类含钠增鲜剂的需求，从而间接起到减少钠摄入的作用。需要注意的是，咸味调味品最适合在菜起锅时加入。在咸味尚未渗入菜肴时就食用，感受到食物表面咸味时，内部含盐量还比较低，会让减盐的菜显得更好吃。当然，凡是咸味调味品，对其添加数量一定要加以限制。

14.1.2　醋类

醋是一种常用的调味品，按原料可以分为粮食醋和水果醋；按生产工艺可以分为酿造醋、配制醋和调味醋；按颜色可以分为黑醋和白醋。以酿造醋为基础，经过进一步调味，可制成复合调味酿造醋。

由于优质酿造醋的原料中含有很大比例的粮食麸皮，虽然酿造醋中的蛋白质、脂肪和碳水化合物含量低于酿造酱油中的，但含有较为丰富的钾、钙和铁，也含有较高水平的B族维生素。酸性条件有利于溶出原料中的矿物质，并保存维生素 B_1 和维生素 B_2。当酿造醋的原料中含有多种全谷杂粮时，谷皮中的多酚类物质和其他可溶性植物化学物也会溶入醋中，使醋产品具有抗氧化活力。表2-14-3列出了几种常用醋的营养素含量。

表 2-14-3　常用醋的营养素含量(以每 100 g 计)

名称	水分/g	蛋白质/g	脂肪/g	碳水化合物/g	维生素 B_1/mg	维生素 B_2/mg	钙/mg	钾/mg	钠/mg	铁/mg
白醋	99.4	0.1	0.6	0	—	—	26	12	225.9	2.2
陈醋	66.0	9.8	0.3	17.9	0.11	0.16	125	715	836.0	13.9
黑醋	73.1	3.7	0.2	18.5	0.02	0.03	45	286	349.5	—
香醋	79.7	3.8	0.1	13.0	0.03	0.13	37	117	183.9	2.9
熏醋	86.8	3.0	0.4	6.9	0.01	0.03	41	276	444.0	4.8

数据来源：杨月欣，中国疾病预防控制中心营养与健康所. 中国食物成分表标准版：一册. 6版. 北京：北京大学医学出版社，2018。

粮食醋的主要酸味来自醋酸，但醋酸菌发酵还可产生多种有机酸，包括乳酸、丙酮酸、苹果酸、柠檬酸、琥珀酸、α-酮戊二酸等。在发酵过程中未被氧化成酸的糖类，以及部分氨基酸可提供甜味。

水果醋的主要原料是苹果、葡萄、柠檬、菠萝、柿子、香蕉、草莓等水果，原料中的糖分经过乙醇发酵、醋酸发酵而产生各种有机酸类。苹果醋中除了有醋酸之外，还有柠檬酸、苹果酸、琥珀酸、乳酸等成分。葡萄醋中含有酒石酸、琥珀酸和乳酸。

按照调味用酿造食醋的国家标准《酿造食醋》(GB 18187—2000)，酿造食醋的总酸含量应高于3.5%，其中不挥发酸的含量应高于0.5%。我国优质酿造食醋的pH在3～4之间，总酸含量在5%～8%之间，其中老陈醋的总酸含量在6%以上。醋的总氮含量在0.2%～1.2%之间，其中氨基酸态氮占50%左右。醋的碳水化合物含量差异较大，多数在3%～4%之间，而老陈醋的碳水化合物含量可高达12%。

在粮食醋的生产工艺中往往添加盐，使其有一定的钠含量。每100 mL酿造醋中的钠含量在500～1 000 mg之间。

用酒精酿造的白醋，以及用醋酸配制的醋，其中几乎不含有麸皮、谷物、水果中的成分，故不具备醋酸以外的营养价值。

特别关注

醋的健康作用

除去提供爽口的风味，醋还具有多方面的健康作用。对蔬菜菜肴来说，醋可在烹调中减少维生素C、维生素 B_1、维生素 B_2 的损失，增加脆爽感。对于消化能力较差、胃酸分泌不足的人来说，醋有利于铁、锌等微量元素的溶解和吸收。对糖尿病人来说，醋可延缓碳水化合物的吸收速度，促进肌肉对血糖的利用，从而降低餐后血糖上升幅度。对高血压患者来说，增加醋的用量，有利于在较低的盐量下保持菜肴的适口性。目前市场上还有具有降血脂保健功能的醋产品。

14.1.3 豆豉类

豆豉是大豆(黄大豆或黑大豆)经发酵而制成的整粒发酵豆制品。按是否加入食盐，豆豉有淡豆豉和咸豆豉之分；按水分含量高低，有油润光亮的干豆豉和柔软的水豆豉之分；按发酵微生物的不同，有曲霉豆豉、毛霉豆豉和细菌发酵豆豉之分，以前两者居多。

含盐干豆豉占豆豉类产品的大部分，其水分含量在20%～45%之间，蛋白质含量在20%以上。经过微生物水解，蛋白质被水解成较小片段，产生肽类和游离氨基酸，其中氨基酸态氮的含量约为0.6%，使之具有鲜美滋味。在发酵过程中，黄豆原来所含的碳水化合物部分被分解，产生少量有机酸。豆豉成品中的有机酸含量约为2%，还原糖含量为2%～2.5%，盐含量约为12%。豆豉是蛋白质和B族维生素的较好来源，其中的矿物质容易被吸收，结合状态的大豆异黄酮类物质经过发酵转为游离形式，更容易产生生物学效应。

14.1.4 腐乳类

豆腐乳是以大豆为主要原料，先制成豆腐坯，再经霉菌发酵和腌制后熟制成的产品，主要分为红腐乳、白腐乳、酱腐乳、青腐乳等。红腐乳的红色来自红曲菌所产生的红曲色素。白腐乳的乳黄色来自黄酮类物质，它们在霉菌所产生的儿茶酚氧化酶的作用下缓慢氧化，进而产生黄色。青腐乳的淡青色来自氨基酸分解产生的硫与金属离子结合所产生的色泽。

腐乳中蛋白质含量在8%～12%之间，发酵之后被分解成为较小片段，容易为人体吸收利用。腐乳中也含有较为丰富的B族维生素，特别是维生素 B_2 和维生素 B_{12}。腐乳的鲜味主要来自豆类蛋白质分解产生的氨基酸和微生物菌体分解产生的核苷酸钠盐。腐乳由豆腐发酵而来，故而其中含有较为丰富的钙和镁。腐乳中的钠含量在3 500 mg/100 g左右，约相当于9%的含盐量，但也有“淡口”的减盐产品，其钠含量可以降低约1/3。

14.2 盐

咸味是食物中最基本的味道，而膳食中咸味的来源是食盐，即氯化钠。按照来源可以分为海盐、井盐、矿盐和池盐，按加工精度可以分为粗盐(原盐、日晒盐)、洗涤盐和精盐(再制盐)。

粗盐中含有氯化镁、氯化钾、硫酸镁、硫酸钙以及多种微量元素，因而具有一定的苦味，适合用于腌制食物，可提供咸味以外的风味。粗盐经饱和盐水洗涤、除去其中杂质后称为洗涤盐，经过蒸发结晶制成精盐，适合日常家庭烹调。

盐产品的氯化钠含量随着精制程度增加而增加。按照国家标准《食用盐》(GB/T 5461—2016)，优级精制盐的氯化钠含量不低于99.1%，一级精制盐的不低于98.5%；一级粉碎洗涤盐的氯化钠含量不低于97.2%；一级日晒盐的不低于93.5%。

自1996年起，我国普遍推广加碘食盐，其中每千克食盐中加入20～50 mg碘。市场上也有无碘盐出售，其碘含量低于5 mg/kg。低钠食盐中含有25%～30%的钾盐（部分产品中也含有少量镁盐），这样可在对调味效果影响较小的同时减少钠的摄入量，有利于控制血压。

市场上有井盐、岩盐、海盐等不同来源的盐产品，同一级别的产品，其成分几乎一致。号称富含多种矿物质的竹盐、未经精炼的深井盐等，其氯化钠含量也高于97%，此外还含有少量的钾、镁和其他微量元素。加入调味品制成的花椒盐、香菇盐、五香盐、加鲜盐等，它们的营养价值与普通食盐基本一致。仔细阅读产品标签，即可看到产品配料和氯化钠含量。

盐为每日必用品，且使用数量基本恒定，是营养强化的绝佳载体之一。除了加碘盐之外，目前已经开发出来的营养型盐制品还包括锌强化营养盐、硒强化营养盐、铁强化营养盐、维生素A盐、胡萝卜素盐、核黄素盐等及复合元素强化盐。这些产品对供应相应的营养素有一定意义，但只适合缺乏这些营养素的部分人群。其中维生素A、胡萝卜素和核黄素均可因光照而损失，核黄素对光高度敏感，核黄素盐尤其需要严格避光保存。

除了直接添加食盐之外，盐的主要膳食来源还包括各种咸味调味品、各种增鲜调味品、各种佐餐酱，以及添加了盐和咸味调味品的加工食品，如加工肉制品、咸味面食面点、各种方便食品、各种咸味零食、各种腌制食品、速食汤类等（表2-14-4）。

健康人群每日摄入5 g食盐即可完全满足机体对钠的需要。摄入食盐过量，与高血压病的发生具有相关性。由于我国居民平均摄盐量远高于推荐数值，因此在日常生活中应当注意控制食盐数量，特别是已经患有高血压、心血管疾病、糖尿病和肾脏疾病等疾病的患者，宜清淡饮食。

表2-14-4　一些食物的含盐量　　%

产品	含盐量	产品	含盐量	产品	含盐量
饮料	0.5～0.7	奶酪	2.4～4.9	甜黄酱	6～7
面包片	0.7	香肠类	2.3～4.2	黄酱	12～15
汤菜	0.8～1.2	鲜味汁	2.9～13.6	酱油	12～18
黄油	1.0～1.5	挂面	4.9～5.8	咸鱼肉	15～30
蛋黄酱	1.2～2.0	炖煮品	1.5～2.0	腌菜	3.8～4.0

资料来源：曹雁平. 食品调味技术. 北京：化学工业出版社，2002。

特别关注

需要选择低钠盐吗？

我国居民高血压发病率居高不下，成为增加国民死亡风险的第一因素，而大多数高血压患者为盐敏感型，控制钠盐摄入是一个重要的健康饮食措施。鉴于目前我国大多数居民摄入盐的数量超过每日10 g，如果换用低钠盐，可以降低25%～30%的钠摄入量，有利于控制血压。

在实际生活中，除了使用盐，还会使用酱油、蚝油、豆豉等其他咸味调味品，只有1/2到2/3为直接用盐，此时使用低钠盐也可以降低10%～20%的钠摄入量，同时每日增加数百毫克的钾摄入量。这个变化对健康人是有益无害的。因而，无论是高血压人群还是健康人，都可以使用低钠盐。部分需要同时限制钾和钠的肾脏疾病患者应遵循医嘱。

需要注意的是,使用低钠盐也需要严格限量,并不能因此额外增加用量。

14.3 增鲜剂

鲜味是引起强烈食欲的可口滋味。食品中鲜味的主要来源是氨基酸、肽类、核苷酸和有机酸及其盐类,如肉类中的谷氨酸,肉汤和鱼汁里的5′-肌苷酸,甲壳类和软体动物中的5′-腺苷酸,蕈类中的5′-鸟苷酸(GMP)、口蘑氨酸和鹅膏蕈氨酸,海贝类中的琥珀酸,以及竹笋中的天冬氨酸等。其中味精是最主要的鲜味调味品,它是咸味的助味剂,也有调和其他味道、掩盖不良味道的作用。

味精即谷氨酸单钠(monosodium glutamate, MSG)晶体。作为蛋白质的氨基酸成分之一,谷氨酸存在于几乎所有食物中,以动物性食物中较多。少量使用时,味精是一种较为安全的物质,但2岁以内婴幼儿食物中不能使用,也有少数人对味精敏感,可能产生各种不良反应,如头痛、抑郁、情绪波动、麻木感等。

食品中的各种鲜味氨基酸均与鲜味核苷酸具有协同作用,特别是谷氨酸单钠与5′-肌苷酸(IMP)和5′-鸟苷酸等核苷酸共用时,鲜味物质的呈味阈值会大幅度下降,从而使食物中潜在的鲜味得到强化。目前5′-IMP和5′-GMP均已实现工业化生产,与氨基酸类鲜味剂配合起着很好的助鲜效果,味感较强而且自然适口,可大幅度减少味精的添加量。目前市场上销售的“鸡精”“牛肉精”等复合鲜味调味品中含有味精、鲜味核苷酸、糖、盐、肉类提取物、蛋类提取物、香辛料和淀粉等成分,调味后能赋予食品以浓郁而自然的风味。

蛋白质水解物也是现代食品工业中的重要鲜味来源,包括植物蛋白水解物和动物蛋白水解物,为酶水解蛋白质原料制成,其中富含游离氨基酸。天然浸提物则包括蚝油、酵母浸膏、香菇浸膏等。植物蛋白水解物被广泛用于食品增鲜,通常与酱油、烧烤汁、方便调味料等其他调味品复配,以增强其鲜味,也不会带来单用时的不自然味感。天然浸提物中的蚝油属于水产浸出物,用牡蛎汁制成,又称牡蛎油。蚝油含有多种氨基酸,并含有铁、锌等微量元素。

鲜味调味品是钠的重要来源。目前市售的多种复合鲜味调味品多含有一定比例的氯化钠,其中主要成分谷氨酸钠本身是钠的来源,复合鲜味剂中常用的有机酸钠、核苷酸钠也是钠的来源。因此,在使用这些调味品的同时,必须减少加入盐的数量,才能保证一日盐摄入量不因此增加。同时,核苷酸钠盐中含有较高水平的嘌呤,故高尿酸血症患者和痛风患者不适合大量食用含有肌苷酸钠和鸟苷酸钠的增鲜调味品。

14.4 糖和天然甜味剂

食物中天然含有的各种单糖和双糖都具有甜味,其中以果糖甜度最高,蔗糖次之,乳糖甜度最低。日常使用的食糖主要成分为蔗糖,它是食品中甜味的主要来源。蔗糖可以提供纯正和令人愉悦的甜味,也具有调和百味的作用,为菜肴带来醇厚的口感,在炖烧菜肴中还具有促进美拉德反应而增色增香的作用。一些食物的含糖量见表2-14-5。

表 2-14-5　一些食物的含糖量　%

产品	含糖量	产品	含糖量	产品	含糖量
饮料	8～15	奶糖	75	甜饼干	8～20
果酱/果脯	60～70	蛋糕	10～20	果冻	10～15
冰淇淋	12～20	点心面包	5～8	中式肉制品	0.7～5
点心馅	30～50	酸奶	7～8	糖醋菜肴	5～10

资料来源：曹雁平. 食品调味技术. 北京：化学工业出版社，2002。

食糖以甘蔗或甜菜为原料制成，其产品包括白砂糖、绵白糖、赤砂糖、红糖、方糖、冰糖等不同类别。白砂糖是经过精制处理并去除糖蜜后形成的蔗糖结晶。蔗糖纯度最高，达 99.5%以上。冰糖是经过重结晶之后形成的大结晶蔗糖，纯度达 99.5%以上。绵白糖是在蔗糖中加入少量转化糖浆制成的产品，质地更加细腻绵软，总糖含量在 97%以上，含有 1.5%～2.5%的还原糖，其吸湿性较强，容易结块。赤砂糖是带有少量糖蜜的蔗糖结晶。红糖则是提取糖汁之后不去除糖蜜直接浓缩而成的产品。按照国家标准《红糖》(GB/T 35885—2018)，红糖的总糖含量在 83%以上，优级糖的总糖含量在 90%以上，其中含有少量果糖和葡萄糖，以及原料榨汁中浓缩的矿物质，其褐色来自羰氨反应和酶促褐变所产生的类黑素。

食用蔗糖是应用最普遍的甜味剂，是纯度很高的蔗糖，特别是白糖和白砂糖。除去碳水化合物之外，食用蔗糖几乎不含其他营养成分，属于纯能量食品之列。在食品中加入蔗糖，并未增加食品的体积，却能带来额外的能量，因而过食甜食容易导致肥胖。除去蔗糖之外，果糖、葡萄糖、麦芽糖、淀粉糖浆、葡萄糖浆、果葡糖浆等均被用于食品调味。其中葡萄糖、麦芽糖和蔗糖作为碳水化合物来源，可快速被人体吸收，可迅速缓解低血糖症状。

蔗糖在人体中被蔗糖酶分解成葡萄糖和果糖。其中葡萄糖升高血糖速度快，而果糖升高血糖较为缓慢，而且不受胰岛素的控制，对食欲抑制作用小，但可直接在肝脏中合成脂肪，故而也不适合糖尿病患者、肥胖者和脂肪肝患者大量食用。

木糖醇、山梨醇、麦芽糖醇等糖醇类物质为糖类加氢制成，能量值较低，不显著升高血糖，不引起龋齿，由于与糖类的物理性质相似，已经被广泛应用于糖尿病人、减肥者食用的甜食，以及口香糖、糖果等食品中。但食用较多这类甜味剂时有促进肠道运动和增加肠道渗透压的作用，可能引起腹泻。

此外，一些低聚糖也成为食用甜味剂的一部分，如帕拉金糖、低聚果糖、低聚麦芽糖等，它们通过促进双歧杆菌增殖而具有改善肠道菌群的作用。这两类糖均为保健型甜味剂，常用于减肥食品、无糖食品和保健食品当中。

特别关注

无糖食品有利于控制血糖吗？

很多无糖食品使用了高效甜味剂，如三氯蔗糖、阿斯巴甜、甜蜜素等。目前没有任何研究证据表明使用这些高效甜味剂能够降低糖尿病和肥胖的发生风险，甚至还有少数研究发现食用添加甜味剂的食品增加了肥胖的发生风险。一些短期人体实验提示，摄入甜味剂降低了胰岛素敏感性，不利于控制血糖。

虽然高效甜味剂不含能量，不升高血糖，但添加量非常小，不能在食品中起到填充作用和改善口感的作用。在含糖的固体食品中，糖通常在配料中占 20%～50%的比例。一些无糖食品在不添加的白糖或糖浆而换成添加高效甜味剂之后，只能换用糊精、麦芽糊精等淀粉水解物来作为填充物。然而，糊精的血糖指数甚至高于蔗糖。

因此，糖尿病患者和需要控制体重的人，不应看到产品上有“无糖”或“无添加糖”字样就放心食用。

14.5 调味品与疾病预防

调味品虽然在膳食中用量不多，但在营养中仍然具有重要的作用。咸味调味品和增鲜调味品是钠的主要来源，可消化的甜味剂如蔗糖则是膳食中能量和碳水化合物不可忽视的来源之一，它们与多种慢性疾病和癌症的预防有关。

14.5.1 含钠调味品与疾病预防

食盐摄入量和钠摄入量对疾病预防影响的相关研究较多。目前研究结果确认，当膳食中钠摄入量增加时，高血压和脑卒中的发病风险上升。有研究提示摄入过多钠盐是我国居民发生心血管代谢性疾病死亡的第一位原因(He et al.，2019)。由于高盐摄入会导致胃黏膜损伤，使胃出现充血、水肿、溃疡等病理改变，过度咸食会增加胃癌发生风险。做菜时放入过多的咸味调味品，或者喜爱吃用盐腌渍的各种食物，均会增加胃癌发生风险。摄入过多加工肉制品不利于预防肠癌和心脑血管疾病，其中可能机制之一也在于这类食物普遍含钠量过高。

有少数研究显示，膳食高钠摄入会增加炎症反应，可能不利于 2 型糖尿病和肠癌的预防。同时，由于过高的钠摄入促进尿钙排出，可能不利于中老年女性预防骨质疏松(Robinson et al.，2019)。

14.5.2 精制糖与疾病预防

蔗糖和糖浆作为甜味剂，经常被添加于各种食品中，属于添加糖。添加糖包括白砂糖、绵白糖、红糖、黑糖、方糖、冰糖等蔗糖类产品，还包括各种类型的淀粉糖浆、葡萄糖浆、果葡糖浆等。它们都是精制碳水化合物的来源，也是膳食能量的来源。世界卫生组织和我国膳食指南建议将添加糖控制在每日 50 g 以内，最好控制在 25 g 以内(WHO，2015)。

目前国内外研究证据确认摄入添加糖会增加龋齿发生风险。部分研究发现摄入较多添加糖会促进肥胖，但并不能完全确定添加糖对体重的不良影响是因为糖本身，还是因为增加了膳食能量摄入。因为如果将添加糖换成精白淀粉、糊精等其他碳水化合物来源，并不能显著降低肥胖发生风险。体重增加是糖尿病、血脂异常、心脑血管疾病以及多种癌症的风险因素，因此在摄入正常食物之外摄入大量添加糖，对多种疾病的预防均有不利作用。

在有关添加糖对健康的不利影响的研究中，对甜饮料摄入量与各种疾病发生风险的研究较多。长期摄入甜饮料已经被确认会增加龋齿、超重肥胖、血脂异常和 2 型糖尿病的发生风险

(Khan and Sievenpiper，2016)。部分研究发现摄入过多含糖饮料还可能增加高血压和非酒精性脂肪肝的发生风险(Yki-Järvinen et al.，2021)。果葡糖浆和结晶果糖常常被作为清凉饮料和多种甜食的甜味来源，汇总研究提示从甜饮料和甜食中摄入果糖可增加高尿酸血症的发生风险(Ayoub-Charette et al.，2021)。然而，目前的流行病学研究和干预研究结果显示，用合成甜味剂替代甜味糖并不能起到有效预防糖尿病和肥胖的作用(Toews et al.，2019)。

本章总结

咸味调味品包括盐、味精、鸡精、腐乳、酱等，它们含有大量盐，是钠的主要膳食来源。过多摄入咸味调味品与心脑血管疾病发生风险增加相关。其中发酵调味品含有较多的B族维生素，并含有一定量的蛋白质和矿物质。用它们替代盐来调味有一定的营养价值。糖和糖浆几乎不能提供其他营养素，是能量的密集来源，过多摄入时会增加龋齿、肥胖和糖尿病的发生风险。甜味剂不含有能量，替代糖时并不能起到减肥和控制血糖的作用。增鲜剂是钠的来源之一，应将其和咸味调味品一起纳入控制范围。

本章课程活动

1. 去一家大超市，熟悉各种单一型调味品的类别，查阅其营养素含量。
2. 去一家大超市，查看调味品有哪些复合型产品，对其营养价值进行评价。
3. 读一本烹调相关的书，查看书中食谱用到哪些调味品，评价使用调味品对食品或菜肴营养健康价值的影响。

本章思考问题

1. 如果在烹调过程中加入过多的酱、酱油或盐，可能带来什么样的健康问题？
2. 如何在保证食物基本美味的同时，尽量减少钠的摄入量？
3. 哪些食品中含有精制糖？如何减少一日中的糖摄入量？
4. 用酱油、酱来替代盐对烹调有什么利弊？
5. 烹调时多用醋可能带来什么样的健康作用？
6. 为了保证健康，在使用味精和鸡精的过程中分别应当注意哪些问题？

第15章 食品营养标签

15.1 食品标签

随着我国经济的发展，大部分食品需要经过不同程度的加工和包装之后用于市场销售和日常饮食。所谓预包装食品，就是经过预先定量包装，或者盛放在包装材料和容器中的食品，它们具有统一的质量或体积，这个质量或体积会在包装上明确标示出来。

15.1.1 预包装食品标签

按我国预包装食品标签通则(GB 7718—2011)，食品标签包括预包装食品包装上的文字、图形、符号及一切说明物。消费者可以通过预包装食品上的标签内容来了解食品的重要信息。

直接向消费者提供的预包装食品标签上的法定标注内容包括：食品名称，配料，净含量和规格，生产者和(或)经销者的名称、地址和联系方式，生产日期和保质期，贮存条件，食品生产许可证编号，产品标准代号，以及营养成分表等内容。

15.1.2 食品标签的理解要点

(1)配料　所谓配料(ingredient)，是在制造或加工食品时使用的，并存在(包括以改性的形式存在)于产品中的任何物质，包括食品添加剂。各种配料应按制造或加工食品时加入量的递减顺序一一排列，即应将添加量较大的配料放在前面。对于加入量不超过2%的配料，如各种食品添加剂，可以不按递减顺序排列，但必须全部列出。对于在食品制造或加工过程中加入的水，也要在配料中标注出来(图2-15-1)。

【产品名称】某菜肴制品

【产品类型】速冻、生制冻结品

【配　　料】

主料：鸡肉、鸭肉、巴沙鱼肉、生活饮用水、豌豆、味精、白砂糖、磷酸酯双淀粉、食用盐、碳酸氢钠、复配水分保持剂(三聚磷酸钠、六偏磷酸钠、焦磷酸二氢二钠、焦磷酸钠)。

调料：生活饮用水、泡辣椒(辣椒、生活饮用水、食用盐、大蒜、谷氨酸钠、柠檬酸、甜蜜素、山梨酸钾、苯甲酸钠、焦亚硫酸钠)、植物油、大蒜、酿造食醋、磷酸酯双淀粉、酿造酱油、鸡精调味料、姜、白砂糖、麻椒。

【储藏条件】≤－18 ℃冷冻保存

【保 质 期】12个月

图2-15-1　某速冻菜肴半成品的食品标签部分项目

(2)食品中的重要成分　如果在食品标签或食品的食用说明中特别强调其中添加(或含有)某种或多种有价值、有特点的配料或成分,那么在标签上应同时标示这种成分的添加量,或它在成品中的含量。例如,强调某种碳酸饮料含有果汁,那么须要注明到底含有多少果汁(如≥2%)。

如果在食品标签上特别强调了某种或多种配料或成分的含量较低或无,也应当标出这种配料或成分在成品中的含量。例如,强调某种肉肠"无淀粉",那么须要标注其淀粉含量到底是多少(如≤0.5%)。

(3)保质期和保质条件　产品的保质期是消费者最关注的项目,但"保质条件"往往被忽略。所谓保质条件,是指必须满足这个保存条件,才能实现该产品所承诺的保质期。例如,某产品的保质期是12个月,而保质条件是－18 ℃,这就意味着只有在这个恒定温度下才能达到12个月的保质期。如果超市和家庭中的冰柜储藏温度不能达到－18 ℃,或温度经常有所波动,那么这个产品的实际保质期会明显缩短。

(4)推荐标注信息　国家标准文件中还推荐标出产品的过敏原信息、食用方法、产品批号等内容,但目前这些项目不作为强制标示内容。是否要标注,由企业自主决定。其中过敏原信息与食品安全有关,值得特别关注。

(5)豁免保质期标注的食品　少数预包装食品不用标出保质期,如酒精度大于等于10%的含酒精饮料、食醋、食用盐、固态食糖、味精等。这是因为它们属于不易腐败的食物,储藏期可以长达2年以上。

15.2　食品营养标签

营养标签是预包装食品标签的组成部分之一。按我国预包装食品营养标签通则(GB 28050—2011),食品营养标签包括了预包装食品标签上向消费者提供食品营养信息和特性的所有说明,包括营养成分表、营养声称和营养成分功能声称。目前暂无法规要求生鲜食品、当场制作和销售的食品、餐饮食品、含酒精饮料等提供营养标签。

15.2.1　营养成分表

营养成分表是标有食品营养成分名称、含量和占营养素参考值(nutrient reference value, NRV)的一个规范性表格。

食品营养成分的具体含量可以通过对产品中营养素的分析检测直接获得,也可以通过相应营养素数据计算获得。营养成分通常应以一个"方框表"的形式表示,表题为"营养成分表"。如果一个食品包装中有两种不同的食物,可以对其进行分别标示(表2-15-1)。

在营养成分表中,能量和营养成分的含量应以每100克(g)和(或)每100毫升(mL)表示,也可以用每份食品可食部中的具体数值来标示。用"每份"标示时,必须标明"每份"食品的量是多少。

(1)营养素参考值　是基于营养素参考摄入量标准(DRIs)而制定的,不区分人群营养素摄入差异,专用于食品营养标签,用于比较食品营养成分含量的一个参考值(表2-15-2)。

表 2-15-1 某冷冻菜肴半成品的营养成分表

营养素	主料营养成分表		调料营养成分表	
	每 100 g	营养素参考值/%	每 100 g	营养素参考值/%
能量	410 kJ	5	558 kJ	7
蛋白质	12.4 g	21	1.1 g	2
脂肪	3.4 g	6	9.7 g	16
碳水化合物	4.3 g	1	10.6 g	4
钠	844 mg	42	1 992 mg	100

表 2-15-2 部分营养素参考值(NRV)

营养素	参考值	营养素	参考值	营养素	参考值	营养素	参考值
能量	8 400 kJ	维生素 A	800 μg RE	维生素 B_{12}	2.4 μg	钠	2 000 mg
蛋白质	60 g	维生素 D	5 μg	烟酸	14 mg	镁	300 mg
脂肪	≤60 g	维生素 E	14 mg α-TE	叶酸	400 μg DFE	铁	15 mg
饱和脂肪酸	≤20 g	维生素 K	80 μg	维生素 C	100 mg	锌	15 mg
胆固醇	≤300 mg	维生素 B_1	1.4 mg	钙	800 mg	碘	150 μg
碳水化合物	300 g	维生素 B_2	1.4 mg	磷	700 mg	硒	50 μg
膳食纤维	25 g	维生素 B_6	1.4 mg	钾	2 000 mg	铜	1.5 mg

数据来源:GB 28050—2011。

(2)营养素标示的项目　预包装食品营养标签中的有些内容是强制标示的,包括能量、核心营养素的含量及其占营养素参考值。核心营养素包括蛋白质、脂肪、碳水化合物和钠。目前还在讨论是否需要增加饱和脂肪(酸)、糖、维生素 A 和钙的含量标示。其他营养素如维生素、矿物质、植物化学物等属于非强制标示项目,食品生产者可以自愿标示。但是,在标示多种营养成分时,应采取国家标准文件中规定的格式,并保证能量和核心营养素的标示更加醒目。如果某种健康相关成分目前尚无营养素参考值,则在表中标示其含量即可。

按 GB 28050—2011 中的要求,如果食品配料中含有(或使用了)氢化或部分氢化的油脂配料,则在营养成分表中必须标示产品中反式脂肪(酸)的含量。

(3)营养素标示的许可误差　在产品保质期内,产品包装上标示的能量和营养成分含量应当处于允许误差范围内。其中,蛋白质、多不饱和及单不饱和脂肪(酸)、碳水化合物、乳糖、膳食纤维相关成分、维生素(不包括维生素 A 和维生素 D)、矿物质(不包括钠),以及强化的其他营养成分的含量应不低于标示值的 80%;维生素 A 和维生素 D 含量应当在标示值的 80%~180%范围内;而食品中的能量、脂肪、饱和脂肪(酸)、反式脂肪(酸)、胆固醇、钠和糖(除乳糖以外)的含量应不超过标示值的 120%。

15.2.2 营养声称

所谓营养声称(nutrition claim),是对该食品营养特性的描述和声明,其中包括了含量声称和比较声称。

所谓含量声称,就是描述食品中能量或营养成分含量水平的声称,比如“含有某种营养素/保健成分”“高 ** 营养成分”“低 ** 营养成分”“无 ** 营养成分”等。例如,某些产品号称“高膳食纤维”“低盐”“无胆固醇”等,都属于含量声称。能量和营养成分的含量声称必须满足一定的条件,如表 2-15-3 所示。

表 2-15-3　能量和营养成分含量声称的要求和条件

声称	含量声称方式	含量要求[a]	限制性条件
能量	无能量	≤17 kJ/100 g 固体或 100 mL 液体	其中脂肪提供的能量≤总能量的 50%
	低能量	≤170 kJ/100 g 固体；≤80 kJ/100 mL 液体	
蛋白质	低蛋白质	来自蛋白质的能量≤总能量的 5%	
	蛋白质来源，或含有蛋白质	每 100 g 的含量≥10%NRV 每 100 mL 的含量≥5%NRV 或 每 420 kJ 的含量≥5%NRV	
	高蛋白质或富含蛋白质	每 100 g 的含量≥20%NRV 每 100 mL 的含量≥10%NRV 或 每 420 kJ 的含量≥10%NRV	
脂肪	无或不含脂肪	≤0.5 g/100 g(固体)或 100 mL(液体)	
	低脂肪	≤3 g/100 g 固体；≤1.5 g/100 mL 液体	
	瘦	脂肪含量≤10%	仅指肉类产品
	脱脂	液态奶和酸奶：脂肪含量≤0.5%； 乳粉：脂肪含量≤1.5%	仅指乳制品
	无或不含饱和脂肪	≤0.1 g/100 g 固体或 100 mL 液体	指饱和脂肪及反式脂肪的总和
	低饱和脂肪	≤1.5 g/100 g 固体 ≤0.75 g/100 mL 液体	同上，且脂肪供能占总能量的 10% 以下
	无或不含反式脂肪	≤0.3 g/100 g 固体或 100 mL 液体	
	n-3 脂肪酸来源或含有 *n*-3 脂肪酸	*α*-亚麻酸≥0.3 g/100 g 或 EPA+DHA≥40 mg/100 g	
	高或富含 *n*-3 脂肪酸[b]	*α*-亚麻酸≥0.6 g/100 g 或 EPA+DHA≥80 mg/100 g	
胆固醇	无或不含胆固醇	≤5 mg/100 g 固体或 100 mL 液体	应同时符合低饱和脂肪的声称含量要求和限制性条件
	低胆固醇	≤20 mg/100 g 固体；≤10 mg/100 mL 液体	
碳水化合物(糖)	无或不含糖	≤ 0.5 g/00 g 固体或 100 mL 液体	不包括乳糖[b]
	低糖	≤ 5 g/100 g 固体或 100 mL 液体	
	低乳糖	乳糖含量≤2 g/100 g(mL)	仅指乳制品
	无乳糖	乳糖含量≤0.5 g/100 g(mL)	仅指乳制品
膳食纤维	膳食纤维来源或含有膳食纤维	≥3 g/100 g 固体 ≥1.5 g/100 mL 液体或≥1.5 g/420 kJ	膳食纤维总量符合其含量要求；或者可溶性膳食纤维、不可溶膳食纤维或单体成分任一项符合含量要求
	高或富含膳食纤维或良好来源	≥6 g/100 g 固体 ≥3 g/100 mL 液体或≥3 g/420 kJ	
钠	无或不含钠	≤5 mg/100 g 或 100 mL	符合“钠”声称时，可用“低盐”替代“低钠”
	极低钠	≤40 mg/100 g 或 100 mL	
	低钠	≤120 mg/100 g 或 100 mL	
维生素及矿物质	该营养素来源或含有该营养素	每 100 g 中≥15%NRV 每 100 mL 中≥7.5%NRV 或 每 420 kJ 中≥5%NRV	“含有（富含）多种维生素或矿物质”指其中至少 3 种维生素/矿物质符合“含有（富含）”的声称要求
	高或富含该营养素	每 100 g 中≥30%NRV 每 100 mL 中≥15%NRV 或 每 420 kJ 中≥10%NRV	

注：[a]用“份”作为食品计量单位时，也应符合 100 g(mL)的含量要求才可以进行声称。“无”“不含”的同义语还有“零”和“没有”等；“含有”的同义语还有“提供”“含”“有”；“富含”的同义语还有“高含量”“良好来源”。

[b] 2019 年拟修订版中的内容，本书编写时新标准尚未发布。

无论是天然含有的营养素，还是额外添加的营养素，只要达到声称条件，都可以进行营养声称。例如，奶类中天然含有钙元素。如果 100 mL 某酸奶产品中的含钙量超过钙 NRV 的 15%(120 mg)，则可以合法声称该产品“富含钙”。

所谓比较声称，就是与同类食品的营养成分含量或能量值进行比较的声称，主要是“增”或“减”了某种健康相关成分。例如，有些酱油声称“减盐”，有些酸奶声称“增加蛋白质”，都属于比较声称。

按照 GB 28050—2011 的要求，提出能量或某种营养相关成分“增加”或“减少”的比较声称时，必须满足的条件是：与参考食品比较，能量或某种宏量营养成分的含量增加或减少 25% 以上。但在目前正在讨论的修改版标准文件中，拟将此条款扩展为“微量营养成分的含量增加或减少了 NRV 的 10%以上”。其中所谓参考食品（基准食品）应为消费者熟知并容易理解的同类食品。

GB 28050—2011 中的比较声称较易理解。例如，某腐乳产品的钠含量为 2 300 mg/100 g，比同企业的同类产品 3 500 mg/100 g 降低了 1 200 mg/100 g，降低幅度达到了 34.3%，超过了 25%，故该产品可以声称为“减钠”“减盐”“淡口”“薄盐”，以便吸引需要控制钠盐的消费者前来选购。

在讨论中的修改版标准文件中，涉及营养素变化幅度占 NRV 的百分比。例如，某谷物片产品的维生素 B_1 含量比此前生产的同品牌同类产品增加了 0.2 g/100 g，摄入 100 g 该产品时，维生素 B_1 摄入量的增加值达到了 NRV(1.4 mg)的 14.3%，超过了 NRV 的 10%，故可以在标签上注明“增加维生素 B_1 含量”，或“维生素 B_1 含量增加 14.3%”。

除能量和核心营养素外，如果对其他营养成分提出营养声称或营养成分功能声称，则必须在营养成分表中同时标示出该成分的含量及其占 NRV 的百分比。如果产品标签中声明添加了营养强化剂，那么在营养成分表中也应标示强化后食品中该营养成分的含量及其占 NRV 的百分比。例如，一种食品声称“含有维生素 C”或“添加了维生素 C”，那么就必须在营养成分表中标注维生素 C 的具体含量和占 NRV 的百分比。

15.2.3 营养成分功能声称

所谓营养成分功能声称，即有关某营养成分健康作用的说法，包括可以维持人体正常生长发育和正常生理功能等作用的声称。GB 28050—2011 的附录 D 中规定了各种营养成分功能声称的标准用语。

当产品中某营养成分的含量符合含量声称或比较声称的条件时，可合法使用相应的一条或多条营养素功能声称用语。但是，在产品标签中不应对营养素的功能声称用语进行任何形式的删改、添加和合并，更不能自行撰写。

例如，某种产品达到了“富含维生素 C”的含量水平，则可以使用有关维生素 C 健康作用的功能声称。此时可以在产品标签中标注“维生素 C 有助于维持皮肤和黏膜健康”及“维生素 C 有助于维持骨骼、牙龈的健康”等，但不能标注“维生素 C 有美容作用”等标准用语以外的说法。

本章课程活动

1. 去一家大超市，熟悉各种类别食品的食品标签，看看相关项目是否齐全。

2. 去一家大超市，查看一类预包装食品的营养标签，对其规范程度进行评价。

3. 去一家大超市，找到 3 种包装上有营养声称的预包装食品，判断其营养声称是否符合国家标准。

4. 找一种预包装食品，为它设计一版改进后的食品营养标签。

本章思考问题

1. 某消费者想选择适合减肥者食用的产品，他应当在营养成分表中注意哪些项目？

2. 某种乳制品没有在食品成分表中标注钙含量，是否意味着这种产品中钙含量很低？

3. 某种水果制品在包装上注明“纯天然”和“无添加糖”，是否说明这是一款无糖产品？

4. 某种食品的确使用了含有反式脂肪酸的原料，但它声称“无反式脂肪酸”，标注为零。这种情况是否可能发生？如果数据真实，是如何做到的？

5. 营养素含量可以用每 100 g 或 100 mL 中的含量表示，也可以用 1 份食物（如一个小包装或 1 瓶、1 盒等）中的含量来表示。某产品重量为 110 g，但营养成分表中标明 30 g 为一份；反过来，某产品重量为 250 g，营养成分表中标明 250 g 为一份。你认为，这两种做法分别体现了食品生产企业的什么意图？

6. 某消费者想购买一种食品用于补钙，看营养成分表数据发现，某种食物的钙含量很高，但同时能量、脂肪和糖含量也很高。此时，你会建议他如何选择？

第三部分

我国居民的营养需要和膳食原则

了解各种营养素的知识和食物营养价值的知识，都是健康膳食的基础。指导大众实施健康的膳食，往往需要推荐或制定营养平衡的食谱，不仅为健康成年人，而且为不同年龄和具有患慢性病风险的人。作为一个食品专业人员，在学习如何制作健康的食谱之前，必须理解相关的各种概念、标准和原理。

一份合格的食谱，应当既能够保证各种营养素摄入的均衡，使之符合人体的生理需求，又要考虑到食谱使用者的具体需要，如幼儿园、高校、企业食堂、部队、敬老院等，面对的人群各不相同。对于中老年人，制作的食谱还要符合预防慢性疾病发生的目标。为此，需要了解膳食结构的意义，我国居民的营养现状，营养素的参考摄入量标准，以及不同类型人群的营养素需要特点等。

第16章 营养素的参考摄入量

要为人体提供充足的各种营养素，或者要了解膳食中的营养素摄入状况是否适宜，首先必须有一个营养素的参考供应标准。这个标准既要帮助人们避免营养不足的危害，又要帮助避免营养素过多带来的不良作用。我国从 1955 年开始制定营养素摄入相关标准，曾称为每日膳食中营养素摄入量(recommended dietary allowance，RDA)，于 1962 年、1976 年、1981 年、1988 年、2000 年和 2013 年重新修订。目前我国实施的是 2013 年发布的膳食营养素参考摄入量(dietary reference intakes，DRIs)。

本章预备问题

1. 不得营养缺乏症，就说明营养素吃够了吗？
2. 每天摄入多少营养素才合适？怎样知道这个数量是否合适？
3. 膳食营养素的"参考摄入量"和"推荐摄入量"有什么不同之处？
4. 营养素的摄入量控制在多少之内是安全的？
5. 营养素的参考摄入量有什么用途？
6. 在做食谱的时候，如何正确使用营养素参考摄入量？

16.1 营养素摄入量及参考摄入量相关概念

要给一个国家或地区的人群制定膳食营养素摄入量标准，需要使用大量公开可靠的科学数据作为证据基础，并对证据进行系统性整理和评估，以全面评价不同能量和营养素摄入量水平可能对人体健康带来的风险和效益。这些研究数据包括动物实验研究、人体代谢研究、人群观测研究等多方面的证据来源，以及营养素在食物中的存在形式和烹调加工对营养素损失率的影响等。

16.1.1 营养素摄入量与营养缺乏症

营养素摄入量与人体健康状态之间的关系，大致可以用正态分布曲线来描述。营养素和其他化合物一样，具有剂量-反应关系。摄入的数量和水平不同，同一种营养素所产生的生理效果也不一样。营养素摄入过少的时候，摄入不足会引起缺乏症，以缺乏风险为主要关注；而摄入过多时可能会引起不良反应，以过量毒性为主要关注。只有在数量适当的安全范围内，摄入营养素才能维持并促进人体健康。

提 示

怎样知道个体的营养素平衡状态发生了变化?

营养素摄入量的变化可以通过膳食调查来发现,如对饮食习惯进行访谈和问卷调查,对一段时间内的食物摄入情况进行记录回顾,或对家庭食物消费进行细致的称重调查,等等。

体内营养素储备量和排泄量的变化可以通过实验室生化检查来进行测定。如测定营养素的储藏形式,测定组织和血液中的营养素浓度,或者测定某些相关酶的活性等。体内某种营养素储备耗竭之时,相关代谢会发生异常变化,虽然还没有表现出明显的缺乏症状,人体实际上已经偏离了最佳健康状态。此时及时补充所缺乏的营养素,便可以预防营养缺乏症的出现,回复到最佳健康状态。

长期的营养状况变化,往往可以通过体格检查来评价。发育不良、体脂过高、肌肉消耗、体重变化、体能低下等,都提示营养问题已经达到需要引起关注的程度。

营养素的缺乏持续一段时间之后,某些身体组织出现修复障碍,表现为典型的营养缺乏症状,可以通过临床检查来发现。此时如果及时补充所缺乏的营养素,便可以使症状减轻或恢复健康。如果继续保持缺乏态势,则可能导致严重疾病,甚至死亡。

在一段时间内,营养素可能处于负平衡、平衡或正平衡状态。在负平衡状态时,营养素的摄入量低于生理需要量,体内的营养素储备会逐渐减少。这种负平衡状态出现的原因可能是营养素的摄入量减少,也可能是营养素消化吸收方面存在障碍,或者营养素的排出或损失增加。反之,在正平衡状态下,体内的营养素摄入超过一日中的实际需求,除排出体外的部分,还有一部分可以用来补充身体储备的不足,或用于生长发育。

故而,在制定一个国家或地区的营养素参考摄入量时,不仅要保证人体不发生营养素缺乏症,还要保证人体处于良好的健康状态。由于人们不可能每日按照最佳摄入量来进食,体内还要有一定数量的营养素储备,以便应对偶尔摄入不足的情况。近年来,人们更加关注营养与衰老之间的关系,因此制定营养素摄入量标准时又纳入了预防慢性疾病的考虑。此外,推荐营养素的参考摄入量时还要考虑到营养素在食物的储藏、烹调和加工过程中的损失率,以及人体的消化吸收率等因素。

由此可见,制定营养素的摄入量时有不同层次的考虑,预防营养缺乏病的发生只是其中的最低层次(表 3-16-1)。

表 3-16-1 有关营养素摄入量的不同层次目标

不同层次	主要目标
第一层次	预防营养缺乏病的发生
第二层次	保证良好的生长发育水平,人体精力充沛,能够高效率地完成各项活动
第三层次	保证体内具有充足的营养素储备,能够应付短期的营养不足
第四层次	提高生活质量,预防多种慢性疾病

2013 年，中国营养学会组织权威专家修订了《中国居民营养素参考摄入量》，健康人的各营养素参考摄入量参见附录 1 中相关表格。

16.1.2 营养素参考摄入量的相关概念

目前的膳食营养素参考摄入量包括了 7 个相关概念：

• 平均需要量(estimated average requirement, EAR)

• 推荐摄入量(recommended nutrient intake, RNI)

• 适宜摄入量(adequate intake, AI)

• 可耐受最高摄入量(tolerable upper intake level, UL)

• 预防非传染性慢性病的建议摄入量(proposed intake for preventing non-communicable chronic disease,PI-NCD,简称建议摄入量,PI)

• 特定建议值(specific proposed level, SPL)

• 宏量营养素可接受范围(acceptable macronutrient distribution range,AMDR)，即宏量营养素占能量供应比例的百分数

也就是说，对于每一种营养素来说，DRIs 并不是给出一个唯一的数值，而是一系列相互联系的数值。这些概念是对营养素摄入标准的发展和完善。

16.1.2.1 平均需要量(EAR)

对研究资料的分析发现，不同的人对营养素的需求有很大的差异。男人与女人不同，老人和孩子不同，在生命的每个时期都有不同的生理特点。因此，在确定平均需要量时，往往将所有人按照年龄、性别、生理状态和体力活动强度划分为不同的人群。

即使在一类人群当中，不同个体在代谢上仍然有所不同，对营养素的生理需要量也不一样。但是整体而言，个体的营养素生理需要量呈现正态分布，其中大部分人的需要量靠近平均值，而只有少数人的需要量分布在高低两端。

要想制定一个营养素摄入量的推荐值，就要从数量庞大的研究资料中，经过审慎的评价，估计出某类人群对某种营养素的平均生理需求。EAR 是群体中各个体需要量的平均值，是根据个体需要量的研究资料计算得到的。这个摄入水平能够满足该群体中半数成员的需要，不能满足另外一半个体对该营养素的需要。所以，EAR 是制定 RNI 的基础，而不是推荐摄入的数量。

16.1.2.2 推荐摄入量(RNI)

在 EAR 的基础上，可以估算出推荐给每个人的营养素摄入量，这就是推荐摄入量。前面提到，EAR 只是其中一半人能够满足营养素需求的数量。这就意味着，如果用它作为推荐数量，将有另一半人的需求无法得到充分满足。而推荐给一个人群的营养素数量，应当能够满足这个人群中绝大多数健康人的营养素需求。因此，RNI 通常是在 EAR 的水平上再加两倍标准差(standard deviation, SD)的数量。如果无法计算标准差，则假设变异系数为 10%，采取 RNI = EAR×1.2 的计算方式。

RNI 是可以满足某一特定性别、年龄及生理状况群体中绝大多数(97%～98%)个体需要量的摄入水平。它的主要意义是作为个体每日摄入该营养素的目标值。

对于大多数营养素来说，摄入量略微高出生理需要量，并不会带来明显的危害，而数量不

足则危害较大。因此，在安全范围内，把推荐摄入量设在较高一端，才能满足绝大多数人的营养素需求。这个数值显然会超过大部分人的营养素实际需要量，只有极少数人的需求量得不到满足（图 3-16-1），但这种不满足的程度也很低。因此，长期摄入 RNI 水平的营养素，就可以满足身体对该营养素的需要，能够保持健康状态，并使组织中有适当的储备。

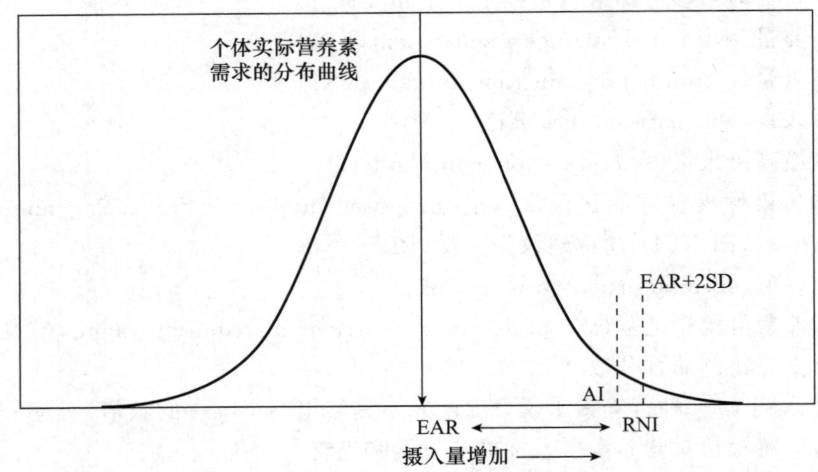

图 3-16-1　营养素平均需要量（EAR）、推荐摄入量（RNI）和适宜摄入量（AI）的差异

然而，能量的参考值估算与其他营养素不同，其推荐摄入值和该群体的平均需要量相同，而不需要在 EAR 的基础上加上 2 倍标准差。这是因为各种营养素的摄入量有安全空间，略微增加摄入并不会带来健康损害，而能量摄入过多时，会引起肥胖和慢性疾病发生风险增加的不良后果。能量的推荐值可以来源于健康成年人的实测数据，如用双标水法推算一日总能量消耗值，也可以在测定基础代谢率的基础上，按身体活动水平来推算总能量消耗，以估算不同体力活动量的能量需要值。

分　析

你是不是“标准人”？

所有营养素的参考摄入量，都是按照“标准人”来设计的。在我国，这个“标准人”的标准约为男性 65 kg，女性 55 kg，体态正常，身体健康。

如果体型和正常标准差距太大，就不能直接应用营养素参考标准。例如，姚明体型过大，他的营养素摄入需求必然会高于年龄、体力活动等完全相同，但身高只有 1.70 m 的男性。

同时，如果不是处于健康状态，而是处于疾病状态，营养素的供应量也应调整。例如，一个患肾炎的病人，或者患痢疾后正在恢复期的病人，必须按照病情调整营养供应标准，而不能使用健康人的 DRIs 数据。

所以，设计营养配餐的时候，需要充分调查了解自己的服务对象，必要时可以对营养素的供应标准进行适当调整。

16.1.2.3 适宜摄入量(AI)

某些营养素的研究资料不够，没有足够的科学证据来确定其平均需要量，而平均需要量是确定推荐摄入量的基础，因此很难确立这些营养素的推荐摄入量。AI是通过观察或实验获得的健康人群某种营养素的摄入量，通常是膳食调查中所获得的健康成年人摄入量的中位数。经过多年经验证实，对于一般健康人群来说，这个摄入水平可以维持正常健康状态。

对于纯母乳喂养的足月产健康婴儿，从出生到4～6个月，其所需的营养素全部来自母乳。由于在0～6月龄婴儿中进行人体实验研究有困难，通常将来自母乳的各营养素水平作为婴儿的AI值。对于6～12月龄婴儿，除了母乳之外还要考虑到辅食中的营养素摄入量。儿童的部分营养素AI值是通过成年人的数值进行外推而得到的。

在设计食谱的时候，AI和RNI的使用方法是一样的。区别在于，RNI具有充分的科学依据，能够保证绝大多数人的营养素供应充足；而对于AI，制定的科学依据不够充足，尽管大部分人摄入这个数量后不至于出现缺乏症状，但无法推断此时有多大比例的人能够达到其营养素供应的最佳状态。

目前，部分维生素和矿物质的参考摄入数量只有AI数值，而没有RNI数值，例如维生素E、维生素K、钾、钠、氯、铬等。

16.1.2.4 可耐受最高摄入量(UL)

提出这个概念是为了评估是否有营养素摄入过量的风险。由于每个人对营养素的耐受能力是不同的，如果摄入量大大超出推荐量，可能发生不良反应。

UL建立在“未观察到有害作用的摄入水平”(non-observed adverse effect level, NOAEL)和“观察到有害作用的最低摄入水平”(lowest observed adverse effect level, LOAEL)基础上，即长期每日摄入NOAEL的数量后，并未观察到有害效应；但一旦达到LOAEL的摄入数量时，则可能观察到有害效应。

因此，UL是一个安全限界，是平均每日可以安全摄入该营养素的最高量，一般健康人群中的几乎所有个体似乎都能够耐受这个摄入量，而不至于损害健康。但如果超出这个数值，就存在产生不良反应的风险。当摄入量达到UL并进一步增加时，损害健康的危险性随之增大。需要理解的是，由于研究资料有限，部分营养素目前未能制定UL值。随着研究数据的积累，原来未观察到具有有害作用的剂量有可能在未来发现新的不良反应，故其数值可能会被不断修订。

影响营养素过量或不足危害的因素很多。一方面，个体营养状况差异很大，遗传差异、消化吸收能力、排泄能力、生理变化和疾病状况都会改变身体对相同剂量营养素的反应；另一方面，有些食物中营养素的存在形式不同，比如铁、锌、叶酸等营养素的生物利用率差异很大，并不能简单用一个膳食摄入总量的概念来准确反映营养素被身体实际利用的效果，不同化学形式营养素补充剂的过量危险也有很大差异。此外，营养素之间存在相互作用，食物成分之间的比例差异，也会造成营养素实际利用率的很大差别。

总的来说，如果一个人的日常营养素摄入量低于所属人群的EAR，则发生营养素不足的危险较大；如果摄入量处于EAR和RNI之间，营养素摄入可能充足，也可能不足，因为EAR仅能满足该人群中一半人的生理需要；如果摄入量高于RNI但低于UL，那么他的营养素供应是充足的,因为RNI能满足绝大多数人的营养素生理需求;如果摄入量高于UL,那么营养素摄入过量引起副作用的危险也随之增大(图3-16-2)。对大多数营养素而言,健康个体摄入量超过RNI或AI水平不会有更多的益处。

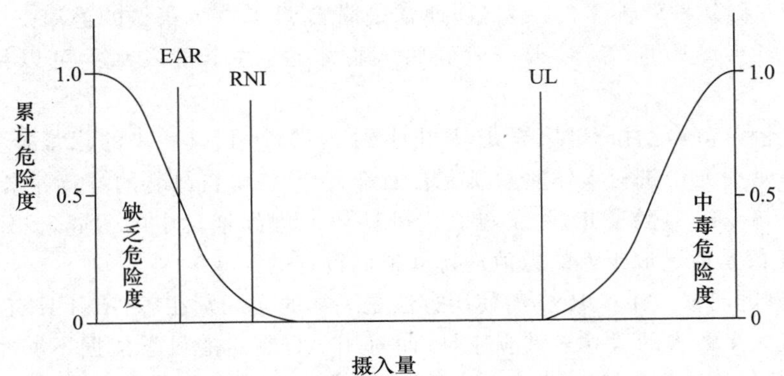

图3-16-2　营养素摄入量不同范围与实际营养素缺乏或过剩危险度之间的关系

由此可见,在DRIs系统中,营养素的推荐摄入量并不是平均值,而是在满足身体需求基础上的安全量。远远低于该摄入量,或者远远高于该摄入量,都可能带来健康上的风险。

16.1.2.5　预防非传染性慢性病的建议摄入量(PI-NCD)

某些膳食营养素的摄入量,比如钠、钾、维生素C的摄入量等,可能会影响多种慢性病,包括肥胖、糖尿病、高血压、血脂异常、脑卒中、冠心病,以及某些癌症。PI-NCD是为了预防非传染性慢性病(NCD)而提出的必需营养素的每日摄入量。当慢性疾病易感人群的这些营养素摄入量接近或达到PI时,可以降低发生NCD的风险。需要了解的是,PI的数值可能高于或低于健康人的推荐摄入量或适宜摄入量。

16.1.2.6　特定建议值(SPL)

营养素以外的一些膳食成分,如植物化学物,具有改善人体生理功能、预防慢性疾病的生物学作用。SPL给出了部分植物化学物的建议摄取量。对于某些疾病易感人群来说,在这些健康相关成分的摄入量达到或接近这个建议水平时,有利于维护人体健康。

16.1.2.7　宏量营养素可接受范围(AMDR)

在推荐营养素参考摄入量时,对脂肪、蛋白质和碳水化合物的比例也给出了合理范围,用占总能量摄入的百分比来表示。每一种营养素的供能比例都有上限和下限,在这个范围内为合理。这个指标与膳食结构的特点有关。科学合理的AMDR既要保障人体对各种必需营养素的需要,又要避免升高心脑血管疾病等慢性病的发生危险。

分　析

在什么情况下,营养素摄入可能会超过可耐受最高摄入量?

天然食物中的维生素和矿物质含量有限,按照健康饮食的要求摄入足够的蔬菜、水果、全谷类、薯类和鱼、肉、蛋、奶，各种微量营养素的摄入量几乎不可能达到对身体有害的程度。

那么，为什么还要设定一个“可耐受最高摄入量”来警示人们呢？这是因为，现在不少食品中都额外添加了营养素（营养素强化食品），还有很多人经常摄取营养素增补剂，也就是含有维生素、矿物质的药片、胶囊等。有些人同时吃不止一种增补剂，或同时还吃营养强化食品。从这些产品中得到的营养素数量，往往比从天然食物中获得的多得多。此时，人们就可能面临营养素摄取过量的风险。

16.2　能量参考摄入量和能量的营养素来源比

与其他营养素相比，能量的参考摄入量略有不同之处。确定能量摄入量的关键要点是维持人体的能量平衡，能量没有可耐受最高摄入量。

制作营养食谱时，要按照个体的实际需要来确定数量。这是因为，要保持健康，就要维持正常的体重。如果能量摄入量长期高于实际需求，身体将会储备多余的能量，从而引起肥胖问题。反之，体重正常的人如果能量长期低于实际需求，也不利于健康。

除了能量摄入的总量之外，来自三大产能营养素的能量分配比例也十分重要，它不仅会影响到多种慢性疾病的发生风险，也会影响到环境负担和资源消耗。为此，各国都设定了可接受的大量营养素分布范围，常简称为营养素供能比。

按我国 DRIs，来源于碳水化合物的能量应占总能量的 50%～65%，来自脂肪的能量占 20%～30%，其余为来自蛋白质的能量，通常占 10%～20%。这个数值比例与我国的传统饮食相符合，也有利于降低人们患慢性疾病的风险。

需要注意的是，对脂肪和碳水化合物都没有推荐的具体摄入量，只有推荐的占总能量的比例。这意味着蛋白质、脂肪和碳水化合物的量应当随着总能量摄入的变化而调整。

同时，也应注意脂肪和碳水化合物的内部比例。脂肪的内部平衡包括饱和脂肪酸、单不饱和脂肪酸和多不饱和脂肪酸之间的平衡，以及 ω-3 和 ω-6 脂肪酸之间的平衡。对于碳水化合物的内部平衡，主要考虑尽量多摄取复杂碳水化合物，每日摄入充足的膳食纤维，同时严格控制添加糖的摄入量，使其低于每日总能量摄入的 10%。

分　析

为什么碳水化合物没有一个具体的推荐摄入量？

一位女长跑运动员每天吃将近 600 g 干重的主食，而一位同年龄的女大学生每天只吃不到 300 g 干重的主食，加上一些零食和水果。她们所摄入的碳水化合物数量相差很大，然而，碳水化合物能量比却都是 60%左右。这是因为，这位女运动员的每日能量需求是 3 000 kcal，而女大学生的是 1 800 kcal。

因为人和人的能量需求差异很大，在能量供应合理的情况下，碳水化合物的供应量肯定也会有很大的差异。所以，不能把碳水化合物的推荐数量固定下来，而应随总的能量变化调整。脂肪的供应也是一样的道理。能量需求越大的人，一天当中合理的脂肪摄入范围就越大。体力活动很多、能量需求总量大的建筑工人，吃点肥肉脂肪也不会超量；反过来，坐办公室的人体力活动少，能量需求少，就应当格外注意那些油腻、煎炸类的菜肴，以免引入过多能量。

16.3 营养素参考摄入量的应用

营养素的参考摄入量使用起来非常简便。只需要先了解群体或个体的性别、年龄、生理状况、体力活动强度，确定使用者属于哪一个人群类别，就可以查出某种营养素的推荐摄入量或适宜摄入量。这些数值可以作为个人或群体的膳食营养素摄入目标，帮助设计膳食食谱，或者用来评价一日营养素摄入的充足程度。

然而，在评价个体和群体的时候，对 DRIs 各项数据的理解和应用是有所不同的。

举例:确定某个人的营养素参考摄入量

一位女生要为自己的妈妈设计营养餐。她的妈妈年龄是 46 岁，身体健康，体重 53 kg，做办公室工作，回家之后除了做家务和早锻炼之外，没有很多体力活动。

这位女生首先按照性别和年龄确定妈妈属于 18～49 岁成年女性，然后按照工作、家务、锻炼状况确定她属于轻体力活动人群。这样就能找到她的各种营养素参考摄入量，具体数据见附录 1。

由于她身体健康，体重与标准人比较接近，可以直接采用参考摄入量的各项数值。

我国目前使用 2013 年制定的营养素参考摄入量，具体数据见附录 1。以此数据作为标准，与某食谱当中的营养素总量进行比较，计算该食谱中各种营养素摄入量占参考摄入量的比例，即可对该食谱的营养素供应充足程度进行评价(详见第四部分)。

尽管营养素参考摄入量看起来明白易懂，但应用的时候仍然需要准确理解。

①营养素参考摄入量是为一般健康人群制定的，它们并不适合于病人或某些生理上非常特殊的人群。如果使用者是营养不良者、肥胖者，或者是患有慢性疾病的人，需要在参考摄入量标准的基础上进行调整。

②营养素参考摄入量是一个群体的指标，而不是为个体量身定做的指标。这是因为，制定摄入量标准时要照顾到大多数人的需要，而不可能考虑到每一个人的个体特异性。有些人可能因为胃肠道功能差而对某种营养素的吸收能力弱，有些人可能由于遗传因素而对某种营养素的需要量偏少或偏多。

③营养素参考摄入量并不是要求每天准确摄取的营养素数量，而是鼓励在一段时期内平均摄入的数量。体内有营养素储备，而且能够在一定限度内对营养素的吸收率和排出量进行调整，故短期内摄入量偏多或偏少并不会带来明显影响。例如，人体内储备较少而排出较快的营养素是维生素 B_1，它的缺乏症状可在一两周表现出来；而维生素 B_{12} 有一定量的储备，又能循环利用，即使持续纯素食，通常在数年之后才表现出缺乏症状。

④人们达到营养素参考摄入量的理想方式是摄入多样、新鲜的天然食物，而不是用营养素增补剂来满足需求。这是因为，除了已经制定标准的营养素之外，还有一些微量元素没有参考摄入量，大量有益于健康的膳食成分也未被考虑在内。故而，用少数食品搭配而成的膳食，即

使能够满足营养素的参考摄入量，也不一定能够保证人体健康。同时，从天然食物中获取营养素，不可能存在少数营养素过量造成的副作用和毒性，而从增补剂中过量获取则可能存在这种风险。

⑤DRIs 中的不同概念具有不同的用途。例如，EAR 可以用于评价一个组成相仿的群体的营养素摄入状况，而 RNI 适合用于为个体或群体设定膳食目标，UL 可以帮助评价营养增补剂和营养强化食品对营养素过剩可能带来的影响。

⑥如果经过调查发现某个群体的营养素需求数量明显与 DRIs 的数值有差异，那么应当按照调查数据重新估计这个群体的营养素合理供应数值，以保证其中 95%的个体营养素摄入都能得到满足。

举例：她的膳食营养素摄入量超过 DRIs，有问题吗？

某女大学生小杨毕业之后在某企业的新建分厂实习。由于工厂饮食条件较差，加上过度疲劳，小杨患了严重的肠胃炎。妈妈将她接回家休养，一周后基本康复。此时小杨发现自己食欲非常旺盛，经过计算，发现自己的能量、蛋白质、维生素 B_1、铁等多项指标都超过了推荐摄入量的 110%。于是，她告诉妈妈，营养超标了，不能再吃这么多。

实际上，小杨的理解是不正确的。肠胃炎病程会大大损耗身体的营养素储备，并造成脂肪、蛋白质的分解和矿物质的流失。在病后恢复期，身体需要修复受损的消化道组织，并补足营养储备，故而营养素摄取量高于 DRIs 标准是合理的。也就是说，在疾病的急性发作期和恢复期均不能按照健康人的营养标准来安排膳食。

16.4　不同人群的营养素参考摄入量

由于不同人群的营养素生理需要各有特点，因此 DRIs 为主要人群都制定了相应的营养素参考摄入量。

(1)年龄　随着年龄的增长，基础代谢降低，在同样体力活动强度下，所需的能量也会降低。然而，抵抗衰老和更新组织都需要充足的营养素，而且老年后营养素吸收利用率下降，因此除了能量之外，其他营养素的供应量不应减少，其中钙的推荐供应量还应上升。

(2)性别　由于基础代谢较高，男性的能量和大多数营养素需要均高于女性，只有铁的供应是例外。女性在育龄期有月经来潮，会损失一部分铁，因而育龄女性铁的参考摄入量高于男性。女性绝经后(50 岁以上)，男女的铁参考摄入量恢复一致。

(3)怀孕和哺乳　女性怀孕和哺乳时，在同等体力活动水平上营养素供应需相应增加。但应注意，孕期，特别是孕后期，往往体力活动强度下降，能量供应不应过多。超重和肥胖孕妇应注意控制总能量。哺乳期重点供应的是乳汁中含量较高的营养素，如蛋白质、钙和 B 族维生素等。

(4)体力活动强度　身体活动水平主要与能量供应有关，同时会影响到与能量代谢有关的部分 B 族维生素和与肌肉有关的蛋白质。在 DRIs 中将身体活动水平划分为轻、中、重 3 级，而实际上因生活习惯、体型和遗传因素的不同，同年龄、同性别的轻体力活动人群的能量需求也有差异。可以按照健康个体维持体重不变的膳食能量来确定个体的能量需要。

案例:两位办公室白领的能量需要为什么不一样?

小张和小赵是一个公司里的白领,工作任务基本相同,一天坐在办公室里。中午单位供应营养餐,按轻体力活动男性的DRIs配餐,每人的饭菜量都一样。小赵总是奇怪地问:"小张和我吃一样的营养餐,早晚食量也差不多,为什么他不会胖而我越来越胖呢?"

仔细调查发现,小张和小赵的工作外活动有很大不同。小张是个好丈夫,回家就买菜做饭,打扫卫生,周末还要陪孩子出去郊游。小赵回家就坐在沙发上玩手机,什么家务也不做,周末在家追剧消遣。经过计算发现,两人每日能量消耗差异高达1 255 kJ(300 kcal)。按我国DRIs标准的制定基础,轻体力活动包括了家务活动和上下班的体力消耗,并非一天到晚坐着不动。故而对于小赵来说,"科学合理"的营养餐超出了他的实际能量需要。

本章总结

制定膳食营养素参考摄入量(DRIs)不仅考虑了预防营养素缺乏症的需求和维持身体健康状态的需求,还考虑了营养素的适度储存和预防多种疾病的需求。2013年发布在EAR、RNI、AI和UL四个基本概念基础上,增加了PI-NCD、SPL以及AMDR。合理的营养素供应量应达到RNI或AI,但必须低于UL。DRIs是一个群体标准,可以作为个人或群体的膳食营养素摄入目标,或用来评价一日营养素摄入的充足程度。需要理解的是,它可以作为一段时间内的营养素摄入目标,但并不能作为个体的最佳营养素摄入目标,也不是每天必须精准遵守的营养素摄入数量。

本章课程活动

1. 认真阅读本书附录1中的DRIs,熟悉各类人群的营养素摄入标准查询方法。

2. 列出6名不同年龄、性别和生理状况的亲属或朋友,分别为他们找到适合的营养素摄入量参考标准,或按照其健康、生理状况在标准基础上进行适当调整,确定营养素供给目标。

3. 调查市场上添加营养素的各种营养强化食品,了解它们的添加数量,并计算如果每天吃一份营养强化食品,会对一日的营养素摄入量带来什么影响。

4. 去药店查询3种营养素增补剂,了解除了正常膳食摄入之外,每日吃多少这些增补剂就会超过UL水平。

本章思考问题

1. 为什么不同年龄、性别、生理状况和活动强度人群的DRIs数据有所差别?

2. 在DRIs中,女性从11~14岁年龄段开始,铁的参考摄入量高于男性;男性则从14~17岁年龄段开始,锌的参考摄入量高于女性,为什么?

3. UL这个概念有什么意义?超过RNI,但低于UL,是否叫作"过量摄入"?

4. RNI和AI的含义有什么不同?

5. DRIs和每一个人的最佳营养素摄入量是否一致?

第17章 膳食结构和膳食指南

合理营养不仅是个人和家庭的事情,更关系到民族的体质和国家或地区的社会经济发展。对于国家或地区而言,为居民供应营养合理的膳食,就要确定一个正确且可行的膳食结构,或称膳食模式。膳食结构是指较大范围内居民所消费各种食物的数量和比例特点,对于一个地区或民族来说,这个数量和比例具有相对的普遍性和稳定性。

膳食结构有很强的地区性。它反映了当地居民的膳食传统和生理需要,也受到当地的农业生产和资源特点的制约,还与经济发展水平和营养健康意识相关。对于有经验的营养工作者来说,可以根据膳食结构来推断膳食营养是否合理,大致判定多种慢性疾病的发生风险;对于政策制定者来说,膳食结构影响到国民的健康,也影响到国家社会经济发展和资源利用战略,因而必须进行膳食结构规划和调整。

从个体角度来说,在预防或治疗某些疾病的时候,往往也要对用餐者的膳食结构进行调整。这是因为某些膳食结构可能会影响到疾病发生风险和人体代谢状态,对疾病状态可能有一定的调节和改善的作用。

膳食指南(dietary guideline)是由营养健康权威机构为某地区或国家的普通民众发布的指导性意见,以营养学原则为基础,结合本国或本地的实际情况,以促进合理营养和改善健康状况为目标,教育国民正确地选择食物和调整膳食结构。

本章预备问题

1. 各国居民的膳食结构有什么差异?原因是什么?
2. 中国人的膳食结构有哪些合理和不合理的地方?
3. 我国居民普遍缺乏哪些营养素?哪些营养素有过剩趋势?
4. 为了预防慢性疾病,我国居民应当增加摄入哪些食物?减少摄入哪些食物?
5. 膳食指南有什么意义?它和膳食结构有什么关系?
6. 中国居民膳食指南有哪些主要内容?
7. 了解膳食指南对食谱制作有什么帮助?

17.1 膳食结构

由于各地区、各民族的经济文化发展水平不同,环境资源特点不同,饮食文化和历史也不同,膳食结构各有特点。

17.1.1 膳食结构的演变

在远古时代，人类学会制造工具，脱离了动物界，但直到距今1万年前，种植业和畜牧业还没有发展成熟。这段漫长的时期被称为“狩猎和采集时期”。这时人类的食物特点是杂食，食物包括植物种子、果实、动物肉类、鱼类等，没有任何精制谷物，没有烹调油，更没有加工食品。

从1万年前到大约4 000年前，人类逐渐掌握种植业和畜牧业的基本生产技术，此后进入农业社会。有了固定的农产品和畜产品之后，人类的食物来源逐渐集中于品种固定的种植谷物、蔬果和驯养动物，野菜、野果、野生动物等成为人类膳食中的营养补充来源。食物以天然状态为主，极少被高度加工。谷物大部分以精制程度较低的产品形式被食用。

从18世纪至今，人类逐渐进入工业化时代。在机械、电力、化肥、农药等的帮助下，农业生产的效率大幅度提升，同时出现了品种繁多的加工食品。人类的能量来源更多地集中于少数高产作物，如小麦、水稻和玉米及其加工品。动物性食物主要来源于鸡、猪、牛、羊、蛋类、奶类和养殖鱼类。在这个阶段，人类的能量供应来源更为充足，食物的加工精度上升，出现了大量的纯能量食品和高度加工食品，出现了各种食品添加剂，食物的感官享受性和方便性达到了空前的程度。

17.1.2 世界主要膳食结构

世界各国的膳食结构具有较强的地域特征，这里仅讨论其中两个代表类型。

17.1.2.1 欧美国家的膳食结构

美国、加拿大和大部分西欧、北欧以及澳洲国家的膳食结构有其共性，均属于食物供应丰富、能量充足、高脂肪高蛋白质食物丰富、加工食品比例较大、方便食品较多的类型。其正餐的主菜往往是大量的肉类，奶类和肉类的摄入总量较大。餐后有甜点供应，喝咖啡或红茶的时候要配合点心，通过加工食品摄入的食糖和油脂较多。

这些国家的人均粮食资源很多，但谷物作为动物饲料或加工食品的原料，用来生产肉、蛋、奶，或制成焙烤食品和零食甜点食用。其动物性食物消费量大，而直接谷物消费量小，没有很明确的“主食”概念。淀粉类食材中以面粉和马铃薯数量最大。

这类膳食结构的优点是优质蛋白质来源丰富，钙、铁等矿物质供应充足。同时，往往对粮食加工品进行微量营养素的营养强化，因此维生素缺乏状况较少。其缺点是红肉类在肉类中的比例较大，膳食脂肪中饱和脂肪的比例偏大；蔬菜总量不足，膳食纤维摄入量较少，抗氧化物质相对不足；精制糖较多。

这些国家为了改善膳食结构，大力倡导国民降低动物性食物、精制糖和油脂的消费量，增加蔬菜、水果、全谷类食品的摄入。

17.1.2.2 亚洲国家的膳食结构

亚洲国家多数习惯于摄入较多谷物，大部分国家以米饭为主食，也食用面食，同时以鱼类、肉类、蛋类和豆制品等蛋白质来源和多种蔬菜作为菜肴与主食搭配食用。亚洲大部分国家的居民习惯于摄入较多的蔬菜，并有吃大豆制品的传统。在动物性食物中，红肉类的比例比欧美国家低。其中日本和东南亚国家居民摄入较多的海产品，我国居民摄入较多的淡水鱼类。

多数亚洲国家居民的温饱问题已经基本解决，但部分低收入居民的膳食构成仍然以植物性食物为主，肉类和奶类消费量较低，食物品种还不够丰富。

亚洲国家居民的膳食结构的主要优点在于主食与菜肴的搭配使食物多样化容易实现，以植物性食物为主，动物性食物不过多，以植物油为主要烹调油。然而，全谷物摄入比例普遍较低，膳食纤维摄入不足；部分国家居民摄入烹调油过多；部分国家居民的奶类和豆制品的摄入量不够充足，膳食钙摄入量较低；部分国家居民摄入的精白淀粉食物过多，优质蛋白质不足。同时，食物营养强化也不充分，部分微量营养素的轻度缺乏情况较为常见。

17.1.3　几种较为理想的膳食结构

17.1.3.1　日本膳食结构

在亚洲国家中，以日本的膳食结构较为理想。日本在保持以米饭为主食的同时，也重视主食的多样化，薯类、豆类、全谷物的消费量保持较高水平；水果、蔬菜供应较为丰富，蔬菜品种丰富，含有较多藻类和菌类；动物食品较为丰富但并不过量；动物蛋白质来源广，水产品占50%左右；精制糖和油脂的消费量不高。日本居民2003年主要食品实际人均摄入量见表3-17-1。

表3-17-1　日本居民2003年主要食品实际人均摄入量　　kg

类别	谷类	豆类	蔬菜	水果	畜禽肉	鱼贝类	蛋类	奶类	油脂
消费量	168.6	21.2	133.5	42.0	28.1	31.6	13.4	46.1	3.8

注：蔬菜中包括了藻类4.8 kg，菌类5.5 kg，以及薯类21.8 kg。

资料来源：山本茂他．公共营养学．2版．北京：讲谈社，2004。

17.1.3.2　地中海膳食模式

在欧洲国家中，南欧地区的地中海膳食模式受到关注。意大利、希腊等地中海沿岸地区膳食中的植物性食物比例较大，粮食、水果、蔬菜、豆类和坚果等的食用量高于大部分欧美国家，而肉类的摄入量略低。其主要特点是：主食摄入量较大，且品种多样，除了面包之外还有面条、米饭、饼等多种形式；蔬菜摄入量大，水果和坚果也比较丰富；以橄榄油为主要烹调油脂，膳食中脂肪提供的能量占25%～35%；动物性食物数量合理，种类多样，包括少量红肉和鱼、禽、蛋类；食物加工程度较低，以应季新鲜食物为主。

地中海膳食模式的优点是食物多样，动植物食品比例平衡。与普通欧美膳食结构相比，其饱和脂肪摄入量较少，复杂碳水化合物摄入量多，膳食纤维较为丰富。在这种饮食模式下，居民心脑血管疾病发生率较低，有利于预防肥胖和多种慢性疾病，而且容易为西方国家所接受，因此地中海膳食模式受到各发达国家的高度重视。

17.1.3.3　DASH膳食模式

DASH膳食模式，也被音译为“得舒”膳食结构。这个膳食结构来自一项1997年开始的大型高血压防治计划，最初目标是预防和控制高血压，部分研究表明其效果甚至可以达到药物治疗的水平。同时，这个膳食结构也被多项研究证明有利于预防肥胖、糖尿病、心血管疾病等慢性疾病。

DASH膳食模式的主要特点是：摄取足够的蔬菜和水果；摄入低脂奶类；摄入全谷类、薯类和豆类；减少红肉类食物摄入，可适量食用禽类和鱼类水产；控制油脂摄入，而且只使用富含不饱和脂肪酸的植物油，避免食用富含饱和脂肪酸的动物性油脂；避免摄入甜食和甜饮料等；限制食盐使用，降低钠摄入量。

这种膳食结构中含有丰富的钾、钙、镁元素和膳食纤维，饱和脂肪酸含量低，食材种类丰富，营养素较为平衡，给人的饱腹感也比较强。研究发现，虽然DASH饮食中蔬菜量比较大，比传统欧美膳食含有更多的草酸、植酸等成分，但并未发现这种膳食结构会增加肾结石等疾病的发生风险，也未发现会增加任何癌症的发生风险。

DASH饮食的基本原则完全可以被纳入中国人的健康饮食中，其中的要点中餐食谱都满足。

17.1.3.4 弹性素食膳食结构

弹性素食膳食结构是一种改良的温和素食饮食方式。它提倡日常饮食以多样化的植物性食物为主，但并不绝对排斥动物性食物。每周可以吃1～3次动物性食物，并以鱼类水产为主，偶尔也可食用少量肉类。同时，它强调保持低脂、清淡的烹调方式。

严苛的素食并不一定意味着健康，也不意味着食物多样和膳食平衡。如果仅仅以精白米、精白面粉为主食，以添加了大量油和盐的蔬菜作为菜肴，并以甜食和油炸食物为零食，并不利于预防肥胖、糖尿病和心脑血管疾病。植物性的膳食结构必须建立在食材多样，有充足全谷物、豆类、坚果油籽类，有足够的绿叶蔬菜，控制油、盐、糖等配料的基础上。

弹性素食的饮食结构充分利用了植物性食物富含膳食纤维和多种植物化学物的健康优势，有利于保护资源和环境，同时又不会过度严苛，可以从动物性食物中补充少量的优质蛋白和铁、锌等容易利用的微量元素，避免纯素食带来的微量营养素缺乏问题。从心理角度和社交角度来说，这种膳食结构也更容易被大众接受。

17.1.3.5 特殊膳食结构

少数人因为特殊的生理、心理、宗教等原因，或为了疾病治疗需要，采取和大部分人不同的特殊膳食结构。例如，低能量饮食、极低碳水化合物饮食、生酮饮食、高蛋白饮食、间歇性禁食（轻断食）等。为治疗疾病短期实施这些方法需要先进行医学评估，实施时也需要有资质的营养师的指导。目前未发现健康人长期采纳这些特殊膳食结构有任何益处，特别是儿童、青少年、孕妇、老人，还需要高度注意可能带来的健康风险。

理　解

地区膳食结构和家庭膳食结构

女生媛媛家在某大城市，生活条件也不错，但她的家人都是蛋奶素食者，也就是说，除了吃植物性食物，每天喝牛奶、吃鸡蛋，不吃鱼肉和海鲜。她总结家人的饮食是以植物性食物为主、少量动物性食物为辅的膳食结构。

媛媛家的饮食习惯，可以称为家庭膳食结构，但与周围的人不同，因此不能代表地方和国家的膳食结构。从全国水平上来看，她的家人不吃肉类和鱼类并不能缓解需要大量饲料粮的农业生产压力，也不会减少大众对水产养殖的需求。

即使在膳食结构平衡的日本，也有少数人的饮食习惯不合理；即使在大量消费肉制品的欧美国家，也有不少严格素食者。

三餐饮食是个人选择，但地区食物结构是本地区大多数人的共同选择。它不仅决定着该地区居民的健康状况，而且影响到一个地区对各种食物的需求，影响着农业生产、食品加工和进出口贸易的状况。

17.2　我国居民的膳食结构和营养现状

17.2.1　我国居民的传统膳食结构

我国是多民族多文化国家，各地区经济发展水平不平衡，各民族、地区和经济阶层之间的膳食结构有较大的差别。多数地区居民的传统膳食结构以植物性食物为主，有鲜明的主食副食区分，其主要特点如下：

①以谷类、淀粉豆类和薯类为主食；

②蔬菜摄入量较多，绿叶蔬菜品种繁多；

③肉类中以猪肉为主，其他肉类为辅；

④大部分地区没有奶类消费传统，摄入量较小；

⑤有消费豆制品的传统，有谷豆类食物混合食用的传统；

⑥以植物油为烹调油。

在经济发展初期，我国的传统膳食模式属于以植物性食物为主的膳食结构，接近于前述弹性素食膳食结构。其中肉类摄入量较小，谷类摄入量较大，薯类、杂粮和蔬菜品种繁多，膳食纤维丰富，饱和脂肪供能比较低。如果搭配合理，有适度的体力活动，这种膳食模式不会造成肥胖和慢性疾病高发；如果植物性食物搭配合理，摄入足够的豆类、豆制品和坚果油籽类，加上少量肉类和水产类，也可以有效预防营养不良问题。

17.2.2　食物摄入的变化趋势

随着经济的快速发展，膳食结构也进入转型期，我国居民的肉、蛋、奶等动物性食物的摄入量逐渐上升，谷物摄入量下降。据 1982—2012 年的全国营养与健康调查结果（表 3-17-2），在各类食物中，油脂和肉类的摄入量逐渐上升，谷类、薯类、杂粮和蔬菜的摄入量下降，水果、坚果、蛋类和奶类的摄入量呈现先上升后保持稳定的态势。

在 1982 年之前，我国居民食物消费处于温饱没有充分满足的阶段，如 1962 年年人均谷物消费量为 164.63 kg，年人均动物性食物总量为 7.12 kg，无法满足居民的能量和蛋白质供应需求。据国家统计局数据，在 1978 年之后，谷物摄入量不断上升，在 1985—2000 年达到高峰，年人均消费量约为 250 kg。此后随着动物性食物摄入量不断上升，直接谷物消费量呈现下降态势，特别是 2010 年之后加速下降。到 2015 年，人均消费谷物量降至 134.5 kg，而动物性食物人均消费量升至 72.4 kg。从我国的不同地区来看，越是发达地区，谷物摄入量越小，而肉类、蛋类、水产和奶类摄入量越大。贫困农村地区的动物性食物摄入量明显少于富裕地区。

表 3-17-2　我国城乡居民 1982—2012 年主要食物人均消费量　g/标准人日

食物类别	1982 年	1992 年	2002 年	2012 年
大米及其制品	208.0	226.7	204.7	177.7
面粉及其制品	198.0	178.7	135.3	142.8
其他谷类	92.0	34.5	25.3	16.8
薯类	163.0	86.6	49.1	35.8
干豆类	9.6	3.3	3.6	3.3
豆制品	5.3	7.9	14.6	10.9
深色蔬菜	74.0	102.0	90.8	89.4
浅色蔬菜	224.0	208.3	185.4	180.0
腌菜	13.7	9.7	10.2	3.9
水果	28.0	49.2	45.0	40.7
坚果	1.9	3.1	3.8	3.8
猪肉	42.8	37.1	50.8	64.3
其他畜肉	—	4.0	4.7	2.5
禽类	—	8.9	13.9	14.7
奶类	9.0	14.9	26.5	24.7
蛋类	9.7	16.0	23.7	24.3
鱼虾类	11.8	27.5	29.6	23.7
植物油	12.0	22.4	32.9	37.3
糖及淀粉	8.7	4.7	4.4	6.4
盐	9.3	11.5	18.0	8.0

资料来源：杨月欣，葛可佑．中国营养科学全书．2 版．北京：人民卫生出版社，2019：1325。

同时，我国居民所摄入的碳水化合物内容也发生了变化。我国居民的谷类摄入量虽然下降，但其中精白米面及其制品占据了绝对优势，杂粮（其他谷类）、薯类和干豆的摄入量均较 30 年前大幅度下降。这使得主食类食物的血糖反应上升，从主食中所摄入的膳食纤维、B 族维生素和钾、镁元素大幅度减少，膳食中碳水化合物的质量下降。

总之，随着食物内容的改变，我国居民的膳食逐渐从以植物性食物为主、脂肪较少、膳食纤维较丰富的结构，转为以精白米面和动物性食物为主、高脂肪、低膳食纤维的状态。这种膳食结构的变化关系到国民的营养素供应，也与慢性疾病发病率上升有密切关系。

17.2.3　微量营养素摄入变化和营养不良问题态势

虽然食物供应持续丰富，但由于全谷物、薯类、豆类、蔬菜、乳类的摄入量不足，微量营养素供给不足的问题仍然普遍存在。因此，我国目前要改善居民的营养状况，面临着“双重压力”，既有预防慢性疾病的压力，也有增加微量营养素供应的压力。目前我国城乡居民的维生素 A、多种 B 族维生素和钙等元素摄入量均不及营养素参考值的 80%，微量营养素供应不足问题并未随着经济发展而改善(表 3-17-3)。

表 3-17-3　我国 18～59 岁居民部分微量营养素平均摄入量与营养素参考值(DRIs)的比较

食物类别	全国平均摄入量	轻体力活动男性参考值	占 DRIs 的比例/%
视黄醇当量	406.8 μg	800 μg	50.8
维生素 B_1	0.8 mg	1.4 mg	57.1
维生素 B_2	0.7 mg	1.4 mg	50.0
维生素 C	75.5 mg	100 mg	75.5
钙	328.3 mg	800 mg	41.0
钾	1 474.1 mg	2 000 mg	73.7
钠	5 681.4 mg	2 000 mg*	284.1
锌	9.9 mg	12.5 mg	79.2

资料来源：国家卫生健康委疾病预防控制局. 中国居民营养与慢性病状况报告：2020 年. 北京：人民卫生出版社，2022。

* 钠的参考值使用了 PI 值。

从大量矿物质的摄入量来看，2012 年我国居民摄入盐的数量略低于 2002 年，2020 年更降低到 9.3 g，但钠摄入量仍大大超过预防慢性疾病的建议值。钙的摄入数量严重不足，同时钾摄入量未达到 2 000 mg 的适宜值，更低于为预防慢性疾病而建议的 3 600 mg。这种矿物质摄入比例不利于预防心脑血管疾病和骨质疏松。

《中国居民营养与慢性病状况报告(2020)》中数据表明，我国 6～17 岁儿童少年的贫血率为 6.1%，孕妇贫血率为 13.6%，80 岁以上老年人贫血率为 10%。农村地区 6 岁以下儿童的生长迟缓率和低体重率分别降到 6%和 5%以下。虽较 2002 年有明显改善，但仍是值得关注的营养问题。

从我国农村地区的营养素摄入变化可以看出，1982—2012 年，农村居民的脂肪摄入量持续大幅度上升，而蛋白质的摄入量并没有明显的增加，微量营养素的摄入量在最近 30 多年中反而有下降趋势(表 3-17-4)。

表 3-17-4　我国农村居民 1982—2017 年的营养素摄入状况变化　　g/标准人日

营养素	1982 年	1992 年	2002 年	2012 年	2015—2017 年
蛋白质/g	66.6	64.3	64.6	63.6	58.7
脂肪/g	39.6	48.3	72.7	76.2	78.1
视黄醇当量/μg	107.8	409.0	439.1	375.4	395.4
维生素 B_1/mg	2.6	1.2	1.0	1.0	0.8
维生素 B_2/mg	0.9	0.7	0.7	0.7	0.7
维生素 C/mg	138.0	102.6	90.8	75.7	75.7
钙/mg	750.0	378.2	369.6	321.4	326.8

资料来源：国家卫生计生委疾病预防控制局. 中国居民营养与慢性病状况报告：2015 年. 北京：人民卫生出版社，2015。国家卫生健康委疾病预防控制局. 中国居民营养与慢性病状况报告：2020 年. 北京：人民卫生出版社，2022。

17.2.4 与营养有关的慢性疾病变化态势

与食物摄入的变化同步，我国居民膳食的营养素来源也呈现出明显的变化。2010—2013年的调查结果表明，在我国居民的膳食能量摄入当中，来自谷类食物的比例下降，来自动物性食物的比例上升。从三大营养素供能比来看，碳水化合物供能比例下降，而脂肪供能比例上升(表3-17-5)。目前城市居民的膳食脂肪供能比例已经大大超过了DRIs所建议的20%～30%。

表3-17-5 我国城乡居民1992—2015年膳食能量供应结构的变化 %

供能来源	城市				农村			
	1992年	2002年	2012年	2015年	1992年	2002年	2012年	2015年
碳水化合物	58.9	51.5	50.1	50.7	70.1	61.0	59.1	55.3
脂肪	28.4	35.4	36.1	36.4	18.6	27.7	29.7	33.2
蛋白质	12.7	13.1	13.8	12.9	11.3	11.3	11.2	11.5
谷类食品	57.4	47.4	47.1	—	71.7	60.7	58.8	—
动物食品	15.2	19.2	17.6	—	6.2	11.6	12.5	—

资料来源：国家卫生计生委疾病预防控制局. 中国居民营养与慢性病状况报告：2015. 北京：人民卫生出版社，2015。

王陇德. 中国居民营养与健康状况调查报告：2002综合报告. 北京：人民卫生出版社，2005。

中国营养学会中国居民膳食指南科学报告工作组. 中国居民膳食指南科学研究报告(2021)简本. 营养学报，2021，43(2)：102。

随着膳食结构的变化，以及食物加工程度的不断提高，各种慢性病的发病率随之上升，居民的疾病模式从以急性感染性疾病为主转为以癌症和慢性疾病为主。

链接：我国超重、肥胖和慢性疾病增长态势

我国卫生健康委员会发布的《中国居民营养与慢性病状况报告(2020)》数据表明，中国18岁以上的居民超重和肥胖比例分别达到36.3%和16.4%，6岁以下和6～17岁儿童少年的超重和肥胖比例分别达到10.4%和19.0%。成年居民的高血压和糖尿病患病率分别为27.5%和11.9%，8.2%的人血浆胆固醇水平升高。特别值得注意的是，农村地区的超重、肥胖和慢性疾病增长率超过城市地区。

可见，想要在自由选择食物的状况下改善国民的营养状况和更好地预防慢性疾病问题，就必须通过健康教育和政策引导，大力调整居民的膳食结构。

特别关注

脱贫之后的营养不平衡风险

近40年来农村居民食物消费的变迁证明，脱贫之后，油脂和肉类消费往往迅速增加，对预防微量营养素缺乏最为重要的奶类、豆制品、绿叶蔬菜等食品的消费量却往往没有明显增加。

同时，体力活动水平往往下降。我国已经取得了消除绝对贫困的巨大成就，但若没有营养知识的指导，收入提升后，选择低营养价值食物的机会增多，食量和体力活动不平衡，极易造成“因病返贫”的情况。这种现象会增加社会医疗负担，更重要的是会影响人民群众的获得感和幸福感。

17.2.5　我国膳食结构的改善方向

研究证实，我国居民的肥胖和慢性疾病发病率上升主要缘于不合理的膳食行为。中国营养学会在膳食指南研究报告中指出，我国居民膳食行为中存在的主要问题包括：

①高油高盐摄入情况普遍存在，含糖饮料消费逐年上升；

②全谷物、深色蔬菜、水果、奶类、豆类和鱼虾类食物摄入不足；

③饮酒行为较为普遍，一半以上男性饮酒者过量饮酒。

由此可见，我国居民膳食结构应保持以植物性食物为主的原则，应遏制全谷物、薯类、豆类摄入量下降的趋势，保持主食原料多样化的民族饮食传统。一方面要努力保证提高食物的营养素密度，减少摄入高度加工食品及过多的油、盐和糖，大力提倡少油少盐的烹调方法，少喝酒，少喝甜饮料；另一方面要改善各类食物的摄入比例，增加对预防慢性疾病贡献较大的全谷物、深色蔬菜、水果、奶类、豆类和鱼虾类等食物类别。以上膳食结构改善目标，在中国居民膳食指南当中均有体现。

特别关注

江南膳食模式

近年来，有学者梳理出了“江南膳食模式”，它的主要特点是：增加全谷杂粮，减少精米白面；用白肉（包括鱼类）替代部分红肉，常吃豆制品；多吃蔬菜，每天摄入 500 g 蔬菜、250 g 水果；每天吃一把坚果、喝 300 mL 奶；用植物油烹调，控制烹调油总量；低温烹调，多蒸、煮、涮，少油炸。

和国外的健康膳食结构相比，这个膳食在预防糖尿病和高血压等慢性疾病方面毫不逊色，而且适合我国居民的文化传统和烹调习惯。我国 2022 版膳食指南所推荐的“中国居民平衡膳食模式”，即“东方膳食模式”，就建立在江南膳食结构的基础上。

17.3　膳食指南

膳食指南（dietary guideline）的提出已有近百年的历史。从 20 世纪早期开始，国际营养界就致力于将营养学的理论知识转变成为公众可操作的建议，让普通大众也能知道自己是否基本达到了健康饮食的要求。20 世纪 50 年代中期，美国农业部建议大众每天食用 4 大类群的食品：谷物类、果蔬类、鱼肉类以及乳制品类，以得到全面的营养。1980 年，美国农业部发布了完整的膳食指南。此后各国的健康部门或学术机构也纷纷发布膳食指南，为本国国民提供健康饮食建议。

链接：世界卫生组织（WHO）发布的2018版膳食指南

2018年，世界卫生组织（WHO）发布了膳食指南，为各国居民提供了保持健康的5条饮食建议：

1. 成年人的健康膳食中，每天都应该有水果、蔬菜、豆类、坚果和全谷物。

2. 每天吃的水果和蔬菜，加起来至少要有400 g，且其中不包括马铃薯、甘薯等根茎类食物。

3. 游离糖所提供的能量不能超过总能量摄入的10%（相当于大约50 g白糖），其中包括蜂蜜、糖浆、果汁和饮料中的糖。如果游离糖提供的能量低于总能量摄入的5%，会有更好的健康效益。

4. 脂肪所提供的能量应当低于总能量摄入的30%，饱和脂肪应低于总能量的10%，反式脂肪酸应低于总能量的1%。应尽量避免摄入工业生产的反式脂肪。

5. 每天吃的盐应少于5 g，并食用加碘盐。

我国于1989年制定了第一版膳食指南，内容共有8点，为简单的方向性建议，对大众教育有一定的意义，但未经定量，可操作性不够强。

链接：1989版膳食指南核心内容

食物要多样；饥饱要适当；油脂要适量；粗细要搭配；食盐要限量；甜食要少吃；饮酒要节制；三餐要合理。

在1992年全国营养调查的基础上，中国营养学会常务理事会发布了1997版膳食指南，为各类人群提出了相应的建议。这一版的膳食指南考虑到了20世纪90年代以来膳食结构的变化趋势，针对膳食结构中的不合理之外，提出了8点建议。同时，对各类食物的摄入量进行了量化，设计了平衡膳食宝塔图，供大众理解健康饮食的构成要点。

链接：1997版膳食指南核心内容

1. 食物多样，谷类为主；2. 多吃蔬菜、水果和薯类；3. 每天吃奶类、豆类及其制品；4. 经常吃适量鱼、禽、蛋、瘦肉，不吃肥肉和荤油；5. 减少烹调油用量，吃清淡少盐的膳食；6. 食不过量，天天运动，保持健康体重；7. 如饮酒应适量；8. 吃清洁卫生不变质的食物。

为顺应我国居民营养状况的变化和国际膳食建议的潮流，在2002年全国营养调查的基础上，中国营养学会又于2008年初公布了2007版膳食指南。这个版本的膳食指南和1997年版相比增加了2个条目，共有10点忠告。此外还增加了孕妇等特殊人群的膳食指南。

链接：2007版膳食指南核心内容

1. 食物多样，谷类为主，粗细搭配；2. 多吃蔬菜、水果和薯类；3. 每天吃奶类、豆类及其制品；4. 经常吃适量鱼、禽、蛋、瘦肉，少吃肥肉和荤油；5. 食量与体力活动要平衡，保持适宜体重；6. 吃清淡少盐的膳食；7. 三餐分配要合理，零食要适当；8. 每天足量饮水，合理选择饮料；9. 如饮酒应限量；10. 吃新鲜卫生的食物。

在我国膳食结构持续变迁，营养状况不断变化的大背景下，2016年发布了第四版中国居民膳食指南。除了普通健康成年人的膳食指南之外，还发布了0～6月婴儿、7～24个月婴幼儿、儿童期、备孕期、孕期、哺乳期、老年期的膳食指南，以及中国居民平衡膳食宝塔等多个图形宣教工具。这一版中更加强调预防肥胖和控制油、盐的问题，纳入了体力活动的推荐，并首次提出了避免食物浪费的理念。

链接：2016 版膳食指南核心内容

1. 食物多样，谷类为主；2. 吃动平衡，健康体重；3. 多吃蔬果、奶类、大豆；4. 经常吃适量鱼、禽、蛋、瘦肉；5. 少油少盐，控烟限酒；6. 杜绝浪费，兴新食尚。

17.4　中国居民膳食指南 2022 版

中国居民膳食宝塔所推荐的食物组合，形成了一个中国居民平衡膳食模式。按目前的初步研究证据，这个膳食模式已经被证明有助于提升膳食质量，预防慢性疾病。

17.4.1　中国居民膳食指南(2022)的核心内容

2022 版膳食指南的核心内容共有 8 条。

17.4.1.1　食物多样，合理搭配

平衡膳食模式是最大程度上保障人类营养需要和健康的基础，食物多样是平衡膳食模式的基本原则。

理解要点 1：建议平均每天摄入 12 种以上的食材，每周 25 种以上。多样化的食物应当包括谷薯类、蔬菜水果类、畜禽鱼蛋奶类、大豆坚果类等，宜以天然食材为主。此外，还有油、盐、糖等食物配料，但它们不算在多样化的天然食物类别中，并需要限量。

理解要点 2：谷类为主是中国平衡膳食模式的重要特征，谷物主食应与其他类别的食物合理组合和搭配。

理解要点 3：平衡膳食模式中碳水化合物供能占膳食总能量的 50%～65%，蛋白质占 10%～15%，脂肪占 20%～30%。

17.4.1.2　吃动平衡，健康体重

体重是评价人体营养和健康状况的重要指标，运动和膳食平衡是保持健康体重的关键。

理解要点 1：体重过低或过高均易增加患病风险。目前我国居民超重肥胖多发虽然与饮食因素有关，但更重要的原因是体力活动不足。适度运动不仅有利于预防肥胖，还可增强心血管和呼吸系统的功能，使人能够保持良好的生理和心理状态，有利于预防糖尿病、心血管疾病、部分癌症、骨质疏松等多种疾病，降低全因死亡率，并改善生活质量，提高工作效率。

理解要点 2：要控制体重，一方面需要控制一日进食的能量，另一方面则要保持足够的运动来消耗能量。进食量过少会增加营养不良的风险，而运动不足不仅可能增加体脂率，还可造成肌肉和骨质不足的问题。合理进食加上充足的体力活动，可以在维持适当体脂率的同时保证营养素摄入量，保持正常体重和健康体型。

理解要点 3：各年龄段人群都应每周应至少进行 5 d 中等强度的身体活动，累计 150 min 以上，包括有氧运动和加强肌肉的运动，以及柔韧、平衡等方面的练习。要坚持日常身体活动，主动身体活动最好每天达到 6 000 步。还要注意减少久坐时间，每坐 1 h 就起来活动一

下，动则有益。

17.4.1.3 多吃蔬菜、水果、奶类、全谷、大豆

谷物、蔬菜、水果、奶类、大豆及其制品是平衡膳食的重要组成部分，坚果是膳食的有益补充。

理解要点 1：新鲜蔬菜和水果是维生素、矿物质、膳食纤维和植物化学物的重要来源。奶类和大豆制品富含钙、优质蛋白质和 B 族维生素。这几类食物对保证膳食营养供应和降低慢性疾病的发病风险均具有重要作用。

理解要点 2：和精白米、精白面粉制成的食物相比，全谷物含有更高水平的维生素、矿物质和膳食纤维，而且对预防肥胖、糖尿病和心脑血管疾病有益。故应注意把一部分主食食材换成全谷物，避免长期只吃精白米、精白面粉制成的主食。

理解要点 3：推荐餐餐有蔬菜，不仅数量要充足，而且种类要多样，深色蔬菜应占 1/2。推荐天天吃适量水果，且果汁不能替代鲜果。

理解要点 4：推荐吃各种各样的奶制品，包括牛奶、酸奶、奶粉等。大豆、豆浆和豆制品，以及坚果油籽类可以选择多个品种，替换食用。

17.4.1.4 适量吃鱼、禽、蛋、瘦肉

鱼、禽、蛋和瘦肉是膳食中优质蛋白质、脂类、脂溶性维生素、B 族维生素和铁、锌等微量元素的重要来源，但有些也含有较高的脂肪和胆固醇。蛋类中优质蛋白质和各种微量营养素较为齐全。

理解要点 1：动物性食物应优先选择鱼和禽类，它们的脂肪含量相对较低，且鱼类含有较多的不饱和脂肪酸，特别是 ω-3 脂肪酸。

理解要点 2：目前我国畜肉消费量偏高，过多摄入畜肉对健康不利。特别是烟熏和腌制的加工肉类制品，过多摄入可增加部分肿瘤的发病风险，应当少吃。瘦肉的脂肪酸含量较低，也是血红素铁的重要来源，故可以适量食用。

理解要点 3：烹调畜禽肉类、水产和蛋类时，应注意选择少油烹调方式。

表 3-17-6 膳食指南中建议增加摄入的各类天然食物的健康益处

食物类别	目前有一定科学证据的健康益处
全谷物	降低全因死亡风险；降低心血管疾病、糖尿病、结直肠癌发病风险；有利于维持正常体重，延缓随年龄增长的体重增加
蔬菜	增加摄入可以降低心血管疾病的死亡风险；增加摄入蔬菜总量、十字花科蔬菜和绿叶蔬菜可以降低肺癌、食管鳞/腺癌、结肠癌发病风险；增加摄入十字花科蔬菜可以降低胃癌、乳腺癌发病风险；增加摄入绿叶蔬菜、橙黄色蔬菜可以降低糖尿病的发病风险
水果	增加摄入水果可降低心血管疾病风险，降低胃癌、食道癌、结直肠癌发病风险
蔬菜水果联合	增加摄入果蔬可降低心血管疾病的发病和死亡风险；降低肺癌发病风险；
大豆及其制品	降低心血管疾病发病风险；降低绝经期妇女骨质疏松发病风险
坚果类	降低心血管疾病发病和死亡风险；降低全因死亡风险
奶类及其制品	与儿童骨密度增加有关，但与成人骨密度或骨质疏松风险无关；与乳腺癌、前列腺癌发病风险无关
鱼类	降低全因死亡风险；降低脑卒中发生风险；降低中老年人认知退化和老年痴呆发生风险

资料来源：中国营养学会中国居民膳食指南科学报告工作组.《中国居民膳食指南科学研究报告(2021)》简本. 营养学报，2021，43(2)：102。

17.4.1.5　少盐少油,控糖限酒

烹调油是必需脂肪酸和维生素E的来源之一,但我国多数居民食盐、烹调油和脂肪摄入过多,因此应当培养清淡饮食习惯。

理解要点1:过多摄入盐,以及过多摄入烹调油造成脂肪摄入过量,是目前肥胖、心脑血管疾病等慢性病发病率居高不下的重要因素。建议成年人每天摄入的食盐不超过5 g,烹调油25～30 g,避免摄入过多动物性油脂和饱和脂肪酸。

理解要点2:控制膳食中的盐,不仅包括盐本身,还包括各种咸味调味品,味精和鸡精等鲜味调味品,以及含盐的主食、零食和其他加工食品。控制烹调油,不仅需要在做菜时少放油,还要注意少吃添加油脂制作的各种花色主食、小吃和零食。

理解要点3:甜饮料的营养价值低,添加糖会降低食物的营养素密度。过多摄入添加糖可增加龋齿和超重的发生风险,建议少喝或不喝含糖饮料。摄入糖不超过50 g,最好控制在25 g以下。

理解要点4:酒精饮料营养价值低,过量饮酒会增加肝损伤、痛风、乳腺癌和直肠癌的发生风险,增加营养不良风险,以及心脑血管疾病和意外事件的危险。儿童、青少年、孕妇、乳母不宜饮酒,成年人如饮酒,平均一天摄入的酒精量不应超过15 g。

17.4.1.6　规律进餐,足量饮水

规律进餐是实现合理膳食的前提。应合理安排一日三餐,定时定量,饮食有度,不暴饮暴食。水摄入和排出的平衡可以维护机体适宜的水合状态,对健康十分重要。

理解要点1:提倡每天吃由多种类别食物组成的早餐。早餐提供的能量应占全体总能量的25%～30%,午餐占30%～40%,晚餐占30%～35%。

理解要点2:每天要主动饮水,足量饮水,不要等到很渴了再喝水。

理解要点3:推荐喝白水或淡茶水,不喝或少喝含糖、含脂肪的饮料。

17.4.1.7　会烹会选,会看标签

食物是人类获取营养、赖以生存和发展的物质基础。在生命的每一个阶段都应当规划好膳食。每个人都应了解各类食物的营养特点,懂得如何挑选新鲜的、营养素密度高的食物。烹调是合理膳食的重要组成部分,应掌握最基本的烹调技能。

理解要点1:要掌握读懂食品营养标签的基本技能,学会选择相对比较健康的包装食品。

理解要点2:要传承中国饮食文化中的健康烹调技艺,学会制作健康的一日三餐,从家庭层面实践平衡膳食,享受营养和美味。

理解要点3:如在外就餐或选择外卖食品,应按需购买,注意适宜的分量,做到荤素搭配,并积极主动地提出少盐、少油等健康诉求。

17.4.1.8　公筷分餐,杜绝浪费

注意日常食品安全,应优先选择当地生产的、新鲜卫生的食物,不食用野生动物。制备食物时做到生熟分开、储藏得当。勤俭节约是中华美德,人人都应尊重和珍惜食物。社会餐饮应多措并举,倡导文明用餐方式,促进公众健康和食物系统可持续发展。

理解要点1:多人同桌用餐时,应使用公筷公勺,或采用分餐、份餐等卫生措施。

理解要点2:无论在家备餐还是在外点餐,都应做到数量合理,避免铺张浪费。不要过度点菜,不要取食过多,不要随便丢弃和浪费。家庭和个人不要过度囤积食物,避免造成发霉、变

质、过期等情况而浪费。

理解要点 3:我国是一个人均可耕地较少的人口大国,为全体国民提供营养合理而又充足丰富的食物是一个极大的挑战。食物消费不仅影响到经济结构,而且影响到资源环境和碳排放。节约食物、高效利用食物不仅是我国的传统美德,也是可持续发展和碳减排、碳中和目标的要求。

17.4.2 2022 版中国居民平衡膳食宝塔

日常健康饮食必须符合膳食指南的要求,健康饮食的原则需要数量化和可操作化。中国居民平衡膳食宝塔(2022)为轻体力活动的健康成年人提出了每日各大类食物的合理摄入量框架,实际上是为国民推荐了一个健康的膳食模式,即中国居民平衡膳食模式,也称为"东方膳食模式"。

宝塔的第一层为谷薯类食物。

建议每天摄入谷类食物 200~300 g,其中全谷物和杂豆类占 50~150 g;另外还应食用薯类每天 50~100 g。

第二层为蔬菜和水果。

蔬菜类:每天应摄入 300~500 g,其中至少有一半为深色蔬菜,包括深绿色、橙黄色、深红色、紫色的蔬菜。

水果类:每天应摄入 200~350 g 新鲜水果,其中宜包括多颜色、多种类的品种。果汁和果汁饮料不能替代水果。

第三层为畜禽肉、水产品和蛋类。

推荐成年人每天摄入肉、鱼、蛋等动物性食物总量 120~200 g。相当于每周摄入鱼类 2 次,或 300~500 g;畜禽肉总量 300~500 g;蛋类 300~500 g。

宜摄取新鲜肉类、新鲜水产品,而不是经过腌制、熏制的加工肉制品和加工水产品。吃鸡蛋时不要弃去蛋黄,以便摄取鸡蛋中的多种维生素、矿物质和卵磷脂等成分。

第四层为奶及奶制品,以及大豆和坚果油籽类。

每天应摄入相当于 300~500 g 液态牛奶的奶制品,可以是乳牛和其他动物的奶,以及酸奶、奶粉等加工制品。

每天应摄入相当于 25~35 g 去壳种仁重的大豆、豆制品和坚果油籽。

大豆及豆制品:大约相当于 25 g 烹调前大豆的量,豆制品可以按蛋白质含量换算成大豆,例如 25 g 大豆大约相当于 45 g 豆腐干。

坚果和油籽:每周建议摄入相当于 70 g 的去壳坚果油籽,每天 10 g 左右。

第五层为盐和烹调油。

烹调油:25~30 g,包括从各种油炸油炒食品、面食、糕点、零食中摄入的油脂。

盐:包括其他咸味调味品如酱油、蚝油、调味酱等所含的盐,每天不超过 5 g 盐。

此外还提供了运动和饮水建议。

饮水:在没有大量出汗的情况下,健康成年人每天应摄入液体 1 500~1 700 mL,相当于 7~8 杯水,其中包括各种饮料、茶、果汁、绿豆汤、菜汤等饮品中的液体量。

运动:推荐每天进行至少相当于快步走 6 000 步的身体活动,每周至少进行 150 min 中等强度的体力活动。

如无特殊注明，所有食物推荐重量均为烹调前的可食部生重，其中不包括不能食用的骨、刺、皮、核、硬梗等部分。

考虑到不同人群的食物营养素需求有所不同，2022 版膳食指南中为不同人群制订了专门的膳食指南，在第 19 章中将结合食物选择对相应的原则进行说明。同时，膳食指南中还为不同能量需求的人推荐了各大类食物的合理数量（表 3-17-7）。

表 3-17-7 中国居民平衡膳食模式——不同能量下的食物组成

食物类别/(g/d)	能量需要量/(kcal/d)										
	1 000	1 200	1 400	1 600	1 800	2 000	2 200	2 400	2 600	2 800	3 000
谷类总量	85	100	150	200	225	250	275	300	350	375	400
全谷物	适量	适量	适量	50～150	50～150	50～150	50～150	50～150	125～200	125～200	125～200
薯类	适量	适量	适量	50	50	75	75	100	125	125	125
蔬菜	200	250	300	300	400	450	450	500	500	500	600
深色蔬菜	100	125	150	150	200	225	225	250	250	250	300
水果	150	150	150	200	200	300	300	350	350	400	400
畜禽肉类	15	25	40	40	50	50	75	75	75	100	100
蛋类	20	25	25	40	40	50	50	50	50	50	50
水产品	15	20	40	40	50	50	75	75	75	100	125
奶类	500	500	350	300	300	300	300	300	300	300	300
大豆/坚果	5	15	15	25	25	25	35	35	35	35	35
烹调用油	15～20	20～25	20～25	25	25	25	30	30	30	35	35
烹调用盐	<2	<3	<4	<5	<5	<5	<5	<5	<5	<5	<5

数据来源：中国营养学会. 中国居民膳食指南：2022. 北京：人民卫生出版社，2022。

链接：中国居民膳食指南和中国居民平衡膳食宝塔

在中国营养学会的官网上可以找到中国居民膳食指南、中国居民平衡膳食宝塔以及其他国家膳食指南的内容和图片。网址：http://dg.cnsoc.org/

本章总结

膳食结构与社会经济发展和食物摄入结构密切相关。世界上不同国家和地区的膳食结构差异较大。合理的膳食结构有利于预防肥胖和多种慢性疾病。

我国居民传统的膳食结构是以植物性食物为主，摄入较多的谷物和蔬菜，烹调用油以植物油为主，奶类消费较少。随着经济的发展，动物性食物和油脂消费增长迅速，全谷物、豆类、深色蔬菜、水果、奶类和鱼类摄入不足。这种状况造成肥胖和慢性疾病高发而微量营养素缺乏的双重问题。

膳食指南是由营养健康权威机构为某国家或地区的普通民众发布的健康饮食的指导性意见。我国目前使用的是 2022 年发布的第 5 版膳食指南，包括一般健康人群膳食指南和各类特殊人群的膳食指南，以及中国居民平衡膳食宝塔，其中给出了对各类天然食物的摄入量范围建议。每个国民都应熟悉这些健康膳食的忠告，遵循膳食指南所推荐的健康膳食结构。

本章课程活动

1. 访问自己家族中40岁以上、50岁以上和60岁以上的3位亲友，和他们讨论40年来的饮食变迁和健康状况。以前是什么样的饮食结构？以前人们的体重状况和疾病状况如何？最常吃的食物是什么？最想吃的食物是什么？最怕得的病是什么？有哪些主要的体力活动？

2. 访问几位曾经出国生活的亲友，和他们讨论国内外饮食内容和观念的差异。国外的消费者认为哪些食物健康？哪些食物不健康？哪些食物每日必不可少？哪些食物具有地方特色？最常患上的疾病是什么？体型特点是什么样的？日常有哪些体力活动？

3. 按照中国居民平衡膳食宝塔中所推荐的食物类别进行采购，并用厨房秤来进行称重，把每个人的一周食物或一家人的一日食物摆在桌上或地上，拍照对比，感受各种食物的数量和比例。

4. 对照《中国居民膳食指南》，评价一下自己和家人的饮食，并进行讨论：哪些条目做到了？哪些没有做到？为什么做不到？要做到这些忠告，有什么实际困难？应当如何解决？

本章思考问题

1. 及时调整膳食结构，对于一个国家或民族来说，为什么很重要？

2. 我国目前的膳食结构有什么特点？与40年前相比有什么变化？

3. 我国居民最容易缺乏的营养素是哪些？为什么容易缺乏这几种？

4. 除了精米和白面，主食的选择还有哪些？改变主食结构对预防肥胖和慢性疾病有什么作用？

5. 为什么要“天天吃水果，餐餐有蔬菜”？

6. 为什么需要适量吃鱼类、肉类、蛋类？如果不吃其中某一种，可以用什么食物来替代？

7. 为什么要大力提倡少油少盐烹调？应当如何实现这些要求？

8. 透过平衡膳食宝塔中各类食物的推荐比例，如何理解习近平总书记提出的大食物观？

9. 党的二十大报告强调，要推动绿色发展，促进人与自然和谐共生。根据本章所学内容，你认为饮食习惯、食物浪费和资源环境有什么关系？

10. 为了减少碳排放，在饮食营养方面可以做出哪些努力？

第四部分

营养配餐的原则和方法

一日饮食包括了用餐人一天当中摄入的所有食物，它们都是一日中膳食营养素的来源。从大类来说，包括主食、副食、零食和饮料，其中主食是主要提供碳水化合物的含淀粉食物，用餐时摄入的各种菜肴称为副食，三餐之外的固体食物称为零食；从时间上来看，包括早餐、午餐、晚餐和两餐间的加餐。设计的食谱，可以是一餐的食谱，如学生营养午餐、白领工作餐等，也可以是一日中的所有食物，如家庭食谱、寄宿学校食谱等。

第四部分内容将介绍设计食谱时需要遵循的基本原则，计算营养素和评价食谱营养的方法，编制食谱的常用方法，以及设计各类人群的食谱时应掌握的要点和示例。

第18章 制作营养食谱的基本方法

营养配餐就是按照用餐者的生理特点和营养需求特点，根据食物中各种营养成分的含量，设计出可操作的食谱，保证一日乃至一段时期内提供的营养素数量和比例基本合理，使用餐者达到平衡膳食的基本要求。因此，营养配餐是餐饮提供者保证用餐者实现平衡膳食的重要措施，其主要实施方式是为特定的就餐群体设计营养平衡的一日或多日食谱。

营养配餐不仅要考虑食物中营养素的种类和数量合理，而且要保证食物得到合理的加工烹调处理，使食物有合理的消化吸收率，尽量减少营养素的损失，同时能保证食物的可接受性及安全和卫生，使用餐者乐于接受。设计营养食谱是每一个食品与营养工作者必须掌握的基本技能。

营养配餐包括个体营养配餐和集体营养配餐，后者指具有一定供餐能力的集体配餐单位为用餐者提供营养合理的餐食，包括幼儿园、中小学校、医院、敬老院、部队及企业食堂等。往往由政府或相关部门制定营养配餐标准，由具有相关资质的营养专业人员进行配餐工作，并由政府给予一定的补贴。

集体配餐单位的营养餐不仅能够给用餐者提供营养质量较高的膳食，而且是营养教育的一部分。学生从小接受学校提供的营养午餐，可以帮助他们克服偏食、挑食问题，接受正确的膳食模式和膳食理念，有利于他们养成良好的膳食习惯。

目前，大部分发达国家将学生营养餐纳入法规，形成了完善的管理体系和实施制度。我国自20世纪90年代以来大规模地推广城市的学生营养餐，但范围仍不够广，在推广过程中还发现许多需要解决的问题。同时，一些高校、医院、幼儿园等单位也在积极探索营养配餐。随着大众营养意识的提高，一些家庭也希望进行营养配餐，使自己的日常膳食更为合理。

本章预备问题

1. 制作营养食谱需要遵循哪些基本原则？
2. 设计食谱时，需要哪些必要的工具？
3. 设计食谱有哪些基本步骤？是一开始就确定食物分量吗？
4. 如何为不同人群确定食谱的营养素供应目标？
5. 一日三餐的分配比例应当如何考虑？
6. 怎样保证自己的食谱实现食物多样化？
7. 设计食谱时，一定要百分之百精确地进行营养素计算吗？
8. 怎样才能知道自己的食谱设计得好不好？有哪些考查指标？

18.1　营养食谱制作的基本原则

膳食调配是实现合理营养的主要保证。一般健康的成人在饮食上不需特殊的照顾，只要合理地调配膳食便可以维持健康。这种合理的膳食传统上称为平衡膳食（balanced diet）或营养适宜膳食（adequate diet）。

营养适宜膳食包括以下几个方面的含义：食物中的营养素齐全，数量合适（能满足需要但又不过量），比例合理（没有哪一种营养素过多或过少影响其他营养素的吸收和利用），满足用餐者的营养素供应目标；食物原料的品种多样，而且分别来自不同的食物类别，满足多样化的需求；食物具有良好的可接受性，能引起食欲，促进消化；定时定量进餐，三餐营养分配合适，不过饥过饱；烹调合理，营养损失少，保证安全和卫生。

在以上原则的基础上，营养适宜的膳食安排还必须考虑个人的饮食习惯和接受能力，做到种类丰富，味道适口，成本能够接受。这就需要配餐者掌握各类食品的营养特点，按每个人的需要调换食物的种类，而同时保持充分的营养素供应。

营养适宜的膳食要体现多方面的平衡。食物能量与人体生理需要及体力活动量相平衡，不能过多或过少；各种营养素的供应和人体的需要相平衡；三大营养素供应能量比例之间要达到合理的平衡；在脂肪酸当中，饱和脂肪酸、单不饱和脂肪酸和多不饱和脂肪酸的比例，以及 ω-3 脂肪酸和 ω-6 脂肪酸的比例也应合理；植物性蛋白质和动物性蛋白质的比例合理；粗杂粮和精白米面之间比例合理，等等。

要达到如此复杂的目标，制作食谱时需要分多个步骤来实现。首先确定用餐者的营养素供应目标，然后确定各大类食物的量，最后再对各种食物构成的食谱进行评价和调整，直至达到可接受的状态。

18.1.1　确定用餐者的营养供应目标

食谱设计的目标人群可能是群体，也可能是个体。群体和个体的营养供应目标确定方法有所不同。

18.1.1.1　个体营养供应目标的确定

对于个体来说，首先要了解该个体的健康状况、基本营养状况和生活状态。其中主要包括以下几个方面：

——年龄和性别；

——如果是女性，是否有怀孕、哺乳等情况；

——体力活动量，处于什么活动水平的生活状态；

——是否有受伤恢复等问题；

——疾病情况，如糖尿病、高血压、高尿酸血症、脂肪肝、胆结石、肾结石等；

——营养状况，以往有没有营养缺乏问题，是否需要额外补充；

——体重状况，需要增加体重还是要减少体重；

——如果属于健康个体，还需要了解其体重状况，是否与标准人一致。

DRIs 的营养素参考摄入量是按照标准人（女性约 55 kg，男性约 65 kg）来制定的。如果基本一致，则可以直接用 DRIs 的相应数值作为营养素供应目标；如果体重偏离较大，则需要按目标体重对能量、蛋白质的摄入量进行适当调整，而其他微量营养素的摄入量无须调整。

体力活动的分级对于确定营养目标十分重要。一般办公室工作人员、研究人员（室内工作）、教师、出租车司机等，可按照轻体力活动人群划分；快递员、餐馆服务员和工厂操作人员等，可按照中等体力活动人员设定营养标准；种植期的农业劳动者、搬运工、训练期的军人、训练期的运动员、芭蕾舞演员等，按照重体力活动设定营养标准。

如果食谱使用者业余时间经常参加长跑、登山等高强度或能量消耗很大的运动，可适当提高能量和蛋白质的目标值；如果有控制体重的需求，则应在同等标准下适当降低能量供应目标值。

案例：刘女士夫妇的营养素摄入目标确定

刘女士 30 岁，身高 1.60 m，体重 54 kg，健康无疾病，不抽烟也不饮酒，职业为公务员。她的丈夫张先生 35 岁，也是公务员，身高 1.75 m，体重 88 kg，大量抽烟，甘油三酯过高，还有脂肪肝。

为他们做食谱时，确定刘女士为轻体力活动 18～49 岁未孕女性，属于健康个体，体重与标准人相近，其营养素供应目标可以按照 DRIs 中的相应数据确定。

张先生则不同，他的体重大大超出了 65 kg（男性标准人体重）。如果他属于健康人，则在超过标准人体重 35%的情况下，每日能量摄入应在 DRIs 标准推荐数值基础上相应增加。

实际上，张先生的 BMI 高达 28.7，已经达到肥胖标准，需要减肥，还有甘油三酯过高和脂肪肝的问题。因此，他不属于健康个体。同时，抽烟者需要增加维生素 C 的摄入。

故而，张先生食谱的营养素目标，不能按照轻体力活动 18～49 岁男性的 DRIs 数值来制定。应当考虑到减肥需求，以及控制血脂的需求，制定个性化的营养素供应标准。这个标准的确定，需要对张先生的饮食和生活状况进行深入了解，确定目标体重和减重速度，甚至可能需要与医生联系，取得其全套体检数据。

最后确定张先生的目标体重为 74.5 kg（BMI 24.0）。为避免饥饿感，保证营养平衡，每千克体重供应能量 27 kcal，每日目标能量约为 2 000 kcal，低于轻体力活动成年男性 DRIs 的 2 250 kcal。同时建议增加每日消耗 300 kcal 能量的运动，以便促进其逐渐减肥瘦身。

食谱中的能量供应量应达到营养目标的 90%～100%，并可按照具体情况进行适当调整。由于各人遗传体质不同，生活状态也不同，能量供应目标应个性化。一般来说，对于健康人，只要体重一段时间内没有明显变化，这段时间的平均能量摄入数值即为该用餐者适宜的能量摄入水平。其他营养素的摄入量可按照 DRIs 中提供的标准确定，微量营养素的供应数量不能超过 UL。

对于一些营养需求较为旺盛的人群，如孕妇、乳母、儿童、青少年等，要特别注意保证一些关键营养素的供应，特别是一些在集体供餐时容易发生供应不足的营养素，如钙、叶酸、维生素 A 等，可提示用餐者自己注意在其他餐次中进行补充。

18.1.1.2 群体营养供应目标的确定

在工作中，营养配餐人员经常需要给一些企业、学校、幼儿园、老人之家等配餐。这种情况下同时有多人在食堂一起就餐，或食用相同搭配的套餐。由于就餐人员的营养状况和饮食喜好不同，配餐营养目标的确定也比较复杂。

此时，首先要评价群体的均匀程度。也就是说，从年龄分布、性别分布、体力活动强度、身体健康状况等方面，看看这个群体当中的人是否基本一致。比如说，一个连队食堂的全部就餐人员，或者一个矿工食堂的全部就餐人员，他们都属于健康成年男性，体力活动基本在一个水平上，那么这个群体属于均匀性群体。

即使是均匀性群体，也有个体差异的问题。从理论上来说，需要先了解这个群体的平均营养素需求和营养素需求分布范围，然后按照能够满足97%以上人营养需要的要求来确定营养目标。但是，在现实操作中，往往不可能对群体先做详尽的营养需要调查，也很难得到当地营养调查的详细数据，以及了解当地居民各营养素的EAR和分布范围。此时，可以先把DRIs中建议的数值作为营养目标，在了解实际情况之后继续进行调整。

非均匀性群体的营养目标确定较为复杂，但这是普遍情况。例如，在一个单位食堂中，既有男性，也有女性；各年龄阶层、不同工种、不同健康状况的人，对营养素需求不同。又如，在一个幼儿园中，既有3岁的幼儿，也有6岁的学龄前儿童。此时最好能够对人群进行细分，划分为不同的亚群，分别确定其营养目标，特别是能量和蛋白质目标。其他微量营养素目标，采用"就高不就低"的策略，只要在UL水平以下，按照需求量最高的亚群来设计，即可避免营养素供应不足的风险。

案例：某IT企业的工作午餐营养目标

某IT企业由23～40岁之间的男女员工构成，均为轻体力活动成年人，绝大部分人无疾病。

为他们准备工作午餐时，首先按照性别划分为两个亚群，取不同的能量目标。调查发现，员工中体脂肪过高、体力活动不足的情况普遍存在。考虑到在三餐外可能还有零食、饮料的摄入，为避免肥胖，能量目标值宜下移。男性的一日能量目标定为2 100 kcal，女性的定为1 600 kcal。按照午餐能量占一日40%的要求来设计午餐。其他营养素供应目标基本按照轻体力活动男性DRIs值来确定。考虑到女性对铁的需求高于男性，对于女员工，只有铁的供应目标按照轻体力活动未孕女性来确定。

另一个比较科学的方法，就是控制食物当中的营养素密度。虽然各亚群的人能量需要量差异比较大，但营养素密度是按照单位能量（通常是1 000 kcal，4 186 kJ）来计算的，因此只要确定营养素密度，就能够消除不同能量摄入量的差异。一般建议按照营养素密度需求最高的群体来确定，这样可以保证食物摄入量较小的群体也不会发生营养素供应不足的问题。由于膳食中有多种营养素，每个营养素的目标值都要按照这个方法来确定。

但是，在现实情况下，按各营养素来计算的营养素密度往往不一致，或者由于种种原因，食物营养素密度不可能按食量均匀化，此时可以采用一些变通的方法来解决。例如，给需要量高的亚群专门准备一种食物，或让他们食用营养素强化食品、服用营养素补充剂等，从而把食物营养素密度供应目标降低到稍低水平上。

案例：某纺织厂的钙营养目标确定

某纺织厂中90%以上为女工，其中还有部分怀孕、哺乳女工，她们的营养素需求数量较大。营养师考虑按照营养素密度法来确定营养供应目标。

按照DRIs的数值，中体力劳动哺乳女性的钙营养素密度目标值为1 000 mg/2 600 kcal＝384.6 mg/1 000 kcal；中体力劳动4～6月孕妇的为1 000 mg/2 400 kcal＝416.7 mg/1 000 kcal；未孕未哺乳女职工的为800 mg/2 100 kcal＝380.95 mg/1 000 kcal。显然，孕期女性的

钙营养素密度值最高，因此应当按照这个亚群来确定营养素密度目标值。此时，普通女职工的钙摄入量目标值为 2 100 kcal×416.7 mg/1 000 kcal＝875.1 mg，这也是一个合理的数量。

但是，考虑到工厂食堂很难均匀地按照钙营养素密度来提供食物，最后的方案是给所有哺乳和怀孕女工额外提供一份酸奶来达到补钙的需求，而不是每个人都进食钙营养素密度都达到最高标准的饭菜。这样既满足了孕妇和乳母的钙需求，也满足了她们增加 B 族维生素和蛋白质的需求。

总结以上内容，在没有获得人群详细营养素摄入资料和需求数据的情况下，群体膳食的营养素供应目标的设定参看表 4-18-1。

表 4-18-1 群体膳食营养素供应目标的确定途径

问题	操作
这个群体是均匀群体吗？	了解该群体的基本营养状况和组成特点
是均匀群体	是否存在营养素的缺乏问题？是否存在疾病问题？
是健康群体	平均体重是否符合标准人的状态？
接近标准人	把 DRIs 中相应人群的标准作为营养素供给目标
体格与标准人差异大	根据体重状况调整能量和蛋白质供应目标
不是健康群体	如有疾病，则按照医治原则来制定营养目标；如有营养素缺乏，则通过确定群体的营养素缺乏发生率，相应提高营养素供应目标
不是均匀群体	把群体分成若干营养素需求不同的亚群
按亚群确定	能量和蛋白质供应按亚群的实际需求来确定，其他微量营养素目标按照需求量较高的群体来确定
按营养素密度法确定	先确定各亚群的能量需要，其他微量营养素目标按照需求营养素密度最高的亚群——计算、确定

18.1.2 确定各餐中的食物分配

我国人民习惯一日三餐，间隔 4～6 h，这是比较合理的。具体三餐的分配应按生活实际情况确定，大部分正常作息者可考虑早餐能量占 25%～30%，午餐占 35%～40%，晚餐占 30%～35%的比例。

在三餐中，特别应该注意早餐的质量。不认真吃早餐使上午精力不足，工作效率降低，长此以往易造成消化系统疾病。晚餐则宜清淡一些，降低能量密度和脂肪含量。这就是所谓的“早吃好、午吃饱、晚吃少”。如果晚间没有体力活动，过多的晚餐会影响睡眠质量，还会增加发胖的风险。

不过，这个三餐比例并不是一成不变的。例如，有些人习惯于晚间工作到很晚，如媒体人员、IT 工作者、备考的学生等。这些人可以稍微减少午餐的数量，避免餐后昏昏欲睡，而适当补充易消化的夜宵。

一些特殊人群不能限于三餐，而需要额外加餐，如孕妇、乳母、幼儿、胃肠疾病患者等，可以考虑在上午 10:00、下午 4:00、晚上 9:00 左右加餐。但一定要注意，一日总能量不能改变，只是把三餐的能量转移一部分到加餐当中。加餐的能量可以考虑为正餐的 1/3 左右。

近年来一些研究提示，如果把食物摄入尽量提前到一日的前半段时间，增加早餐比例，减少晚餐比例，晚餐时间提前，配合早睡早起的生活模式，可能获得更好的控制体重效果，以及控制血糖的效果。采纳这类膳食方案时，可以把三餐比例设定为早餐40%、午餐40%、晚餐20%的模式。如果早餐无法摄入太多食物，也可以把三餐比例设定为1∶1∶1，同时要求晚餐的时间提前到下午5:00到晚上7:00。

此外，如果食谱使用者有喝饮料、吃零食的习惯，而且无法改变，那么可以确定一个三餐外其他食物的能量比例，然后在做三餐分配时扣除这部分能量。

案例：某大学生的一日食物能量分配

陈同学年龄23岁，正在复习功课，准备考研。白天去图书馆学习，晚上还要继续读书，每天都要到夜里将近零点才休息。在学校她下午5:50吃晚饭，到了晚上10:00就觉得饿，由于担心长胖，不敢吃东西。但是不吃东西的话，学习效率会降低，还饿得睡不好觉。

营养师了解了她的实际情况之后，建议她午餐和晚餐各扣减一点，相应的能量用来在晚上9:00加一餐水果和酸奶组成的夜宵。午餐食量过大时，容易昏昏欲睡，反而会影响午后的学习效率。同时，考虑到她在三餐之外还要吃水果或零食，于是将10%的一日总能量作为零食和水果的能量，余下90%的能量按早餐25%、午餐30%、晚餐25%、夜宵10%分配。

对于一些习惯于晚间工作的人来说，也可以考虑这种一日能量分配比例。

18.1.3　确定各营养素的比例关系

营养素供能比例是一个关系到膳食结构的重要指标。在很多情况下，虽然食谱的各营养素需求都得到了满足，但是营养素的供能比例却与理想状态差异很大。其中最常见的问题就是脂肪能量比往往过高，碳水化合物能量比往往过低。在运动不足的状态下，长期食用这样的膳食容易造成慢性疾病风险增加。

按DRIs的建议，在成年人的营养配餐食谱中，碳水化合物应占能量供应的50%～65%，脂肪占20%～30%，蛋白质占10%～15%。对于某些特殊人群，这个比例可能有所差异。如幼儿的脂肪所占能量来源比例应提高；有增肌需求者的蛋白质的供能比例应适当调高。例如，在减肥期间为了减少肌肉流失，蛋白质供能比例可提升到15%～20%。

同时，为了保证必需氨基酸比例合理，来自动物性食物或豆类食物的优质蛋白质应占总蛋白质供应的1/3以上。在碳水化合物来源中，应尽量限制添加糖的总量在25 g以下，而增加抗性淀粉和膳食纤维的数量。

最后还应考虑，能量需求增加时，B族维生素的供应量应随之上升，不饱和脂肪酸和维生素E等抗氧化维生素的供应也应保持平衡。

理　解

为什么减肥者的蛋白质供能比例要提高，脂肪供能比例却不变？

减肥时的总能量摄入降低，那么同样占15%能量的蛋白质摄入量随之降低。然而，减肥期间减少蛋白质供应会造成营养不良、肌肉流失、代谢率下降等问题。所以，如果保持蛋白质的总量不变，那么它在总能量中所占的比例就必须提高。

同理，如果总能量少了而脂肪供能比不变，就意味着脂肪摄入总量降低，需要控制烹调油的用量，少摄入脂肪过高的动物性食物，少吃大量添加脂肪的饼干、蛋糕、点心、薯片、油炸食品之类。这样既能保证降低能量，又有利于提高膳食质量。

18.1.4 确定各类食物的比例和数量

确定营养目标和营养素来源比例之后，就要把它转变成各大类具体的食物。在确定最终食物种类之前，首先要确定各类食物的比例，也就是确定膳食结构。此时可以参考中国居民平衡膳食宝塔。中国居民平衡膳食宝塔是膳食指南的量化和形象化的表达，它提供了成年人各类食物的基本比例，为健康食谱的制作提供了一个大的框架，在使用中应注意按实际情况进行调整。也可以按照三大营养素供能比例和使用者的具体情况，直接通过计算确定各大类食物的比例。

在确定各类食物比例之后，再将其细化为具体的食物品种。按照食物多样的原则，每日食物原料的品种越多越好，至少应当达到12种以上，以15～30种最为理想。这里所说的12种不包括使用量很小的各种香辛料和油盐酱醋，也不包括糖和淀粉。主食不能只有精白米和精白面粉，应含有全谷物、薯类或淀粉豆类；蔬菜中应含有不同颜色的蔬菜，特别是深绿色的叶菜，种类在5种以上为好；水果品种按季节应尽量丰富，各种动物性食物品种也应经常调换，而不应只有一种肉类；每周应有2～3次鱼类及其他水产品；部分日子可用豆制品来替代一部分动物性食物。

在设计食谱时，所选取的营养素指标只有几种到十几种，而人体所需的营养成分多达近50种，而且不包括各种保健成分。如果只依靠少数几种食物，很难保证一些微量营养成分和保健成分的全面平衡。如果能够达到多样化的要求，那么不仅营养平衡更容易实现，还能获得更为广泛的植物化学物等保健成分。

特别关注

如何实现食物多样化？

很多人以为食物多样就是烹调花样翻新。其实，食物多样必须是原料的多样。熘肉片、炒肉丝、炖肉块、炸肉丸，看起来丰富多样，实际上只有一种原料。还有很多人感觉，吃多样化的食物很困难，很麻烦。

在设计食谱时，就应当考虑到多样化的要求。在一份食物中加入多种原料是个简单的方法。例如，蒸饭、煮粥时放些全谷豆类；炒菜时搭配多种配菜原料；炖肉时加些蘑菇、木耳、海带、魔芋等配料；做豆浆时加点油籽、新鲜杂粮，等等。此外，零食宜选坚果、油籽、新鲜水果、水果干等天然原料。

考虑到不同颜色的植物性食物中含有不同类型的抗氧化物质，选择食物原料时应尽量做到包含深绿、橙黄、紫黑等颜色的原料。

18.1.5　选择合理的烹调方式

对食物进行的任何处理都会影响其营养成分和保健效果。在烹调时，要注意采取适当的方式，尽量避免过多破坏食物中的营养成分，还要注意尽量达到少油少盐的目标。

主食的健康烹调原则如下：

①尽量不选择煎炸方法。深度煎炸会大幅度提高食物的能量密度，提高脂肪供能比例，破坏必需脂肪酸和维生素 E，并破坏 B 族维生素。煎炸过程中会产生反式脂肪酸，还会产生多环芳烃等有毒物质，以及较多的丙烯酰胺，不利于保证食品安全性。用少量油在小火条件下烤或煎是可以接受的。

②除非特殊情况，否则避免在主食烹调中加碱，因为碱会破坏绝大部分维生素 B_1、大部分维生素 B_2 以及泛酸。

③制作原料多样化的主食，纳入各种全谷物、淀粉豆类、薯类等淀粉食材，可以加入坚果、油籽、水果干、奶类、蛋类等配料，以便改善主食的营养平衡和保健价值。

④适量选择高纤维、慢消化的主食食材，增加全谷物和淀粉豆类食材的比例，有利于增强饱腹感，控制餐后血糖上升的速度，并帮助控制食量。

⑤主食烹调尽量少加油和盐，保持原味特色，避免一餐中钠和脂肪摄入过量。

⑥尽量减少摄入加糖的主食品种，做杂粮饭、杂粮粥时不加糖。

⑦尽可能使用营养素含量高的原料或经过营养强化的原料，提高主食的营养素密度。

对菜肴烹调来说，应注意以下要点：

①动物性食物的加热时间和温度应充足，以便杀死寄生虫和致病菌。

②加热温度不要超过 200 ℃，菜肴尽量不“过火”(炒菜锅中腾起火焰)，避免营养素和保健成分过度损失，以及杂环胺和多环芳烃类致癌物形成。

③对动物性食物，多选择清蒸、清炖、煮、不加油的烤制等烹调方法。

④对于新鲜蔬菜，多选择凉拌、白灼、水油焖、清炒、蒸等少油烹调方法。

⑤烹调鱼类水产时尽量避免过度油炸、油煎，可避免 ω-3 脂肪酸受热破坏，也可避免 ω-3 脂肪酸和 ω-6 脂肪酸的比例下降。

⑥烹调中尽量少放盐，起锅时放盐，拌凉菜时避免过度腌制。

⑦汤应清淡些，尽量做到少油少盐，可以用谷物的汤和豆类的汤来替代咸汤。

⑧不用反复加热后的炒菜油，尽量少用过油工艺。

烹调新知

水油焖菜怎么做？有什么好处？

水油焖菜也称为“油煮菜”，是一种结合了煮、蒸、炒的烹调方法。

首先在锅中放少量水，大约是蔬菜重量的一半。如需要烹调 200 g 蔬菜，只需要放最多 100 g 的水(或去油的鸡汤、肉汤等)，再加入 1 汤匙(7～8 g)没有生味的烹调油，一起用中火煮沸。此时也可以在水中加入虾皮、蘑菇片、肉片和各种香辛料等。

煮到滚沸时，立刻加入洗净切好的蔬菜，翻匀。然后盖上锅盖，中小火焖 1～2 min，再打开锅盖翻匀，加入盐和其他调味品，即可关火盛出。

烹调水油焖菜的油，可以选用芝麻油、核桃油、橄榄油、坚果油等。也可以在炒其他菜肴时，稍微多放一些油，用花椒、葱、姜丝炒香之后，盛出一些放小碗中，用于烹调水油焖菜。

水油焖菜适合用来烹调各种绿叶蔬菜和嫩茎、嫩花薹类蔬菜，特别适合菜花、西蓝花。它也可以用于菌类、瓜类等其他蔬菜，只需按照食材切块大小和质地来调整焖制时间的长短即可。

水油焖菜的优点是：

——由于加入的水很少，菜汤也很少，看起来和炒菜类似，卖相很好。

——菜没有焯烫过，可以避免风味物质的溶出损失，所以吃起来更美味。

——不需要焯水，菜汤也很少，就大大降低了维生素C、叶酸、维生素B_2、各种抗氧化物质的溶水损失。

——有盖上盖子焖制的过程，下面煮，上面蒸，而蒸汽传热速度比水快，放水很少也能够快速烹调成熟，缩短了加热时间，减少了营养素的加热损失。

——蔬菜先接触无盐的油水，不需要长时间炖煮，而且起锅才放盐，可以减少蔬菜细胞中的维生素C等成分溶出，维生素C保存率高达80%～96%。

——只需要用几克油就可以烹调一盘菜，大大降低了脂肪含量和热量值。

——加入了少量油，能起到软化纤维、增加亮度、改善口感的作用，比煮菜更好吃。

——烹调温度不超过100 ℃，完全无油烟，不造成环境污染，烹调者不会接触致癌的油烟。

——可以通过增加或减少1 min焖制时间的办法来控制蔬菜的口感，如果多焖一两分钟，就非常适合咀嚼能力较弱的幼儿和老人。

——可以通过换用肉汤，以及添加肉、虾、蘑菇、木耳配料等方式，让菜肴变得内容更丰富、更美味、更上档次。

18.1.6 考虑食物的可获得性和烹调的方便性

在制作食谱时，要考虑到食物是否具有可获得性。所谓可获得性，一方面是指食物是否能在市场上方便地买到，另一方面是指其价格是否能为食谱使用者所接受。

很多食物具有季节、地域的限制而无法方便获得。如秋天很难买到草莓，冬天很难买到桃子。还有食物成本问题，如同是富含ω-3脂肪酸的海鱼，金枪鱼价格高昂，秋刀鱼则价格低廉；同是猕猴桃，进口产品的价格是国产品的几倍。实际上，它们的营养价值并没有那么大的差异。在制作食谱时，可以通过食物品种的选择来满足不同用户的成本要求。

案例：两所学校的营养食谱

某营养餐公司接受了两所寄宿中学的营养餐任务。一所是高收费私人学校，每人每月餐食费用高达3 000元；另一所是普通学校，每人每月餐食费用只有800元。两所学校的学生年龄相当，营养素需求基本相同。

考虑到要满足私人学校的餐饮标准，在制作食谱时，同类食物选择了高价品种。例如，水产品选择100元/kg以上的品种，肉类、蔬菜、水果和粮食全部选择有机认证和绿色认证的品牌产品，经常选用新品种蔬菜和水果，烹调油选择核桃油、橄榄油、牛油果油等。同时，请来资质很高的厨师，使用高档现代烹调设备，用高档食器来盛装饭菜。

普通学校的食谱选择未经认证的普通产品和应季产品，更多使用价格较低的鸡鸭肉、鸡蛋、豆腐之类蛋白质来源，鱼类选择低价品种，油脂选择调和油。厨师经过初级培训，烹调器械和容器用经济档产品。

这样，尽管营养素供应数量相近，食品安全保证措施相似，但成本差异很大，两所学校都感觉满意。

另外，制作食谱时还要考虑烹调的方便性。特别是在家庭当中，不是由专业人员来做菜，一些家庭成员缺乏技能和精力，或者因残疾等因素，无法制作复杂的菜式和花色主食。此时应当考虑用最简单的烹调方法来满足营养需求，并指导他们使用各种现代化的家庭烹调电器，以便解决食谱用户的烹调困难。

18.1.7　考虑用餐者的个性化需求

在理想情况下，应按照个体的不同状态和不同营养需要特点进行膳食调整。特别要注意的是，某些个体可能对某些食物存在过敏、不耐受等情况，或对某些食物消化不良、心理反感，或因服用药物、治疗疾病而不宜食用某些食物。

因此，在设计个体化营养食谱之前，需要认真调查以下问题：

——有没有胃肠道疾病、功能性消化不良等问题？

——有没有急性过敏的食材？此前对什么食物/饮品有过不良反应？

——是否做过食物慢性过敏的测试？对什么食物有慢性过敏情况？

——有没有已知食物不耐受的食材？

——有没有医生嘱咐不能多吃，或因为服药需要禁忌的食材？

——有没有什么生理或心理上不能接受的食材？

——有没有咀嚼困难问题和吞咽困难问题？

叮咛：常见过敏和不耐受食物

我国成年居民最常见的过敏食物是各种水产品，如虾、蟹、鱼类等。也有少数人对牛奶、鸡蛋、黄豆、花生、各种坚果甚至小麦等食物存在急性或慢性过敏，其中坚果、花生过敏甚至有可能致命。儿童因免疫系统尚未健全，过敏现象比成年人多见。

美味的菠萝、杧果、猕猴桃，甚至桃子、哈密瓜等水果也可能引起少数人的过敏反应。

由于家族遗传因素，有少数人对蚕豆有严重的溶血反应，即所谓的“蚕豆病”。这些食物可能引起敏感人群发生严重反应，甚至致命。

营养师在制作食谱之前，应当首先询问相关情况，排除过敏原料，排除有不适反应的食材，如喝牛奶后腹泻、吃豆类食物后胀气等情况。一些疾病的治疗过程中可能需要特别注意食物不良反应问题，如一些甲状腺疾病患者和炎症性肠道疾病患者。

假如营养师怀疑有慢性食物过敏的问题，应劝食谱使用者去医院的变态反应科做相关检查，然后在食谱中排除各种存在过敏和不耐受的食物。

18.2 营养配餐中使用的主要工具

在营养配餐的实际操作中，需要有一系列的数据支持，应当细致理解并熟练应用以下几种专业参考资料。

18.2.1 中国居民膳食营养素参考摄入量(DRIs)

中国居民膳食营养素参考摄入量是营养配餐时确定食谱中能量和营养素目标数量的科学依据。DRIs 中的 RNI 和 AI 两个概念，均可作为个体膳食能量和营养素摄入的目标。因此，在编制平衡膳食食谱的时候，首先要了解用餐对象属于何种人群，然后找到其主要营养素的推荐摄入量或适宜摄入量，并按体格状态和体力活动量等进行调整，确定营养目标。

初步确定食谱之后，还需要以各营养素的推荐摄入量或适宜摄入量为参考，评价食谱的设计是否达到营养目标。如果营养素供应情况与营养目标相接近，各营养指标均达到均衡状态，则可以使用；如果差距较大，则应当对食谱进行调整。

在为慢性病人和减肥者设定营养目标时，也应以 DRIs 为基础，确定每日需要减少多少能量，哪些营养素比例需要调整，以此得到适当的营养目标。

18.2.2 食物成分表

要进行食谱的设计和营养素的计算，必须掌握食物原料中的营养素含量和能量等数据。因此，需要使用我国的食物成分表，最好能得到世界各国的食物成分表，以便充分了解各种新引入食物的营养数据。

食物成分表虽然提供了大量的食物营养数据，但如果应用或理解不当，也可能带来很大的误差。使用食物成分表时，需要注意以下几个问题：

①食物成分表中的食物原料可能产自不同地区，也可能属于不同品种，其营养素含量差异很大，在查询的时候应当高度注意。对于一些新品种，必要时应查询该品种的相关研究测定数据。

②同一种名称的食物原料往往有干品、鲜品、水发品、烹调品等不同含水量的数据，查询的时候应当注意看清其水分含量。

③食物原料的重量有“市品”和“食部”之分。前者是市场购入时的重量，后者是去掉皮、核、根、骨、刺等不可食部分之后，直接可以入口的重量。食物成分表中的数据均以食部 100 g 含量为基础，因此很多食品重量应当查询“可食部比例”换算成为可食部重量。如果食物成分表中提供的“可食部比例”与实际情况差异较大，可以自行测定这一数值。

④食物成分表的天然食材数据当中，没有按照烹调加工带来的营养素损失进行折算。

必要时可以查询其他国家的营养成分表或营养成分数据库，也可以查询中英文文献数据，找到相关研究测定数据，对目前我国食物成分表中尚不能提供的食材数据进行收集整理。

18.2.3 加工食品的营养标签

随着加工食品在人们的饮食中所占份额越来越大，仅仅靠食物成分表已经跟不上食物品种极大丰富的节奏。在食谱中，也难免会出现一些加工食品。这些食品的大部分营养素数据在食物成分表上找不到。这时候，只能依赖于食品包装上提供的相关营养数据。

目前我国正在实施的有关食品标签的法规是《食品安全国家标准　预包装食品标签通则》(GB 7718—2011)和《食品安全国家标准　预包装食品营养标签通则》(GB 28050—2011)。食品营养标签是食品标签的重要内容，它显示了食品的营养特性，是消费者了解食品营养组分和特征的主要途径。有关食品营养标签，请参考第二部分第15章中的相关内容。

18.2.4　中国居民平衡膳食宝塔

中国居民平衡膳食宝塔是膳食指南的数量化和具体化。这个宝塔共分为5层，其位置和面积暗示着不同食物类别在膳食中的摄入量差异，为设计健康膳食提供了框架，详见本教材第三部分17.4.2中的相关内容。

在使用平衡膳食宝塔的时候，应当注意以下问题：

①平衡膳食宝塔中所建议的各类食物的摄入量均指可食部、生重。每一类食物的重量只是这一类食物的代表值，并不能等同于某一种具体食品的重量。其中所说的各类食品，也包括这类食物的加工品，按折算成原料的数量来推荐。

例如，谷类食品不仅指大米、面粉、玉米、小米、燕麦等，还包括挂面、米粉、面包、饼干、烙饼等由谷物制成的产品，其数量应当折合成原料谷物的数量。同时也意味着，如果两餐之间摄入了饼干，则应当适当减少一日中的其他谷类食品摄入量。

蔬菜和水果的营养价值虽有共性，却不能完全相互替代。因此，两者数量应分别列出。如果水果摄入量超过推荐值，则应当适当降低谷类食品的摄入量，因为水果中含有一定数量的碳水化合物。但因为水果的蛋白质含量很低，如果用水果替代部分谷物作为碳水化合物来源，则应考虑蛋白质摄入量是否因此下降，需要设法补齐。

鱼、禽肉、畜肉、蛋等的数量均按照除去不可食部分的鲜重计算，也就是说，骨头、鱼刺、蛋壳、蚌壳等部分的重量未计入内。肉类包括了动物的肌肉和内脏等部分，但不包括肥肉。

理　解

食物原料能折合成多少加工品？

奶类中包括牛奶、酸奶、奶粉等品种。平衡膳食宝塔推荐的300 g奶类食品相当于液态奶300 g(包括牛奶或酸奶)，或不含糖的纯奶粉40 g。

一般7～8 kg牛奶可制成成1 kg奶粉。具体换算比例要看奶粉包装营养标签注明的蛋白质含量。如果100 g某奶粉中的蛋白质含量为21 g，则40 g奶粉可以换算成280 g牛奶。

大豆属于干黄豆，制成豆制品之后，含水量差异较大，故而应按含水量来折算。40 g大豆可折合为180 g水豆腐(北豆腐含水量为80%)、120 g豆腐干(平均含水量为70%)或约800 mL豆浆(按1∶20加水量计算)。

然而，现在市场上很多盒装豆浆、豆奶产品的蛋白质含量很高，从2.5%、3.6%到6.0%，所以不能一概而论地说40 g大豆相当于800 g豆奶。例如，喝200 g蛋白质含量为3.6%的豆奶，则得到7.2 g蛋白质，相当于吃了20 g蛋白质含量为36%的大黄豆。

②平衡膳食宝塔建议的食物摄入数量范围适合于健康成年人，不包括老年人、病人和减肥者等。但因为人和人之间有很大的个体差异，体力活动也不同，因此应当按照各人的年龄、性别、身高、体重、活动强度和季节气候等进行调整。年轻男性、体力活动较大的人和希望增加体重的人应当增加主食摄入量，以供应更多的能量；中老年人、体力活动少的人和需要减肥的人则应适当减少主食摄入量，并选择低脂肪的食物品种，以避免能量过剩。按照平衡膳食宝塔推出的不同人群的各类食物参考摄入量见表 4-18-2。

表 4-18-2　按照平衡膳食宝塔推出的不同人群的各类食物参考摄入量

食物	7 岁～	11 岁～	14 岁～	18 岁～	65 岁～
谷类/(g/d)	150～200	225～250	250～300	200～300	200～250
薯类/(g/d)	25～50	25～50	50～100	50～100	50～75
蔬菜/(g/d)	300	400～450	450～500	300～500	300～450
水果/(g/d)	150～200	150～200	200～300	200～350	200～300
畜禽肉/(g/周)	280	350	350～525	280～525	280～350
蛋类/(g/d)	175～280	280～350	350	280～350	280～350
水产/(g/d)	280	350	350～525	280～525	280～350
大豆及豆制品/(g/周)	105	105	105～175	105～175	105
奶类及奶制品/(g/d)	300	300	300	300	300
坚果油籽/(g/周)	—	50～70	50～70	50～70	50～70

资料来源：中国营养学会. 中国居民膳食指南：2022. 北京：人民卫生出版社，2022。

③平衡膳食宝塔所推荐的各类食物摄入量仅是一个合理的比例目标，或一段时期当中的平均值，并不需要每天都严格按照这个数量来安排膳食。例如，一日当中已经摄入了较多肉类，无须一定摄入鱼类。按照口味安排，一段时期之内平均值基本符合宝塔的数量要求即可。

④掌握同类互换原则，即可用平衡膳食宝塔调配出丰富多样的膳食。各种谷物之间可以互换，以丰富主食的品种，豆类和各种豆制品可以互换，不同蔬菜之间也可互换，等等。在食物类别多样的基础上，也应尽量实现具体品种的多样化，选用多种形态、颜色和口感的食品原料，有利于摄入更全面的营养素和保健成分。

⑤平衡膳食食谱的设计应当充分利用我国各地的食物资源，与本地的饮食习惯和物产情况相适应。在某一类或几类食物无法充分供应的情况下，应当找到营养价值接近的替代食物，维持总体营养素供应基本充足。

⑥平衡膳食宝塔中的食物推荐数量，是绝大多数国民的努力目标，有可能与某些地区或某些人的现实状况、口味习惯有一定的差距。例如，有些人因为宗教信仰、环保理念和口味习惯等因素选择素食，也有些人因为身体、心理等原因选择不吃某一类动物性食物。这些习惯都值得尊重，只需用其他食物类别进行替换，达到营养平衡即可。

18.2.5　食物交换份

在设计食谱时，每次都要进行营养素的详细计算，工作量较大，非专业人员难以掌握。为了方便食谱制作，可以将常用的各类食物按照其所含主要营养素的数量，计算出每一份食物所含营养素的重量，以便替换使用。例如，主食品通常按照碳水化合物的数量来计算，表 4-18-3

中列出了相当于 50 g 生面粉的食物重量；动物性食物通常按照蛋白质的数量来计算，表 4-18-4 中列出了相当于 50 g 瘦牛肉的食物重量。表 4-18-5 中列出了豆类食品的等蛋白质含量交换重量。这样，人们就可以自由地选择多种食物进行替换，而不会影响到营养平衡。但应注意的是，由于营养素含量不同，全谷物和杂豆不能全部用精白米面来替换。

表 4-18-3　谷类和薯类食物的等量碳水化合物交换表　　g

食物(食部)	重量	食物(食部)	重量
面粉(生)	50	挂面	50
大米(生)	50	面包	75
玉米(干)	50	干粉丝	40
小米(生)	50	马铃薯	230
荞麦(生)	50	甘薯	150

注：每一份大约相当于 40 g 碳水化合物。

表 4-18-4　动物性食物的等蛋白重量交换表　　g

食物(食部)	重量	食物(食部)	重量
去皮鸡肉	50	鱼	60
瘦牛肉	50	虾	60
瘦羊肉	50	牛奶	330
瘦猪肉	60	酸奶	400
去壳鸡蛋	75	奶粉	40

注：每一份大约相当于 10 g 蛋白质。

表 4-18-5　豆类食品的等蛋白质含量交换表

食物	蛋白质/%	交换重量/g	食物	蛋白质/%	交换重量/g
干黄豆	35	15	各种豆腐干[1]	15	35
豆浆	1.8	300	豆腐丝	20	25
豆腐脑	2	260	仿肉豆制品[2]	18	30
南豆腐	6	85	干豆腐皮	45	12
北豆腐	12	45	干腐竹	45	12

注：每一份大约相当于 5 g 蛋白质。

[1]仿肉豆制品品种繁多，如素鸡、素鱼段、素羊肉、素鱼香肉丝、素火腿等，蛋白质含量在 16%～20%之间，取平均值为 18%。其蛋白质含量与肉类、鱼类相近，可等量替换。

[2]各种豆腐干包括白豆腐干、酱油干、菜干、香干、熏干、卤干等，蛋白质含量在 14%～18%之间，平均按 15%计算。

蔬菜应当按照深色蔬菜和浅色蔬菜两类来替换。各种深绿色的叶菜可以等量交换，如小白菜、油菜、菠菜、茼蒿、芥蓝等。各种浅色蔬菜也可以等量交换，如冬瓜、黄瓜、西葫芦、苦瓜、萝卜、豆芽等。水果也可以按照深色和浅色两类来等量替换。但一定不能忘记，各种蔬菜和水果所含的植物化学物可能不同，例如紫黑色蔬果不能替代橙黄色蔬果对供应类胡萝卜素的作用，而橙黄色蔬果不能替代紫黑色蔬果对供应花青素的作用。

除了马铃薯、芋头、山药、藕等富含淀粉的蔬菜之外，其他蔬菜中所含的能量不能简单地与谷类所含的能量相替换，因为这两类食物的营养作用差异较大，几乎没有共同之处。

各种烹调油含油脂均在99%以上，可以等量替换。蜂蜜含水约20%，白糖则几乎不含水。故而1份蜂蜜大约相当于0.8份白糖。

需要嘱咐的是，在进行食物替换时，一定要注意包装食品的食物成分表。传统教材和书籍中所列出的替换比例，都是按照此前的食物营养素含量来确定的。随着产品工艺和配方的变化，很多食物中的碳水化合物、蛋白质、脂肪的含量会有很大变化，在套用以前的交换份表格时，必须格外注意。

18.3 膳食中营养素的基本计算方法

食谱设计的方法分为两类：一类是计算法，按照食物中的营养素含量，计算出食谱中各种营养素的含量并对其进行评价；另一类是利用膳食指南和食物交换表，对各类食物进行组合和替换的方法，无须进行详细计算。作为专业人员，必须了解计算法的基本操作。即便有营养配餐软件的帮助，也需要了解计算的细节，才能充分理解配餐的意义。这部分内容将对涉及配餐的各种营养素计算进行详细的说明。

18.3.1 营养素的单位

利用食物成分表和DRIs，即可以对食物中的营养素成分进行计算。在计算中，首先需要熟悉能量和每一种营养素的单位。能量的单位为千卡(kcal)和千焦耳(kJ)，1 kcal=4.186 kJ。营养素的单位见表4-18-6。

表4-18-6 营养素定量的常见单位

营养素	单位	营养素	单位
膳食纤维、水分	g/100 g	维生素C、维生素B_1、维生素B_2、维生素E	mg/100 g
蛋白质、脂肪、碳水化合物	g/100 g	维生素B_6、维生素B_{12}、维生素K、叶酸	μg/100 g
β-胡萝卜素	mg/100 g或μg/100 g	钙、镁、铁、锌	mg/100 g
维生素A、维生素D	μg/100 g或IU	碘、硒	μg/100 g

注：1 IU维生素A=0.3 μg RE，1 IU维生素D=0.025 μg胆钙化醇。

18.3.2 有关营养素的能量计算

食物中的能量来自三大产能营养素，分别是碳水化合物、脂肪和蛋白质。因此，所有含有这三种营养素的食品均含有能量。

碳水化合物中可以转变成能量的物质包括淀粉、蔗糖、葡萄糖、果糖、乳糖、麦芽糖等，也包括果葡糖浆、麦芽糖浆、葡萄糖浆和淀粉糖浆。在正常消化吸收情况下，它们的产能值是相同的。

脂肪当中含有能量的物质包括各种酰基甘油，以及各种游离脂肪酸。无论是饱和脂肪酸还是不饱和脂肪酸，无论它们对血脂有什么样的影响，被人体消化吸收后均按相同的能量计算。

1 g 脂肪＝9 kcal

1 g 淀粉或糖＝4 kcal

1 g 蛋白质或氨基酸＝4 kcal

例题1：每天如果摄入 80 g 脂肪、65 g 蛋白质和 400 g 碳水化合物，共获得多少能量？

答案：总能量为 80×9＋65×4＋400×4＝2 580(kcal)＝10 799.88(kJ)

18.3.3 有关食物能量值的计算

一般来说，营养师设计食谱时，如非特别注明，食物就都是按照生重来列出的。这是因为，食物原料的成分通常是比较恒定的，而烹调会引起水分状态的改变，食物的重量也会因此发生变化。如果按熟重计算，操作起来很不方便，计算营养素也不方便。

例如，用 200 g 大米加 1 000 g 水，煮成大米粥，粥中的能量和营养素都方便计算。如果只说“吃了 200 g 大米粥”，则无法了解其中加入了多少米、多少水，其能量和营养素含量都不方便计算出来。

对于水果、蔬菜、鱼类、虾类、贝类、带骨带皮的肉类等天然食物来说，计算营养素含量的时候还要考虑可食部分的比例。可食部指可以直接摄入的食物部分，也简称为食部。市品即从市场上买来的食物。

废弃率＝皮、核、骨等不可食部分的重量/市品重量

食部比例＝100％×(市品重量－皮、核、骨等不可食部分重量)/市品重量

实际摄入数量＝可食部重量＝市品重量×食部比例

所有食物成分表上的数字均为换算成可食部后的营养素含量。

例题2：如果吃了 1 个 280 g 的某品种苹果，食部比例为 75％，那么这个苹果共能提供多少能量？蛋白质、脂肪、碳水化合物各多少？（100 g 该苹果含碳水化合物 8.5 g，脂肪 0.3 g，蛋白质 0.8 g）

答案：首先要计算出该苹果的食部重量

食部重量＝280×75％＝210(g)

该苹果中所含有的产能营养素数量为

碳水化合物含量＝(210÷100)×8.5＝17.85(g)

脂肪含量＝(210÷100)×0.3＝0.63(g)

蛋白质含量＝(210÷100)×0.8＝1.68(g)

则其中所含有的能量总计为

0.63×9＋1.68×4＋17.85×4＝83.79(kcal)＝350.74(kJ)

或者也可以这样计算：

每 100 g 苹果可食部分含能量为

(8.5＋0.8)×4＋0.3×9＝39.9(kcal)

则一整个苹果含能量为

280×75%×39.9/100＝83.79(kcal)

18.3.4 能量的营养素来源分布计算

在了解食物中产能营养素的含量之后，可以计算出能量的营养素来源分布，或三大营养素供能比，即分别有百分之多少的能量来自碳水化合物、脂肪和蛋白质。这是一个与膳食结构和疾病预防关系密切的指标。

例题3：某种全脂牛奶产品中，蛋白质含量为3.1 g/100 g，脂肪含量为3.2 g/100 g，乳糖含量为4.6 g/100 g。请计算这种产品的营养素来源分布，并进行评价。

答案：首先要说明的是，该牛奶产品中没有添加任何其他成分，其碳水化合物完全来自乳糖。也就是说，乳糖含量就是它的碳水化合物含量。

于是，可以按照给定数据，首先计算出100 g这种产品中所含有的总能量，即

(3.1＋4.6)×4＋3.2×9＝59.6(kcal)＝249.49(kJ)

在这些能量中，来自脂肪的能量为3.2×9＝28.8(kcal)

则来自脂肪的能量比例为28.8 kcal÷59.6 kcal＝48.3%

同理，来自碳水化合物的能量为4.6×4＝18.4(kcal)

则来自碳水化合物的能量比例为18.4 kcal÷59.6 kcal＝30.9%

那么，来自蛋白质的能量比例，便可以用“100%－碳水化合物能量比例－脂肪能量比例”来计算，即100%－48.3%－30.9%＝20.8%

要计算一餐、一日食物的营养素供能比例，则需要按实际摄入的可食部重量，先把各种食物提供的蛋白质、脂肪和碳水化合物数量进行加和，算出一日中三种产能营养素各自的总量，以及总能量，然后计算出各营养素的供能比例。

从例题3中可见，如果以牛奶作为唯一食物，则其中的脂肪能量比例过高，碳水化合物能量比例过低。但是，与其他谷类食物共同食用时，可以改善其能量比例，更加符合早餐的营养需求。

例题4：假如喝了100 g例题3中的牛奶，再食用50 g的某款市售营养型面包，那么这份早餐的营养素能量比会有什么样的变化？(查看包装上的营养成分表，100 g营养型面包中含有8.8 g蛋白质，5.0 g脂肪，52.5 g碳水化合物。查看该面包产品的配料表发现，这款面包中加入了牛奶和鸡蛋配料，故蛋白质含量较高，是较好的早餐主食选择)

答案：首先计算50 g面包的营养素含量和总能量，其中

蛋白质含量为50/100×8.8＝4.4(g)，相当于能量4.4×4＝17.6(kcal)

脂肪含量为50/100×5.0＝2.5(g)，相当于能量2.5×9＝22.5(kcal)

碳水化合物含量为50/100×52.5＝26.3(g)，相当于能量26.3×4＝105.2(kcal)

则面包的总能量为17.6＋22.5＋105.2＝145.3(kcal)

牛奶加上面包的总能量为59.6＋145.3＝204.9(kcal)

总脂肪能量为28.8＋22.5＝51.3(kcal)

脂肪能量比降为51.3÷204.9＝25.0%

总碳水化合物能量为18.4＋105.2＝123.6(kcal)

碳水化合物能量比升高为123.6÷204.9＝60.3%

则蛋白质能量比下降为 100%－60.3%－25.0%＝14.7%

现在，三大营养素的供能比例都达到了 DRIs 推荐的范围。但是，如果只吃这两种食物，则早餐总能量只有 204.9 kcal，并不能满足早餐占一日能量供应 25%～30%的要求。所以，对于一个健康成年人来说，早餐还必须摄入更多的食物。

18.3.5　有关三餐能量分布的计算

一般情况下，一日早、中、晚餐的能量设计比例为 30∶40∶30。可以根据这个比例来推算出每一餐的目标能量摄入数值。如果该食谱使用者平时有吃零食、喝饮料等习惯，则正餐的能量摄入量应当按 90%来计算，留出 5%～10%的能量作为零食、饮料和水果的空间。这时一日三餐的能量分配可以是 25%、35%和 30%，加上 10%的餐间食物。如果有加餐，则还要从正餐当中扣除一定的能量份额。

例题 5：如果一位轻体力活动成年女子的一日能量推荐数值为 1 800 kcal，那么她的早、中、晚餐能量各是多少千卡？假设该女性餐间不吃任何食物，也不喝含能量饮料。

答案：按照理想能量比例分配，早、中、晚餐各占 30%、40%、30%，则其三餐的能量分配数值为

早餐和晚餐：1 800 kcal×30%＝540 kcal

午餐：1 800 kcal×40%＝720 kcal

可见，确定一日总能量之后，就可以计算出各餐的能量。同样，如果确定了各餐的能量，也就能知道一日总能量和各餐之间的比例。

例题 6：如果一位居民早餐摄入能量 530 kcal，午餐摄入 760 kcal，晚餐摄入 810 kcal，零食和饮料 100 kcal，那么他一日当中的各餐能量比例是多少？

答案：他的一日总能量为 530＋760＋810＋100＝2 200(kcal)

早餐能量比例为 530÷2 200＝24.1%

午餐能量比例为 760÷2 200＝34.5%

晚餐能量比例为 810÷2 200＝36.8%

零食和饮料能量比例为 100÷2 200＝4.5%

在营养餐设计中，经常要先确定各营养素的供能比例和一日总能量。此时按照这两个数据也可以计算出各餐的能量数值和产能营养素的数值。

例题 7：按照营养师的设计，在每天的膳食能量当中，希望脂肪占 28%，蛋白质占 14%，碳水化合物占 58%。如果测定表明某健康成年男性一天的能量需求为 2 400 kcal，那么他的晚餐中蛋白质、脂肪、碳水化合物的量各是多少？

答案：既然他的一日总能量为 2 400 kcal，蛋白质能量比为 14%，则可以算出其一日蛋白质供应的能量为

2 400×14%＝336(kcal)

由于每克蛋白质可供应 4 kcal 能量，则一日应供应的蛋白质为

336÷4＝84.0(g)

同理可以算出，一日供应的脂肪为

2 400 kcal×28%÷9＝672÷9＝74.7(g)

一日供应的碳水化合物为

2 400×58%÷4＝1 392÷4＝348.0(g)

按照晚餐占一日能量30%计算，则晚餐供应的蛋白质、脂肪和碳水化合物分别为

蛋白质：84.0×30%＝25.2(g)

脂肪：74.7×30%＝22.4(g)

碳水化合物：348.0×30%＝104.4(g)

18.3.6 蛋白质来源比例的计算

按照膳食指南的要求，膳食中的优质蛋白质应占总蛋白质供应量的1/3以上，这就意味着，食物蛋白质当中，必须有1/3以上来自豆类或动物性食物，包括各种豆子、豆制品、鱼类、肉类、奶类、蛋类等。

豆类食物的氨基酸平衡并不符合人体需要，但它与谷类发生营养互补之后，混合食物的氨基酸组成得以改善，可以替代膳食中的动物性食物，故也被纳入优质蛋白的范畴。坚果、油籽的蛋白质并不能与谷类蛋白质发生良好的营养互补，故不能纳入优质蛋白质。但应注意，肉皮、蹄筋等虽然属于动物性蛋白质，但蛋白质质量较差，不能归类于优质蛋白质。

计算蛋白质的食物来源比例时，要首先选出动物性蛋白质来源食物，再选出豆类食物，将它们的蛋白质含量相加，即可得到优质蛋白质的总量。

例题8：某居民一日中共摄入来自谷类的蛋白质28 g，来自红小豆的蛋白质4 g，来自卤水豆腐的蛋白质5 g，来自肉类的蛋白质12 g，来自奶类的蛋白质7 g，来自蛋类的蛋白质6 g，来自蔬菜和水果的蛋白质3 g。请计算他的一日膳食中来自豆类的蛋白质比例，来自动物性食物的蛋白质比例，以及膳食中的优质蛋白质比例。

答案：首先计算蛋白质的总量为

28＋4＋5＋12＋7＋6＋3＝65(g)

其中豆类蛋白质为4＋5＝9(g)

动物性蛋白质为12＋7＋6＝25(g)

优质蛋白质为9＋25＝34(g)

则豆类蛋白质比例为9÷65＝13.8%

动物性蛋白质比例为25÷65＝38.5%

优质蛋白质比例为34÷65＝52.3%

18.3.7 食物分量的计算

计算了食物中的能量和产能营养素含量之后，便可以从能量和蛋白质的供应要求来推知食物的分量。这是食谱设计中的关键一步，因此务必要理解和掌握。在计算食物分量时，一份食物成分表是必备的。

例题9：查询DRIs得知，某轻体力活动30岁女性居民的一日蛋白质参考值为55 g，但她日常有运动，蛋白质摄入量的目标值定为65 g。按照优质蛋白质占40%计算，她应当怎样调配包括谷类、豆类、肉类、蔬菜、坚果在内的各大类食物呢？

答案：首先要计算出非优质蛋白质的数量，它们来自谷类、蔬菜、水果和其他零食等，其中又以谷类为主。

65 g×(100%－40%)＝39 g

按照其他食物的蛋白质约占20%计算，来自谷物的蛋白质占非优质蛋白质的80%，为

31.2 g,取整数为 32 g。

谷类食物的平均蛋白质含量按照 8%计算(大米 7%,小麦 10%,玉米 8%),则

32 g÷8 g/100 g=400 g

即每日应供应约 400 g 主食。

其余蛋白质总量约为 39 g−32 g=7 g

其中 4 g 来自蔬菜,3 g 来自坚果和油籽。

按照蔬菜的蛋白质含量为 0.8%,坚果的蛋白质含量为 15%计算,

4 g÷0.8 g/100 g=500 g

3 g÷15 g/100 g=20 g

优质蛋白质的摄入量为 65 g×40%=26 g

在优质蛋白质当中,按豆类蛋白质占 20%计算,则

26 g×20%=5.2 g

假设该女性喜欢喝豆浆,而超市豆浆的蛋白质含量为 2.0 g/100 g,则她每日可饮用豆浆

5.2 g÷2 g/100 g=260 g

其余优质蛋白质来源于动物性蛋白质,共计 26 g−5.2 g=20.8 g

按照鸡肉蛋白质含量为 20%计算,则相当于

20.8 g÷20 g/100 g=104 g

故而,该居民一日中摄入的主要食物类别分量是:谷类主食 400 g,豆浆 260 g,鸡肉 104 g,蔬菜 500 g,坚果 20 g。此外,她每周应当吃 2～3 次鱼,当日可用鱼来替换肉类的蛋白质数量。按照去骨鱼肉的蛋白质含量为 16%计算,则 20.8 g 蛋白质可以来自 130 g 去骨鱼肉。她还需要每天吃约 250 g 水果,其中约含有 2 g 蛋白质,可以替换 25 g 谷物。

18.3.8 食物营养素含量的计算

除了大量营养素之外,设计食谱的时候,还要计算维生素、矿物质等营养素的含量。这时只需要将各种食物的可食部重量计算出来,再将其中所有营养素的含量相加,即可得到摄入营养素的总量。

例题 10:某居民一日中摄入了 5 种水果和蔬菜,包括小白菜 230 g,冬瓜 210 g,番茄 100 g,橙子 150 g,香蕉 150 g,请计算这一天中该居民获得的维生素 C 总量。(按照食物成分表数据,小白菜的维生素 C 含量为 28 mg/100 g,冬瓜的为 18 mg/100 g,番茄的为 19 mg/100 g,橙子的为 33 mg/100 g,香蕉的为 8 mg/100 g。这几种蔬菜和水果的可食部比例分别为:小白菜 90%,冬瓜 88%,番茄 100%,橙子 74%,香蕉 65%)

答案:这里列出的食物重量均为市品重量,也就是说,买来的蔬菜和水果并没有被 100%摄入,一部分果皮、菜根部分被丢弃。所以要先算可食部重量,然后算出其维生素 C 含量。

小白菜的维生素 C 含量:230 g×90%×28 mg/100 g=57.96 mg

冬瓜的维生素 C 含量:210 g×88%×18 mg/100 g=33.26 mg

番茄的维生素 C 含量:100 g×100%×19 mg/100 g=19.00 mg

橙子的维生素 C 含量:150 g×74%×33 mg/100 g=36.63 mg

香蕉的维生素 C 含量:150 g×65%×8 mg/100 g=7.80 mg

将以上数据相加,一日共计获得维生素 C 154.65 mg,取整数为 155 mg。

在给集体单位规划食谱的时候，必须要列出市品重量，也就是说，必须告知烹调者要买多少蔬菜、多少水果、多少鱼等，这时候的重量必然是带皮、核，或带骨、刺的。如果仅仅告知可食部重量，就无法计划出采购重量。

在给个人做食谱规划时，必须详细说明哪些重量是生重，哪些重量是熟重，哪些重量是没有去掉皮和核的重量，哪些是可食部重量。因为现在很多家庭购买的都是经过前处理的净菜、纯肉，甚至是半成品、成品，不需要再去掉皮、核、老叶、骨头等部分。如果提供给家庭的是市品重量，可能会造成食谱食用者的实际食物摄入量超出计划值。在做营养素摄入量评估或食谱设计的时候，必须对每一种食材进行详细确认，确认哪些可以直接按可食部重量来算，哪些含有废弃部分，否则计算出来的营养素摄入量就会有非常大的误差。

特别叮咛

计算膳食营养素时的误差

某女生用某健康管理 APP 来计算自己的营养素摄入量。她算出来自己的能量摄入过低，一天只有 1 300 kcal。营养师仔细核对之后发现，她把在食堂打的“2 两米饭”（实际上是 100 g 大米煮成的饭）能量和营养素含量都按 100 g 熟米饭计算了。100 g 大米煮成的饭，能量值是 346 kcal，而 100 g 熟米饭的能量值是 116 kcal。她买的酱牛肉是熟肉（246 kcal/100 g），却按照生牛肉的值（160 kcal/100 g）来计算了。食堂炒菜时放的油也没有被算进去。此外，她缺乏生活经验，对水果和蔬菜的重量估计也不够准确。

所以，非专业人员所计算出来的食物能量和营养素数据，往往与实际值有较大的误差。

18.3.9 营养素供应量与营养目标的比较

获得各营养素的摄入总量之后，必须了解它们是否接近营养目标计划的数量。总体上希望，蛋白质的供应量能达到目标值的 100%以上，各微量营养素的供应量达到 90%以上，个别营养素的供应量应达到 80%以上。如不能达标，则应调整食物的品种和摄入量，直到达到理想范围。

目前，我国居民超重和肥胖问题日益严重，能量供应以在目标值的 95%～100%之间为宜。在实际生活中，食谱使用者经常会在三餐之外吃计划外零食，或饮用含能量饮料，所以能量不宜超过目标值。

例题 11：在膳食调查过程中发现，某女性居民（未孕，未哺乳，年龄为 40 岁，职业为办公室文员）一日食谱当中能量和营养素供应量如下：

能量 1 890 kcal，蛋白质 66 g，脂肪 72 g，维生素 C 155 mg，维生素 B_1 1.02 mg，维生素 B_2 0.87 mg，维生素 A 420 μg RE，钙 390 mg，铁 23.6 mg。

如果用 DRIs 中相应参考量作为该居民的膳食能量和各营养素供应目标，请评价营养素摄入量是否需要调整，以及该居民的营养素能量来源比是否处于理想范围。

答案：首先查询 DRIs，找到该居民所属人群的营养素摄入参考数值。

该居民为轻体力活动成年女性，其相应营养素的推荐摄入量或适宜摄入量分别是：

能量 1 800 kcal，蛋白质 55 g，维生素 C 100 mg，维生素 B_1 1.2 mg，维生素 B_2 1.2 mg，维生素 A 700 μg RE，钙 800 mg，铁 20 mg。

用实际摄入量与目标值相比，可计算出以下数据：

能量相当于目标值的比例为

1 890 kcal÷1 800 kcal＝105.0％，略超过目标值

蛋白质相当于目标值的比例为

66 g÷55 g＝120.0％，符合要求

维生素 C 相当于目标值的比例为

155 mg÷100 mg＝155.0％，符合要求

维生素 B_1 相当于目标值的比例为

1.02 mg÷1.2 mg＝85.0％，略偏低

维生素 B_2 相当于 DRIs 数值的比例为

0.87 mg÷1.2 mg＝72.5％，偏低，需要增加供应

维生素 A 相当于目标值的比例为

420 μg÷700 μg＝60.0％，明显过低，需要增加供应

钙相当于目标值的比例为

390 mg÷800 mg＝48.8％，明显过低，需要增加供应

铁相当于目标值的比例为

23.6 mg÷20 mg＝118.0％，超出推荐量，但并未高于 UL，因此符合要求。

从蛋白质 66 g，脂肪 72 g 两个数据和 1 890 kcal 的总能量，可以计算出其三大营养素能量比例如下：

蛋白质能量比为 66×4÷1 890＝14.0％

脂肪能量比为 72×9÷1 890＝34.3％

则碳水化合物能量比为 100％－14.0％－34.3％＝51.7％

在例题 11 的三大营养素供能比中，脂肪供能比超过了合理范围，可以通过减少烹调油等方法来减少脂肪摄入量，使其进入合理区间。钙和维生素 A 摄入严重不足，维生素 B_1 和维生素 B_2 也还需增加，说明食材的选择需要进一步优化调整。

例题 12：一名 25 岁的女教师，早餐摄入了 5 种食品，包括维生素 AD 强化牛奶 250 g，燕麦片 50 g，西式方火腿 20 g，鸡蛋 1 个 62 g，芦柑 1 个 110 g。这些食品的能量和相关营养素含量计算参考表 4-18-7。请计算她的早餐总能量，能量来源比例，蛋白质来源比例，以及蛋白质、维生素 A、维生素 B_2、钙和脂肪的摄入量。

表 4-18-7　每 100 g 可食部原料食品中的能量和相关营养素含量

食品	可食部/%	能量/kcal	蛋白质/g	脂肪/g	维生素 A/μg	维生素 B_2/mg	钙/mg
牛奶	100	51	2.7	5.0	66	0.08	140
鸡蛋	88	156	12.8	11.1	194	0.13	44
燕麦片	100	367	15.0	6.7	—	0.13	186
方火腿	100	117	16.2	5.0	—	0.20	1
芦柑	90	43	0.6	0.2	87	0.03	45

答案：首先按照可食部数据换算，计算出所有食品可食部分的重量，然后按照表 4-18-7 中的数据，计算出每一种食品的各种营养素含量，如表 4-18-8 所示。

表 4-18-8 实际重量原料食品中的能量和相关营养素含量

食品	实际摄入/g	能量/kcal	蛋白质/g	脂肪/g	维生素 A/μg	维生素 B_2/mg	钙/mg
牛奶	250.0	128	6.8	12.5	165	0.20	350
鸡蛋	54.6	85	7.0	6.0	107	0.07	24
燕麦片	50.0	184	7.5	3.4	—	0.07	93
方火腿	20.0	23	3.2	1.0	—	0.04	—
芦柑	99.0	43	0.6	0.2	86	0.03	45
共计	—	463	25.1	23.1	358	0.41	512

例题 12 中的这位女性属于轻体力活动人群，未孕，未哺乳。经了解，她的身高和体重均在正常范围内，与标准人较为接近，故可以用 DRIs 中的轻体力活动未孕女性标准来作为营养目标值。可按一日膳食能量和营养素供应的 30% 来作为优质早餐的营养素供应标准。具体计算结果见表 4-18-9 和表 4-18-10。

表 4-18-9 一餐中能量和营养素供应量与参考值的比较

项目	能量/kcal	蛋白质/g	脂肪/g	维生素 A/μg	维生素 B_2/mg	钙/mg
一餐总计	463	25.1	23.1	358	0.41	512
早餐参考值	540	16.5	—	210	0.36	240
一日参考值	1 800	55.0	—	700	1.20	800
占 DRIs/%	25.7	45.6	—	51.1	34.2	64.0
评价	略少	充足	—	充足	充足	充足

表 4-18-10 一餐中的营养素供能比和蛋白质来源分析

能量来源	能量/kcal	占比/%	评价	蛋白质来源	蛋白质/g	占比/%
一餐总计	463	100	—	蛋白质总量	25.1	100
蛋白质能量	100	21.6	偏高	动物蛋白质	17.0	67.7
脂肪能量	141	30.5	尚可	豆类蛋白质	0	0
碳水化合物能量	222	47.9	偏低	其他蛋白质	8.1	32.3

在实际操作中，对一日食谱中的营养素平衡进行分析，与例题 12 所用方法完全相同，只是食品的品种有所增加。掌握基本计算方法之后，如需计算多个样品，可用相关膳食营养素计算软件计算。

18.3.10 用计算法设计食谱的流程

掌握膳食原则和营养素的计算方法之后，就可以开始进行营养食谱的设计了。下面就用一个案例来讲解如何用计算法为某高中学生设计一日食谱。

(1)了解食谱使用者的基本情况 设计食谱从了解食谱的使用对象开始。需要了解的情况包括年龄、性别、生理状况、体力活动、身体健康状况、职业特点、经济收入、生活起居习惯、民族传统和宗教习俗、饮食习惯、烹调能力和设施、服用药物状况、食物过敏史等。从这些信息入手,确定食谱的各个参数和配餐策略。

①设定营养素供应目标。该生年龄为17岁,男性,处于青春发育期。身高175 cm,体重68 kg,处于正常范围。正常学习生活,无特殊锻炼,不做家务。身体健康无疾病。营养目标可以按照14~17岁青少年的DRIs参考值来确定。

②设定膳食制度和供餐时间。该生在高中就读,过有规律的学习生活,每日早6:30起,晚10:50休息。按其生活起居状况和父母工作情况,设定餐次为3次,就餐时间为早上6:50、中午12:20、下午18:00三次。考虑到该男生早餐食欲不够旺盛,宜在上午10:00设一次加餐;考虑到午餐和晚餐时间间隔较长,宜在下午3:00设一次下午点;晚上睡前如果感觉饥饿,可在晚上9:00加夜宵。三餐的能量比例为早餐25%,午餐30%,晚餐30%,零食和加餐15%。

③设定膳食成本。该男生的家庭经济收入较低,可采用普通烹调原料,限定食谱的整体成本为每日20元以内。

④设定营养素供能比例。按照健康状况和生理状态的要求确定能量的来源比例。青少年生长发育旺盛,对脂肪和碳水化合物的代谢能力较强,加上成本限制,需要以植物性食物为主,可以设计为碳水化合物60%、脂肪28%、蛋白质12%的比例。

⑤设定膳食口味。该男生喜欢浓重口味,但其母亲和祖父母口味较为清淡。按照其饮食习惯,确定该食谱的基调为清淡鲜美口味,但可以准备一些含有辣椒碎、花椒粉、胡椒粉、芥末油的调料,供男生自行添加。

⑥设定烹调方法。其家庭具有烹调能力,可以制作简单、家常的三餐。学校的午餐机构也只能烹调家常菜。

⑦确认避免某些不利于健康或不可接受的食物。该生未服用药物,但对虾、蟹、贝类等曾有过敏。他不吃动物内脏,可接受一般淡水鱼类、肉类、蛋类和豆制品,无乳糖不耐受现象。故而,应避免使用他忌讳或可能引起过敏的食材。

(2)计算三大产能营养素各自提供的能量 确定营养目标之后,按照三大产能营养素分别占总能量的比例,即碳水化合物60%、脂肪28%、蛋白质12%,来确定一日中的产能营养素供应量。DRIs中14~17岁男青少年总能量目标为2 500 kcal/d,则

一日蛋白质供应的能量为2 500 kcal×12%=300 kcal

一日脂肪供应的能量为2 500 kcal×28%=700 kcal

一日碳水化合物供应的能量为2 500 kcal×60%=1 500 kcal

(3)计算产能营养素的每日需要量 如此,可以折算三种营养素的实际需要量

一日的蛋白质供应量为300 kcal÷4 kcal/g=75.0 g

一日的脂肪供应量为700 kcal÷9 kcal/g=77.8 g

一日的碳水化合物供应量为1 500 kcal÷4 kcal/g=375.0 g

(4)计算三种产能营养素的每餐需要量 按照早餐、午餐、晚餐、加餐比例为25∶30∶30∶15的比例来计算,则午餐和晚餐的三大营养素供应量应当是:

蛋白质供应量为 75.0 g×30%=22.5 g

脂肪供应量为 77.8 g×30%=23.3 g

碳水化合物供应量为 375.0 g×30%=112.5 g

(5)确定主副食品的种类和数量　首先应当按照平衡膳食宝塔的食物类别确定大致的食物品种选择。

①主食选择。该男生家庭习惯于以精白米和精白面粉为主食。但考虑到主食必须多样化,一日中不仅要摄入精白米和白面粉制品,还要搭配全谷物、薯类、豆类。例如,面食品中可以采用全麦原料来进行配合,还可以采用杂粮粥和馒头、饼等食品搭配的方案。经上述计算得知,午餐的碳水化合物供应量为 112.5 g,设其中 80%由全麦馒头提供,其余由燕麦粥提供。

按产品营养标签,每 100 g 某品牌的全麦馒头(每个熟重 90 g)中含碳水化合物 50.2 g,蛋白质 9.6 g;每 100 g 某款纯燕麦片含碳水化合物 68.8 g,蛋白质 11.2 g。

则所需全麦馒头的重量为 112.5 g×80%÷50.2 g/100 g=179.3 g,约相当于 2 个 90 g 的全麦馒头。

所需燕麦片的重量为 112.5×20%÷68.8/100 g=32.7 g,约相当于 2 小碗稀燕麦粥。

确定主食之后,可以计算出两种主食中共含有蛋白质 179.3 g×9.6%+32.7 g×11.2%=17.2 g+3.7 g=20.9 g

从计算数据可见,由于选用了优质的主食原料(全麦馒头和燕麦片),仅仅通过摄入主食就可以获得较大数量的蛋白质。同时,只有主食有足够高的营养质量,才能保证供应足够的 B 族维生素。

按照同样的方法,可以算出三餐当中从主食获得的蛋白质数量,并得到一日总量。

②副食的选择。午餐的蛋白质供应目标为 22.5 g,在选择主食之后,理论上还需要从其他蛋白质食品中供应的数量为

22.5 g-20.9 g=1.6 g

实际上,虽然主食供应了较为丰富的蛋白质,但谷类蛋白质不属于优质蛋白,还需要照顾到优质蛋白质占至少 1/3 的要求。

因此,优质蛋白质的目标值是

22.5 g×1/3=7.5 g

可以选择鸡蛋作为午餐提供优质蛋白的食材。鸡蛋的蛋白质含量为 12.8%,则 1 个 60 g 的带壳鸡蛋(可食部比例为 88%)所含的蛋白质为 60 g×88%×12.8%=6.8 g。则蛋白质供应还有不足

7.5 g-6.8 g=0.7 g

考虑用豆制品来提供余下的蛋白质。石膏豆腐的蛋白质含量为 5.7%,则 0.7 g 蛋白质相当于 0.7÷5.7%=12.3 g 豆腐。

由于 75 g 蛋白质正好是 14~17 岁男性青少年蛋白质供应的参考值,略微增加供应数量也是无害健康的,因此豆腐的供应量可以按烹调方便来调整。

按照青少年的生长需要,每日应供应蔬菜至少 500 g,品种为 5 种以上,其中至少一半来自深色蔬菜。由于早餐和加餐不太容易吃到蔬菜,只有午餐和晚餐吃蔬菜,午餐要供应一日蔬菜数量的至少 50%,即至少 250 g 蔬菜。可以根据不同季节和地区的市场实际情况,用餐者的口味爱好,以及与动物性食物的配菜需要来选择品种,以新鲜应季为好。

故午餐菜肴可以设计为：番茄炒蛋（番茄 200 g，较大鸡蛋 1 个，葱花 10 g），水油焖木耳油麦菜（油麦菜 120 g，干木耳 2 g），以及一份紫菜豆腐汤（豆腐可超过 12 g，紫菜 1 g）。

(6)确定油脂和含精制糖食品的数量　绝大部分菜肴需要加油脂烹调，而烹调油脂的加入量差异较大。按照平衡膳食宝塔的要求，每日烹调油摄入量为 25～30 g，这意味着不能每个菜都制成炒菜，更不能油腻。但 30 g 的限量并不是绝对的。在按照供能比例确定一日脂肪总量之后，烹调油的数量应当与食物中的脂肪含量相平衡，如果食物原料中脂肪含量较高，则应调低烹调油的数量；反之，则可以增加烹调油的供应。

该男生处在青春期，无疾病，因此可以采用每日 25～30 g 烹调油的目标值。由于早餐往往不用烹调油，午餐和晚餐可各用 10～15 g 油脂。如番茄炒蛋用 10 g 花生油，水油焖木耳油麦菜用 4 g 芝麻油。

烹调油应当以植物性油脂为主，并避免过高烹调温度。应当严格控制含大量精制糖食品的供应量，包括甜饮料、糖果、果脯、果酱等。其他食物应尽量选择不加糖或少加糖的品种，不供应甜食和甜饮料。

讨　论

在人员复杂的情况下，怎样为需求不同的人提供食物？

营养配餐并不是枯燥的数据计算，而需要考虑可接受性和可操作性。在实际生活中，经常遇到这样的问题：为不同群体设计营养素含量不同的饭菜，在烹调和制作盒饭时很难实现。比如，学校中不仅有男生，还有女生，他们所属年级也不同。想要对每个人提供不同的菜肴和主食，操作难度太大。那么，如何解决这个问题呢？

如果是自选餐厅，可以采用框架自助法。也就是说，规定人们必须选哪些大类的食物，但在大类之内许可自主挑选具体品种，其中对总能量影响较大的品种又可分为大盘和小盘。

如果是制作食堂，可以采用半自助法。也就是说，每个人都有一份基本食物供应，能够满足能量需要最少的人群；此外再提供一些附加食物，由用餐者自选，并推荐给不同人群。例如，建议钙需求量较大的用餐者选择一份酸奶，蛋白质需求量较大的人群选择一份蒸蛋，能量需求比较大的人群选择一份面点，等等。

如果是制作盒饭，可以考虑按照能量高、中、低分级装盒。菜肴数量相等，而主食量分大、中、小份，分别供能量需求不同的人群选择。

如果是幼儿园，可以按需求量较小的幼儿准备基本量，为需求量较大的幼儿准备加量食物。例如，小班儿童每人吃 2 个小包子，而大班儿童每人吃 3 个；除此之外，大班儿童可以再加一小碗八宝粥，等等。这样可避免浪费，并满足各班儿童的需求。

18.3.11　用平衡膳食宝塔和食物交换份来制作食谱

普通健康人无须每天精确计算食谱，只要保证各类食物摄入基本平衡即可。对于非专业人员来说，利用中国居民平衡膳食宝塔和食物交换份来简单地制作食谱，就省去大量的计算工作。

例如，某健康高中男生没有减肥需求，每日有至少半小时的体育锻炼。他的一日食物框架可以确定为：谷物 500 g，蔬菜超过 500 g（其中深色蔬菜至少 250 g），水果 400 g，肉类 100 g，水产类 100 g，蛋 50 g，奶 300 g，大豆 40 g，坚果 25 g，油脂 30 g。

(1)主食设计

早餐：白面粉 100 g，全麦粉 60 g。

午餐：小米 80 g，精白米 80 g（各种谷物和面粉可 1：1 替换）。

晚餐：全麦面粉 120 g，蒸甘薯 150 g（按食物交换表，150 g 蒸甘薯相当于 30 g 面粉）。

余下 10 g 谷物的份额可由零食填补，共计供应谷物每日 480 g。

(2)蔬菜设计

早餐：烫青菜 1 份，含 100 g 绿叶蔬菜。

午餐：绿叶蔬菜 2 种，橙黄色蔬菜 1 种，菌藻类蔬菜 1 种，共 280 g。具体为青椒 70 g，小白菜 150 g，胡萝卜 40 g，水发木耳 20 g（干重约 2 g）（可食部）。

晚餐：深色蔬菜 1 种，浅色蔬菜 2 种，共 250 g。具体为豇豆 140 g，番茄 80 g，洋葱 30 g。

共计供应蔬菜每日不少于 500 g（可食部）。

(3)水果设计

上午点：苹果 150 g（可食部），折合市品约 200 g；

下午点：橙子 150 g（可食部），折合市品约 200 g；

共计供应水果每日 300 g（可食部）。

(4)动物性食物设计

早餐：中等大鸡蛋 1 个。

上午点：酸奶 100 g。

午餐：精瘦猪肉/牛肉/鸡肉 75 g。

晚餐：瘦肉 20 g；草鱼头 75 g（可食部），折合带骨刺鱼头约 200 g。

夜宵：牛奶 200 g。

共计供应肉类每周 665 g，水产品 525 g；去壳蛋每日 55 g，奶每日 300 g。

(5)豆制品设计

早餐：普通豆浆 200 mL（约含 4 g 蛋白质）；

晚餐：嫩豆腐 50 g（石膏豆腐，约含 3 g 蛋白质）；

共计供应豆制品折合黄大豆约 20 g。

(6)零食设计

核桃 2 个，果仁约 12 g（可用其他坚果 1：1 替换）；葡萄干 15 g（可换用其他水果干，但不要用油炸品和果脯蜜饯）。

(7)烹调油设计

早餐：面食制作 4 g。

午餐：两份菜，一份炒菜和一份水油焖菜，共 14 g。

晚餐：两份菜，一份炒菜和一份炖煮菜，共 14 g。

共计供应烹调油 30 g。

按照以上设计思路，可得到如表 4-18-11 所示的全日食谱。其中各种食物的用量、比例均符合膳食指南的要求，预计各营养素摄入较为均衡。

表 4-18-11 高中男生的一日营养食谱设计(平衡膳食宝塔法)

餐次	食品名称	原料	用量	备注
早餐	芝麻鸡蛋煎饼	全麦面粉	60 g	
		白面粉	100 g	
		熟芝麻	2 g	
		鸡蛋 1 个	带壳 63 g	
		油	4 g	不粘锅烹调
	生菜	绿生菜	100 g	切条卷在饼里吃
	豆浆	市售豆浆	200 mL	不加糖
上午点	苹果	苹果	带皮核 200 g	
	酸奶	酸奶	100 g	全脂原味
午餐	青椒胡萝卜鸡肉条	青椒	70 g	黑椒风味
		胡萝卜	40 g	
		鸡腿肉	75 g	
		花生油	8 g	
	水油焖木耳小白菜	小白菜	150 g	
		水发木耳	20 g	干重 2 g
		香油	4 g	
	二米饭	小米	80 g	
		大米	80 g	特级粳米
下午点	橙子	橙子	带皮 200 g	
晚餐	肉末炒豇豆	豇豆	140 g	
		猪肉末	20 g	
		花生油	8 g	
	番茄洋葱鱼头豆腐煲	番茄	80 g	
		紫洋葱	30 g	
		草鱼头	带骨刺 200 g	
		南豆腐	50 g	
		花生油	6 g	
	蒸甘薯	红心甘薯	150 g	
	全麦馒头	全麦粉	120 g	
夜宵	牛奶	牛奶	200 g	全脂巴氏奶
其他零食	坚果	核桃仁	12 g	2 个核桃
	水果干	葡萄干	15 g	

18.4 食谱的评价与调整

初步完成食谱设计之后,应当对其营养平衡状况进行评价,如有不妥之处,应调整食物的种类和数量,直至达到要求。以表 4-18-11 中所示食谱为例进行评价。

18.4.1 定性考查要点

(1)食谱中所含的食物类别是否齐全?食物的种类是否多样化?

该食谱中纳入了共 25 种不同的食物原料(牛奶与酸奶、馒头与烧饼等按一种原料计算），包括了谷类、豆类、薯类、奶类、肉类、水产、蔬菜、水果、坚果等多个类别，符合食物多样化要求。

(2)主食中是否纳入了全谷物、薯类或淀粉豆类？

是的。含有全麦馒头、小米和一种薯类(甘薯)。

(3)是否用豆制品、水产品替代一部分肉类？

是的。食谱中早餐含有豆浆，晚餐含有豆腐和鱼。

(4)是否有乳制品？如果没有乳制品，是否有足够的豆制品和绿叶蔬菜来供应钙？

食谱中有酸奶和牛奶两种乳制品，也有豆制品和绿叶蔬菜，钙供应充足。

(5)蔬菜中是否有 200 g 以上深色蔬菜，颜色是否多样？

是的。食谱中有小白菜、胡萝卜和番茄，均属于深色蔬菜，包括深绿色和深橙红色两类，可提供不同类型的抗氧化物质。

(6)在设计动物性食物时是否考虑到了避免高脂肪食材？

是的。鸡肉、瘦肉、鱼等均为低脂肪食材。由于该食谱为没有减肥需求的男性青少年使用，并不需要严格地控制天然食材中的脂肪含量。

(7)烹调方法是否合理？油脂是否过多？

烹调方法无油炸、过火、过油等处理，家常制作简便易行。使用水油焖菜或炖煮菜的烹调方式，烹调油用量能够控制在限量之内。

(8)是否摄入了过多甜食和甜饮料？

食谱中没有其他甜食和甜饮料，只有水果和水果干提供天然的甜味。

(9)食物的成本和可接受性是否符合要求？

是的。食谱中所选原料价格亲民，容易采购，适合普通家庭使用。

(10)是否考虑到了食用者的禁忌事宜和口味要求？

是的。鉴于该生不食用内脏，且对虾、蟹等海鲜过敏，未选用以上食材。调味方法本人和家庭可接受。

理　解

实际食量与设计数量有差异怎么办？

在现实生活中，人们会按照身体状况和食欲自行调节进食量。例如，春游登山后，可能会食量增加；周末吃过美食之后，次日可能食量会减少。这些都属于正常波动。

在用餐者不需要增加或减少体重的情况下，只要各类食物比例设计合理，就能基本保证食谱的营养素密度。此时即使比计划量略微多吃或少吃，也不必过于担心。只要在一段时期之内保证食物的摄入均衡和食量稳定，即可保持正常的营养状态。

18.4.2　定量考查指标

对于用计算法制作的食谱，应进行营养平衡的定量计算，主要考虑以下 5 个方面。

①一日中的能量供应是否合理？

②三餐的能量摄入分配是否合理?

③三大产能营养素的供能比例是否合理?

④优质蛋白质的供应是否达到总蛋白质的 1/3 以上?豆类蛋白质和动物蛋白质各占多少?

⑤各种主要营养素的摄入量是否达到营养目标的 90%以上?是否超过 UL 的数值?

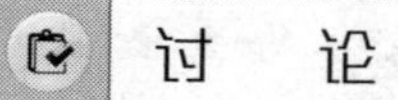

是否可以依靠计算机程序来设计食谱?

由于设计食谱较为复杂,人们开发出了很多营养配餐软件,依靠数据库的帮助,可以快速地进行食物营养成分的计算。但是,作为专业人员,仍然必须学会手工计算配餐的基本方法。

这是因为,用软件进行计算时,人们很难知道某一种食物对于某些营养素供应的意义有多大,找不到改进的方向,难以培养出配餐的经验和感觉。同时,软件还有一些先天性的弱点。它不能设计出新的菜肴烹调方法,也不了解食谱使用者的某些个性化需求。因此,对于初学者来说,应当首先手动配餐,在熟练掌握之后,再用软件帮助,以获得更高的工作效率。

本章总结

制作营养食谱的步骤,包括确定食谱使用者的营养素供给目标,确定各餐中的营养素分配和能量的营养素分配比例,确定各大类食物的比例,确定具体食物品种和烹调方法等。制作营养食谱可以利用平衡膳食宝塔和食物交换份法,也可以利用食物营养成分表进行精确的数据计算。为群体进行营养配餐时,应当注意群体的均匀性,探索给所有人提供营养餐的简便可行方式。

大致设计出一份食谱之后,首先要进行定量考查,确定其食物多样性、可接受性和可获得性,然后可以用计算法对其营养平衡进行检验,如果数据不理想则应进行调整,修改食物的品种和数量,直至达到理想范围。营养素的计算可以使用软件,但初学者应当首先从手算开始。

本章课程活动

1.用中国居民平衡膳食宝塔和食物交换份法,为一名身体健康的同学或亲友设计一份全日食谱。

2.用营养素计算方法,对这份食谱进行主要营养素摄入量和营养素供能比例的计算。评价其中总能量和大部分营养素含量是否符合要求?如不符合要求,继续进行修改。

3.按照修改后的食谱在家制作成具体食物,并讨论该食谱的可行性、经济性、方便性、可口性等方面的特性。你认为还有什么改进余地?

4. 写下你做这份食谱的体会和感想。

本章思考问题

1. 营养合理的食谱应具备哪些基本要素？

2. 设定食谱使用者的营养目标时，应考虑到哪些问题？

3. 中国居民平衡膳食宝塔的主要食物框架是什么？它适合用在哪些人的食谱设计当中？

4. 为什么在考虑食物重量的时候，要特别注意干重和鲜重、可食部重量和市品重量、生重和熟重等数据的区别？

5. 用计算法设计食谱时，基本流程是什么？

6. 与精准的计算法相比，用食物交换份的方法来设计食谱有什么优势和不足？

7. 评价一份食谱时，有哪些主要指标？为什么说仅仅考虑能量和供能营养素还是不够的？

8. 某轻体力活动成年男性一日三餐的食物摄入量如下。

早餐：全脂牛奶 250 g，果料面包 50 g，橙子 1 个（连皮 130 g），核桃仁 15 g。

午餐：白米饭一碗半（特级粳米 125 g 蒸成），炒香菇豆腐丁（鲜香菇 20 g，北豆腐 120 g，花生油 10 g），凉拌绿菜花（鲜绿菜花 150 g，香油 5 g），松花蛋 1 个（带壳 85 g）。

晚餐：富强粉馒头 1 个（成品重 160 g），燕麦粥 1 碗（燕麦片 20 g），炒四季豆半盘（豆角 130 g，花生油 5 g），清炖小排骨（带骨 180 g）。

夜点：猕猴桃 1 只 120 g，全脂原味酸奶 125 g。

计算这位男士膳食中的总能量、蛋白质、维生素 A、维生素 B_1、维生素 B_2、维生素 C、钙和铁的摄入量，并与 DRIs 中的相应数值进行比较，评价该膳食的营养素供应情况。同时评价其三大营养素供能比例是否符合平衡膳食的要求。相关表格设计可参考本书“附录 2　个人营养食谱设计表格”。

第19章 各类健康人群的食谱设计

上一章介绍了制作营养食谱的基本方法。然而，即便都是健康人，不同性别、不同年龄、不同生理状态的人，营养需要特点仍有很大不同。要制作符合不同人群需求的营养配餐食谱，就需要了解这些人群的特殊营养需求。DRIs 中的不同健康人群的营养素供应参考标准，可以作为食谱设计的数量基础。

本章将详细介绍儿童、青少年、孕妇、乳母、老年人的食谱制作要点。婴儿以母乳或特殊配制的婴儿奶粉作为主食，在 6 个月之后虽需要添加辅食，但无须制作一日食谱，仅考虑辅食的添加问题，故本教材中不做讨论。

本章预备问题

1. 为什么备孕时就要高度注意膳食营养调整？
2. 孕前期、孕中期和孕晚期营养需要有什么差异？食谱设计应如何考虑？
3. 哺乳期最有可能供应不足的营养素是哪几种？
4. 低龄幼儿的食谱和成年人的食谱有何不同？要注意哪些问题？
5. 发育期青少年的营养需求和成年人的营养需求有何差异？
6. 老年人的咀嚼和消化能力下降，如何保证营养素的供应？

19.1 备孕期营养食谱

生命早期通常指生命早期的 1 000 d，即从受精卵开始到出生后 2 岁，可划分为孕期、0～6 月龄婴儿和 6～24 月龄婴幼儿 3 个连续阶段。在此期间，母婴营养和养育环境对子代的生长发育起到决定性的作用，并为一生的健康成长奠定重要基础。为了提高生命早期的营养水平，育龄夫妇应当从孕前开始改善营养状况。

19.1.1 备孕的意义

所谓备孕，是指育龄夫妇为迎接新生命而做好身心准备，调整身体状况到最佳状态，以便为生育健康的下一代打下基础。合理营养是备孕的重要措施，对保证成功妊娠、提高生育质量、预防不良妊娠结局至关重要。父母身体状态不佳，会降低成功受孕能力和成功孕育的概率。母亲孕前体成分不健康、身体营养素储备低下、贫血、缺碘、缺乏叶酸等情况，均会给孕期中的胎儿发育带来隐患，增加宫内发育迟缓、低出生体重儿和小于胎龄儿的概率，甚至增加婴儿期贫血、子代智力发育受损和出生畸形等风险。

19.1.2 备孕期的营养目标

备孕期夫妇的营养需求和健康未孕人群相同。然而,这段时间需要解决以往存在的营养问题,将自己的营养状况调整到适合孕育的最佳状态。因此,除了要满足健康成年人的日常营养需求,还要特别注意达到以下几个营养目标。

19.1.2.1 将孕前体重和体成分调整至适宜区间

首先应当对备孕夫妇的体重和体成分进行评估,使体质指数(BMI)处于 18.5~23.9 kg/m^2 的正常范围。同时,还要注意将体脂率、腰围和肌肉量调整到正常范围。体脂率过高、内脏脂肪过多、肌肉量不足,都可能增加孕期患妊娠糖尿病等疾病的风险。

如果孕前体重过低(BMI<18.5 kg/m^2),或肌肉量不足,应设计健康增重食谱,通过适当增加食物量和规律运动来增加体重。每天上午和下午可设计 1~2 次加餐,如每天增加相当于 50 g 谷物原料的主食,200 mL 牛奶,1 个鸡蛋,10~20 g 坚果,或 50~75 g 鱼肉类。同时,建议适度运动,特别是做增肌运动,以便增加肌肉量,提升心肺功能。

如果孕前体重过高(BMI≥24.0 kg/m^2),应设计健康减肥食谱,根据具体情况每日减少膳食能量 200~500 kcal,减少高能量、高脂肪、高糖食物的摄入,多选择低血糖指数、富含膳食纤维、营养素密度高的食物。建议减慢进食速度,避免过量进食,推荐每天进行 30~90 min 的中等强度及以上的运动,以便降低体脂率,减少内脏脂肪。

如果孕前体重正常,但体脂率过高或腰围过大,应在不改变能量值的基础上,提升膳食的营养素密度,增加主食食材的全谷杂粮比例,增加蔬菜、豆类、奶类食物的摄入量。同时,增加运动,以便增肌减脂,改善体成分。

19.1.2.2 纠正贫血状态,吃富含铁的食物

正常成年女性体内储存铁量为 0.3~1.0 g,但育龄妇女因生育和月经失血,体内铁储备往往不足。据中国营养学会发布的《2021 中国白领女性健康膳食白皮书》中数据,我国育龄女性贫血率已经从 2012 年的 15%下降至 11%,但贫血和铁储备不足依然是备孕女性需要注意的重要问题。

由于孕早期女性往往食欲不振,食量减少,铁摄入不足,而孕期血容量增大会降低血红蛋白含量,如果不及时解决孕前贫血问题,极易导致妊娠期的缺铁性贫血。而妊娠期贫血会显著影响胎儿的早期发育,可能导致流产率上升、胎儿生长受限、低出生体重、婴儿期贫血等后续问题,甚至使子代智力发育受损。

故而,备孕前应通过体检了解自己的铁营养状况,如存在贫血情况应及时治疗,最好等贫血或铁缺乏问题得到纠正后再怀孕。同时,膳食中应尽可能多摄取富含血红素铁的瘦肉、内脏和动物血,并摄取充足的维生素 C,以便提升非血红素铁的生物利用率。

19.1.2.3 保持适宜碘营养状态,预防碘缺乏

备孕期应当通过体检了解甲状腺功能是否正常,并了解机体是否存在缺碘问题。妇女怀孕前和孕期碘摄入量低于 25 μg/d 时,新生儿可发生克汀病,造成胎儿神经系统发育障碍,智力受损。由于孕早期碘缺乏即可对胎儿发育产生损害,备孕期调整碘营养状态可以预防碘缺乏对胎儿神经系统和体格发育的不良影响。

我国现行食盐强化碘量在各地有所差异。按照强化碘的数量为 25 mg/kg、碘的烹调损失

率为20%计算，每日摄入加碘食盐6 g，则可摄入碘约120 μg/d，正好达到一日碘推荐量。然而，考虑到孕早期的妊娠反应会在一段时间之内影响碘摄入量，而从孕早期开始胎儿发育对碘的需要量增加，建议健康备孕妇女除规律食用碘盐外，每周再摄入1次富含碘的食物，如海鱼、海虾、海带、紫菜、海贝等，以增加孕前的碘储备。

19.1.2.4 提前补充叶酸，预防神经管畸形

叶酸是孕早期胚胎发育所需的关键营养物质，缺乏叶酸可显著增加神经管畸形等多种先天缺陷的发生率。中枢神经系统的早期分化开始于孕期第3周，妇女意识到自己怀孕，通常是在第5孕周或更晚，此时再补充叶酸预防畸形为时已晚。而我国育龄妇女体内叶酸水平较低，仍有相当一部分人缺乏叶酸。备孕妇女每天补充400 μg叶酸，体内叶酸缺乏的状态可得到显著改善。在我国，给计划怀孕的妇女和孕妇每天补充400 μg叶酸，已成为重要的优生优育营养政策。

19.1.2.5 戒烟、禁酒，保持健康生活方式

计划怀孕前6个月，夫妻双方均应戒烟、禁酒，并远离吸烟环境。日常应遵循平衡膳食原则，纠正不良饮食习惯，适度运动，按时作息，避免熬夜，保持良好心情。

知识复习：第一部分中维生素和微量元素的相关内容，以及第二部分中肉类和水产品营养价值的相关内容。

中国居民膳食指南之备孕妇女膳食核心建议

1. 调整孕前体重至适宜水平。
2. 常吃含铁丰富的食物，选用碘盐，合理补充叶酸和维生素D。
3. 经常户外活动，禁烟酒，保持健康生活方式。

19.1.3 备孕期妇女食谱制作要点

①食物种类应多样，每天供应12种以上的食材，每周至少25种食材。

②每天主食摄入量相当于250～300 g谷物原料，其中全谷物和杂豆50～150 g，薯类50～100 g；需增重增肌者可适度增加主食摄入量；需控制体脂者应多摄入全谷物和杂豆，具体品种和数量根据消化能力而定。

③每天摄入300～500 g蔬菜，包括至少150 g深绿色叶菜，以增加叶酸摄入量。

④每天至少吃1种含维生素C较多的水果，如柑橘、鲜枣、草莓、猕猴桃等，以提高膳食铁的吸收利用率。

⑤每天摄入50～100 g瘦畜肉，每周摄入1次动物血或畜禽肝肾25～50 g；缺铁性贫血者还可适度增加。

⑥每周摄入3次鱼虾类，平均每天40～75 g，每天摄入1个蛋。

⑦选用碘盐，每周再摄入1次海鱼、海虾或其他海产品。

⑧每天摄入10 g坚果油籽食物。

⑨每天摄入300 mL牛奶。

⑩少吃油炸食品，减少甜食摄入量，避免含糖饮料。

此外，每天可摄入0.4 mg叶酸补充剂。

备孕期妇女一日食谱举例见表4-19-1。

表 4-19-1 备孕期妇女一日食谱举例(消化较弱者适用)

餐次	食物	食材
早餐	黑芝麻麦胚小米糊	黑芝麻 10 g,麦胚 5 g,小米 10 g,枸杞干 5 g,枣肉 5 g
	橄榄油烤全麦馒头片	标准粉或全麦粉制作的馒头 100 g,橄榄油 3 g
	焯拌圆白菜	圆白菜 50 g(焯烫),芝麻香油 2 g
上午加餐	坚果和水果干	干枣带核重 30 g,榛仁 10 g(可换成其他坚果和果干)
午餐	醪糟牛奶羹	市售醪糟 100 g(酒精度低于 0.5%)加水煮开,加牛奶 100 g
	大米紫米饭	大米 40 g,紫米 40 g
	胡萝卜山药炖羊肉	羊肉 50 g,洋葱 50 g,铁棍山药 30 g,胡萝卜 50 g
	老醋麻酱拌菠菜	菠菜 120 g(焯烫),芝麻酱 10 g,陈醋 15 g
下午加餐	时令水果和酸奶	鲜龙眼带壳 100 g(可换成其他水果),酸奶 100 g
晚餐	大米紫米饭	大米 25 g,紫米 25 g(与午餐相同)
	蒸山药	铁棍山药 80 g(和米饭一起蒸熟)
	鸡心煮小白菜	鸡心 50 g(可换成鸡肉),小白菜 150 g
	木耳丝炒胡萝卜丝	胡萝卜丝 70 g,干木耳 2 g,烹调油 5 g

注 1:盐总量 5 g(含其他咸味调味品中的盐);除油和盐之外,其他调料可随口味自行添加。

注 2:该食谱含能量 1 846 kcal,蛋白质 73.1 g,碳水化合物 256.2 g,脂肪 58.8 g,铁 25.9 mg,钙 885 mg。各维生素和矿物质含量均达到推荐值的 100%以上。

19.2 孕期营养食谱

孕妇是指处于妊娠状态的人群。在孕期,妇女不仅要维持自身的营养状况,还要通过胎盘转运、供给胎儿生长发育所需营养。经过 280 d 的孕育,使肉眼看不见的受精卵发育为成熟的新生儿,这对母体的营养供应是一个很大的考验。孕期胎儿的生长发育、母体乳腺和子宫等生殖器官的发育以及为分娩后乳汁分泌进行必要的营养储备,都需要额外的营养。因此,妊娠期妇女膳食应在非孕妇女的基础上,根据胎儿生长速率及母体生理和代谢的变化进行适当调整。

19.2.1 孕期的生理特点

孕期妇女的生理变化很大,主要表现为蛋白质合成代谢加强,身体水分增加,肾脏排泄负担加重,胃肠功能也发生变化。

孕期前 3 个月为孕早期。此时受孕激素分泌增加的影响,消化道平滑肌张力减弱、蠕动变慢,胃排空延缓,消化液分泌减少,消化能力下降。胃贲门括约肌松弛,使食管反流,引起"烧灼感",或引起反胃、呕吐等早孕反应。孕晚期胎儿及相关组织的压迫,使胃肠舒张空间减小,肠道运动能力下降,此期孕妇容易发生便秘。

血容量自妊娠 6~8 周开始增加,至 32~34 周达高峰,增加量约为 1 450 mL。由于血液被稀释,孕妇容易出现生理性贫血;由于水溶性维生素和矿物质浓度降低,孕妇容易产生疲倦感。

为了有效清除胎儿和母体所产生的代谢废物，孕期肾小球滤过率增加，但肾小管的重吸收能力未相应增加，尿中葡萄糖、氨基酸和水溶性维生素代谢产物排出量增加。

从妊娠中期开始，孕妇的耗氧量增加10%～20%，肺通气量约增加40%，有过度通气现象，以便供给孕妇及胎儿所需的氧，排出胎儿血液中的二氧化碳。

19.2.2 孕期的营养目标

由于胎儿和母体孕育相关组织的生长，母体的合成代谢加强，对蛋白质和多种营养素的需求逐渐增加。孕期全程需要补充叶酸，并保证碘供应，因为整个孕期的叶酸需求量较孕前增加50%，碘需求量增加92%。其他营养素的需求量也均有增加，如在孕晚期，维生素 B_1 和维生素 B_2 供应量需要增加25%，铁增加45%，钙增加25%。

孕期各阶段的主要关注略有不同，但总体目标是在避免体重过度增长和预防妊娠糖尿病的前提下，保证各种营养素供应充足。除能量外，其他营养素目标均可按 DRIs 安排。

19.2.2.1 孕早期

孕早期为妊娠第1～3个月，胎儿尚小，此时无须增加能量和蛋白质供应。由于孕妇食欲下降，消化能力减弱，常见呕吐等妊娠反应，应首先保证摄入富含碳水化合物的主食和水果等食物，每日摄入至少含130 g碳水化合物的食物，特别是淀粉类主食，以预防发生酮症影响胎儿神经系统发育，减少母体蛋白质的分解，并维持正常的抗病力。同时需要补充叶酸以预防神经管畸形。

19.2.2.2 孕中期

孕中期为妊娠第4～6个月，此时胎儿和母体器官生长加速，母体食欲恢复，消化能力增强，应开始增加能量和蛋白质供应，且优质蛋白质应占膳食总蛋白质的50%以上，同时对其他各种营养素的需求也随之增大。由于血液扩容在此时达到高峰，应供应充足的铁以预防贫血。同时，为了预防妊娠糖尿病和产后体重滞留，也要提升食物的营养素密度，适度控制主食的血糖反应，预防体重过快增长。

19.2.2.3 孕晚期

孕晚期为妊娠第7～9个月，此时胎儿生长速度加快，脑细胞分裂加速，对 DHA 的需要量迅速增加。孕28周左右胎儿的骨骼开始钙化，对钙的需要量增加。孕晚期也是胎儿肝脏储存铁的主要时期，故对铁的需求量很大。同时，胎儿在最后3个月中形成皮下脂肪，对能量的需求增加。对各种维生素的需求量也均达到孕期最高峰。

一方面，孕晚期营养供应不足会延缓胎儿的发育，并增大早产儿、低体重儿出生的风险。另一方面，由于激素变化的影响，孕晚期胰岛素敏感性下降，需要控制食物的血糖反应，并避免能量摄入过度导致体重增加过多。

特别关注

孕期体重增加多少合适？

体重正常的健康初孕妇女妊娠全程体重增长平均为12.5 kg，合理范围在10～13 kg之间。其中约一半是母体脂肪储备，另一半是胎儿及相关组织的重量。在孕检显示胎儿发育正常的前提下，不必刻意追求某个体重增加值。过多增重会增加母体肥胖、分娩巨大儿、妊娠糖尿病、妊娠高血压等风险。如果孕前已经有超重和肥胖情况，体脂已经过多，更应努力减少孕妇在孕期的体重增加值。

由于孕晚期女性往往体力活动减少，部分孕妇休假待产，食谱的能量目标不一定要在孕前能量摄入基础上再增加 450 kcal，而应根据体力活动状况进行适度调整。特别是孕前体重过大，或孕早期、孕中期体重增加过多的孕妇，应在保证各种营养素供应的基础上限制能量摄入，控制体重增加。

19.2.3 孕期食谱制作要点

由于孕期不同阶段和不同孕妇的营养需要差别较大，应制作个体化营养食谱。但各种食谱的共性要点是：

①保证足够的叶酸摄入。整个孕期应口服叶酸补充剂 400 μg/d，在食欲许可前提下，每天摄入至少 1 种深绿色叶菜。

②保证足够的铁摄入。在食欲许可前提下，特别是孕中晚期，每周吃 1～2 次动物内脏或动物血，每天吃瘦肉。

③保证足够的碘摄入。除正常使用加碘食盐外，每周至少吃一次含碘丰富的海产食物，如海鱼、海虾、海带、紫菜等。

④保证充足的 ω-3 脂肪酸摄入。孕晚期每周最好安排食用 2～3 次深海鱼类，平均每日鱼类摄入量达到至少 75 g。

⑤孕期全程应尽量避免摄入酒精、咖啡、浓茶和含糖饮料。

⑥提升食物营养素密度和食品安全性，尽量避免摄入油炸、熏烤等含有害物质的食物。食材可优先选用有机、绿色认证产品和无公害的新鲜天然食品。

孕期不同阶段的食谱制作要点分述如下。

19.2.3.1 孕早期

①无明显早孕反应者可继续保持孕前的营养平衡膳食，孕早期无须追求体重增加。

②部分孕妇会出现轻重不同的妊娠反应，影响食物摄取。此时不必过分强调平衡膳食，可根据个人的饮食口味安排少食多餐，在呕吐不严重的时段尽可能多吃。

③注意供应 130 g 以上的碳水化合物。鼓励摄取粥、面包、烤馒头片、面条、山药、马铃薯、水果、绿叶蔬菜、酸奶等富含碳水化合物的食物。

④食物应新鲜、清淡、爽口，避免摄入煎炸、烧烤、熏制食物，少放油、盐和刺激性调味品。

19.2.3.2 孕中期

①除三餐外，上午或下午可安排至少一次加餐。

②每天平均摄入禽、瘦肉共计 50～75 g，鱼类水产 50～75 g，蛋 1 个，牛奶 300～500 g。

③每天平均摄入相当于 20 g 大豆的豆制品，以及 10 g 坚果仁。

④每天摄入品种丰富的蔬菜 300～500 g，水果 200～400 g。其中必须摄入 150 g 以上的深绿色叶菜，以增加叶酸和多种维生素的供应。

⑤每天摄入相当于谷类干重 275～325 g 的主食。为控制餐后血糖和增加维生素、矿物

质、膳食纤维供应，主食中宜有 75～100 g 的全谷杂粮，以及 75～100 g 的薯类。

⑥脂肪所提供的能量不宜超过 30%，每日烹调用油不超过 30 g。

孕中期营养食谱举例见表 4-19-2。

表 4-19-2　孕中期营养食谱一例

餐次	食物	食材
早餐	甘薯小米粥	小米 20 g，甘薯 20 g
	豆沙包	面粉 80 g，豆沙 25 g
	三丁小菜	巴旦木或其他坚果 20 g，白菜丁 60 g，胡萝卜丁 40 g，香油 5 g
上午加餐	鲜枣	鲜枣 80 g，也可换成其他时令水果
午餐	红豆紫米饭	大米 40 g，紫米 40 g，红小豆 20 g(冷藏浸泡 48 h)
	肉片焖豆角	瘦猪肉 75 g，豆角 150 g，油 8 g
	水油焖鲜蘑小白菜	小白菜 100 g，鲜蘑 50 g，油 4 g
下午加餐	酸奶	全脂酸奶 250 g
晚餐	全麦馒头	全麦面粉 60 g
	芋头小米粥	小米 20 g，鲜芋头 50 g
	豌豆炒鸡蛋	嫩豌豆 100 g，鸡蛋 1 个半 90 g，油 8 g
	凉拌木耳西蓝花	西蓝花 100 g，干木耳 2 g，芝麻酱 5 g 或沙拉汁 10 g

注 1：盐总量 5 g(含其他咸味调味品中的盐)；除油和盐之外，其他调料可随口味自行添加。

注 2：该食谱含能量 2 128 kcal，蛋白质 72.9 g，碳水化合物 294.2 g，脂肪 58.9 g。各维生素和矿物质含量均达到推荐值的 95%以上。

19.2.3.3　孕晚期

①除三餐外，上午和下午各安排一次加餐。

②每天平均摄入禽、瘦肉共计 75～100 g，鱼类水产 75～100 g。

③豆制品、坚果、蛋类、奶类摄入量和孕中期食谱一致。

④每天摄入相当于谷类干重 300～350 g 的主食。主食中宜有 75～150 g 的全谷杂粮，以及 75～100 g 的薯类。合理的主食选择既可增加 B 族维生素供应，又有利于控制餐后血糖，还可预防孕晚期便秘。

⑤烹调控盐，每日盐摄入量不超过 6 g。孕期肾脏醛固酮分泌增加，使钠潴留增加，故无须增加膳食钠摄入量。过多摄入盐会增加孕妇的心脏和肾脏负担。如果孕妇出现下肢浮肿或妊娠高血压现象，必要时应更严格地限盐。

⑥注意预防体重过度增加，采用少油烹调方式，如蒸、煮、炖、凉拌等。避免油炸，减少摄入用大量油爆炒的菜肴。

同时，在不违背医嘱的前提下，应建议孕妇坚持适度体力活动，这对预防体重过度增加和控制血糖、血压均具有重要意义。每日还应比孕前期多喝 1 杯水，以保持充足的液体供应。

中国居民膳食指南之孕期妇女膳食核心建议

1. 保证孕期体重适宜增长。

2. 常吃含铁丰富的食物，选用碘盐，合理补充叶酸和维生素 D。

3. 孕吐严重者少量多餐，保证摄入含必要量碳水化合物的食物。

4. 孕中晚期适量增加奶、鱼、禽、蛋、瘦肉的摄入。

5. 经常户外活动，禁烟酒，保持健康生活方式。

6. 愉快孕育新生命，积极准备母乳喂养。

孕晚期补铁食谱举例见表 4-19-3。

表 4-19-3 孕晚期补铁食谱一例(贫血孕妇适用)

餐次	食物	食材
早餐	自制三宝豆浆	豆浆机制，含白芝麻 5 g，麦胚 5 g，黄豆 10 g，炒花生 5 g
	肉菜馒头三明治	全麦馒头或面包片 100 g，酱牛肉 30 g，生菜 50 g，橄榄油或沙拉酱 5 g
上午加餐	橙子和酸奶	大橙子 1 个 250 g(带皮重)，酸奶 1 小杯 100 g
午餐	金银饭	大米 50 g，小米 20 g，大黄米 20 g，枸杞 10 g
	茴香鸡蛋炒豆腐	茴香菜 100 g，鸡蛋半个 30 g，北豆腐 50 g，油 8 g
	盐水鸭肝	鸭肝 30 g
	麻酱拌蒸茄子	茄子 100 g，陈醋 10 g，芝麻酱 10 g
下午加餐	牛奶枣肉南瓜糊	蒸南瓜 150 g，牛奶 100 g，枣肉 30 g
晚餐	鸭血汤面	鸡汤 200 g，挂面 50 g，鸭血 30 g，小油菜 150 g
	葱香土豆泥	牛奶 60 g，土豆 120 g，小葱 10 g，油 4 g
	草莓	草莓 60 g
夜宵	自制三宝豆浆	和早餐原料相同，从冷藏室取出，加热杀菌后饮用

注 1：盐总量 5 g(含其他咸味调味品中的盐)；除油和盐之外，其他调料可随口味自行添加。

注 2：该食谱含能量 2 027 kcal，蛋白质 85.6 g，碳水化合物 285.2 g，脂肪 56.4 g，铁 44.1 mg。各维生素和矿物质含量均达到推荐值的 100%以上。

特别关注

孕期需要服用营养补充剂吗？

整个孕期应每日口服叶酸补充剂 400 μg。如食物供应不够充分，或食欲不佳，孕后期可酌情补充含铁的复合营养素，以及钙和维生素 D 补充剂。

如果存在较为严重的贫血现象，应遵医嘱服用铁补充剂。

在正常摄取鱼类的前提下，无须补充鱼油等 ω-3 脂肪酸补充剂。

19.3 哺乳期营养食谱

哺乳期是指分娩后开始泌乳直至断乳之间的时间，包括产褥期及后续母乳喂养的时间段。

WHO 推荐母乳喂养至婴幼儿 2 岁或更久，因此哺乳期可长达 2 年或更长。

分泌乳汁是哺乳期妇女最主要的生理特征。乳母营养合理不仅有助于自身器官和系统功能的恢复，还能促进婴幼儿早期发育，甚至修正孕期宫内环境不良对子代发育的影响，为子代儿童期乃至成人期健康奠定良好的发育起源。

在正常分娩情况下，外生殖道需要十几天的时间、子宫大约需 42 d 方能恢复，而子宫内膜的完全复原需要 56 d 左右，这个修复过程即为产褥期。我国一般将产后第一个月作为产褥期，此期产妇会得到特别的照顾，俗称坐月子。在与现代生活实际和营养科学有机结合的前提下，这是一个有利于女性健康的文化传统。

19.3.1 哺乳期的生理特点

哺乳期是女性一生当中营养素需求最大的时期。乳母一方面要修复自身组织，另一方面要担负泌乳与哺育婴儿的重任，每天分泌乳汁需要消耗水分、能量和多种营养素，这些均需通过膳食来满足。

刚分娩的几天之内产妇体力较弱，此后由于孕激素水平下降，胎儿的物理压迫解除，消化系统功能逐渐恢复，食欲逐渐上升。产后可根据产妇消化能力，从供应半流食过渡到供应柔软清淡食物。产后几天中乳汁分泌数量少，婴儿食量小，同时由于产后体液总量增加，暂时不需要摄入过多汤水。产后数日恢复正常食欲和消化功能后，即可进食正常饭菜。随着泌乳量的增加，产妇对水分需求增加，液体食物和水的摄入量也应增加。

产褥期母体需要弥补失血损失，并修复受伤的组织，故需要蛋白质、较多的铁和 B 族维生素的供应。当子宫复原之后，又暂时没有月经时，母体对铁的需要量下降。但只要处于哺乳状态，母体对蛋白质、钙和多种维生素的需求量就保持在高水平。因此，对哺乳母亲的饮食照顾绝不能随着产褥期结束而结束，而要持续到整个哺乳期结束。

哺乳期母体的营养状况与乳汁的数量和质量密切相关，应特别注意从膳食中补充蛋白质和水溶性维生素等营养素，因为 B 族维生素和维生素 C 供应不足时，乳汁中的含量随之下降。但乳汁中的蛋白质、钙和乳糖的含量较为稳定，如母亲膳食供应不足，则消耗母体组织来供应乳汁制造。故而膳食营养不足可能影响到母体的健康，如钙的过度消耗会导致乳母的骨钙损失，增加未来提前患骨质疏松的风险。

19.3.2 哺乳期的营养目标

哺乳期的能量和各营养素供应目标值大多高于孕期。

(1)能量　乳母在产后 6 个月中每日泌乳量平均为 800 mL，耗能超过 500 kcal。由于食物能量转化为母乳能量的效率约为 80%，每日需要增加约 650 kcal 的能量。其中一部分可以通过消耗母体储备的脂肪来供应，故膳食部分可在未孕女性能量需求(1 800 kcal)基础上额外提供约 500 kcal 的能量，达到 2 300 kcal。如产妇体脂肪过多，体力活动也较少，或泌乳量不足实施混合喂养，则可适当降低能量供应目标，但不宜低于 1 800 kcal。

(2)蛋白质　成熟乳中蛋白质含量约为 1.16 g/100 g，产后 6 个月内母乳的平均日分泌量为 800 mL，因此每日从乳汁中排出蛋白质约 9 g。膳食蛋白质转化为母乳蛋白质的效率约为 70%。考虑到以植物性食物为主的膳食结构蛋白质生物利用率略低，故乳母蛋白质的每日推荐摄入量在孕前基础上增加 25 g，达到 80 g。

(3)脂肪　与未孕成年女性相比，乳母的能量摄入增加，膳食脂肪摄入量也随之增加，但脂肪供能比仍以20%～30%为宜。脂肪中宜含有至少600 mg的α-亚麻酸和200 mg的DHA。

(4)碳水化合物和膳食纤维　乳母的碳水化合物供能比推荐值和孕前相同，仍为50%～65%。按50%计算，2 300 kcal膳食能量对应的碳水化合物平均日摄入量为287.5 g。膳食纤维能够促进肠道运动，改善产后由于身体活动较少带来的便秘问题，还有利于肠道益生菌的增殖。乳母的膳食纤维建议日摄入量为25～30 g。

(5)维生素　乳汁中维生素A、维生素B_1、维生素B_2、维生素B_6、维生素C等维生素的含量与乳母膳食中的它们的供应量有关，故应每日充足供应。维生素A不足可能影响婴儿的免疫功能发育，而维生素B_1严重缺乏可能造成婴儿脚气病。在孕前标准基础上，维生素A、维生素B_1和维生素B_2需每日分别增加600 μg RAE、0.3 mg和0.3 mg。此外还需要增加相当于3 mg α-TE的维生素E和5 μg维生素K。维生素D在乳汁中含量很低，供应值无须增加，但如果乳母存在维生素D水平低下问题，则适度补充维生素D有利于保证哺乳期间的钙利用。

(6)矿物质　哺乳期女性最需要关注的矿物质是钙。乳汁富含钙，每日从乳汁中排出的钙为150～230 mg/d。虽然哺乳期间女性的尿钙排出量显著降低，肠道的钙吸收率也有增加，但仍需每日增加至少200 mg膳食钙，以满足泌乳的额外钙需求，避免乳母的骨钙损失。此外，碘对于婴儿的神经发育和蛋白质合成有着重要影响，膳食碘不足会影响乳汁的碘含量。故乳母碘的推荐日摄入量为未孕女性的2倍，达到240 μg。母乳中铁含量极少，故铁的推荐日摄入量仅比孕前增加4 mg。

19.3.3　哺乳期食谱制作要点

哺乳期包括产褥期和产褥期之后的持续哺乳阶段。各地民俗中的月子饮食有很多传统食物禁忌和饮食禁忌，如增加汤水供应，增加蛋类、肉类、鱼类供应，吃小米、红豆等，这些都是有利于营养供应的，但某些地方不允许乳母吃水果和蔬菜等，则不利于产妇健康和提升哺乳质量。

产褥期妇女膳食建议

1.全面认识月子膳食的健康作用，克服月子饮食误区的干扰。

2.产后头几天膳食宜清淡、易消化。

3.食物多样不过量，保证营养均衡。

4.适量增加奶、鱼、禽、蛋、瘦肉等富含优质蛋白质的食物摄入。

5.注意粗细粮搭配，重视新鲜蔬菜和水果的摄入。

6.正确认识月子膳食对母乳分泌的作用，足量饮水，根据个人饮食习惯可多喝汤汁。

7.适当增加摄入奶类等含钙丰富的食物，合理使用营养补充剂。

8.保持个人饮食习惯，尊重当地无害的特色饮食风俗。

9.适当运动，愉悦心情，充分休息和睡眠，避免过早负重劳动。

10.尽早开奶，坚持母乳喂养，注意居住环境和个人的卫生。

资料来源：汪之顼，赖建强，毛丽梅，等.中国产褥期(月子)妇女膳食建议，营养学报，2020,42(1):3-6。

乳母食谱设计需要符合以下要求：

①适度增加能量供应。乳母摄入食物的数量应多于孕前，如体重正常则应与孕晚期食量相当或稍多，一日以4～6餐为宜。

②保证主食供应充足，总量相当于谷物原料 300～350 g。在乳母能够正常消化的前提下，主食食材应多样，每日应摄入全谷豆类 75～150 g，薯类 75～100 g，以保证多种 B 族维生素供应充足，提升乳汁的营养质量，同时提供足够的膳食纤维。

③蔬果数量充足、种类丰富。每日摄入 400～500 g 蔬菜和 200～400 g 水果。蔬菜中要有 2/3 的深绿色、橙红色和黄色品种，以便供应充足的维生素 C、类胡萝卜素和多种矿物质。

④供给充足的优质蛋白质。蛋类、肉类、水产类和豆制品可提供优质的蛋白质，宜每日食用。其中蛋类和肝脏对保证乳汁的维生素 A 含量十分重要，宜每日摄入至少 1 个鸡蛋，每周 1～2 次摄入少量肝脏(鸡肝、鸭肝、猪肝等)。

⑤保证供应含钙丰富的食品。乳制品含钙量高，并且易于吸收利用，每天应摄入 300～500 g 牛奶或酸奶。豆腐、豆腐干等各种豆制品不仅能提供植物蛋白质，也是钙的良好来源。此外，低草酸的绿叶菜、坚果、小鱼小虾等也是钙的较好来源。

⑥仅摄入正常量的碘盐不能满足乳母对碘的需要，宜每周食用 1～2 次海带、紫菜和海鱼海虾等食物。但不宜摄入过多的钠，每日盐摄入量仍应保持在 5 g。

⑦由于泌乳需要水分，每天应比孕前多摄入相当于 3 杯水(600 mL)的液体。可用饮水、牛奶、豆浆、汤汁等多种方式来补充。鱼汤、猪蹄汤、鸡汤、骨汤等可补充水分、可溶性蛋白质和水溶性维生素，对泌乳有益，均可常用。但由于汤汁量较大，调味宜少盐，浮油宜撇除，以免随汤汁摄入过多的脂肪和盐分。

⑧为预防产后体重滞留，动物性食物宜用炖煮方式烹调，少用油炸、煎烤等烹调方法。特别是孕期体重增加过多的乳母，更需控制烹调油用量，宜选择低脂肪动物性食物品种。

⑨注意食品安全，避免摄入酒精、浓茶和咖啡。哺乳期食谱应以新鲜天然食材为主，少用各种腌渍熏烤食品、过度加工食品等。咖啡因和酒精可进入乳汁，影响婴儿的健康。

中国居民膳食指南之哺乳期妇女膳食核心建议

1. 产褥期食物多样不过量，坚持整个哺乳期营养均衡。
2. 增加富含优质蛋白质及维生素 A 的动物性食物和海产品，选用碘盐，合理补充维生素 D。
3. 家庭支持，愉悦心情，充足睡眠，坚持母乳喂养。
4. 增加身体活动，促进产后逐步恢复健康体重。
5. 多喝汤和水，限制浓茶和咖啡，忌烟酒。

特别关注

补钙食物来源

乳母最易缺乏的营养素是钙，每日最好能摄入 3 种以上富含钙的食材：

奶制品，包括牛奶、酸奶、奶酪、奶粉等；

豆制品，包括卤水豆腐或石膏豆腐，各种豆腐干、豆腐丝、豆腐千张等；

低草酸的绿叶菜，包括小油菜、小白菜、芥蓝、雪里蕻等；

海产类，包括小虾、虾仁、海米、连骨食用的小鱼等；

坚果和油籽，包括芝麻、芝麻酱、葵花子、榛子等。

哺乳期妇女补营养食谱举例见表 4-19-4。

表 4-19-4 哺乳期妇女补营养食谱一例

餐次	食物	食材
早餐	小米大黄米甘薯粥	小米 20 g,大黄米 10 g,红小甘薯 50 g
	维生素面包	1 片 30 g
	海苔肉松蛋羹	较大鸡蛋 1 个 60 g,肉松 1 勺 10 g,海苔碎 1 g
上午加餐	葡萄干牛奶燕麦粥	燕麦片 30 g,全脂牛奶 200 g,葡萄干 15 g
午餐	糙米糯米豌豆饭	炒或泡过的糙米 30 g,大米 20 g,糯米 20 g,嫩甜豌豆 20 g
	菠菜肉丸汤	焯烫菠菜 150 g,猪肉 30 g,鸡胸肉 30 g,洋葱 20 g,少油鸡汤 200 g
	芝麻酱拌茄子	长茄子 250 g,芝麻酱 10 g
下午加餐	山楂苹果龙眼汤	苹果 200 g,山楂 10 g,龙眼肉 10 g
晚餐	糙米糯米豌豆饭	同中午主食
	花生蘑菇鲫鱼汤	花生仁 20 g,鲫鱼 1 条 150 g,蘑菇 30 g,油 4 g
	鸡汤煮油菜碎	少油鸡汤 200 g,嫩油菜 200 g
夜宵	核桃牛奶莲子浆	去芯莲子 10 g 煮熟,加核桃仁 5 g 和牛奶 100 g 打成浆
饮料	白开水或淡柠檬水	3～4 杯

注 1:盐总量 5 g(含其他咸味调味品中的盐);除油和盐之外,其他调料可随口味自行添加。

注 2:该食谱含能量 2 243 kcal,蛋白质 97.5 g,碳水化合物 303.1 g,脂肪 75.7 g,铁 32.7 mg,钙 1 248 mg。除维生素 B_1 达推荐值的 97%,各维生素和矿物质含量均达到推荐值的 100%以上。

特别关注

哺乳期能不能控制体重?

很多女性认为哺乳会导致肥胖,这是一种误解。相反,哺乳过程可有效消耗能量,有利于分解分娩前储备的体脂肪,从而恢复体重,并促进子宫复原。

母乳中不仅含有蛋白质,还含有脂肪。在新生儿出生前母体已经储备了一定量的体脂肪供哺乳之用。如果在营养食谱中注意控制脂肪供应量,提高营养素密度,则在蛋白质、维生素、矿物质供应充足的情况下,脂肪的不足份额,可以通过消耗母体脂肪加以补充,使母亲逐渐瘦身。

因此,对希望降低体重的乳母来说,宜适当控制脂肪摄入量,减少烹调油用量,多用蒸、煮、炖、焯拌等烹调方式。去掉汤中浮油,烹调时少加油,这样做不会影响到食物营养价值和哺乳质量。同时,适度减少精白淀粉主食摄入量,减少添加糖摄入量,这些措施都有利于哺乳期瘦身。子宫复原后,适度配合运动会取得更好的减肥效果。每天不吃晚餐、饥饿减肥、极低碳水化合物膳食等极端方式是不适合哺乳期减肥的。

19.4　婴儿喂养和辅食添加

婴儿期指从出生到不满 1 周岁的阶段。此期婴儿还不能直接食用成年人的大部分食物，乳类食物在膳食中占有重要地位。这个阶段是婴儿从母体内生活到适应宫外生活的过渡期，也是人类一生中生长发育速度最快的时期，还是大脑神经系统发育的关键时期，因此这个阶段食物的质量极为重要，要尽可能确保每一口食物都能达到最高的营养素密度。

随着社会经济和医疗科技的发展，我国婴儿出生死亡率不断下降，但婴儿出生率也呈现下降趋势，这样一来对人口质量的要求更加凸显。国家的竞争力来源于国民的高素质，为了提升下一代的身心素质，应当从婴儿出生时开始就给予最合理的营养，从婴儿期开始，打下健康饮食习惯的良好基础。

19.4.1　婴儿的生理特点

婴儿的消化吸收功能尚未完善，口腔黏膜娇嫩，唾液分泌不足，牙齿有待陆续萌出，吞咽功能不健全，贲门括约肌控制能力弱，胃容量小，淀粉酶和脂肪酶活性不足，产生胆汁少，肠道屏障没有完全建立。这些特点决定了婴儿需要以乳汁作为主要食物，对天然食物的接受能力要随着生长发育逐渐提升。

婴儿的肝肾发育尚未完全，解毒能力弱，过多的蛋白质和矿物质等营养成分也会给婴儿带来巨大负担。营养素的供应必须合理平衡，而不是多多益善。

婴儿的免疫系统功能尚不成熟，胃酸分泌不足，故对食物中病原菌的抵抗能力弱，对食品的安全水平要求较高。

婴儿由于胃容量不足而生长发育速度快，故需要较高的食物能量密度，以及较高的蛋白质供应水平。但婴儿期也要注意避免肥胖问题，特别是在人工喂养时，不需要刻意多喂而增加能量供应。

按生理状态和食物内容的差异，婴儿期可以划分为 0～6 月龄和 7～12 月龄两个阶段。

19.4.2　0～6 月龄婴儿喂养

在生命的前 6 个月中，最好能够做到纯母乳喂养（exclusive breast feeding）婴儿。所谓纯母乳喂养，就是婴儿出生后不喂任何母乳以外的食物，坚持让婴儿直接吸吮母乳，且除了母乳之外，不加入其他任何食物，包括水和奶粉也应不加。

母乳的营养成分与哺乳母亲的营养状况密切相关，特别是多种 B 族维生素、维生素 C 和维生素 A。母乳中含有多种人类特有的生理活性因子，有更复杂的低聚糖，它们有助于婴儿形成健康的肠道菌群。母乳中的生理活性成分如表 4-19-5 所示。此外，母乳喂养在安全性、经济性和便利性方面也有极大的优势，同时还能促进母体子宫复原，降低乳腺癌、卵巢癌和 2 型糖尿病的发生风险，并有利于母亲体重恢复。

人们制作婴儿奶粉时以母乳为目标，尽量使婴儿奶粉的营养成分与母乳接近，会添加乳铁蛋白、低聚糖等成分。但这些成分来源于非人类食物，它们的结构仍与母乳中成分有明显差别，且婴儿奶粉中的生理活性成分远不如母乳中的丰富多样。研究证实，母乳喂养在多个方面优于奶粉喂养。母乳喂养的健康优势如表 4-19-6 所示。

表 4-19-5　母乳中的生理活性成分

类别	母乳中的活性成分
母乳低聚糖	母乳中存在 100 多种低聚糖，主要组成单元是 *D*-葡萄糖、*D*-半乳糖、*L*-岩藻糖、*N*-乙酰葡萄糖胺、乙酰神经氨酸等，其低聚糖含量比其他动物的乳汁高 10～100 倍。已经发现部分低聚糖与肠道菌群的发育和婴儿抗病力有关
免疫球蛋白	母乳中有多种免疫球蛋白，包括 IgA、IgG、IgM 等。特别是 IgA 在婴儿刚出生两周内的初乳中最为丰富，母体通过乳汁把体内的特异性抗体输送给新生婴儿
乳铁蛋白	是一种结合铁的糖蛋白，具有抵抗感染、预防贫血、促进生长的作用，存在于各种动物乳汁中，但人乳的乳铁蛋白结构与牛乳铁蛋白不完全相同，且初乳中含量最高
溶菌酶	是具有抗菌作用的蛋白质，人类母乳中的溶菌酶含量远远高于其他动物乳中的含量
细胞因子	母乳中含有多种细胞因子，它们帮助调节婴儿的免疫反应，抵抗细菌和病毒，帮助降低感染性疾病发生风险
补体蛋白	母乳中所含的多种补体蛋白质具有一定的免疫活性，对抵抗感染性疾病有帮助
骨桥蛋白	是一种具有免疫活性的糖蛋白，可调控免疫细胞和细胞因子的表达，改善婴儿的免疫力。人类母乳中的骨桥蛋白含量远高于牛奶中的含量
乳脂球膜	母乳脂肪球膜上含有特定的蛋白质和脂类，初步研究表明它们可能与大脑神经系统发育和肠道免疫功能有关
神经节苷脂	是一类含有唾液酸和神经酰胺的糖脂类物质，对婴儿大脑神经系统发育有作用，也在肠道免疫功能中发挥作用
激素类	母乳中含有与生长发育、代谢调控、组织修复等有关的多种激素，包括类胰岛素生长因子(IGF)、表皮生长因子(EGF)、瘦素、饥饿素、脂联素等，它们对婴儿的生长发育可能具有重要的调控作用

资料来源：杨月欣，葛可佑. 中国营养科学全书. 2 版. 北京：人民卫生出版社，2019。

各国膳食指南都明确说明：母乳喂养是婴儿的最佳选择。我国婴儿膳食指南也指出，奶粉喂养是在无法实现母乳喂养时的无奈选择，且一定要选择为婴儿专门配制的合格婴儿奶粉，而不能使用其他成人奶粉、植物奶等其他产品。

表 4-19-6　母乳喂养可能带来的近期和远期益处

相关问题	益处
营养摄取	母乳营养成分最适合婴儿需求，可降低婴儿发生贫血和多种营养不良症的风险
肠道发育	母乳喂养可促进婴儿肠道正常发育，帮助婴儿建立有益肠道微生态环境
疾病预防	母乳含多种特异性和非特异性免疫活性成分，可降低多种肠道和呼吸道感染性疾病的发生风险
免疫系统	母乳喂养有利于婴儿的免疫系统正常发育，降低过敏相关疾病的发生率
心理行为	母乳喂养有利于母子情感交流，能为婴儿提供更好的安全感，有利于心理行为健康
智力发育	母乳喂养儿在智力发育方面比奶粉喂养儿更有优势
慢性病风险	母乳喂养有利于降低婴儿成年后的肥胖、高血压、2 型糖尿病等慢性疾病的发生风险

资料来源：美国膳食指南 2020。

中国居民膳食指南之0～6月婴儿喂养准则

1. 母乳是婴儿最理想的食物，坚持6月龄内纯母乳喂养。
2. 生后1 h内开奶，重视尽早吸吮。
3. 回应式喂养，建立良好的进食和生活规律。
4. 适当补充维生素D，母乳喂养无需补钙。
5. 任何动摇母乳喂养的想法和举动，都必须咨询专业人员帮助做出决定。
6. 定期检测婴儿体格指标，保持健康生长。

特别关注

婴儿需要服用营养补充品吗？

由于营养充足的健康母亲的母乳已经可以为婴儿提供所需的绝大多数营养素，婴儿不需要服用钙片，也不需要补充铁、锌增补剂。但是，大部分婴儿需要额外补充每日10 μg维生素D。这是因为我国膳食中维生素D供应不足，大部分哺乳母亲的乳汁中维生素D含量不能完全满足婴儿维生素D的需求。母乳中维生素K含量较低，世界卫生组织建议新生儿出生后注射补充维生素K以便预防新生儿出血，但无需服用维生素K补充剂。此外，严格素食的母亲的乳汁中有可能缺乏维生素B_{12}，此时应咨询专业人员，酌情给婴儿补充维生素B_{12}。

在温度适宜情况下，前6个月的母乳喂养宝宝不需要额外补水。采用人工喂养时，需要注意水分供应适当，配方奶粉不应冲得过浓，在合理浓度下，也不需要额外补水。需要说明的是，婴儿基础代谢率高于成年人，容易感觉到热。有些家长给婴儿穿过多衣物，婴儿出汗过多，可能造成水分缺乏。如果出现这种情况，首先应当避免婴儿过量出汗。

19.4.3　7～12月龄婴儿喂养

在6个月之后，乳汁仍然是婴儿的重要营养来源，也是帮助婴儿预防疾病和健康成长的重要保障，但它已经不能完全满足婴儿的全部营养需求，此后需要在继续母乳喂养的同时添加天然食物。婴儿在6个月前后可以开始尝试摄入天然食物，有些婴儿可以更早开始，但无论如何不建议在4个月之前添加乳汁以外的任何食物。

为保证婴儿营养素充足供给，7～12月龄的婴儿每天应饮用不低于600 mL的母乳或相应量的婴儿配方奶粉。在此基础上逐渐添加各种天然食物。7～9月龄的婴儿每天应有200 kcal左右的食物能量来自辅食，9～12月龄的婴儿每天应有300 kcal左右的食物能量来自辅食。婴儿至少要饮用母乳到12个月，最好能更久，以便更多得到母乳的保护作用。如果是非母乳喂养，则婴儿在12个月之后可以食用幼儿配方奶粉，也可以直接食用天然奶类食物如牛奶和酸奶。

由于婴儿的咀嚼和消化能力还没有完全成熟，婴儿所吃的大部分天然食物需要经过适度处理，使其容易咀嚼、吞咽和消化，过去常称这部分添加的天然食物为婴儿辅食（weaning food）。现在更多地将给婴儿添加天然食物称为补充喂养（complementary feeding），这些食物叫作补充食物（complementary food）。婴儿对天然食物逐渐感知、接受和适应，是婴儿从乳汁食物过渡到天然食物的重要桥梁阶段，也是婴儿消化功能、感官功能、认知能力和心理行为能力发展的重要组成部分。从膳食结构和饮食习惯的养成来说，辅食添加是一个关键的过程，它决定着生命早期对食物的态度和行为。

我国学者提倡回应式喂养，让婴儿自己根据本能来决定自己的喝奶时间和进食节奏，掌握自己的食量，父母只需观察识别婴儿发出进食的需求信号和满足信号。这样做有利于让婴儿学会感知饥饱，和食物和谐相处，避免厌食或肥胖。

19.4.4 婴儿食物的选择和添加要点

婴儿食物的选择和添加要点是：

①食物要新鲜、天然、安全。可以采用专门为婴儿制作的泥糊状食物罐头等，但不能随便给婴儿吃成年人用的高度加工食品，它们可能含有添加糖，可能钠含量过高，可能含有不适合婴儿的食品添加剂等。

②添加食物种类要多样。让宝宝接触到不同口味和类别的天然食物，谷类、豆类、蔬菜、水果、坚果、鱼类、肉类、蛋类都可以添加，特别是要培养婴儿吃新鲜果蔬的习惯，以便和儿童期的健康饮食内容对接。不要用成年人的喜好来限制婴儿的食物品种。

③要特别重视富含蛋白质、铁和锌的动物性食物，如肉糜、鱼糜、肝泥、蛋黄等。不能只给婴儿吃白粥、面条等营养价值较低的食物。特别是母乳喂养的婴儿，在 6 个月之后往往铁摄入不足，需要从补充食物中获取。

④为提供 ω-3 脂肪酸，可以给婴儿摄入汞残留量低的鱼类食物，但应除去全部骨刺。

⑤在婴儿食品里不要加入盐和其他含钠调味品。避免给宝宝吃含钠较高的加工食品。钠过多会增加婴儿肾脏负担，并可能造成水分的相对缺乏。

⑥在婴儿食品和饮品里不要加入糖。2 岁以前不要给婴儿食用添加糖，让宝宝适应天然食物的清淡口味，避免形成嗜甜口味。添加补充食品之后，婴儿可以少量喝水，但不能喝甜味饮料，包括甜味较浓的纯果汁和果蔬汁。蜂蜜也属于添加糖，且其中可能含有肉毒梭状芽孢杆菌孢子和致敏花粉粒，因此婴儿不能食用蜂蜜。

⑦不需要刻意选择脱脂产品，不需要限制胆固醇含量。蛋黄、全脂奶、保证安全的动物内脏等都可被纳入辅食中。

⑧在婴儿从喝奶到吃天然食物的转变过程中，让她/他自然地接受由多种食物组成、营养平衡的健康膳食结构。一种新食物可能需要很多次给喂才获得接受，要耐心地反复尝试。

⑨随着婴儿口腔动作的发展和牙齿的萌出，食物制作方式要及时变化，从浆、泥到小颗粒，到可以咀嚼的软食，以便强化咀嚼功能。

⑩婴儿进食时必须有人看护，食物的颗粒大小和柔软度要与婴儿的进食能力相适应。不要把固体食物放在液体食物中。果粒、花生、糖块、果冻等食物有呛噎风险，不适合婴儿。

中国居民膳食指南之 7～24 月龄婴儿喂养核心建议

1. 继续母乳喂养，6 月龄开始添加辅食，从富含铁的泥糊状食物开始。
2. 及时引入多样化食物，重视添加动物性食物。
3. 尽量少加糖和盐，油脂适当，保持食物原味。
4. 提倡回应式喂养，鼓励但不强迫进食。
5. 注重饮食卫生和进食安全。
6. 定期检测体格指标，追求健康生长。

特别关注

给婴儿添加鱼、肉、蛋、奶,有没有过敏的担心?

以往提倡首先添加强化铁的婴儿米粉,然后随着月龄增长逐渐添加蛋黄、肉糜、肝泥、鱼糜等食物。但近年来的研究认为,延迟天然食物添加,并不能降低食物过敏风险,反而可能增加婴儿对食物的抗拒。较早接触多样化的天然食物,包括有较高过敏原性的食品,反而更容易让婴儿接受,甚至降低未来发生过敏的风险。

在6个月之后,婴儿出生前所储备的铁已经耗竭,对铁和蛋白质的需求都很迫切。提供营养价值高的肝泥、肉糜、蛋黄等食物,有利于宝宝及时得到足够的营养素供应,也能促进肠道的发育和消化能力的提高。

补充奶类食物可以从原味酸奶和奶酪开始,它们比牛奶的过敏原性低,也更易消化。原味牛奶宜在12个月或以后开始添加。

19.5 幼儿和学龄前儿童的食谱设计

从出生到1岁之前为婴儿,1~3岁为幼儿,3~6岁为学龄前儿童。相比而言,幼儿食谱更受人们的重视,因为在幼儿期,孩子的食谱结构逐渐从以奶为主过渡到像成年人一样以多种食物为主。幼儿期是一生膳食习惯形成的最重要阶段。

19.5.1 幼儿和学龄前儿童的生理特点

幼儿的生长发育虽不及婴儿迅速,但仍然非常快,大脑神经系统也在继续发育,对营养供应不足十分敏感。此时幼儿的牙齿咀嚼功能还远不及成年人,胃肠容量较小,消化能力相对较弱,免疫系统功能也没有发育健全,容易出现食物过敏、食物中毒等情况。喂养不当时还容易引起消化功能紊乱、各种寄生虫病和营养缺乏现象。

学龄前儿童仍处于生长迅速阶段,新陈代谢旺盛,活动量较大,自主性、好奇心、学习能力和模仿能力逐渐增强,但注意力容易分散,进食专注度较差,故此时是纠正不良饮食习惯和生活方式的关键干预阶段。

19.5.2 幼儿和学龄前儿童的营养目标

从营养需求角度来说,应保证儿童的能量、蛋白质总量,尽量引入多种食物,以扩大维生素和矿物质的来源,特别是要预防缺钙、缺锌、缺铁性贫血等问题。食物中来自脂肪的能量宜在30%~35%之间,来自蛋白质的能量宜在12%~15%之间,不宜提倡纯素食,也无须考虑控制胆固醇。

幼儿活泼好动,能量消耗大,容易感觉饥饿,每日三餐之间宜有加餐。但鉴于目前儿童肥胖问题日益严重,应注意让孩子培养对饥饱的感知能力,避免过度喂食,同时保证体力活动充足,以便维持健康的体重。

此外,要注重培养幼儿的良好饮食习惯,使孩子规律进餐,专注进食,从多样化天然食物中获得营养成分，而不是纵容孩子挑食、偏食，或服用大量营养补充剂。应让儿童逐渐认识各种天然食物，参与食物制作，提升对多种食物的接受度。

资料链接：学龄前儿童零食消费指南

2018年5月19日，中国疾病预防控制中心营养与健康所和中国营养学会发布了《中国儿童青少年零食指南(2018)》。针对2～5岁学龄前儿童的核心建议包括：①吃好正餐，适量加餐，少量零食；②零食优选水果、奶类和坚果；③少吃高盐、高糖、高脂肪零食；④不喝或少喝含糖饮料；⑤零食应新鲜、多样、易消化、营养卫生；⑥安静进食零食，谨防呛堵；⑦保持口腔清洁，睡前不吃零食。

19.5.3 幼儿和学龄前儿童食谱制作要点

幼儿和学龄前儿童食谱应符合以下要点：

①每日供应牛奶或酸奶等乳制品，供应量不低于每日 300 mL 纯奶。

②每餐至少供应一种优质蛋白质食品，如蛋、肉、鱼、动物内脏和豆制品等。

③每日供应 5～6 餐，或三餐加上餐间零食。

④食物质地柔软容易消化，少用容易呛入器官的粒状食物。

⑤每份食物的体积较小，便于儿童食用。

⑥食物多样化，经常供应薯类、全谷物和杂豆。3～6 岁学龄前儿童的牙齿咀嚼能力和消化能力逐步增强，可以尝试提供少量全谷物、杂豆和薯类食品，食物的硬度可循序渐进地提高，以锻炼牙齿的咀嚼能力，并预防饮食过快的倾向。

⑦选用多种蔬果。儿童期维生素 A 不足的问题较为常见，应当优先供应富含类胡萝卜素的深绿色叶菜和橙黄色蔬果。

⑧避免用过多的盐、糖、味精和辛辣调味品，不用煎、炸、熏、烤等烹调方法，培养清淡口味。

⑨食谱中不纳入含有添加糖的食物，不用甜饮料，饮品、食物中不加糖。

中国居民膳食指南之学龄前儿童膳食核心建议

1. 食物多样，规律就餐，自主进食，培养健康饮食行为。
2. 每天饮奶，足量饮水，合理选择零食。
3. 食物合理烹调，易于消化，少调料，少油炸。
4. 参与食物选择和制作，增进对食物的认知与喜爱。
5. 经常户外活动，定期测量体格，保障健康成长。

学龄前儿童一日食谱举例见表 4-19-7。

表 4-19-7 学龄前儿童一日食谱举例(4～5 岁)

餐次	食物	食材
早餐	鸡蛋玉米饼	鸡蛋半个 25 g，标准面粉 20 g，玉米粉 20 g，油 3 g，无铝泡打粉 1 g
	牛奶	全脂牛奶 200 g
	水果	樱桃番茄 50 g
上午加餐	香蕉丁酸奶沙拉	香蕉 120 g(带皮重)，全脂酸奶 75 g
午餐	牛奶小馒头	标准面粉 50 g，牛奶 20 g
	青椒洋葱炒鸡肝碎	青椒 20 g，洋葱 20 g，鸡肝 20 g，油 5 g
	番茄菜花	番茄 100 g，菜花 50 g，油 2 g

续表

餐次	食物	食材
下午加餐	苹果丁酸奶沙拉	苹果 100 g(带皮重),全脂酸奶 75 g
晚餐	大米小米糙米饭	大米 20 g,小米 20 g,提前浸泡 3 h 的糙米 20 g
	水油焖油菜碎	油菜 100 g,芝麻油 4 g
	虾仁蘑菇烧豆腐	南豆腐 30 g,虾仁 5 g,蘑菇 20 g,油 3 g
	海带排骨汤	水发海带 40 g,猪小排 30 g
饮料	白开水或淡柠檬水	3～4 杯

注 1:盐总量 5 g(含其他咸味调味品中的盐);除油和盐之外,其他调料可随口味自行添加。

注 2:该食谱含能量 1 370 kcal,蛋白质 52 g,碳水化合物 198 g,脂肪 45 g。各维生素和矿物质含量均达到推荐值。

特别关注

幼儿食物需要控糖控盐

幼儿的味觉远比成人灵敏,他们对甜味特别敏感。幼儿的肝脏、肾脏尚未发育成熟,不能处理过多的盐。从添加辅食阶段,就应注意及时供应原味辅食,绝不能早给含有添加糖和添加盐的食物,更不能为取悦孩子口味添加味精和鸡精。从小口味过重不仅引起挑食,还可能影响肾脏健康,并为肥胖、高血压等慢性疾病埋下隐患。

2019 年 WHO 发布报告,禁止生产商在 3 岁以内幼儿食物中添加糖和甜味剂。中国居民膳食指南也建议 3 岁以内幼儿食物中不加糖。3 岁幼儿的钠供应标准不足成年人的 1/2,而成年人的钠摄入量普遍超标,故幼儿饭菜的咸味调味品用量必须大大低于成年人饭菜水平。幼儿膳食中不用市场上的甜饮料、甜点心、膨化食品、薯片等调味浓重的食品,不加味精和鸡精,甜味只来自水果和水果干。

19.6　学龄期儿童和少年的食谱设计

学龄期儿童指 7～12 岁的小学生,学龄期少年指 13～17 岁的中学生。学龄期包含青春发育阶段,是由儿童逐步发育到成年人的过渡时期。

19.6.1　学龄期的生理特点

学龄期儿童和少年仍然处于身体发育成长的阶段,而且学习任务日益加重,饮食除维持生存所需之外,还应当满足身体发育和智力发育所需的营养成分。特别是在青春期,体格生长加速,第二性征出现,心理行为逐渐成熟。

7～11 岁学龄儿童的身高和体重维持稳步增长,除生殖系统外,其他器官和系统形态发育已经逐渐接近成人水平。体重每年增加 3～5 kg,身高每年增长 5～7 cm。到 12 岁之后,未成年人的咀嚼能力、消化功能和免疫系统功能逐渐接近成年水平,消化不良、食物过敏、寄生虫病等发生风险比学龄前儿童明显降低。

青春发育期的未成年人将经历体重和身高的突增,体力和运动能力明显提高,生殖系统和内脏功能发育成熟,第二性征出现,女青少年开始月经来潮。此时食欲旺盛,食量超过同性别长辈。在男性一生中,青春期是营养素总需求量最大的阶段,对于女性则是仅次于妊娠和哺乳期的营养需求高峰。

19.6.2 学龄期的营养目标

学龄期未成年人的主要营养目标是维持良好的生长发育状况,预防营养素不足状况,同时避免出现超重和肥胖问题。此时特别值得关注的营养素包括蛋白质、钙、铁、锌、维生素 A、维生素 D 等。

学龄期儿童和少年的优质蛋白质的摄入量应占总膳食蛋白的至少 50%,食谱中蛋白质所占比例在 12%～15%之间为好。11～13 岁和 14～17 岁的每日钙供应标准分别比成年人高 400 mg 和 200 mg,钙供应不足可能影响身高增长。此外,青春期摄入充足的钙还有助于骨密度峰值达到较高水平,对预防后半生的骨质疏松有益。

女青少年在月经来潮后每月有失血,铁供应不足易导致缺铁性贫血。此时女性铁供应标准开始高于男性,故应注意经常摄入富含血红素铁的食物。男性的锌供应标准在青春期开始增高,严重摄入不足可能影响男性性发育。

维生素 A 和维生素 D 是我国儿童和少年容易出现不足的营养素,它们对钙的利用和骨骼的增长有促进作用。对学习任务较重的青少年来说,维生素 A 对保证良好的视力也十分重要。

此外,由于儿童和青少年食欲旺盛,应注意预防肥胖倾向。目前我国未成年人肥胖问题日益凸显,食物中的脂肪含量不宜过多,一日能量供应中脂肪所占比例应降至 20%～30%。同时还要控制添加糖和低营养价值零食的摄入量[参见《中国儿童青少年零食指南(2018)》的青少年部分]。

19.6.3 学龄期食谱制作要点

学龄期膳食的制作方法与成人食谱相近,其中的要点是:

①如果儿童没有肥胖问题,三餐食物总量应满足食欲,保证能量和蛋白质的供应。

②食物蛋白质中,1/2 以上来自优质蛋白质,即来自蛋、奶、肉、鱼、豆制品等。

③青春期女孩要保证血红素铁的供应,每日应供应红肉 50～75 g。

④青春发育期要保证钙的供应,每日提供奶类食品 300 g,并供应一份豆制品(相当于豆腐干 30～50 g)。

⑤供应大量的蔬菜和水果,每天吃深绿色叶菜和橙黄色蔬菜,保证多种矿物质、维生素 C 和胡萝卜素的供应。

⑥学龄期消化能力较强,主食可安排 1/3～1/2 全谷物、杂豆和薯类原料,以增加 B 族维生素和膳食纤维的供应。此外,可优先选用强化 B 族维生素的面粉、挂面、面包等产品。

⑦加强早餐品质,早餐中提供奶类和蛋类,并在上午和下午供应奶类、水果等加餐或餐间零食。

⑧尽量减少摄入甜食、饮料、高度加工零食,控制烹调油用量,少吃油炸和烧烤类食物。

青少年时期的大部分时间都在学校中度过,因此食谱的制作不仅仅局限于家庭,也包括学校的食堂。由于不同年级、不同性别青少年的能量需求数量有所差异，配制食谱时可通过调整主食供应量，在不改变总菜谱模式的情况下满足不同年龄男女学生的需要。

中国居民膳食指南之学龄儿童少年膳食核心建议

1. 主动参与食物选择和制作，提高营养素养。

2. 吃好早餐，合理选择零食，培养健康饮食行为。

3. 天天喝奶，足量饮水，不喝含糖饮料，禁止饮酒。

4. 多户外活动，少视屏时间，保证每天 60 min 以上的中高强度体力活动。

5. 定期检测体格发育，保持适宜体重增长。

青春期女生一日食谱举例见表 4-19-8。

表 4-19-8 青春期女生一日食谱举例

餐次	食物	食材
早餐	青菜肉包	标准面粉 80 g，小白菜 80 g，猪肉 30 g，油 5 g
	小米粥	小米 15 g
	五香煮花生	花生 30 g
	脱脂奶蒸蛋羹	脱脂奶 80 g，鸡蛋 1 个 50 g
上午加餐	酸奶	全脂酸奶 200 g
午餐	甘薯胚芽米饭	甘薯 80 g，胚芽米 60 g
	玉米汤	玉米糁 5 g
	青椒胡萝卜炒牛肉丝	青椒 80 g，胡萝卜 60 g，牛里脊 50 g，油 7 g
	芝麻酱拌焯菠菜	菠菜 200 g，芝麻酱 10 g
下午加餐	水果和酸奶	橙子 200 g(带皮重)，酸奶 100 g
晚餐	全麦馒头	全麦面粉 80 g
	芹菜胡萝卜炒豆腐干	芹菜梗 100 g，胡萝卜 50 g，豆腐干 50 g，油 6 g
	凉拌双芽	黄豆芽 30 g，绿豆芽 30 g，芝麻油 2 g
	排骨炖藕汤	猪小排 40 g，藕 80 g
饮料	白水/淡柠檬水、淡茶	5～6 杯

注 1：盐总量 5 g(含其他咸味调味品中的盐)；除油和盐之外，其他调料可随口味自行添加。

注 2：该食谱含能量 2 044 kcal，蛋白质 93.2 g，碳水化合物 275.0 g，脂肪 62.9 g。各维生素和矿物质含量均达到推荐值。

19.6.4 学生餐的营养标准

教育部和卫生部在 2001 年发出《关于推广学生营养餐的指导意见》，各地也制定了学生营养餐的质量标准。2017 年，国家卫生和计划生育委员会发布的学生餐营养指南中规定，学生餐包括由学校食堂或供餐单位为在校学生提供的早餐、午餐或晚餐，并规定了学生餐每人每天的能量和营养素供给量，以及各类食物的数量(表 4-19-9)。

2019 年，教育部、国家市场监督管理总局、国家卫生健康委员会发布了《学校食品安全与营养健康管理规定》，所有学校通过食堂供餐或者外购食品(包括从供餐单位订餐)等形式，集中向学生和教职工提供食品的行为，均被纳入管理。该法规规定，有条件的中小学、幼儿园应当每周公布学生餐的带量食谱和营养素供给量。

表 4-19-9 学生餐每人每天食物种类及数量 g

食物种类	6～8 岁	9～11 岁	12～14 岁	15～17 岁
谷薯类	250～300	300～350	350～400	350～400
蔬菜类	300～350	350～400	400～450	450～500
水果类	150～200	200～250	250～300	300～350
畜禽肉类	30～40	40～50	50～60	60～70
鱼虾类	30～40	40～50	50～60	50～60
蛋类	50	50	75	75
奶及奶制品	200	200	250	250
大豆/豆制品及坚果	30	35	40	50
烹调油	25	25	30	30
盐	5	5	5	6

资料来源：中华人民共和国卫生行业标准 WS/T 554—2017 学生餐营养指南 http://www.chinanutri.cn/fgbz/fgbzjszn/202103/P020210304358480794678.pdf。

学生营养餐属于微利或无利餐饮产品，为了适应不同家庭收入学生的需求，其价格较为低廉。在设计营养餐的时候，除了要达到食物多样、粗细搭配、荤素搭配、营养平衡等要求之外，还要注意控制成本，选用市场易得的原料。餐中食物可搭配牛奶、豆浆、汤等饮料和水果，其中所含营养素也要被计算入餐。

此外，考虑到营养餐需要从制作企业运输到学校，装盒和路上运输需要时间，并需要保温，在搭配原料时还要考虑选用烹调后几小时内不易变色、变味、腐败的食材。需要严格控制食品安全，慎用容易发生食物中毒、过敏，或可能含有寄生虫等的原料。

19.7 老年人的食谱设计

在营养素供给参考标准中，把 50～64 岁称为老年前期，65 岁后称为老年期，80 岁以上称为高龄老人。随着社会经济的发展，人口寿命增长，生育率降低，老龄化趋势难以避免。我国统计数据表明，至 2017 年年底，全国 60 岁及以上老年人口达 2.4 亿，占总人口比例的 17.3%。到 2020 年，中国 60 岁及以上老年人口将增加到 2.55 亿。为了应对老龄化的挑战，加强老年人群的营养指导和服务日益重要。

19.7.1 老年人的生理特点

人体衰老会引起机体渐进性、全身性的结构和生理功能改变，伴随着精神心理的变化，主要表现在以下几个方面：

①消化系统的衰老。老年人的牙龈逐渐退化萎缩、牙齿松动脱落以及牙釉质磨损，老年人对酸、冷、热的食物刺激更加敏感，唾液分泌减少，咀嚼能力下降。食管下括约肌松弛，易出现食管反流。味蕾敏感性下降，饱饿感和渴的感觉也变得迟钝。肠道运动和排便能力降低，容易出现便秘。同时，胃酸和肠液分泌减少，消化能力衰退，肠道吸收能力下降，使营养素的吸收减少。例如，维生素 A 在维持老年人正常视觉功能、保持皮肤黏膜完整性以及增强免疫功能等方面具有重要作用，而老年人咀嚼能力下降，消化酶活性降低，胆汁分泌减少，有可能使维生素

A 及维生素 A 原的生物利用率下降。

②内分泌系统的衰老。老年人体内性激素水平下降，激素合成、代谢和转运能力下降，组织对激素的敏感性减弱。

③循环系统的衰老。老年人心肌收缩力下降，心脏泵血功能下降，向组织供血减少，血管硬化程度逐渐加重，血压逐渐上升。

④神经系统的衰老。主要表现为脑细胞减少，脑组织萎缩，认知能力下降。

⑤其他内脏系统的衰老。肾脏清除机体内各种代谢产物的能力下降。造血功能下降，免疫细胞功能随年龄的增长而减退，对感染性疾病的抵抗力下降，同时炎性细胞因子水平升高导致多种组织损害。

⑥基础代谢率的下降。最新研究表明，在 60 岁之后，人体的基础代谢率缓慢降低。即使体重并未改变，也会出现瘦体组织减少和脂肪组织比例提高的现象。同时，进入老年后体力活动量降低，也会带来能量消耗的下降。

⑦体成分的改变。体内脂肪组织逐渐增加并更多地分布在腰腹部和内脏中，而瘦体组织减少，肌肉量减少，肌肉力量减弱，骨矿物含量下降，关节退化。女性在更年期之后更易出现钙的负平衡，骨密度快速下降，甚而发生骨质疏松。

19.7.2 老年食谱的营养目标

为了维护老年人的生活质量和延缓衰老进程，老年膳食的营养素目标应当兼顾以下几个方面的问题：

①由于基础代谢的下降和体力活动的减少，老年人的能量需求比 18～49 岁人群略有降低。此时除非有特殊医嘱，否则不宜追求体重下降，食物能量不应低于本年龄段的参考值。

②由于咀嚼和消化吸收能力下降，食物摄入受到影响，应着力保证食物数量充足，且容易咀嚼和消化。

③衰老过程中会出现负氮平衡，如果蛋白质摄入不足，会进一步加重器官的衰老和肌肉衰减。因此老年人的膳食应有和非老年人群同样水平的蛋白质供应。

④注重单不饱和脂肪酸和 ω-3 不饱和脂肪酸的供应。研究表明，摄入充足的 DHA 对于预防老年认知退化和视力下降有一定的作用，摄入充足的单不饱和脂肪酸对维持健康的血脂状态有益。此外，增加 ω-3 不饱和脂肪酸的供应对降低炎症反应和预防肌肉衰减也有一定的意义。每日宜供应 0.25～2.00 g 的 ω-3 不饱和脂肪酸。

⑤为了延缓衰老进程，需要给老年人群供应充足的各种维生素，如维生素 C、维生素 A、维生素 E 等。叶酸缺乏造成的同型半胱氨酸上升是心血管疾病的独立风险因素，维生素 B_1 缺乏与老年人发生抑郁的风险有关，维生素 K 不足会增加骨折风险，维生素 D 不足会增加跌倒风险，而维生素 B_{12} 不足可能引起贫血和神经系统障碍。

⑥预防矿物质缺乏和电解质紊乱，平衡钾、钠元素的摄入，供应充足的钙、镁元素，并预防缺铁性贫血。

⑦供应多种类的植物化学物，包括多酚类物质、类胡萝卜素、有机硫化物等，这对预防癌症、心脑血管疾病和认知退化有益。

⑧根据营养评估结果制定个性化的膳食营养目标，在膳食无法完全解决营养问题时，可使

用医学用特殊营养食品或其他营养补充品。老年营养风险简易评估方法见表4-19-10。

参考阅读：中国老年学和老年医学学会团体标准 T/LXLY 0005—2020 老年人营养不良风险快速评估指南

此外，老年人往往已经患有慢性疾病，如糖尿病、心血管疾病等。因此还要注意避免餐后血糖和血脂上升速度过快，控制相关指标稳定，相关问题在第20章中进行讨论，本章中不作详述。

表4-19-10 老年营养风险简易评估表

问题	下列问题是否符合您现在的实际情况	营养不良风险评分（在相应分值画圈）
1	难以自己去购买、烹调及(或)自己进食食物	3
2	每天必须服用3种以上的治疗药	2
3	因为生病或身体不适而影响了进食的种类和数量	2
4	经常一个人吃饭	2
5	因为牙齿或口腔问题而进食困难	2
6	因为经济状况差而无法得到必需的食物	2
7	在过去6个月内非自主体重下降/增加4.5 kg以上	3
8	每天进餐次数少于两餐	2
9	不常吃蔬菜、水果和乳制品	2
10	几乎每天都摄入≥25 g酒精(约相当于啤酒750 mL/或葡萄酒250 mL/或38°白酒75 mL/或56 °白酒50 mL)	1
筛查结果判断：最高分21分。0～2分：无营养不良风险，定期再次筛查；3～5分：轻度营养不良风险，继续完成评估；6分及以上：有中度及以上营养不良风险，继续完成评估。		

资料来源：中国老年学和老年医学学会团体标准 T/LXLY 0003—2020 老年人营养不良风险快速评估指南。

19.7.3 老年人食谱的制作要点

老年人食谱的制作要点是：

①食材尽可能新鲜多样，每天至少摄入12种食材。由于采购、烹调能力降低和食量减少，老年人生活中最易出现的是食物品种不足，总吃剩饭剩菜。要按老年人的生活方便设计容易制作的多样化餐食。考虑到老年人胃口不大，应努力在一种餐食中纳入多种食材。

②每餐都有优质蛋白质，而且蛋白质应在三餐中均匀分配，以提升利用率。从鱼、肉、蛋、奶、豆类、豆制品和坚果油籽中获取多样化的蛋白质来源。

③用容易咀嚼和消化的方式来供应全谷物、杂豆和薯类，以此提供充足的抗氧化成分和膳食纤维，并让老年人容易接受。

④每日供应充足的蔬菜，包括深绿色叶菜、橙黄色蔬菜和菌类蔬菜。烹调方式要柔软适口。不太嫩的绿叶菜宜用水油焖方式来烹调，焖煮时间略长，以便获得柔软效果。

⑤供应水果和水果干，以增加可溶性膳食纤维和抗氧化物质。直接吃水果有困难时，可以用蒸煮水果、水果干、水果沙拉等方法来增加水果的摄入量。

⑥每天摄入奶类食物，可以把奶粉、牛奶当作主食原料，或混合到热饮中。酸奶可以放到

室温时再喝。

⑦每周安排 2～3 次鱼虾类食物，增加 DHA 和 EPA 的摄入量。

⑧烹调时适度少油，但不追求无油。不用煎炸、熏烤等烹调方法。优先使用茶籽油、橄榄油、低芥酸菜籽油供应单不饱和脂肪酸，用核桃油、亚麻籽油等供应 ω-3 脂肪酸。

⑨为了适应老年人的咀嚼和消化吸收能力，应避免选用过度坚硬的食物，减少骨刺，去掉果核，必要时要制作软食，预防呛咳和误吸。咀嚼或吞咽困难的老年人应选择适合自己的餐食，如软质膳食、流质/半流质膳食、糊状膳食乃至管饲。

⑩对高龄老人、身体虚弱及体重明显下降的老人，要注意安排加餐，保证充足的食物摄入。餐前和餐时不宜供应过多汤水，正餐不宜只供应粥。

在膳食基础上，老年人每天可以补充钙片、维生素 D 等。对于已有各种营养素缺乏症的老年人，建议在营养师和医生的指导下，选择适合的营养补充产品和剂量。

中国居民膳食指南之一般老年人膳食核心建议

1. 食物品种丰富，动物食物充足，常吃大豆制品。
2. 鼓励共同进餐，保持良好食欲，享受食物美味。
3. 积极户外活动，延缓肌肉衰减，保持适宜体重。
4. 定期健康体检，测评营养状况，预防营养缺乏。

中国居民膳食指南之高龄老年人膳食核心建议

1. 食物多样，鼓励多种方式进食。
2. 选择质地细软、能量和营养素密度较高的食物。
3. 多吃鱼禽肉蛋奶和豆，适量蔬菜配水果。
4. 关注体重丢失，定期营养筛查评估，预防营养不良。
5. 适时合理补充营养，提高生活质量。
6. 坚持健身与益智活动，促进身心健康。

参考阅读：北京市地方标准 DB11/T 1598.2—2019　居家养老服务规范　第 2 部分：助餐服务

特别关注

老年人如何延缓肌肉衰减？

随着年龄的增长，肌肉衰减的现象会越来越严重，这会降低老年人生活质量，最终导致衰弱、失能状态。及时进行营养干预和运动干预，可以预防和延缓肌肉衰减。其中包括补充富含支链氨基酸的蛋白质，补充 ω-3 不饱和脂肪酸，补充维生素 D，并增加抗氧化物质供应。同时每天进行抗阻运动和中高强度运动，以增强肌肉功能。

资料来源：孙建琴，张坚，常翠青，等. 肌肉衰减综合征营养与运动干预中国专家共识（节录）. 营养学报，2015，37(4)：320-324。

80 岁老年男性一日食谱举例见表 4-19-11。

表 4-19-11　80 岁老年男性一日食谱举例

餐次	食物	食材	备注
早餐	小米黄米粥	小米 20 g,大黄米 10 g,枸杞干 5 g	
	牛奶小馒头	特一面粉 50 g,低脂高钙奶粉 10 g	
	脱脂奶蒸蛋羹	脱脂奶 100 g,鸡蛋 1 个 50 g	
	拌白菜心	白菜 50 g,油 3 g,生抽 5 g	
上午加餐	亚麻籽核桃仁浆	亚麻籽 5 g,燕麦粒 5 g,核桃仁 10 g,葡萄干 10 g	豆浆机打浆
	维生素面包	一片 30 g	
午餐	大米糯米饭	粳米 50 g,糯米 25 g	
	菠菜豆腐鸡肉丸	鸡胸肉 60 g,北豆腐 40 g,菠菜 120 g(煮软),油 4 g	
	咖喱胡萝卜土豆	胡萝卜 40 g,土豆 40 g,洋葱 20 g,嫩豌豆 20 g,油 8 g	
下午加餐	炖水果	苹果切块 100 g,枣肉 20 g,山楂碎 5 g	加半杯水煮软
	酸奶	全脂酸奶 100 g	放到室温后再喝
晚餐	糯米藕	糯米 25 g,藕 100 g	蒸到软烂
	米饭	粳米 40 g	
	蒸鲈鱼	鲈鱼 100 g,油 5 g	
	水油焖木耳小白菜	小白菜碎 150 g,水发木耳 20 g,油 5 g	焖煮到软
营养补充	钙片	含钙 200 mg	午餐或晚餐时服用

注 1:盐总量 5 g(含其他咸味调味品中的盐);除油和盐之外,其他调料可随口味自行添加。

注 2:凉拌和焖煮的油用亚麻籽油和芝麻油 1∶1 混合,或核桃油;炒菜用茶籽油、橄榄油或低芥酸菜籽油。

注 3:该食谱含能量 1 925 kcal,蛋白质 74.2 g,碳水化合物 292.6 g,脂肪 53.8 g,钙 818 mg。各维生素的供应量均达到推荐值。加上钙片之后,所有矿物质总量超过推荐值。在食谱之外,可按照医生和营养师的建议适当补充钙和维生素 D。

19.8　素食营养食谱

各类食物均可食用的人群称为杂食者。也有部分人因为特殊的宗教信仰、文化传统、环保理念或其他原因,不接受某些动物性食物,这部分人称为素食者。

19.8.1　素食的分类和营养限制

素食分为不同类型,其中包括:

①蛋奶素食,不摄入肉类和水产动物,但可以摄入禽蛋和奶类。

②蛋素食,不摄入肉、鱼、奶类,但可以摄入蛋类。

③奶素食，不摄入肉、鱼、蛋类，但可以摄入奶类。

④严格素食，不食用肉、蛋、奶等一切动物来源的食物。

此外，还有鱼素食者（不摄入各种肉类但可以摄入鱼类水产和蛋、奶）、部分素食者（仅在部分日子禁食动物性食物）以及半素食者（仅禁食红肉类但仍可食用禽类食物），因为几乎不影响正常营养供应，对健康无负面影响，故本节中不作专门讨论。

由于动物来源的食物是膳食中优质蛋白质、B族维生素和多种微量元素的重要来源，其品种限制越多，则营养素供应受影响的可能性越大，需要通过食物选择和搭配的努力来保持营养供应的充足性，必要时需要配合营养强化食品和营养素补充剂。

蛋奶素食中不含有血红素铁，ω-3脂肪酸供应减少，但对优质蛋白质和其他微量营养素的供应影响较小。不吃所有动物来源食物的严格素食缺乏维生素B_{12}的供应，且维生素D和ω-3脂肪酸摄入减少，铁、锌元素的生物利用率降低。如果素食者能摄入充足而多样的植物性食物，其饱和脂肪酸摄入量虽有下降，但可获得更多的膳食纤维和抗氧化物质。

19.8.2　素食食谱的营养目标

素食者应注意通过食物的选择和搭配，降低因为不吃肉类和鱼类带来的营养素供应不足风险。其中特别需要达到的营养目标包括：

①供应足够的优质蛋白质。由于植物性食物中的蛋白质生物价和消化率低于鱼、肉、蛋、奶，需要增加供应总量，并注意通过蛋白质营养互补作用来提升其生物利用率。

②供应足够的铁。通过增加膳食维生素C的摄入量来提升非血红素铁的生物利用率，同时供应足够的维生素B_2和叶酸，预防因为营养不良带来的贫血问题。

③供应可利用的维生素B_{12}。由于杂食者体内有维生素B_{12}储备，纯素食之后数年才可能出现维生素B_{12}不足的症状。

④供应足够的碘。在同样的生长环境下，动物性食物的碘含量普遍高于植物性食物。

⑤维持ω-3/ω-6脂肪酸比例平衡。由于没有鱼类水产供应，需要供应富含ω-3脂肪酸的植物性食物。

⑥保证膳食的营养素密度和饱腹感。减少动物性食物供应之后，餐食饱腹感下降，如不注意食物选择和搭配，有可能造成淀粉类食物和烹调油摄入量增加，营养素密度下降。

19.8.3　素食者食谱的制作要点

素食者的食谱制作应遵循以下要点：

①增加植物性蛋白质的供应，每餐都有豆制品、豆类、坚果或油籽。对蛋奶素食者来说，每天应至少吃1个蛋，喝300～500 mL奶。

②主食食材多样化。全谷和杂豆类食材饱腹感强，血糖反应低。红小豆、绿豆、芸豆、鹰嘴豆等淀粉豆类的蛋白质含量约是大米的3倍，且与谷类食物蛋白质营养互补。每日主食中应至少有一半是全谷和杂豆。

③经常使用富含α-亚麻酸的亚麻籽油做凉拌菜和焖煮菜，并部分使用富含单不饱和脂肪酸的植物油，适度使用高亚油酸的烹调油，如玉米油、葵花籽油等。

④每天使用发酵豆制品如豆酱、腐乳、豆豉等调味品，常用蘑菇等菌类食材，以补充维生素B_{12}。但这些食材中的维生素B_{12}利用率仍然较低，宜定期服用维生素B_{12}片剂。

⑤充足供应绿叶蔬菜和富含维生素C的水果。每日宜供应蔬菜500 g，其中一半是深绿色和橙黄色蔬菜。每日供应水果200～350 g，可优先选择柑橘类、猕猴桃、鲜枣、草莓、木瓜等维生素C含量高的水果。

⑥如无医嘱，日常宜食用碘盐，或每周食用1～2次海带、紫菜等海藻。

⑦如存在微量营养素缺乏情况，建议使用营养强化食品，并服用复合营养素补充剂。

中国居民膳食指南之素食膳食核心建议

1. 食物多样，谷类为主，适量增加全谷物。
2. 增加大豆及其制品的摄入，选用发酵豆制品。
3. 常吃坚果、海藻和菌菇类。
4. 蔬菜、水果应充足。
5. 合理选择烹调油。
6. 定期检测营养状况。

蛋奶素食者一日食谱举例见表4-19-12。

表4-19-12　蛋奶素食者一日食谱举例

餐次	食物	食材
早餐	小米燕麦豌豆粥	小米15 g，燕麦片15 g，嫩豌豆30 g
	维生素面包	半个50 g
	花生木耳芹菜丁	五香花生20 g，芹菜丁50 g，水发木耳10 g，芝麻油和亚麻籽油混合油2 g
上午加餐	坚果和水果干	核桃仁2个12 g，黑葡萄干15 g
午餐	大米紫米饭	大米40 g，紫米40 g，嫩豌豆20 g
	麻酱拌菠菜	焯烫菠菜200 g，芝麻酱15 g
	胡萝卜冬笋炒香干	胡萝卜100 g，香干90 g，冬笋80 g，茶籽油8 g
下午加餐	水果	橙子200 g(带皮重)
晚餐	小米紫米豌豆饭	小米30 g，紫米30 g，嫩豌豆20 g
	蒸藕片	鲜藕100 g
	水油焖小白菜	小白菜150 g，芝麻油和亚麻籽油混合油5 g
	香菇香干炒芦笋	芦笋100 g，香干80 g，香菇干10 g，茶籽油8 g
补充剂	复合维生素矿物质	1粒(按产品说明服用)

注1：盐总量5 g(生抽和酱油约35 mL)；除油和盐之外，其他调料可随口味自行添加。

注2：该食谱含能量1 842 kcal，蛋白质75.0 g，碳水化合物256.0 g，脂肪62.4 g，铁40.4 mg，钙1 159 mg。各维生素和矿物质含量均达到推荐值的100%以上。

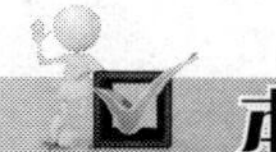

本章总结

本章介绍了各类健康人的营养需要特点和营养食谱制作要点，并分别给出了案例食谱。婴幼儿食谱的制作应重点考虑食物是否容易消化吸收。孕妇和乳母的营养素需要量大，其食谱制作应重点考虑蛋白质、钙、铁等关键营养素的充足程度。学龄期未成年人的食谱制作应考虑营养素的总量充足，以保证生长发育的需要。老年人的食谱制作应考虑预防各种慢性疾病的需要，同时提高营养素密度，以保证抗衰老所需的各种营养成分。素食者的食谱制作应考虑预防蛋白质、铁、锌等营养素的缺乏问题。

本章课程活动

1. 在自己的亲戚朋友中找到一位孕妇或乳母，对她或其家人进行访谈，记录她的一天饮食，了解人们对于孕妇或乳母饮食的认识和实际做法。哪些想法和做法是正确的？哪些是错误的？给他们提出改进意见。

2. 在自己的身边找10个未成年人，评估他们的生长发育情况。有多大比例是瘦弱或发育不良？有多大比例是超重或肥胖？调查这些有生长发育问题的未成年人，看看他们的饮食有什么不当之处？应当如何改进？

3. 调查周围的30个人，记录他们的挑食情况、膳食禁忌和食物过敏情况。想一想，这些不便食用的食物，从营养上来说，可以用其他哪些食物来代替。

4. 给自己的亲友做一份营养食谱，按照教材中的相关内容，对自己所做的食谱进行评价。然后按食谱设计做成三餐食物，看看自己设计的食谱有哪些地方实操不方便或不成功？哪些食物不符合食谱使用者的需求？然后进行改进，直到操作性良好为止。

本章思考问题

1. 孕妇和乳母的营养需要有什么相同和不同之处？在食谱设计中应如何体现？

2. 幼儿、12岁以下学生和12岁以上学生的营养需要有什么不同？在食物的烹调和搭配上各应注意哪些问题？

3. 80岁以上高龄老年人和一般成年人的营养素需求有什么不同？三餐安排的要点有哪些？在选择食材和烹调方法方面应注意哪些问题？

4. 哪些人群不适合使用纯素食食谱？对素食的孕妇、乳母和儿童来说，哪些营养素供应最可能发生不足？应当如何解决这些问题？

5. 要满足国民全生命周期的健康需求，从婴幼儿到老年人的每一个关键生理时期最容易发生不足的营养素有哪些？应当在食谱中提供哪些食品来加以解决？

第20章 慢性病人的食谱设计

自改革开放以来，我国居民生活水平不断提高，肥胖、糖尿病、高尿酸血症、心脑血管疾病等慢性疾病发病率也逐年上升。这种情况与体力活动不足和饮食不合理密切相关。慢性疾病高发的态势如果得不到及时控制，会严重影响人民的幸福感，增加社会负担，降低国民素质和劳动力质量。2016 年发布的《"健康中国 2030"规划纲要》中提出，到 2030 年，我国将要实现全人群、全生命周期的慢性病健康管理。2019 年公布的《关于实施健康中国行动的意见》提出，要加快推动从以治病为中心转变为以人民健康为中心，动员全社会落实预防为主方针，实施健康中国行动，提高全民健康水平。

各种慢性病人的食谱设计，需要在多样化、营养平衡的原则上，按照疾病控制的要求，对能量、各类营养素和保健成分的供应进行调整，以达到预防和控制疾病的要求。

20.1 减肥食谱的设计

随着我国超重和肥胖人群的增加，控制体重成为一种社会需求，消除肥胖需要个人和社会长期努力。合理的减肥食谱，配合充足的体力活动，对于成功减肥至关重要。

20.1.1 肥胖的常见成因

肥胖可以由药物、疾病等引起，但目前绝大部分人的超重和肥胖是不良的生活方式造成的。其中主要包括以下 3 方面的因素：

①摄入过多能量，或膳食结构不合理。特别是膳食中的精制糖、精制谷物比例过大，烹调油和高脂肪食物过多，低营养价值零食过多，使摄入的能量超过身体需要，以脂肪的形式储存。

②运动量少。目前，大部分现代职员的体力活动量很小，工作时间以静坐为主，特别是网络时代，过多地面对计算机或手机。如果再缺乏体育锻炼，极易导致心肺功能和肌肉力量下降，基础代谢率降低，一日能量消耗减少。此时，即使饮食并未过量，也容易导致缓慢的体重增加，或内脏脂肪增加，表现为腰围、腹围增大。而体重增加和体能下降又令人身体沉重，不愿意活动，形成恶性循环。

③精神压力过大，睡眠不足，饮食不规律。工作和情绪压力使身体长期处于应激状态，熬夜和晚睡也给身体造成应激。应激和睡眠不足都会降低胰岛素敏感性，增加肥胖风险。饮食不能定时定量，早餐过少或省略，晚餐过多，贪吃夜宵，也容易导致肥胖。

此外，肥胖具有一定的遗传倾向性，也与胚胎和婴儿时期的生长环境相关。在父母均为肥胖者的家庭中，子女肥胖比例可高达 70%。研究表明，母亲患妊娠糖尿病、出生体重过大、婴幼儿期肥胖者，成年后的肥胖发生率明显高于出生体重正常者。

在设计减肥食谱时，应针对个体的主要肥胖成因，有针对性地加以解决（表 4-20-1）。同时，在控制各种慢性疾病时，也应纳入相应的减肥目标。

知识复习：参见本书第4章有关能量平衡和体重控制方面的内容。

表 4-20-1 超重或肥胖患者体重管理目标及临床目标

肥胖程度及伴发疾病	体重管理目标	临床意义
BMI>24 kg/m² 超重，无伴发疾病	预防体重增加及减轻体重	预防肥胖相关疾病
BMI>28 kg/m² 肥胖，无伴发疾病	减轻体重	预防肥胖相关疾病
BMI>24 kg/m² 超重，代谢综合征	减轻体重10%	预防2型糖尿病
BMI>24 kg/m² 超重，糖尿病前期	减轻体重10%	预防2型糖尿病
2型糖尿病	减轻体重5%～15%或更多	减少糖化血红蛋白，减少用药量，减轻症状
血脂异常	减轻体重5%～15%或更多	降低TG和LDL，升高HDL
高血压	减轻体重5%～15%或更多	降低收缩压和舒张压，减少用药量
单纯性非酒精性脂肪肝	减轻体重5%或更多	减少肝脏脂肪沉积量
非酒精性脂肪性肝炎	减轻体重10%～40%	减少炎症和肝纤维化症状
多囊卵巢综合征	减轻体重5%～15%或更多	改善排卵、月经、激素平衡和胰岛素敏感性
超重肥胖女性不孕	减轻体重10%或更多	改善排卵、怀孕和孕育过程
睡眠呼吸暂停综合征	减轻体重7%～11%或更多	改善通气相关指标
骨关节炎	减轻体重10%或更多	改善骨关节功能

资料来源：中华医学会健康管理学分会，中国营养学会，中国医疗保健国际交流促进会生殖医学分会，等. 超重或肥胖人群体重管理专家共识及团体标准. 中华健康管理学杂志，2018，12(3)：200-207。

20.1.2 减肥方法和速度的选择

按照不同的肥胖程度和身体状况，可以选择手术减肥、药物减肥和调整生活方式减肥这3类方法。这里只讨论改变生活方式的减肥方法。其基本原理是降低能量摄入或调整供能营养素比例，同时适度增加体力活动。

20.1.2.1 限制能量平衡膳食

最常用也最安全的方法是"限制能量平衡膳食"，也被称为"传统低热量膳食"。它的特点是：主食、蔬果、动物性食物都正常摄入，食物多样化，在各营养素供应充足的基础上，减少500 kcal左右或25%左右的能量摄入。这种饮食模式对于健康减肥及预防和控制慢性疾病具有安全可靠的作用。

传统的营养平衡减肥膳食通常会比实际消耗能量值减少500～750 kcal，女性每日1 200～1 500 kcal，男性每日1 500～1 800 kcal，加上耗能300 kcal左右的运动。这个能量范围是比较安全的，也能够让人保持较为充足的营养素摄入，不至于因严重饥饿而影响正常生活。如果有较多运动，可以在此基础上适当增加能量供应。这类食谱每月可以减重1～2 kg，其中主要是减少脂肪。

减肥期间需要减少能量摄入，却不能减少蛋白质和各种微量营养素的摄入量，因此必须提升食谱的营养素密度，保证在较低的能量水平上有充足的维生素、矿物质和微量元素的供应，这对减肥成功和维持健康状态非常重要。特别是正处于发育期的儿童和青少年肥胖者，更应保持营养充足，以强化日常体育锻炼为主，千万不可盲目减少饮食，以免出现多种营养素缺乏症状，甚至神经性厌食。

20.1.2.2 高蛋白减肥法

蛋白质供给的能量占总能量的20%以上，或每日蛋白质摄入量超过1.5 g/kg体重，称为高蛋白膳食。在同等限制能量供应水平上，高蛋白减肥膳食比高碳水化合物膳食带来更多的体重下降。但中老年人和肝肾功能下降者不宜长期采用这种减肥方法，否则有损害肾功能的风险。使用时宜有医疗监护，定时监测肝肾功能。

20.1.2.3 轻断食减肥法

轻断食即间歇断食，常见类型为5:2断食和日内断食。所谓5:2断食，是在一周中5 d自由摄食，不连续的2 d中断食；其中断食日中摄入的能量为正常日的25%左右（女性约500 kcal，男性约600 kcal），其他日子则无须控制食量，自由进食。所谓日内断食，是指一日中6～10 h内可以自由进食，其他大部分时间不能进食。在提高食物营养素密度，摄入新鲜天然食物，不吃甜食、不喝甜饮料的基础上，不需要严格控制一日总能量。在超重和肥胖者中所做的研究表明，这类减肥方法较为安全，对工作繁忙者来说容易操作。在减肥治疗后，也可以作为治疗结束后预防反弹的一种措施。

特别关注

什么人不适合轻断食？

鉴于轻断食已有较多相关科学证据，安全性也较高，《中国超重/肥胖医学营养治疗专家共识（2016年版）》已将轻断食方法纳入正规医学减肥方法。不过，间歇性断食的方法也并非人人适合，部分人用这个方法可能产生不良的健康影响：

——备孕女性。各种断食法会造成生育相关激素水平下降，甚至会使身体暂时关闭排卵、月经功能。

——孕妇和哺乳妈妈。由于各种断食法可能影响生育相关激素水平，同时降低了多种营养素的摄入量，可能影响胎儿发育和乳汁分泌量。

——因节食减肥而闭经的人。长期节食减肥造成营养不良和激素水平下降。此时需要补充营养，稳定能量供应，而不是让身体感觉到营养素供应得不到保障。

——瘦弱、营养不良者。各种断食法仅适合达到超重和肥胖水平的人。对瘦人来说可能造成血糖水平下降，消耗肌肉，并加重营养不良问题。

——糖尿病患者和低血糖患者。血糖控制能力低下者在断食期间容易发生低血糖状况，而经常发作低血糖会损伤大脑，并容易出现意外伤害。这类人不适合有时饱有时饿的进食方式。如果采用轻断食减肥，建议使用日内断食法，并每日在固定时间进食。

——胃炎、胃溃疡等胃部疾病患者。饥饿会影响胃液分泌节奏，容易引起胃酸过多和胃动力下降。患者仅可尝试10 h日内断食法，并须按时按量进餐，避免过度饥饿。

——慢性结肠炎、肠易激综合征等疾病患者。患慢性肠道炎症的人消化吸收能力下降，通常是瘦弱营养不良者。应当少食多餐，补充营养，促进肠道组织的修复。除非有专业人员指导和医疗监护，否则不适合采用各种断食法。

——暴食症、贪食症、厌食症等食欲控制异常的人群。所有造成明显饥饿感的饮食方式都会刺激人体的食欲，在恢复饮食之后极易出现食欲暴涨、进食量失去控制的情况，即所谓饥不择食。所以，有暴食倾向的人要远离此法。厌食症患者要设法每天多次补充食物，故不能采用断食方法。

最后，肝肾功能障碍患者、癌症患者以及其他医生认为不适合进行断食的人群，都不要贸然尝试各种断食法。也不适合精神疾病患者、抑郁症患者，因为饥饿状态可能会加重心理敏感和不良情绪。

20.1.2.4　极低碳水化合物减肥法

极低碳水化合物减肥法是指每日的碳水化合物摄入量在 42 g 以下，几乎不能吃任何含淀粉的食物，甚至不能喝牛奶，只能吃鱼、肉、蛋、豆腐、坚果和蔬菜。在几乎没有碳水化合物供应的饮食状态下，脂肪无法正常分解供能，而是形成酮酸，排出体外，从而“浪费”掉储藏于脂肪的大量能量，在短期内表现出快速的体重下降。同时，由于膳食中碳水化合物比例过低，只能由蛋白质异生葡萄糖来预防低血糖，会消耗身体中的肌肉，并消耗更多的维生素和矿物质。

极低碳水化合物减肥法如果用肉、蛋、坚果、豆腐来替代主食，则等于极高蛋白质饮食，长期来说会增加肝和肾的负担。如果摄入大量脂肪造成生酮，并摄入大量蔬菜，补充膳食纤维、多种维生素和矿物质，可以提升其安全性。

在 2～6 个月之内，极低碳水化合物减肥法比其他方法能带来更快的体重下降，但此后就要面临停滞和反弹，在 1 年以上并不比其他减肥方法更有优势，且这种方法目前没有 2 年以上的安全性证据。长期流行病学研究表明，膳食碳水化合物供能比长期低于 40%与增加全因死亡率存在关联性。

此外，还有各种单一食物减肥法，如只吃蔬果、只吃蛋类、只吃肉类、只喝豆浆等方法，因这类方法均无法保证营养充足和平衡，故不推荐使用。

特别关注

什么人不适合极低碳水化合物减肥法(生酮减肥法)？

部分人要慎用极低碳水化合物饮食。先要进行医疗评估，并咨询营养专业人员，以避免不良反应甚至发生危险。包括以下身体状况的人群：

——肝肾功能下降的人群和老年人。极低碳水化合物饮食使蛋白质代谢加强，尿素生成量增加，肝肾负担加重。

——痛风和高尿酸血症人群。采用极低碳水化合物饮食时，身体分解代谢加强，内源性嘌呤增加，再加上食用动物性食物和坚果等带来外源性尿酸增加，会使血尿酸水平升高。

——胆结石和胆囊炎人群。脂肪摄入量大幅度增加使胆汁分泌量上升，同时来自谷类和淀粉豆类的膳食纤维减少，难以阻断胆盐的肝-肠循环，使胆结石发生风险上升。

——泌尿系统结石人群和骨质疏松症患者。采用极低碳水化合物饮食时，身体产生大量酮酸，为保持酸碱平衡，尿液酸度上升，骨钙溶出量增加，使患肾结石和骨质疏松的风险升高。

——胃肠疾病和消化不良人群。大量肉类和脂肪可导致胃肠负担加重、肠道菌群失调等。动物研究提示低碳水化合物高脂饮食可导致肠道渗透性增加，炎症因子上升。

——抑郁症、失眠症和精神疾患人群。采用极低碳水化合物饮食时，体内神经递质水平发生变化，容易出现焦虑、暴躁、抑郁、失眠等情况，使抑郁症患者和精神疾病患者的发病风险增加。

——孕妇和乳母。孕期需要特别注意避免血液酮体水平升高，以免影响到胎儿的神经系统发育。即使在孕早期呕吐严重时，也要优先保证碳水化合物的摄入。哺乳期间也要避免酮体过高，因为酮体可以进入乳汁，会增加婴儿的肝肾负担。

每个人对这种饮食方法的耐受程度差异很大。敏感者可能出现的副作用包括掉头发、疲劳、失眠、情绪暴躁、记忆力下降、皮肤出油、口臭、血脂异常、女性月经异常乃至闭经等。

20.1.3 平衡营养型减肥食谱的营养目标

能量摄入多于消耗是肥胖的根本原因，因此减肥食谱的目标是控制总能量的摄入，使饮食供给能量低于机体实际消耗能量，促使以脂肪形式积蓄的多余能量被代谢掉，直至体重恢复到正常水平。

平衡营养型减肥食谱的营养目标是：

①控制总能量，每日摄入的能量比目标体重达到能量平衡时的摄入量减少 300～500 kcal，如女性减肥期间一日可安排 1 300～1 500 kcal，具体目标因各人身体状况、体型和减重速度而异。在有医疗监护的情况下，可以短期降低能量摄入量，但不宜长期过低。在没有专业指导和医疗监护的情况下，不建议每日摄入的能量低于基础代谢耗能。

②脂肪能量比仍保持在 20%～30%，使脂肪摄入量随着能量摄入量的降低而下降。注意避免摄入油腻食品，选择低脂肪原料，但仍要供应充足的必需脂肪酸，避免摄入反式脂肪酸。

③碳水化合物能量比降低到 50%～55%，最低不要低于 45%，适度降低血糖负荷。

④蛋白质摄入量应保证达到 DRIs 要求。由于总能量供应减少，而蛋白质摄入量不能减少，因此蛋白质的能量比例应提高到 15%～20%，最高不超过 25%。

⑤各种维生素的供应量不低于同样年龄非减肥人群的水平，尤其是与能量代谢有关的 B 族维生素的摄入量必须充足，以便保证能量代谢和脂肪分解能够顺利进行。

⑥矿物质的供应量不低于同样年龄非减肥人群的水平，钾、钙、镁的供应要增加。摄入充足的钙有利于脂肪分解，摄入充足的钾和镁有利于心脑血管疾病预防。

⑦控制钠盐摄入量，每日的钠摄入量(折合成食盐)以不超过 6 g 为好。过于浓重的咸味不仅不利于心脑血管疾病预防，而且往往导致食欲上升。摄入过多的钠使身体内水分滞留，造成增重假象，也不利于减肥者减肥期间保持良好的心态。

⑧足量饮水，增大食物体积，提升营养素密度，降低能量密度。

对于肥胖合并慢性疾病的患者来说，还应遵循慢性疾病的相关饮食原则(见下面各节)，并按指标变化遵医嘱调整治疗药物。

20.1.4　减肥食谱的设计要点

在满足营养素供应目标的基础上，对减肥食谱的食物选择、烹调、搭配、用餐方式、三餐比例等方面都要进行细致设计。遵循以下原则和要点可能会得到更好的减肥效果，以及更好的依从度。

①增加天然形态新鲜食材的比例，提升营养素密度。尽量少用高度加工食品，不吃低营养价值零食，不用添加油和糖的主食，避免摄入各种甜食和甜饮料。

②多选择富含膳食纤维的复杂碳水化合物作为主食。可使用一半全谷物、薯类和淀粉豆类替代精白米和精白面粉作为主食食材，这些食物既能供应更多的膳食纤维，提高饱腹感，增强咀嚼性，延缓胃排空速度，降低减肥期间的饥饿感，又能供应更多的B族维生素和钾、钙、镁等矿物质。

③增加蔬菜摄入量，每日应供应500～800 g的蔬菜，其中至少250 g为深绿色叶菜。多摄入蔬菜不仅能增加膳食纤维和多种维生素，还可有效提升饱腹感，并帮助控制餐后血糖反应。

④蛋白质来源应优先选择低脂品种，如肉类可以优先选择去皮鸡肉、猪里脊肉、瘦牛肉等；豆制品可以选择水豆腐、豆腐干、豆腐千张等，而不是油炸过的豆腐泡、油豆腐以及素鸡、素肉等仿肉豆制品。

⑤每天至少摄入300 g的奶类，经常用豆制品替代部分肉类，以增加钙的供应。

⑥水果可供应200～350 g，优先选择糖含量不过高、血糖反应较低的品种，如苹果、梨、脆桃、橙子、樱桃番茄、草莓、蓝莓、木瓜等。不宜榨汁而应嚼食，以保持饱腹感。餐前、用餐时或两餐间摄入，而不是餐后摄入。

⑦每日烹调用油不超过25 g。蔬菜烹调应尽量采用少油方式，如水油焖、白灼、焯烫、蒸食后蘸汁等；鱼类烹调宜选择清蒸、少油煎烤、炖煮等方式，避免油炸；肉类烹调宜选用清炖、隔水炖、粉蒸、少油煎炒等方式，并尽量撇除烹调中分离出来的油脂。

⑧所有菜肴尽量少放糖或不放糖。烹调过程中可以用少量糖增强风味，但不应有明显甜味。食谱中的绿豆汤、杂粮粥、牛奶、豆浆等食物建议设计为不加糖的食用方式。

⑨可以使用增鲜调味品，前提是相应减少盐的用量，总的钠摄入量不增加。少量添加味精、鸡精、蚝油、鸡汁、鲍鱼汁、鲜味生抽等增鲜调味品可以使食物在咸味很淡的情况下显得好吃一些，因此无须绝对禁用。只要不增加油和盐的用量，可以使用花椒、辣椒、胡椒、芥末、八角、小茴香、罗勒、鼠尾草、百里香、咖喱等各种香辛料来调味。

⑩调整进食顺序。用餐前半小时先喝1杯水，吃半碗少油烹调的蔬菜和高蛋白质食物，然后开始进食主食，这样有利于预防饮食过量，并降低餐后血糖反应。进食要细嚼慢咽，延长用餐时间和充分咀嚼有利于产生饱腹感。

⑪在生活节奏许可前提下，适度纳入日内禁食的理念有助于获得减肥效果。例如每日10小时进食法可安排为早上8:00进食早餐，晚上6:00进食晚餐。

⑫培养对食量和饱饿的正确感知能力，减少在外就餐次数，放慢进餐速度，鼓励学习健康烹调方法，培养以多样化新鲜天然食物为主的饮食习惯。

⑬为预防微量营养素供应不足，鼓励摄入剂量合理的营养素增补剂，补充钙、铁、锌等矿物质和多种维生素。

在采用减肥食谱的同时配合运动指导、行为指导和心理指导，可以获得更好的减肥效果。为了在满足营养素供应的同时加快减肥速度，每天应进行耗能300～600 kcal的运动，相当于慢跑或快走 45～90 min。通过户外运动可以得到更充足的维生素 D，有利于减肥和预防肥胖。每周进行至少 2 次抗阻肌肉锻炼，以便更好地改善体成分和身材状态。如果运动时间较长或运动强度很大，则应在食谱设计中考虑运动带来的能量、蛋白质和部分 B 族维生素需求，应适度增加食量，以免损害健康。

参考阅读：

中国超重/肥胖医学营养治疗专家共识（2016 年）

超重或肥胖人群体重管理专家共识及团体标准（2018 年）

超重或肥胖人群体重管理流程的专家共识（2021 年）

2020 国际妇产科联盟指南：妊娠前、妊娠期间以及产后肥胖的管理

女性适用的一日减肥食谱举例见表 4-20-2。

表 4-20-2　一日减肥食谱举例（女性量）

餐次	食物	食材	备注
早餐	牛奶燕麦粥	全脂牛奶 250 g，燕麦片 50 g	燕麦片生熟均可
	嫩煮蛋蔬菜沙拉	嫩煮蛋 1 个 60 g，水煮春笋 30 g，黄瓜 30 g	袋装水煮笋比较方便
	坚果和水果	核桃 2 个，樱桃番茄 100 g	可换成其他坚果
午餐	红小豆胚芽米饭	红小豆 20 g，胚芽米 60 g	红小豆冷藏浸泡 48 h
	凉拌蔬菜	生菜 50 g，甜椒 50 g，胡萝卜丝 30 g，芝麻酱调味汁 8 g	芝麻酱可换成千岛酱等
	笋菇炖猪大排	金针菇 50 g，水煮春笋 50 g，猪大排 100 g	
晚餐	紫米黑米大米饭	紫米 20 g，黑米 20 g，白米 20 g	可换成红米、小米等
	排骨汤煮红苋菜	红苋菜 150 g，中午的排骨汤 1 碗	可换成其他绿叶菜
	芹菜炒香干	芹菜梗 100 g，香干 50 g，油 6 g	
饮料	白开水、淡柠檬水或淡茶	早上、上午、下午各 2 杯	

注 1：盐总量 5 g（折算生抽酱油约 35 mL）；除油、盐和鸡精之外，其他调料可随口味自行添加。

注 2：该食谱含能量约 1 526 kcal，蛋白质 64.8 g，脂肪 55.9 g，碳水化合物 201.8 g。各维生素和矿物质供应量均超过轻体力活动成年女性的推荐值。男性使用时主食可加量 15%。

运动建议：每餐饭后立刻起身散步或做家务 20～30 min。每日快走/慢跑/跳操 30～60 min，每周进行 2 次增肌锻炼。

特别关注

只运动，不节食，可以瘦吗？

假如一个人比以前增加 1 h 的快走运动，额外消耗掉 250 kcal 的热量，但食量还和以前一样，一口也没有多吃，一天中就有 250 kcal 的能量负平衡，此时必然需要分解身体组织来弥补，这就起到了逐渐减少储备脂肪的瘦身作用。所以，只要增加运动消耗，即使不少吃，也能逐渐变瘦。

很多人三餐正常吃饭，只是不吃零食，不喝甜饮料，减一点炒菜油，再增加一些运动，长期而言就会慢慢地变瘦。这种变瘦方法不会让人感到饥饿和痛苦，且便于操作。

运动强度大时，身体需要增肌，这就会增加体重，从而抵消一部分减脂造成的体重下降，所以运动减肥往往瘦得比较慢。但是，这才是真正意义的减肥。更多地减掉内脏脂肪，不仅使人更加健康，而且体型也更有线条美感。反过来，如果只少吃，不运动，那么减去的不仅仅是脂肪，更多的是蛋白质和水分，这种减肥方法不利于身体健康。

20.2　控血糖食谱的设计

糖尿病是一组以慢性血葡萄糖水平增高为特征的代谢性疾病，分为 1 型、2 型、特殊类型和妊娠期糖尿病。现有数据显示，我国 2 型糖尿病患病率呈逐年上升的趋势。据国际糖尿病联盟报道，2019 年全球约有 4.63 亿 20～79 岁成人患糖尿病。2020 年我国 2 型糖尿病的患病率达 11.2%，且空腹血糖受损和葡萄糖耐量受损的数量更为庞大。

长期血糖控制不良可引起身体多系统的损害，如出现心脑血管意外、肾功能损害、眼病、骨关节病、下肢坏死等并发症，增加部分癌症发病风险，甚至因低血糖或酸中毒而出现生命危险。很多疾病的控制都涉及血糖管理，如超重和肥胖、脂肪肝、多囊卵巢综合征、痤疮等。《国务院关于实施健康中国行动的意见》(国发〔2019〕13 号)中提出，要“提示居民关注血糖水平，引导糖尿病前期人群科学降低发病风险，指导糖尿病患者加强健康管理，延迟或预防糖尿病的发生发展。”而饮食营养管理是其中一个重要的方面。

20.2.1　血糖紊乱的常见影响因素

血糖紊乱虽然具有遗传易感性的基础，但更容易受生活方式影响。除遗传因素和年龄因素之外，其他主要影响因素包括：

(1)中心性肥胖和高体脂率　体脂率过高是血糖代谢紊乱的重要危险因素。中国肥胖问题工作组数据显示，超重和肥胖人群的糖尿病患病率为体重正常人群的 2 倍以上。最新研究表明，和 BMI 为 18.5～22.9 kg/m^2 的人相比，BMI 没有超过 25.0 kg/m^2，但达到 23 kg/m^2 以上的人，糖尿病发病风险已经上升 40%以上，特别是包括中国人在内的亚洲人群。肝脏脂肪增加和糖尿病发病风险之间也有密切关联。

(2)体力活动缺乏　适当的体力活动可促进血糖的利用，减轻胰岛负担，增强胰岛素敏感性，从而使血糖紊乱的风险下降。世界卫生组织推荐每周进行 150 min 的中强度运动，可降低糖尿病患病风险。

(3)膳食因素　精制谷物产品和游离糖摄入过多也是糖尿病的危险因素，能够引起血糖快速升高，加重胰岛 β 细胞负荷，增加糖尿病的患病风险。过量的脂肪和能量摄入与体力活动不足相互作用，造成内脏脂肪过度堆积，这也是引起不同程度的胰岛素抵抗和糖耐量损害的重要因素。钙、镁、铬等矿物质供应不足均不利于增强胰岛素敏感性。

(4)社会环境因素　精神压力、情绪焦虑、熬夜、失眠、过度疲劳等造成身体应激的各种状况，也是引起血糖紊乱乃至糖尿病发生发展的促进因素。

20.2.2 控血糖食谱的营养目标

控血糖食谱应以营养平衡膳食为基础，在供应多样化食材和充足营养素的同时，达到降低餐后血糖反应、减少一日血糖波动、改善胰岛素敏感性等目标。首先要对食谱使用者进行营养评估和身体健康状况调查，制定个性化的营养目标。对糖尿病患者，还要注意帮助他们把血压、血脂、肾功能等指标稳定在合理范围，预防各种并发症的发生和发展，提高生活质量。

控血糖人群应在营养医师、注册营养师的专业指导下，制定个体化饮食治疗方案，同时还应定期进行膳食营养评估，每年至少看4次营养门诊，每季度看1次。日常应改变此前的不良膳食模式，转为健康膳食模式。DASH膳食模式、地中海膳食模式、我国的江南膳食模式和平衡膳食宝塔模式，均有利于预防糖尿病发生或者糖尿病患者的血糖控制。

控血糖膳食的具体营养目标如下：

①能量供应以促进回归正常体重为目标。对超重、肥胖者，要按温和减肥食谱来制定能量目标值；而对体重正常或体重偏低，但体脂率偏高的人，可按健康人的能量目标值制定食谱，配合减脂增肌的运动，降低体脂率和内脏脂肪含量。

②碳水化合物可按正常水平供应，应占每日总能量的50%～60%，但应注意选择低GI和富含膳食纤维的食材，并采用有利于降低餐后血糖的烹调、食用方法，以便降低餐后血糖负荷。如果每日纯碳水化合物供应量达不到DRIs中的最低值(125 g)，可能会造成糖尿病患者出现酮酸症而发生危险。若因治疗需要短期采取极低碳水化合物饮食，则先要进行全面健康评估。

③供应充足的蛋白质，以占每日能量供应的15%～20%为宜，其中一半为优质蛋白质。糖尿病患者容易出现肌肉衰减问题，特别是碳水化合物减量时，更容易造成蛋白质利用不足而出现肌肉流失。

④适度控制脂肪数量，以占每日能量供应的25%～35%为宜。要避免摄入反式脂肪酸，注意控制饱和脂肪酸摄入不超过总能量的10%，每日胆固醇摄入不超过300 mg。每日烹调油用量保持在25 g以下。

⑤保证足够的维生素供应。有研究表明糖尿病人尿中丢失的水溶性维生素远超过健康人丢失的数量。B族维生素摄入不足影响能量代谢效率，维生素B_1摄入不足增加神经系统并发症发生风险。维生素D摄入不足与糖尿病发病风险可能也有一定的关联。

⑥保证足够的矿物质供应。缺锌、缺镁、缺铬均可能引起血糖代谢障碍。糖尿病患者常有骨矿物质流失增加情况，故应保证充足的膳食钾、钙、镁元素供应。

⑦增加抗氧化物质供应。增加维生素C、维生素E、多酚类物质、类胡萝卜素等供应均有利于血糖控制和糖尿病并发症的预防。

⑧控制食盐摄入量在每日6 g以内，包括各种咸味调味品和咸味食品等中包含的隐性盐。控盐一方面有利于预防高血压等心脑血管并发症，另一方面有利于控制食量和维持血糖的稳定。

知识复习：有关碳水化合物主食的血糖反应以及各类营养素的来源，请参见第一部分中的相关内容。

中国2型糖尿病膳食指南(2017)核心推荐

1. 合理饮食，吃动平衡，控制血糖。
2. 主食定量，粗细搭配，提倡低血糖指数主食。
3. 多吃蔬菜，水果适量，种类、颜色要多样。

4. 常吃鱼、禽,蛋类和畜肉类适量,限制加工肉类摄入。

5. 奶类豆类天天有,零食加餐合理选择。

6. 清淡饮食,足量饮水,限制饮酒。

7. 定时定量,细嚼慢咽,注意进餐顺序。

8. 注重自我管理,定期接受个体化营养指导。

20.2.3　控血糖食谱的设计要点

控血糖食谱可以用计算法、平衡膳食宝塔法或食物交换份法来进行设计。需要注意的是,在使用食物交换份时,往往只考虑到能量、蛋白质或碳水化合物的等量替换,却不能做到微量营养素、膳食纤维和抗氧化物质的等量替换,也不能完全保证 GI 值等同的效果。为了达到控血糖效果,必须在替换时注意保证达到设计目标。除了食物的种类和数量,控血糖食谱还要考虑到烹调方法、三餐分配、进食方式和进食时间等细节问题,才能达到最佳效果。

控血糖食谱的具体设计要点是:

①定时定量进餐,一日至少三餐。需特别注意保持碳水化合物摄入的均匀性,把碳水化合物均匀分配到每次进餐,以避免血糖不稳定及低血糖。要尽量避免明显的饥饿感。如果餐前明显感到饥饿,两餐之间可适度安排加餐;如果餐前饥饿感不强,则采用三餐制。可适度采纳日内断食理念,每日尽量做到 10 h 内进食,如早餐 8:00、午餐 13:00、晚餐 18:00。

②加强早餐的营养质量,合理安排三餐比例。三餐能量和营养素比例可以是 1∶1∶1,提升营养素利用率。如需要减肥,则可以采用 4∶4∶2 的比例,降低晚餐比例。如果午餐后困倦感强烈又需要工作,而睡前容易饥饿,可以减少午餐食量,采用 4∶2∶4 的比例。其中早餐的份额包括上午加餐,晚餐的份额包括下午加餐。

③高饱腹感、高膳食纤维、低血糖反应设计。在消化能力许可前提下,选择能接受、血糖反应较低的全谷和杂豆原料,精白米面占比不超过 50%。保持烹调后的主食有一定的咀嚼感,少吃口感细、软、黏的主食品,避免打浆、榨汁、煮烂等烹调加工操作,尽量不摄入甜食和甜饮料。

④摄入足够的新鲜蔬菜,每日超过 500 g。深绿色叶菜至少 200 g,菌类蔬菜至少 1 种,如木耳、香菇等。特别是十字花科绿叶蔬菜,对改善胰岛素敏感性可能有益。

⑤新鲜水果摄入量每日 200 g。优先选择低 GI 的热带和亚热带水果,如橙子、木瓜等。直接吃完整水果,而不是打成浆或榨成汁。

⑥动物性食物宜选低脂的鱼贝类和瘦肉,每日可摄入 300 g 牛奶,每周可食用 4 个鸡蛋。避免摄入烟熏、油炸的食物,少吃加工肉制品如香肠、火腿、培根等。

⑦每日食用 1 小把坚果,每周至少吃 3 次豆制品或喝 3 次豆浆。

⑧控制烹调中使用的油、盐、糖数量。多用蒸、煮、凉拌、焯拌、水油焖等烹调法。注意吃原味主食品,不加油、不加盐、不加糖。

⑨调整进餐顺序并细嚼慢咽。最好能先吃半碗蔬菜,再吃一些高蛋白质食物,最后再吃主食和其余菜肴。水果宜在餐前或两餐间食用,而不要在餐后食用。

⑩餐后及时进行轻松的活动,以削减血糖峰值。规律运动,加强肌肉锻炼,提升体能。晚上不熬夜,尽量在 22:00 前休息。

使用食物交换份时,应注意按类别精细化交换,而不能仅仅考虑食物中能量、蛋白质和碳水化合物的含量。全谷物不能替换为白米、白面;深绿色叶菜不能替换为浅色蔬菜;低 GI 水果不能等量替换为高糖分水果或中 GI 水果；低脂新鲜肉类不能替换为高脂肉类和加工肉制品；坚果不能替换为肉类或鱼类，等等。

特别关注

含淀粉的蔬菜可以吃吗？

为了增加膳食纤维、钾和维生素的来源，同时帮助糖尿病患者渡过饥饿关，可以在食谱中纳入一些体积大、膳食纤维多、碳水化合物含量不太高、血糖反应低的含淀粉蔬菜，以饱腹充饥。需要注意的是，如果吃了含淀粉比较多的蔬菜，如藕、荸荠、甜豌豆、芋头、马铃薯等，则须扣除等量的主食，以免引起碳水化合物总量过多。烹调时可以考虑保持脆嫩口感，此时淀粉未完全糊化，不易被彻底消化、吸收。例如，脆脆的炒藕丝、炒荸荠丁、脆山药炒百合等，都不属于高血糖反应食物。而充分蒸熟的糯米藕、蒸山药等，因淀粉充分熟化，质地过软，摄入后血糖上升速度就会加快。

女性糖尿病患者适用的减肥控糖一日食谱举例见表 4-20-3。

表 4-20-3　糖尿病患者减肥控糖一日食谱举例（女性适用）

餐次	食物	食材	备注
早餐	蛋花牛奶燕麦粥	生燕麦片 60 g，低脂牛奶 250 g，鸡蛋半个 30 g	需要煮到黏稠状态
	拌笋丝黄豆芽小菜	冬笋丝 50 g，焯黄豆芽 50 g，芝麻油 3 g	添加少量生抽/盐调味
上午点	坚果和水果	蓝莓 100 g，巴旦木 10 g	可替换为核桃仁或榛仁
午餐	红小豆胚芽米饭	胚芽米 50 g，红小豆 30 g	红小豆先冷藏浸泡 48 h
	海米豆腐炖小白菜	小白菜 150 g，卤水豆腐 70 g，海米 5 g，茶籽油 8 g	海米需要提前泡发，小白菜可替换为其他绿叶菜
	香菇蒸平鱼	干香菇 5 g，平鱼 75 g，茶籽油 3 g，葱姜酱油适量	干香菇需提前泡发，平鱼可替换为其他海鱼
	凉拌紫甘蓝丝	紫甘蓝丝 60 g，芝麻油 3 g，白醋适量	紫甘蓝要切细一些
下午点	水果	猕猴桃 120 g（带皮重）	略软，成熟适度的果实
晚餐	蔬菜拌莜面	莜麦面条（相当于莜面原料 80 g），油麦菜丝 100 g，焯木耳丝 30 g，香菜碎 10 g，鸡胸肉丝 50 g，调料汁含油 5 g	可替换为荞麦面条 可替换为其他肉丝和其他蔬菜丝，但量要足
	麻酱拌蒸豆角	蒸芸豆角 100 g，芝麻酱 8 g	
饮料	白开水、淡柠檬水或淡茶水	早上、上午、下午各 2 杯	

注 1：盐总量 5 g（折算生抽酱油约 35 mL）；除油、盐和鸡精之外，其他调料可随口味自行添加。

注 2：该食谱含能量约 1 660 kcal，蛋白质 76.8 g，脂肪 61.1 g，碳水化合物 216.2 g。各维生素和矿物质供应量均超过轻体力活动成年女性的推荐值。男性使用时主食可加量 15%。

运动建议：每餐饭后立刻起身散步或做家务 20～30 min。每日快走/慢跑/挥拍运动 30 min，加做广播体操/八段锦 1 次。

特别关注

控血糖可以吃水果吗？

“既然要控血糖，凡是有甜味的东西都不能吃。”这个观点是错误的。绝大部分水果的血糖反应比米饭、馒头等精白淀粉主食低，它们本身所含的碳水化合物总量也较少。在保证一日总碳水化合物总摄入量不变的前提下，糖尿病患者可以摄入 200 g 水果。水果中富含多种抗氧化成分和膳食纤维，研究证实适量摄入时对糖尿病患者预防并发症有一定的帮助。在设计食谱时，应优先选择低甜度、高抗氧化成分、高纤维的水果，如草莓、蓝莓、猕猴桃、橙子、柚子、苹果、樱桃、火龙果、樱桃番茄、姑乌、桑椹等。榴梿、香蕉、葡萄、龙眼、荔枝等含糖量过高的水果应严格限量。

此外，在胃肠没有不适感的前提下，水果和水果干适合餐前食用或在进餐时一同食用。研究表明，餐前 30 min 食用含 15 g 糖的苹果或苹果干有利于稳定餐后血糖，用餐同时食用少量水果，在替代少量主食的情况下，也不会额外升高血糖。

20.3　控血压食谱的设计

心脑血管疾病目前已经成为我国非意外事故死亡的主要原因之一。据国家心血管病中心 2019 年发布的《中国心血管病健康与疾病报告》，我国目前心血管患病人数达 3.3 亿，其中脑卒中 1 300 万，冠心病 1 100 万，高血压 2.45 亿。据 2020 年发布的《中国居民营养与慢性病状况报告》，我国成年人的高血压患病率高达 27.5%，心脑血管疾病发病率仍呈现不断上升的态势。研究表明，我国心脑血管疾病高发的现状与饮食和生活方式不合理有密切关联。

高血压病是脑卒中和动脉硬化性心血管疾病发生的重要风险因素，以体循环动脉收缩期和舒张期血压持续升高为主要特点。除遗传因素和老龄化因素之外，超重和肥胖、胰岛素抵抗、精神压力、运动不足、过量饮酒和营养不合理等也是引起高血压的重要因素。

20.3.1　膳食营养因素与心脑血管疾病发病风险

(1)钠　在所有心脑血管疾病膳食风险因素中，高钠摄入是第一位的因素。2015 年全国营养与健康调查数据表明，我国居民平均每天摄入 9.3 g 食盐(其中尚未考虑到咸味调味品以外的钠来源)，远高于推荐的 5 g。钠盐摄入过多使血容量增加，交感神经兴奋性增强，从而增加心排血量，升高外周血管阻力，引起血压升高。

(2)钾、钙、镁　钾、钙和镁摄入量偏低，而钠摄入量高时，高血压发病风险上升更大；反之，摄入丰富的钾、钙和镁可部分消除高钠饮食带来的不良影响。钾可扩张血管，促进尿钠排出，抑制血管紧张素肽原酶释放。镁的摄入与高血压的发病风险呈负相关，而补充钙对钠敏感型高血压尤为有益。摄入充足的钙和镁均可降低血管紧张性，促进血管舒张。

大量横断面调查和前瞻性流行病学研究证明多喝牛奶可以降低血压。相比乳制品摄入量低的人群，多喝牛奶可将高血压发生风险降低 36%～54%。牛奶降低血压的作用可能归因于其富含酪蛋白、多肽、钙、钾和镁。

(3)脂肪　增加饱和脂肪酸占膳食能量的比例与血压升高相关联，而不饱和脂肪酸有调节血压的作用。膳食当中的单不饱和脂肪酸和 ω-3 多不饱和脂肪酸对于冠心病的预防有利，而饱和脂肪酸和反式脂肪酸对其有不利影响。14～16 碳饱和脂肪酸升高血胆固醇的作用最强，18 碳饱和脂肪酸虽然没有升高血胆固醇的作用，但会促进凝血，故对缺血性心脑血管病不利。

摄入大豆、坚果、油籽等富含不饱和脂肪酸和植物性蛋白质的食物与较低的心血管疾病发病风险相关联，而过多摄入肉类和加工肉制品均与较高的高血压发病风险相关联。汇总分析表明，摄入禽肉也会使高血压发病风险增加 15%，而食用鱼类会降低高血压的发病风险，这可能与水产类食物富含 ω-3 多不饱和脂肪酸有关。

(4)碳水化合物　在碳水化合物中，蔗糖和果糖最易造成总甘油三酯上升，它们也是促进脂肪肝形成的因素。部分研究提示含糖饮料摄入与高血压发病风险有关联。在适度降低膳食总能量的同时增加膳食纤维摄入量，少吃甜食，对预防和控制心脑血管病最有利。

(5)维生素和抗氧化物质　我国很大比例的高血压患者存在血同型半胱氨酸浓度过高的情况。叶酸、维生素 B_6、维生素 B_{12} 对控制血同型半胱氨酸浓度有益，有利于预防心脑血管病。维生素 C 和多种抗氧化物质的摄入与降低脑卒中发生风险相关，并可能通过预防 LDL 的氧化预防动脉硬化的发生。增加蔬菜和水果的摄入量可以显著降低高血压的发病率，每日摄入水果与较低的高血压发病风险相关联，可能是因为水果和蔬菜中富含钾、钙、镁等矿物质，以及多种维生素、膳食纤维、抗氧化物质等。

此外，肥胖、吸烟、大量饮酒均会增加高血压的发病风险。肥胖者发生高血压的风险是 BMI 正常者的 3 倍。饮酒会增加机体对降压药的抗性。患者应戒烟，尽量不饮酒。运动可起到扩张血管和改善血液循环的作用，还可起到预防肥胖、减少内脏脂肪的作用，故适度的有氧运动可以降低高血压的发病风险。对身体活动与高血压一级预防的剂量-效应关系进行的汇总研究发现，身体活动可防控高血压的发生。规律、适量运动可减缓高血压患者心脑血管疾病的发生发展。久坐不动会增加高血压的发病风险，但剧烈的无氧运动可能诱发高血压患者的心血管不良事件。

知识复习：有关各营养素与心血管疾病之间的关系，请参见第 2 章脂类、第 5 章维生素以及第 6 章水和矿物质中的相关内容。

20.3.2　控血压食谱的营养目标

控血压食谱的营养目标是控制体重和血压在正常范围，同时供应充足的各种营养成分，预防各器官的损伤，降低脑卒中和心脏病的发生危险。控血压食谱的营养目标如下。

(1)控制总能量　对于体重标准者，可按照相应体力活动的健康人水平供应能量。超重和肥胖者的高血压发病风险大幅度上升，腰腹脂肪过多的中心性肥胖人群也常伴有高血压，应通过控制饮食和加强体育锻炼使体重下降 5%～10%，并维持该体重。此时需要按减肥膳食的要求，根据具体体重情况，每日降低能量摄入 200～500 kcal，以逐渐达到健康体重范围。

(2)增加膳食中的钾、钙、镁元素摄入量，减少钠摄入量　限制膳食钠摄入是控血压膳食的必备措施。高血压患者可根据病情选择以下 3 种膳食：①限盐膳食，每天摄入钠在 2 g(相当于每天摄入食盐 5 g)以内；②无盐膳食，每天摄入钠在 1 g 以内，烹调食物时不放咸味调味品；③低钠膳食，每天摄入钠在 0.5 g 以内，除了不加咸味调味品外，还要控制其他含钠较多食物的摄入。中国营养学会提出，成年人为预防非传染性慢性疾病的每日钠摄入量为 2 000 mg，每日钾摄入量为 3 600 mg。应充分从食物中摄入充足的钾、钙和镁元素。

(3)限制脂肪摄入　脂肪摄入不应超过总能量的 30%，宜降低动物脂肪比例，优先选择富含不饱和脂肪酸的坚果、油籽和烹调油。每日摄入烹调油为 25～30 g。胆固醇摄入量控制在每日 300 mg 以下。注意供应富含 ω-3 脂肪酸的食物，保持 ω-3 和 ω-6 脂肪酸的比例在(1:4)～(1:6)之间。

(4)保证蛋白质摄入　蛋白质供应值至少应达到 RNI 推荐值，可占总能量供应的 15%左右，其中一半以上来自植物性蛋白质和奶类蛋白质。

(5)供应来源丰富的碳水化合物，包括抗性淀粉和多种膳食纤维　碳水化合物供能比可保持在 50%～55%。宜减少摄入精白淀粉食物，增加全谷物、杂豆和薯类的比例，以膳食指南推荐的每日 50～100 g 薯类和 50～150 g 全谷物和杂豆的上限作为目标。

(6)提供充足的维生素和抗氧化物质　各维生素供应达到 RNI 或 AI 水平，其中维生素 C 应达到每日 200 mg 的 PI 值。

(7)限制饮酒，尽量不吃甜食，不喝含糖饮料　每日添加糖摄入量控制在 25 g 以内，可适量饮茶。

(8)遵循预防心血管疾病的膳食建议，保持合理膳食模式　DASH 膳食模式的每日膳食包括约 200 g 全谷类食物，100 g 淀粉豆类，500 g 蔬菜(其中一半为深绿色叶菜)，500 g 水果，60 g 水果干，60 g 坚果和油籽，600 g 奶类(其中一半是酸奶)，85 g 鱼类和肉类，约 25 g 液态油脂。其中几乎没有精白米面，也没有腌制食品，蔬菜烹调生熟并举。这个膳食模式可以供应充足的膳食纤维、钙、钾、镁、各种维生素、抗氧化成分、优质蛋白质和必需脂肪酸，其内容和中国传统膳食模式的内容是高度一致的，有利于控制高血压。一般人群预防心血管代谢疾病的膳食建议见表 4-20-4。

表 4-20-4　一般人群预防心血管代谢疾病的膳食建议

食物种类	数量	膳食建议
谷薯类	250～400 g	粗细搭配，常吃杂粮、杂豆，如小米、玉米、燕麦、红小豆、绿豆、芸豆等
蔬菜与水果	每天不少于 500 g	每天摄入新鲜蔬菜 300～500 g，深色蔬菜应占一半；每天摄入新鲜水果 200～350 g，不以果汁替代水果
鱼类	每周 300～525 g	建议采用蒸、煮等非油炸烹调方法
肉类	每天畜禽肉 40～75 g	红肉(猪、牛、羊类)摄入量不宜过多
蛋类	每周 3～6 个	注意每天膳食胆固醇摄入不宜过多
大豆及坚果	每天大豆 25 g 每周坚果 50～70 g	相当于南豆腐 125 g 或豆腐丝 50 g
奶及乳制品	每天 150～300 g	每天喝液态奶
茶	每月 50～250 g	适量饮茶，绿茶最佳
含糖饮料		不喝或少喝含糖饮料
盐	每天不超过 5 g	烹调少放盐及其他咸味调味品，少吃腌制食品
食用油	每天不超过 20 g，约 2 磁勺	多选用菜籽油、茶籽油、橄榄油、豆油、亚麻籽油、玉米油、葵花籽油等，并调换使用
复合维生素及脂肪酸		不建议单独服用膳食补充剂来预防心血管代谢疾病，孕妇等特殊人群服用膳食补充剂前请咨询医生

资料来源：中华预防医学会，中华预防医学会心脏病预防与控制专业委员会，中华医学会糖尿病学分会，等. 中国健康生活方式预防心血管代谢疾病指南. 中华预防医学杂志，2020，54(3)：256-277。

参考阅读：国家心血管病中心，中国医学科学院阜外医院，中国疾病预防控制中心，等. 中国高血压健康管理规范(2019). 中华心血管病杂志，2020,48(1):10-46。

20.3.3 控血压食谱的设计要点

控血压食谱的主要设计要点如下：

①高血压合并超重和肥胖患者应纳入减肥膳食要点，遵循高饱腹感、高膳食纤维、低能量密度设计原则，多用新鲜天然食材，少用高度加工食品。

②选择富含单不饱和脂肪酸、有利于血脂健康的植物油，如茶籽油、橄榄油、低芥酸菜籽油、杏仁油等作为主要烹调油，辅以富含多不饱和脂肪酸、含有 ω-3 脂肪酸的大豆油、核桃油和亚麻籽油。亚麻籽油不耐热，适合用于凉拌菜和焖煮菜。为改善风味，可以与芝麻油混配使用。

③烹调减油，适度选用坚果和油籽。选用蒸、煮、炖、水油焖、凉拌等低脂烹调方法，控制烹调油用量不超过 25 g。尽量不吃煎炸食物，喝汤时应去浮油，不喝乳白色浓汤。把一日脂肪摄入的份额更多地分给坚果和油籽，如核桃、榛子、黑芝麻、杏仁、巴旦木、开心果等，以便在摄入等量脂肪的同时获取更多的营养素、膳食纤维和抗氧化物质。

④常用鱼类、豆制品、坚果和油籽替代肉类供应蛋白质。豆制品是钙和镁的良好来源，每周摄入 105～175 g 豆制品，一次可摄入相当于 120 g 水豆腐或 50 g 豆腐干/豆腐丝的豆制品。用坚果、油籽、豆浆和奶类替代粥和汤，可以有效提升食谱的营养素密度。每周摄入 2～3 次鱼类，对改善 ω-3 和 ω-6 脂肪酸比例有帮助。每日可食用 1 个鸡蛋。

⑤每日供应 200～300 g 主食，其中精白米面比例不超过 50%，其余使用全谷物、杂豆和薯类。用淀粉豆类和薯类替代部分主食有利于达到每日 3 600 mg 钾的目标。可按消化能力来调整烹调加工方法，如烹调前充分浸泡、预煮、打浆或磨粉后与面粉制成混合面食等，这样可使全谷物和杂豆更容易消化。

⑥每日供应 500 g 蔬菜和 350 g 水果，以便提升钾的摄入量。蔬菜中深绿色叶菜应占一半，同时选用富含钾的嫩豆及豆荚类，如甜豌豆、毛豆、嫩蚕豆、荷兰豆等。优先选择糖含量偏低而钾营养素密度高的水果，如樱桃番茄、草莓、蓝莓、木瓜、海棠果、嘎啦苹果、橙子、柚子等。不建议饮用果汁，但鼓励饮用 1～2 杯蔬菜占 60% 以上、不加糖的自制蔬果汁(糖含量低于 5%，仅有很淡的甜味或几乎无甜味)。

⑦每日摄入至少 300 g 牛奶产品，其中包括牛奶和酸奶。优先选择糖和脂肪含量较低的品种。对不肯接受牛奶和酸奶的老人，可以把奶粉加到面食、粥、杂粮糊中食用。

⑧每日供应 10～25 g 坚果和油籽，或相应的坚果酱。这类产品钾、钙、镁含量高，对预防多种心脑血管疾病有益。

⑨控制肉类的摄入量在每日 75 g 以下。不吃肥肉和内脏，少吃牛肉、羊肉，尽量不用香肠、火腿、培根、咸肉、腊肉等肉类加工品。

⑩严格控制盐分和高钠食品摄入量，烹调清淡。病情较轻者，每日摄入总盐量应控制在 5 g 以内。病情较重者应遵医嘱进一步控盐。食谱设计中尽量不使用各种腌渍食品、蜜饯、咸蛋、松花蛋和加工肉制品等，少用市售焙烤食品和膨化食品，并严格遵循减盐烹调要点(见下方“特别关注”)。要求食谱使用者注意查看酱油等咸味调味品的营养标签，注意选择含钠量较低的产品，并使用可定量的盐勺来调味。

⑪除烹调料酒之外，不使用其他含酒精饮品。可推荐饮用淡茶、荞麦茶、花果茶等饮品，以增加钾和抗氧化成分的摄入。

⑫配合食谱，提供每周至少 150 min、最多每日不超过 120 min 的运动建议，以中强度有氧运动为主。要求情绪平静，心情开朗，避免熬夜，睡眠充足。如有焦虑、抑郁情况，应建议求医治疗。

特别关注

减盐烹调十大要点

1. 烹调蔬菜时要尽量少放汤或水，因为咸汤会引入大量的盐。同样的 200 g 蔬菜，如果放 1 g 盐，即可基本达到低盐菜肴状态。但如果在 200 g 蔬菜之外加入 200 g 水煮成汤，则需要放 2 g 盐才能达到同样的咸度，显然这会大大增加钠的摄入量。

2. 不喝任何有咸味的汤。按日常烹调咸度，喝 1 碗咸汤就会摄入 1 g 盐。建议用白开水、淡茶水、大麦茶、荞麦茶、稀的玉米糊、稀的小米粥等来替代日常所喝的咸味汤。

3. 烹调晚放盐，做凉拌菜时不要提前腌制蔬菜，上桌之前再放盐。早加盐会让盐分渗透到食材内部，而晚加盐使盐附在食材外表，加同样的盐量晚加会显得更咸一些。

4. 加醋的时候加盐量减到不加醋时候的 1/3。醋本身含 3% 左右的盐，而酸味也会让少盐的菜显得味道比较浓郁突出。如果加同样多的盐，酸味菜反而会变成高钠菜。

5. 芹菜、茴香、茼蒿、油菜等蔬菜本身含有微微的咸味，烹调它们的时候，加盐量可以减半。建议烹调时不加盐，保持脆爽清香的状态，起锅后加少量酱油调味即可。

6. 加味精的时候盐要减量，加鸡精的时候尽量不放盐。味精不含盐，但成分为谷氨酸钠，其钠含量是盐的 1/3，而鸡精本身就含盐，钠含量高达盐的 50% 左右。故加盐之后再加味精或鸡精，必然造成钠摄入量过多。

7. 咸味菜肴中尽量不放糖。糖会降低人们对咸味的感知度，甜咸口正合适的浓味菜肴，实际上含钠都是过多的。吃的时候感觉特别够味，但过后会感觉很渴，就是因为盐含量超高。

8. 尽量使用低钠盐，或者富含钾和镁元素的其他盐类（请细致查看食品标签，钾盐和镁盐含量占总量的 20% 以上才有意义）。用低钠盐的同时，和日常放盐的量保持一致，多放盐无法达到减钠的效果。

9. 少选挂面、饼干、面包、方便面、各种面点、市售玉米饼之类含有盐、碳酸钠（苏打粉）或碳酸氢钠（小苏打）的食物。制作面包时都要加入盐，而制作饼干必须添加碳酸氢钠。市售松软面点中大多添加泡打粉，而泡打粉中都含有碳酸氢钠。制作挂面、切面、方便面饼时通常会加入盐、碳酸钠来增强筋力，有的还会再添加磷酸钠盐来提升保水性。故这些食物都是不可忽视的钠来源。

10. 每天吃一餐无盐餐。例如，早餐以热牛奶冲燕麦片为主食，加葡萄干和花生碎来调香甜味，再吃 1 个水果。这样钾、镁、钙元素丰富，而钠含量非常低，口味也很容易接受。

女性高血压患者适用的减肥控血压一日食谱举例见表 4-20-5。

表 4-20-5　高血压患者减肥控血压一日食谱举例(女性适用)

餐次	食物	食材	备注
早餐	烤全麦馒头片	全麦粉 70 g,橄榄油 2 g	配料中全麦粉必须在第一位
	脱脂奶	脱脂奶一盒 250 g	可加热,配合烤馒头片吃
	黑葡萄干	黑葡萄干 20 g	配合烤馒头片吃
	嫩煮蛋	鸡蛋 1 个 60 g(带壳重)	
上午点	水果和酸奶	橙子 200 g(带皮重),酸奶 100 g	酸奶的碳水化合物含量不低于 12 g
午餐	绿豆燕麦米饭	胚芽米 30 g,绿豆 20 g,燕麦粒 20 g	绿豆先冷藏浸泡 48 h
	木耳豌豆炒鸡片	鸡胸肉片 50 g,速冻豌豆 30 g,水发木耳 20 g,橄榄油 8 g	鸡胸肉片可替换为猪肉片
	香菇油菜	干香菇 5 g,油菜 200 g,橄榄油 5 g	干香菇需提前泡发
	玉米粒汤	切碎甜玉米粒 20 g,芡粉 2 g,水 250 g	原味,不加盐
下午点	荸荠和酸奶	带皮荸荠 100 g(煮熟),酸奶 100 g	荸荠可以换成蒸藕
晚餐	绿豆燕麦米饭	胚芽米 15 g,绿豆 10 g,燕麦粒 10 g	绿豆可替换为红小豆
	蒸甜玉米	相当于甜玉米粒 100 g	
	番茄炒虾仁	海虾仁 50 g,番茄 150 g,纯番茄酱 30 g,橄榄油 6 g	海虾仁可以换成鱼丁
	蒸拌豆腐芥蓝碎	芥蓝碎 100 g,卤水豆腐 50 g,芝麻酱 8 g	
饮料	白开水、淡柠檬水或淡茶水	早上、上午、下午各 2 杯	

注 1:用盐总量 5 g(折算生抽酱油约 35 mL);除油、盐和糖之外,其他调料可随口味自行添加。

注 2:该食谱含能量约 1 660 kcal,蛋白质 76.8 g,脂肪 61.1 g,碳水化合物 216.2 g,钙 1 138 mg,镁 435 mg,钾 3 679 mg,维生素 C 219 mg,已达到 PI 值。其他各维生素和矿物质供应量均超过轻体力活动成年女性的推荐值。男性使用时主食可加量 15%。

运动建议:每日快走/慢跑 30 min,加太极拳/八段锦 1 次和平板支撑每次 1～2 min。

特别关注

饮酒的危害

大量饮酒对痛风、高血压、高血脂、脂肪肝等疾病均有重要危害。大量酒精促进肝脏脂肪沉积,提高血脂,升高血压,妨碍尿酸排出。长期饮酒会升高乳腺癌、肠癌、肝癌等多种癌症的发病率,并可能增加意外事故的发生风险。糖尿病人大量饮酒还可能造成低血糖昏迷,此种昏迷容易与醉酒相混淆而贻误病情。即使是饮红葡萄酒,饮用过量时也同样不利于慢性疾病的预防。

20.4　高尿酸血症和痛风病人的食谱设计

人体中嘌呤代谢的终产物是尿酸。健康人每天的尿酸生成速率与排除速率水平相当，血尿酸值基本保持在恒定状态。嘌呤代谢紊乱，或尿酸排泄受阻，造成血尿酸浓度异常升高，即为高尿酸血症。尿酸沉积于关节中，引起关节损伤和疼痛，即为痛风。目前我国成年人中高尿酸血症和痛风发生率呈现上升态势，发病年龄日益年轻化。

痛风多发于超重和肥胖者中，血尿酸含量与BMI呈正相关性。痛风患者除肥胖之外，常常伴有高脂血症、高血压、糖尿病、冠心病等慢性疾病，还易发肾结石和胆结石。因此，在设计食谱的时候应当考虑到帮助预防这些疾病。

20.4.1　高尿酸血症和痛风的成因

高尿酸血症和痛风可分为原发性和继发性两种，原发性高尿酸血症或痛风的形成受遗传、疾病、饮食营养等多种因素影响。

(1)遗传和年龄　痛风或高尿酸血症患者中10%～25%有家族史。男性的痛风发病风险远高于育龄女性，但女性在绝经之后痛风发病风险上升，与男性接近。

(2)疾病和药物　体重与高尿酸血症呈明显正相关。肾功能不全、高血压、糖尿病和高脂血症，包括高甘油三酯症和高胆固醇血症，均与较高的痛风发病及复发风险有关。有些药物如阿司匹林等会影响尿酸生成或排泄。一些化疗药物通过引起细胞组织降解、核酸分解增加、内源性尿酸增加而使血尿酸升高。

(3)饮食习惯　尿酸是嘌呤的代谢产物，约80%尿酸来源于内源性嘌呤代谢，20%尿酸来源于膳食中富含嘌呤的食物。饮食摄入嘌呤过多会增加尿酸的产生，饮食或暴食高嘌呤食物往往会诱发痛风的急性发作。尿酸排除能力下降会使尿酸在血液中累积，也会诱发高尿酸血症。膳食中钾、钙、镁等矿物质摄入不足，动物蛋白质摄入过多，尿液pH下降，会使尿酸排除率降低。极低碳水化合物饮食或饥饿减肥时会产生过多酮体，这些酮体需要从尿液中排出，也会造成尿酸排除率下降和血尿酸升高的情况。此外，膳食中过多的酒精和果糖也会增加内源性尿酸生成，不利于控制血尿酸水平。

与西方饮食(指大量摄入红肉及加工肉类、炸薯条、精粮、甜食和餐后甜点)相比，DASH饮食(大量摄入水果、蔬菜、坚果、豆类、低脂奶制品和全谷物，限制摄入钠、含糖甜食及饮料、红肉及加工肉类)可明显降低痛风的发生率。

(4)体力活动和运动损伤　剧烈活动时消耗体内大量ATP，产生大量腺嘌呤核苷酸，核苷酸的降解代谢加速，导致尿酸的生成量增加。同时，由于大量出汗，血液浓缩，血尿酸浓度上升。由于运动时组织耗氧量增加和无氧酵解代谢加剧，乳酸产生增多，组织局部pH下降，血液和尿液酸度上升，尿酸排泄能力下降，尿酸盐结晶析出，造成组织损伤，诱发痛风发作。体力活动与运动损伤造成的痛风多发生于年轻人中。

20.4.2　控尿酸食谱的营养目标

控尿酸人群的膳食目标是减少内源性和外源性尿酸的生成量，保证尿酸的顺利排泄，同时帮助预防各种与肥胖相关的慢性疾病。控尿酸食谱的营养目标如下：

①能量供应应以促进体重合理为目标。痛风病人中约有 50%超重或肥胖,应适当减轻体重。但痛风病人减少能量摄入应循序渐进,切忌骤减,否则能量过低、体脂分解过快会导致酮症,从而抑制尿酸排出,提高血尿酸水平,诱发痛风急性发作。

②正常供应膳食蛋白质,优先选择低嘌呤原料。痛风病人的蛋白质摄入量过少使组织分解,不利于控制尿酸。但富含蛋白质的肉类、鱼类嘌呤含量偏高,而坚果、豆类也含有一定量的嘌呤,应适当限量。因此,应以蛋、奶和主食为主要蛋白质来源。考虑到能量供应减少,蛋白质能量可占总能量的 15%～20%。

③供应充足的膳食碳水化合物,占总能量的 50%～65%。碳水化合物具有抗生酮作用,对预防痛风发作有利。应以多样化的淀粉类食物为主,严格控制蔗糖和果糖的摄入量,因为它们会促进内源性尿酸生成。

④适度控制膳食脂肪的摄入量。摄入过多脂肪不利于减肥,也会妨碍尿酸的排泄。

⑤供应充足的水溶性维生素。

⑥供应充足的钾、钙、镁等元素。它们有利于降低尿液酸度,对排除尿酸有帮助。

⑦禁酒。避免摄入所有含酒精饮料。酒类促进尿酸生成,抑制尿酸排泄,是痛风发作的常见诱因。啤酒本身还是嘌呤的膳食来源。葡萄酒对痛风的影响有争议,最好不饮。

⑧大量饮水。充足饮水,每天摄入至少 2 000 mL 水分,增加排尿量,可帮助尿酸充分排除。

⑨限制膳食嘌呤摄入量。与其他有益慢性病控制的饮食相比,痛风食谱的最大特点是需要控制膳食中嘌呤的摄入量。健康人日常膳食摄入嘌呤 600～1 000 mg,在痛风急性发作期,应严格限制嘌呤摄入量在每日 150 mg 以内,在非发作期也最好限制在每日 300 mg 以内。各种食物中的嘌呤含量见表 4-20-6。

⑩避免钠摄入过多。虽然很多人认为饮含少量碳酸氢钠的苏打水对尿酸排除有利,但痛风病人多伴有高血压,宜采用控盐饮食。钠摄入过多促进骨钙流失,而高尿酸状态本身也不利于骨钙保存。因此每日食盐的摄入量不宜超过 6 g。

表 4-20-6　食物中的嘌呤含量

嘌呤含量	食物名称
高嘌呤食物（150 mg/100 g 以上）	鱼子,动物肝脏、胰脏、肾脏、肚、脑等,沙丁鱼、凤尾鱼,浓肉汤、久煮火锅汤,鸡精、肉精等
中高嘌呤食物（75～150 mg/100 g）	大部分淡水鱼肉,鳗鱼,鳝鱼,贝类,猪肉、牛肉、羊肉,鸭、鹅、鹌鹑、火鸡,牛舌,黄豆、扁豆及其他干豆类等
低嘌呤食物（30～75 mg/100 g）	芦笋,鲜豌豆,各种嫩豆荚,黄豆芽,菜花、西蓝花、菠菜等绿叶菜,蘑菇等菌类,鲑鱼、金枪鱼,龙虾,鸡肉,花生,发酵面食品等
极低嘌呤食物（30 mg/100 g 以下）	奶类,蛋类,豆腐、豆腐干、豆浆,精白大米、精白面粉、玉米,小米,除豆类之外的各种浅色蔬菜,薯类,各种水果

数据来源:顾景范,杜寿玢,郭长江. 现代临床营养学. 2 版. 北京:科学出版社,2009。

20.4.3　控尿酸食谱的设计要点

控尿酸食谱设计应遵循以下原则:

①如果有超重或肥胖情况，总能量摄入应较实际需求每日降低 200 kcal 左右，配合温和的运动，避免大幅度节食或大量运动。

②避免选用高嘌呤食材，优质蛋白质以牛奶和鸡蛋为主。非痛风发作期，鱼和瘦肉的摄入量均限制在 50 g 以内，禁食动物内脏、海鲜河鲜、鱼子、浓汤等高嘌呤食品。痛风发作期，暂时禁用鱼和瘦肉。奶类中的蛋白质、钙和乳清酸等多种成分均有利于降低尿酸含量，故低脂奶可用 500 g。蛋黄可用 1 个，蛋白可用 2 个。

③控制脂肪摄入量，优先选择低脂食材。特别是动物性食物，可选去皮鸡肉、兔肉、里脊肉、煮蛋、蒸蛋、低脂奶等。不用油炸、油煎烹调方法，烹调用油脂控制在 25 g 以内。

④主食以谷物和薯类为主。为了预防糖尿病和高脂血症，以及实现减肥目标，不宜全用精白细软的主食。经测定表明，小米、燕麦、玉米等杂粮食材的嘌呤含量均很低，无须顾虑它们的摄入量。马铃薯、山药、甘薯、芋头等薯类食物不仅嘌呤含量低，而且含有大量钾元素，还是维生素 C 的来源，多摄入这类食物有利于排除尿酸。干豆类的嘌呤含量按干重算较高，但在严格限量使用时，对膳食嘌呤贡献不大，宜控制在每日 30 g 以内。例如，加少量绿豆的绿豆粥、加少量鹰嘴豆的豆饭等仍可食用。

⑤每天摄入 500～750 g 蔬菜，其中一半应为绿叶蔬菜。增加钾、钙、镁等元素的供应有利于碱化尿液。每天摄入新鲜水果 200～350 g，不喝果汁。摄入大量的蔬菜可以增强饱腹感，蔬菜中丰富的抗氧化物质有利于降低炎症反应。干燥的菌类虽为高嘌呤食材，但可使用少量菌类配菜。应注意限量，并先用水发，去掉浸泡水之后其嘌呤含量大幅度下降。

⑥注意调整烹调方式。尽量不加鸡精、牛肉精、蘑菇精、强力味精、浓汤块等调味品，因为核苷酸增鲜剂中含有嘌呤(肌苷酸和鸟苷酸)。一些调味酱、调味汁和酱油中也含有核苷酸增鲜剂，应控量。

⑦严禁饮酒，不饮咖啡、浓茶和甜饮料。可以通过饮用不加糖的椰汁、淡柠檬水、淡菊花茶、淡大麦茶等供应水分。主食、饮品、汤中均不应加入糖和蜂蜜。

⑧每天供应至少 10 杯水(包括汤在内)。睡前饮 1 杯水。避免夜间水分损失、血液浓缩而引起痛风发作。

特别关注

通过调整烹调方式控制嘌呤摄入量

制作控尿酸食谱时必须注意，食材是否可以被纳入控尿酸食谱，不仅要看其 100 g 中的嘌呤含量，还要看食用量和烹调处理方式。

如汤类通常食用量较大，每餐喝一小碗就接近 200 mL，故应严格控制其嘌呤含量；而干木耳用量很小，还需经过泡发，炒菜中偶尔少量使用时，对嘌呤总摄入量影响不大。

由于嘌呤易溶于水，在食用炖煮鱼和肉类时，如不喝汤只吃肉，可以有效降低嘌呤含量。在涮火锅时，最好选择清汤锅。即便如此，由于不断加入肉、鱼等富含嘌呤的食材，汤中溶入的嘌呤越来越多，到后半程时，涮煮已经不能起到降低嘌呤含量的作用。故痛风患者不适合食用火锅。

富含草酸的涩味蔬菜，如菠菜、苋菜、竹笋、茭白、苦瓜等，应经焯水去除草酸后再食用，以免摄入过多草酸而影响尿酸排出，以及增加肾结石发病风险。嘌呤含量略高但营养价值也很高的蔬菜，如西蓝花、菜花、豆芽、鲜蘑菇等也可以通过焯水大幅度降低嘌呤含量，后加入食谱。

参考阅读：中华人民共和国卫生行业标准 WS/T 560—2017 高尿酸血症与痛风患者膳食指导。

男性痛风患者适用的控尿酸减肥一日食谱举例见表 4-20-7。

表 4-20-7 痛风患者控尿酸减肥一日食谱举例(男性适用)

餐次	食物	食材	备注
早餐	牛奶燕麦粥	低脂奶 250 g，即食燕麦片 50 g	也可煮熟燕麦后加奶粉
	蛋白黄瓜胡萝卜莴笋沙拉	鸡蛋白 1 个，黄瓜丁、蒸胡萝卜丁、焯莴笋丁各 50 g，千岛酱 15 g，拌匀	可以换用油醋汁或其他沙拉汁来拌
上午点	低脂奶和水果	低脂奶 100 g，猕猴桃 1 个 120 g	
午餐	土豆饼	土豆泥 50 g，面粉 40 g，油 3 g	
	小枣小米稀粥	小米 10 g，金丝小枣 10 g	
	芹菜木耳拌香干丝	芹菜梗 60 g，水发木耳 30 g，香干 30 g，芝麻油 2 g	芹菜、木耳焯烫过
	番茄酱炒蛋	纯番茄酱 35 g，番茄 300 g，鸡蛋 1 个 60 g，油 10 g	可用其他蔬菜替代
下午点	低脂奶和水果	低脂奶 100 g，苹果 1 个 200 g	
晚餐	甜玉米豌豆饭	大米 50 g，甜玉米粒 50 g，速冻甜豌豆 30 g	可以换成胚芽米或糙米
	烤甘薯	甘薯 100 g	可以换成蒸山药、芋头
	低脂奶	低脂奶 100 g	当成汤配着烤甘薯吃
	焯拌西蓝花	西蓝花 200 g	沸水焯煮 3 min 捞出
	芝麻酱拌蒸茄子	长茄子 200 g，麻酱 8 g	醋、蒜泥等按口味添加
饮料	白开水、淡柠檬水或淡茶水	早上、上午、下午各 3 杯	睡前必须喝 1 杯

注 1：盐总量 5 g(生抽酱油约 35 mL)；除油、盐和鸡精之外，其他调料可随口味自行添加，但不建议使用过多刺激性的调味品。可少量添加味精，但鸡精含有较多嘌呤，故不建议添加。

注 2：该食谱含能量约 1 874 kcal，蛋白质 79.6 g，脂肪 53.3 g，碳水化合物 282.4 g。各维生素和矿物质供应量均超过轻体力活动成年男性的推荐值。三大营养素供能比为蛋白质 16.5%，脂肪 24.9%，碳水化合物 58.6%。控体重女性可按该食谱减量 10%后使用。

运动建议：目前研究表明，剧烈运动会升高尿酸水平，而轻度至中度运动可降低血尿酸水平。推荐超重或肥胖的高尿酸血症患者除饭后散步外，每日做 40～60 min 有氧运动，如快走、广播操、广场舞等。

特别关注

痛风病人不能吃豆制品吗？

干豆类嘌呤含量偏高，如黄豆的嘌呤含量高达 160 mg/100 g，而豆浆因为加 20 倍水打制，其中的嘌呤含量已经大大降低。经过水泡、磨浆、点卤、挤水等工艺之后，南豆腐中的嘌呤含量仅有 13 mg/100 g，属于低嘌呤食物。豆腐干因挤水更充分，按单位能量计算，其嘌呤含量更低。

流行病学调查研究证明，摄入较多肉类和水产类与痛风发生风险之间有正向关联，而摄入较多豆类、绿叶蔬菜、菌类等植物性食物与痛风发生风险之间没有关联。国内有研究发现，在豆浆、豆腐、豆腐干等豆制品中，按同等蛋白质摄入量计算，豆腐干所引起的血尿酸水平上升最少。因此，应注意控制痛风病人食谱中鱼和肉类的数量，他们可以适量摄入豆腐干，替代部分动物性食物作为蛋白质的补充来源。

本章总结

本章介绍了几类慢性病人的营养需要特点和营养食谱制作要点，并分别给出了案例食谱。减肥食谱的制作应重点考虑控制食物能量，同时满足各种营养素的需求和饱腹感。控血糖食谱制作中应选择低血糖反应的主食品并调整进食顺序。控尿酸食谱的制作应重点考虑控制食物中的嘌呤量。控血压食谱的制作应考虑控制钠和增加钾、钙、镁元素的要求。所有食谱中的蛋白质和各种微量营养素的供应都应充足，达到或超过 DRIs 中的 RNI 或 AI 值，钾和维生素 C 的供应量应达到 PI 值。

本章课程活动

1. 调查身边的 10 位亲友，测定他们的体重、体质指数、腰臀比、体脂肪含量等数据，判定其体重状况是否正常，如不正常，是属于消瘦、超重还是肥胖？

2. 查阅人体生化指标标准和相关医学书籍，熟悉糖尿病、高尿酸血症、高血压等疾病的诊断标准，并认真阅读本章中的参考阅读资料。

3. 访问患有慢性疾病的亲属和朋友，了解他们在通过调节饮食控制病情方面有哪些错误的观念和做法，并记录下来，与本章相关内容进行比较。

4. 为一位患有慢性疾病的亲友设计一份一日食谱。

本章思考问题

1. 营养均衡型减肥食谱设计有哪些要点？
2. 控血压、控血糖、控尿酸食谱设计的共同要求有哪些？
3. 新鲜蔬菜和水果对糖尿病和高血压患者有哪些方面的益处？
4. 全谷物和豆类对慢性病人有哪些方面的益处？
5. 哪些慢性疾病患者适合食用奶类？应如何把奶类应用于食谱中？
6. 糖尿病患者可以每天吃鱼和肉吗？在他们的食谱中添加鱼和肉类食物需要注意什么？

附录1　中国居民膳食营养素参考摄入量(2013版)

附表1-1　中国1～6岁儿童膳食能量、蛋白质和脂类推荐/适宜摄入量(RNI/AI)

项目	标准	单位	1岁		2岁		3岁		4岁		5岁		6岁	
			男性	女性	男性	女性	男性	女性	男性	女性	男性	女性	男性	女性
中体力活动能量	RNI	(MJ/d)	3.77	3.35	4.60	4.18	5.23	5.02	5.44	5.23	5.86	5.44	6.69	6.07
		(kcal/d)	900	800	1 100	1 000	1 250	1 200	1 300	1 250	1 400	1 300	1 600	1 450
蛋白质	RNI	(g/d)	25	25	25	25	30	30	30	30	30	30	35	35
亚油酸	AI	(%E)[1]	4.0	4.0	4.0	4.0	4.0	4.0	4.0	4.0	4.0	4.0	4.0	4.0
α-亚麻酸	AI	(%E)[1]	0.60	0.60	0.60	0.60	0.60	0.60	0.60	0.60	0.60	0.60	0.60	0.60

注：[1]“%E”意思是占一日总能量供应的百分比。来自脂肪的能量值除以9,即为应当摄入的脂肪数量。

附表 1-2 中国 7～17 岁儿童膳食能量、蛋白质和脂类推荐/适宜摄入量(RNI/AI)

项目	标准	单位	7 岁		8 岁		9 岁		10 岁		11～13 岁		14～17 岁	
			男性	女性	男性	女性	男性	女性	男性	女性	男性	女性	男性	女性
轻体力活动能量	RNI	(MJ/d)	6.28	5.65	6.90	6.07	7.32	6.49	7.53	6.90	8.58	7.53	10.46	8.37
		(kcal/d)	1 500	1 350	1 650	1 450	1 750	1 550	1 800	1 650	2 050	1 800	2 500	2 000
中体力活动能量	RNI	(MJ/d)	7.11	6.49	7.74	7.11	8.37	7.53	8.58	7.95	9.83	8.58	11.92	9.62
		(kcal/d)	1 700	1 550	1 850	1 700	2 000	1 800	2 050	1 900	2 350	2 050	2 850	2 300
蛋白质	RNI	(g/d)	40	40	40	40	45	45	50	50	60	55	75	60
亚油酸	AI	(%E)[1]	4.0	4.0	4.0	4.0	4.0	4.0	4.0	4.0	4.0	4.0	4.0	4.0
α-亚麻酸	AI	(%E)[1]	0.60	0.60	0.60	0.60	0.60	0.60	0.60	0.60	0.60	0.60	0.60	0.60

注：[1]“%E”意思是占一日总能量供应的百分比。来自脂肪的能量值除以 9，即为应当摄入的脂肪数量。

附表 1-3 中国健康成年人膳食能量、蛋白质和脂类推荐/适宜摄入量(RNI/AI)

项目	标准	单位	18～49 岁		50～65 岁		66～80 岁		80 岁以上	
			男性	女性	男性	女性	男性	女性	男性	女性
轻体力活动能量	RNI	(MJ/d)	9.41	7.53	8.79	7.32	8.58	7.11	7.95	6.28
		(kcal/d)	2 250	1 800	2 100	1 750	2 050	1 700	1 900	1 500
中体力活动能量	RNI	(MJ/d)	10.88	8.79	10.25	8.58	9.83	8.16	9.20	7.32
		(kcal/d)	2 600	2 100	2 450	2 050	2 350	1 950	2 200	1 750
蛋白质	RNI	(g/d)	65	55	65	55	65	55	65	55
亚油酸	AI	(%E)[1]	4.0	4.0	4.0	4.0	4.0	4.0	4.0	4.0
α-亚麻酸	AI	(%E)[1]	0.60	0.60	0.60	0.60	0.60	0.60	0.60	0.60

注：[1]“%E”意思是占一日总能量供应的百分比。来自脂肪的能量值除以 9，即为应当摄入的脂肪数量。

附表 1-4 中国孕育期健康女性膳食能量、蛋白质和脂类推荐/适宜摄入量(RNI/AI)

项目	标准	单位	孕前[1]	孕妇(早)[2]	孕妇(中)[2]	孕妇(晚)[2]	乳母[3]
轻体力活动能量	RNI	(MJ/d)	7.53	+0	+1.26	+1.88	+2.09
		(kcal/d)	1 800	+0	+300	+450	+500
中体力活动能量	RNI	(MJ/d)	8.79	+0	+1.26	+1.88	+2.09
		(kcal/d)	2 050	+0	+300	+450	+500
蛋白质	RNI	(g/d)	55	+0	+15	+30	+25
亚油酸	AI	(%E)[4]	4.0	4.0	4.0	4.0	4.0
α-亚麻酸	AI	(%E)[4]	0.60	0.60	0.60	0.60	0.60
EPA+DHA	AI	(%E)[4]	—	0.25(0.20[5])	0.25(0.20[5])	0.25(0.20[5])	0.25(0.20[5])

注:[1]孕前营养标准,即 18～49 岁健康女性的健康标准。孕后营养素的量用在此基础上增加的数量来表示。

[2]孕早期为怀孕 1～3 个月,孕中期为怀孕 4～6 个月,孕晚期为怀孕 7～9 个月。

[3]"坐月子"即产后第一个月,其营养供应标准与乳母相同。

[4]"%E"意思是占一日总能量供应的百分比。来自脂肪的能量值除以 9,即为应当摄入的脂肪数量。

[5]EPA 和 DHA 的总量为总能量的 0.25,但其中来自 DHA 的不低于 0.20。

附表 1-5 中国健康人膳食常量矿物质推荐摄入量/适宜摄入量(RNI/AI)

人群	钙 Ca/(mg/d)	磷 P/(mg/d)	钾 K/(mg/d)	钠 Na/(mg/d)	镁 Mg/(mg/d)	氯 Cl/(mg/d)
	RNI	RNI	AI	AI	RNI	AI
1～3 岁	600	300	900	700	140	1 100
4～6 岁	800	350	1 200	900	160	1 400
7～10 岁	1 000	470	1 500	1 200	220	1 900
11～13 岁	1 200	640	1 900	1 400	300	2 200
14～17 岁	1 000	710	2 200	1 600	320	2 500
18～49 岁	800	720	2 000	1 500	330	2 300
50～65 岁	1 000	720	2 000	1 400	330	2 200
66～80 岁	1 000	700	2 000	1 400	320	2 200
80 岁以上	1 000	670	2 000	1 300	310	2 000
孕妇(早)	+0	+0	+0	+0	+40	+0
孕妇(中)	+200	+0	+0	+0	+40	+0
孕妇(晚)	+200	+0	+0	+0	+40	+0
乳母	+200	+0	+400	+0	+0	+0

附表 1-6　中国健康人膳食微量矿物质推荐摄入量/适宜摄入量(RNI/AI)

人群	铁 Fe /(mg/d)		锌 Zn /(mg/d)		碘 I /(μg/d)	硒 Se /(μg/d)	铜 Cu /(mg/d)	氟 F /(μg/d)	铬 Cr /(μg/d)	锰 Mn /(mg/d)	钼 Mo /(μg/d)
	RNI 男	RNI 女	RNI 男	RNI 女	RNI	RNI	RNI	AI	AI	AI	RNI
1～3 岁	9	9	4.0	4.0	90	25	0.3	0.6	15	1.5	40
4～6 岁	10	10	5.5	5.5	90	30	0.4	0.7	20	2.0	50
7～10 岁	13	13	7.0	7.0	90	40	0.5	1.0	25	3.0	65
11～13 岁	15	18	10.0	9.0	110	55	0.7	1.3	30	4.0	90
14～17 岁	16	18	11.5	8.5	120	60	0.8	1.5	35	4.5	100
18～49 岁	12	20	12.5	7.5	120	60	0.8	1.5	30	4.5	100
50～65 岁	12	12	12.5	7.5	120	60	0.8	1.5	30	4.5	100
66～80 岁	12	12	12.5	7.5	120	60	0.8	1.5	30	4.5	100
80 岁以上	12	12	12.5	7.5	120	60	0.8	1.5	30	4.5	100
孕妇(早)		+0		+2.0	+110	+5	+0.1	+0	+1.0	+0.4	+10
孕妇(中)		+4		+2.0	+110	+5	+0.1	+0	+4.0	+0.4	+10
孕妇(晚)		+9		+2.0	+110	+5	+0.1	+0	+6.0	+0.4	+10
乳母		+4		+4.5	+120	+18	+0.6	+0	+7.0	+0.3	+3

附表 1-7 中国健康人膳食脂溶性维生素推荐摄入量/适宜摄入量(RNI/AI)

人群	维生素 A /(μg RAE/d)[1]		维生素 D /(μg/d)	维生素 E /(mg α-TE/d)[2]	维生素 K /(μg/d)
	RNI 男	RNI 女	RNI	RNI	AI
1～3 岁	310	310	10	6	30
4～6 岁	360	360	10	7	40
7～10 岁	500	500	10	9	50
11～13 岁	670	630	10	13	70
14～17 岁	820	820	10	14	75
18～49 岁	800	700	10	14	80
50～65 岁	800	700	10	14	80
66～80 岁	800	700	15	14	80
80 岁以上	800	700	15	14	80
孕妇(早)		＋0	＋0	＋0	＋0
孕妇(中)		＋70	＋0	＋0	＋0
孕妇(晚)		＋70	＋0	＋0	＋0
乳母		＋600	＋0	＋3	＋5

注：[1] 视黄醇活性当量(RAE，μg)＝膳食或补充剂来源全反式视黄醇(μg)＋1/2 补充剂纯品全反式 β-胡萝卜素(μg)＋1/24 其他膳食维生素 A 原类胡萝卜素(μg)。

[2] α-生育酚当量(α-TE，mg)，膳食中总 α-TE 当量(mg)＝1×α-生育酚(mg)＋0.5×β-生育酚(mg)＋0.1×γ-生育酚(mg)＋0.02×ζ-生育酚(mg)＋0.3×α-三烯生育酚(mg)。

附表 1-8　中国健康人膳食水溶性维生素推荐摄入量/适宜摄入量(RNI/AI)

人群	维生素 B_1 /(mg/d)		维生素 B_2 /(mg/d)		维生素 B_6 /(mg/d)	维生素 B_{12} /(μg/d)	泛酸 /(mg/d)	叶酸 /(μg DEF/d)[1]	烟酸 /(mg NE/d)[2]		胆碱 /(mg/d)		生物素 /(μg/d)	维生素 C /(mg/d)
	RNI 男	RNI 女	RNI 男	RNI 女	RNI	RNI	AI	RNI	RNI 男	RNI 女	AI 男	AI 女	AI	RNI
1～3 岁	0.6	0.6	0.6	0.6	0.6	1.0	2.1	160	6	6	200	200	17	40
4～6 岁	0.8	0.8	0.7	0.7	0.7	1.2	2.5	190	8	8	250	250	20	50
7～10 岁	1.0	1.0	1.0	1.0	1.0	1.6	3.5	250	11	10	300	300	25	65
11～13 岁	1.3	1.1	1.3	1.1	1.3	2.1	4.5	350	14	12	400	400	35	90
14～17 岁	1.6	1.3	1.5	1.2	1.4	2.4	5.0	400	16	13	500	400	40	100
18～49 岁	1.4	1.2	1.4	1.2	1.4	2.4	5.0	400	15	12	500	400	40	100
50～65 岁	1.4	1.2	1.4	1.2	1.6	2.4	5.0	400	14	12	500	400	40	100
66～80 岁	1.4	1.2	1.4	1.2	1.6	2.4	5.0	400	14	11	500	400	40	100
80 岁以上	1.4	1.2	1.4	1.2	1.6	2.4	5.0	400	13	10	500	400	40	100
孕妇(早)		+0		+0	+0.8	+0.5	+1.0	+200		+0		+20	+0	+0
孕妇(中)		+0.2		+0.2	+0.8	+0.5	+1.0	+200		+0		+20	+0	+15
孕妇(晚)		+0.3		+0.3	+0.8	+0.5	+1.0	+200		+0		+20	+0	+15
乳母		+0.3		+0.3	+0.3	+0.8	+2.0	+150		+3		+120	+10	+50

注：[1] 叶酸当量(DFE,μg)＝天然食物来源叶酸(μg)＋1.7×合成叶酸(μg)。

[2] 烟酸当量(NE,mg)＝烟酸(mg)＋1/60 色氨酸(mg)。

附表 1-9　中国健康人膳食矿物质可耐受最高摄入量(UL)

人群	钙 Ca /(mg/d)	磷 P /(mg/d)	铁 Fe /(mg/d)	碘 I /(μg/d)	锌 Zn /(mg/d)	硒 Se /(μg/d)	铜 Cu /(mg/d)	氟 F /(mg/d)	锰 Mn /(mg/d)	钼 Mo /(mg/d)
1～3岁	1 500	—	25	—	8	100	2	0.8	—	200
4～6岁	2 000	—	30	200	12	150	3	1.1	3.5	300
7～10岁	2 000	—	35	300	19	200	4	1.7	5.0	450
11～13岁	2 000	—	40	400	28	300	6	2.5	8.0	650
14～17岁	2 000	—	40	500	35	350	7	3.1	10.0	800
18～49岁	2 000	3 500	42	600	40	400	8	3.5	11	900
50～65岁	2 000	3 500	42	600	40	400	8	3.5	11	900
66～80岁	2 000	3 000	42	600	40	400	8	3.5	11	900
80岁以上	2 000	3 000	42	600	40	400	8	3.5	11	900
孕妇(早)	2 000	3 500	42	600	40	400	8	3.5	11	900
孕妇(中)	2 000	3 500	42	600	40	400	8	3.5	11	900
孕妇(晚)	2 000	3 500	42	600	40	400	8	3.5	11	900
乳母	2 000	3 500	42	600	40	400	8	3.5	11	900

附表 1-10　中国健康人膳食维生素可耐受最高摄入量(UL)

人群	维生素 A /(μg RAE/d)[1]	维生素 D /(μg/d)	维生素 E /(mg α-TE/d)[2]	维生素 B_6 /(mg/d)	叶酸[3] /(μg/d)	烟酸[4] /(mg NE/d)	烟酰胺 /(mg/d)	胆碱 /(mg/d)	维生素 C /(mg/d)
1～3岁	700	20	150	20	300	10	100	1 000	400
4～6岁	900	30	200	25	400	15	130	1 000	600
7～10岁	1 500	45	350	35	600	20	180	1 500	1 000
11～13岁	2 100	50	500	45	800	25	240	2 000	1 400
14～17岁	2 700	50	600	55	900	30	280	2 500	1 800
18～49岁	3 000	50	700	60	1 000	35	310	3 000	2 000
50～65岁	3 000	50	700	60	1 000	35	310	3 000	2 000
66～80岁	3 000	50	700	60	1 000	35	300	3 000	2 000
80岁以上	3 000	50	700	60	1 000	30	280	3 000	2 000
孕妇(早)	3 000	50	700	60	1 000	35	310	3 000	2 000
孕妇(中)	3 000	50	700	60	1 000	35	310	3 000	2 000
孕妇(晚)	3 000	50	700	60	1 000	35	310	3 000	2 000
乳母	3 000	50	700	60	1 000	35	310	3 000	2 000

注：[1] 视黄醇活性当量(RAE,μg)＝膳食或补充剂来源全反式视黄醇(μg)＋1/2 补充剂纯品全反式 β-胡萝卜素(μg)＋1/24 其他膳食维生素 A 原类胡萝卜素(μg)。

[2] α-生育酚当量(α-TE，mg)，膳食中总 α-TE 当量(mg)＝1×α-生育酚(mg)＋0.5×β-生育酚(mg)＋0.1×γ-生育酚(mg)＋0.02×ζ-生育酚(mg)＋0.3×α-三烯生育酚(mg)。

[3] 叶酸当量(DFE,μg)＝天然食物来源叶酸(μg)＋1.7×合成叶酸(μg)。

[4] 烟酸当量(NE,mg)＝烟酸(mg)＋1/60 色氨酸(mg)。

附表 1-11　中国健康人膳食宏量营养素可接受范围(AMDR)

	总碳水化合物/(%E)[1]	添加糖/(%E)[1]	总脂肪/(%E)[1]	饱和脂肪酸/(%E)[1]	*n*-6 多不饱和脂肪酸/(%E)[1]	*n*-3 多不饱和脂肪酸/(%E)[1]	EPA+DHA/(g/d)
1～3 岁	50～65	<10	35	—[2]	—[2]	—	—
4～6 岁	50～65	<10	20～30	<8	—	—	—
7～10 岁	50～65	<10	20～30	<8	—	—	—
11～13 岁	50～65	<10	20～30	<8	—	—	—
14～17 岁	50～65	<10	20～30	<8	—	—	—
18～49 岁	50～65	<10	20～30	<10	2.5～9.0	0.5～2.0	0.25～2.00
50～65 岁	50～65	<10	20～30	<10	2.5～9.0	0.5～2.0	0.25～2.00
66～80 岁	50～65	<10	20～30	<10	2.5～9.0	0.5～2.0	0.25～2.00
80 岁以上	50～65	<10	20～30	<10	2.5～9.0	0.5～2.0	0.25～2.00
孕妇(早)	50～65	<10	20～30	<10	2.5～9.0	0.5～2.0	—[2]
孕妇(中)	50～65	<10	20～30	<10	2.5～9.0	0.5～2.0	—
孕妇(晚)	50～65	<10	20～30	<10	2.5～9.0	0.5～2.0	—
乳母	50～65	<10	20～30	<10	2.5～9.0	0.5～2.0	—

注：[1] %E 为占能量的百分比。[2] 未制定参考值者用“—”表示。

附表 1-12　中国健康人膳食营养素建议摄入量(PI)

人群	钾 K/(mg/d)	钠 Na/(mg/d)	维生素 C/(mg/d)
1～3 岁	—	—	—
4～6 岁	2 100	1 200	—
7～10 岁	2 800	1 500	—
11～13 岁	3 400	1 900	—
14～17 岁	3 900	2 200	—
18～49 岁	3 600	2 000	200
50～65 岁	3 600	1 900	200
66～80 岁	3 600	1 800	200
80 岁以上	3 600	1 700	200
孕妇(早)	3 600	2 000	200
孕妇(中)	3 600	2 000	200
孕妇(晚)	3 600	2 000	200
乳母	3 600	2 000	200

附表 1-13　中国健康人膳食水适宜摄入量(AI)

人群	饮水量[1]/(L/d)		总水摄入量[2]/(L/d)	
	男	女	男	女
1～3 岁	—[3]		1.3	
4～6 岁	0.8		1.6	
7～10 岁	1.0		1.8	
11～13 岁	1.3	1.1	2.3	2.0
14～17 岁	1.4	1.2	2.5	2.2
18～49 岁	1.7	1.5	3.0	2.7
50～65 岁	1.7	1.5	3.0	2.7
66～80 岁	1.7	1.5	3.0	2.7
80 岁以上	1.7	1.5	3.0	2.7
孕妇(早)	—	+0.2[4]	—	+0.3
孕妇(中)	—	+0.2	—	+0.3
孕妇(晚)	—	+0.2	—	+0.3
乳母	—	+0.6	—	+1.1

注：[1]温和气候条件下，轻体力活动水平。如果在高温或进行中等以上身体活动时，应适当增加水摄入量。

[2]总摄入量包括食物中的水以及饮水中的水。

[3]未制定参考值者用“—”表示。

[4]“+”表示在同龄人群参考值基础上额外增加量。

附表 1-14　中国成人其他膳食成分特定建议值(SPL)和可耐受最高摄入量(UL)

其他膳食成分	SPL	UL
膳食纤维/(g/d)	25(AI)	—[1]
植物甾醇/(g/d)	0.9	2.4
植物甾醇脂/(g/d)	1.5	3.9
番茄红素/(mg/d)	18	70
叶黄素/(mg/d)	10	40
原花青素/(mg/d)	—	800
大豆异黄酮[2]/(mg/d)	55	120
花色苷/(mg/d)	50	—
氨基葡萄糖/(mg/d)	1 000	—
硫酸或盐酸氨基葡萄糖/(mg/d)	1 500	—
姜黄素/(mg/d)	—	720

注：[1] 未制定参考值者用“—”表示。[2] 指绝经后妇女含量。本标准数据不区分各年龄段成年人。

附录 2　个人营养食谱设计表格

附表 2-1　食谱使用者的基本情况记录

<table>
<tr><td>姓　名</td><td></td><td>年　龄</td><td></td><td>性　别</td><td></td><td>职　业</td><td></td></tr>
<tr><td>身高(cm)</td><td></td><td>体重(kg)</td><td></td><td colspan="2">适用何种 DRI 标准</td><td colspan="2"></td></tr>
<tr><td>腰围(cm)</td><td></td><td>臀围(cm)</td><td></td><td>体质指数</td><td></td><td>腰臀比</td><td></td></tr>
<tr><td colspan="2">家庭成员人数和状况</td><td colspan="6"></td></tr>
<tr><td colspan="2">预计用于购买食品的费用</td><td colspan="6"></td></tr>
<tr><td colspan="2">烹调能力、时间和条件</td><td colspan="6"></td></tr>
<tr><td colspan="2">是否曾患营养缺乏症？</td><td colspan="6"></td></tr>
<tr><td colspan="2">目前有无疾病？有何慢性疾病史或家族史？</td><td colspan="6"></td></tr>
<tr><td colspan="2">生化检验指标如何？</td><td colspan="6"></td></tr>
<tr><td colspan="2">是否抽烟、饮酒或服药？</td><td colspan="6"></td></tr>
</table>

附表 2-2　对调查对象营养需要的分析

从年龄、性别、职业、体力活动量等分析，调查对象的营养需要特点如何？	
从体重、体质指数、腰臀比等体格指标分析，调查对象的长期营养状况如何？	
从调查对象所患疾病或生化指标状况分析，营养需要特点如何？	
从吸烟、喝酒、服药等习惯分析，调查对象需要特别注意哪些营养问题？	

附表 2-3　食谱设计思路

每日食物成本拟定多少元?	
需要照顾到何种慢性疾病?	
个人膳食结构如何考虑?	
三餐分配的考虑是什么?	
有何特殊饮食习惯需要照顾?	
烹调方式需要注意哪些问题?	

附表 2-4　一日食物营养供应目标(可在 DRIs 基础上做调整)

总能量/kcal	蛋白质/g	钙/mg	铁/mg	锌/mg	维生素 A/μg RE	维生素 B_1/mg	维生素 B_2/mg	维生素 C/mg

附表 2-5　一日食物摄入分类计划(按可食部净摄入量统计)

食物类别	谷类	薯类	豆类	坚果	蔬菜	水果	甜食/饮
种　类							
摄入总量/g							
食物类别	乳类	肉类	鱼类和水产类		蛋类	油脂	其他
种　类							
摄入总量/g							

附表 2-6 三餐食谱设计

餐次/时间	食物/菜肴	原料名称	市品重/g	食部/%	食部重/g	摄入量/g

餐次:把同一餐摄入的食物写在一起。如为餐前或餐后摄入的零食,则应写明摄入时间。

食物/菜肴:写明每一个菜肴的名称,然后在“原料名称”一栏分别写出所有的原料,包括油、糖、麻酱之类热量较高的调味品。

食部:指食物可食重量占总重量的比例。

食部重:为原料市品重量×食部%

摄入量:如果菜肴是和家人同吃,那么原料可以按照一盘菜来写,最后按照各人所吃的比例,折算出食谱设计对象个人实际摄入的重量。

附表 2-7　对调查对象一日营养素摄入状况的分析

食物类别多样化情况如何？是否超过一日 12 种食材（不包括调味品）？有无偏食倾向？	
哪些营养素摄入充足或基本满足？哪些营养素尚有不足或严重不足？是否符合膳食平衡宝塔的要求？	
食物烹调习惯如何？是否便于操作？	
零食和饮料摄入情况如何？有无不合理之处？	
优质蛋白质（肉鱼蛋奶和豆制品）是否达到总蛋白质的 40%以上？	
能量的营养素来源是否在推荐范围之内？如不在，有什么需要调整？	
三餐的能量分布是否合理？有无某餐摄入过少或过量的情况？	
该膳食属于什么结构类型？其主要优缺点有哪些？	

附表 2-8　对调查对象提出的膳食改进建议

应当增加哪些食品？	
应当减少哪些食品？	
三餐数量如何调整？	
烹调方式如何调整？	
其他建议	

附表 2-9　食物购买成本清单

食品名称	购买重量 /g	个人食用重量 /g	单价/(元/500 g)或(元/包装重量)	个人花费 /元	价格 调查地点
一日合计	(元/人/日)				

附表 2-10　调查中值得说明、注意和分析的其他问题

附表 2-11　对食谱使用者的其他建议

食谱制作人：　　　　(学号)　　　　合作者：　　　　　　(学号)制作日期：

参考文献

[1]DAMODARAN S, PARKIN KL, FENNEMA OR. 食品化学. 4 版. 江波,杨瑞金,钟芳,等译. 北京:中国轻工业出版社,2013.

[2]北京市地方标准 DB11/T 1598.2—2019　居家养老服务规范　第 2 部分:助餐服务.

[3]卜柱,王强,厉宝林,等. 双母拼对笼养模式下鸽蛋营养及品质分析. 中国家禽,2010,32(20):59-61.

[4]曹雁平. 食品调味技术. 北京:化学工业出版社,2002.

[5]陈玉霞,郭长江,杨继军,等. 烹调对常见蔬菜抗氧化活性与成分的影响. 食品与生物技术学报, 2008, 27(3):50-56.

[6]程瑛琨,鄂晨光,刘明石,等. 鸡蛋、乌鸡蛋、鹌鹑蛋营养成分的测定比较. 饲料工业,2005,26(7):10-12.

[7]戴政,付琼,甘菲,等. 不同家禽蛋类营养成分的比较. 氨基酸和生物资源,2003,25(3):24-26.

[8]邓泽元. 食品营养学. 4 版. 北京:中国农业出版社,2016.

[9]杜松明,马冠生.《中国学龄儿童膳食指南(2016)》及解读. 营养学报,2017, 39(1):1-4.

[10]葛可佑. 中国营养科学全书. 北京:人民卫生出版社, 2006.

[11]顾景范,杜寿玢,郭长江. 现代临床营养学. 2 版. 北京:科学出版社,2009.

[12]郭长江,徐静,韦京豫,等. 我国常见水果类黄酮物质的含量. 营养学报,2008,30(2):130-135.

[13]国家卫生计生委疾病预防控制局. 中国居民营养与慢性病状况报告:2015 年. 北京:人民卫生出版社,2015.

[14]国家卫生健康委疾病预防控制局. 中国居民营养与慢性病状况报告:2020 年. 北京:人民卫生出版社,2022.

[15]国家卫生健康委员会. 中国居民营养与慢性病状况报告:2020 年. 营养学报,2020,42(6):521.

[16]国家卫生健康委员会疾病预防控制局,国家心血管病中心,中国医学科学院阜外医院,等. 中国高血压健康管理规范:2019. 中华心血管病杂志, 2020, 48(1):10-46.

[17]国家心血管病中心. 中国心血管健康与疾病报告. 北京:科学出版社,2020.

[18]韩悦,范志红,朱瑞欣. 蔬菜中硝酸盐对心血管健康的改善作用. 中国食物与营养,2020,26(2):85-89.

[19]韩占兵,黄炎坤,刘健,等. 鹅蛋与鸭蛋生物学特性的比较. 中国畜牧兽医,2008(4):125-126.

[20]韩占兵,李婉平,沈禹颐,等. 肉鸽蛋与鸡蛋生物学特性的比较. 甘肃畜牧兽医,1997

(4):5-7.

[21]何珊丽,罗红玉. 咸鸭蛋腌制前后锌、钙含量的研究. 食品研究与开发,2013,34(11):77-79.

[22]扈文盛. 常用食品数据手册. 北京:中国食品出版社,1987.

[23]黄绯绯,王惠君,王志宏,等.《中国儿童青少年零食指南(2018)》简介. 营养学报,2018,40(5):417-418.

[24]贾丽立,范志红,宋歆. 蔬菜烹调后油脂含量及消费者相关认知和选择的研究. 食品科技,2009,34(11):270-275.

[25]晋丽娜,黄艾祥. 云南省水牛乳常规营养成分的研究. 中国奶牛,2011(18):31-33.

[26]阚建全. 食品化学. 3 版. 北京:中国农业大学出版社,2016.

[27]科信食品与健康信息交流中心,中国疾病预防控制中心营养与健康所,国家粮食和物资储备局科学研究院,等. 全谷物与健康的科学共识:2021. 饮食科学,2021,(7):4-7.

[28]李凤英,李润丰,肖月娟,等. 21 种野菜抗氧化性的分析比较. 中国食品学报,2011,11(2):221-225.

[29]李里特. 食品原料学. 北京:中国农业出版社,2001.

[30]李龙柱,张富新,贾润芳,等. 不同哺乳动物乳中主要营养成分比较的研究进展. 食品工业科技,2012,33(19):396-400.

[31]李亚茹,郝力壮,刘书杰,等. 牦牛乳与其他哺乳动物乳常规营养成分的比较分析. 食品工业科技,2016,37(2):379-388.

[32]凌云,王新宴,雍炜,等. 高效液相色谱法检测肉类食品中 4 种嘌呤碱. 分析化学,2008,36(6):724-728.

[33]陆东林,王文秀,徐敏,等. 不同动物乳脂肪酸组成的比较分析. 新疆畜牧业,2014(4):7-10.

[34]陆东林,张静,何晓瑞. 驼乳的化学成分和加工利用. 中国乳业,2008(7):36-38.

[35]马涛,肖志刚. 谷物加工工艺学. 北京:科学出版社,2009.

[36]美国农业部食品数据库 https://fdc. nal. usda. gov/.

[37]美国食物成分数据库. http://www. nal. usda. gov/fnic/foodcomp/.

[38]母义明,纪立农,杨文英,等. 中国 2 型糖尿病患者餐后高血糖管理专家共识. 中国糖尿病杂志,2016,24(5):385-392.

[39]潘洪志,荣胜忠,邹立娜,等. 中国常见动物性食品中嘌呤的含量. 营养学报,2012,34(1):74-78.

[40]曲欣,林洪,隋建新. 高效液相色谱法测定食品中嘌呤含量. 中国海洋大学学报(自然科学版),2014,44(12):41-47

[41]让蔚清,刘烈刚,妇幼营养学. 北京:人民卫生出版社,2014.

[42]荣胜忠,邹立娜,王国栋,等. 涮火锅过程中肉、虾和汤中嘌呤含量变化研究. 卫生研究,2012,41(6):1014-1016.

[43]山本茂他. 公共营养学. 2 版. 东京:讲谈社,2004.

[44]石彦国. 食品原料学. 北京:科学出版社,2016.

[45]孙远明,柳春红. 食品营养学. 3 版. 北京:中国农业大学出版社,2020.

[46]汪之项，赖建强，毛丽梅，等. 中国产褥期(月子)妇女膳食建议. 营养学报，2020，42(1)：3-6.

[47]汪之项，盛晓阳，苏宜香.《中国 0～2 岁婴幼儿喂养指南》及解读. 营养学报，2016，38(2)：105-109 .

[48]王建光，孙玉江，芒来. 马奶与几种奶营养成份的比较分析. 食品研究与开发，2006，27(8)：146-149.

[49]王琳琳，范志红，董洋. 水果干与人体健康的研究进展. 中国食物与营养，2020，26(6)：63-67.

[50]王陇德. 中国居民营养与健康状况调查报告：2002 综合报告. 北京：人民卫生出版社，2007.

[51]王新宴，凌云，孙利，等. 水煮加热对鱼肉中四种嘌呤含量的影响. 食品科技，2008，33(11)：112-115.

[52]王逸斌，徐莎，侯艳梅，等. 山羊奶的营养成分研究进展. 中国食物与营养，2012，18(10)：67-71.

[53]王永康. 鸵鸟蛋的比较物理和营养特征. 国外畜牧学(猪与禽)，1997(1)：43-55.

[54]席斌，李维红，高雅琴. 不同地区牦牛乳营养成分比较研究. 安徽农业科学，2011(2)：1045-1046.

[55]杨光荣，张德玉，黄志秋，等. 鹅蛋营养成分研究. 家畜生态，1998，19(1)：32-34.

[56]杨月欣，葛可佑. 中国营养科学全书. 2 版. 北京：人民卫生出版社，2019.

[57]杨月欣，李宁. 营养功能成分应用指南. 北京：北京大学医学出版社，2011.

[58]杨月欣，中国疾病预防控制中心营养与健康所. 中国食物成分表标准版：二册. 6 版. 北京：北京大学医学出版社，2019.

[59]杨月欣，中国疾病预防控制中心营养与健康所. 中国食物成分表标准版：一册. 6 版. 北京：北京大学医学出版社，2018.

[60]杨月欣，中国疾病预防控制中心营养与食品安全所. 中国功能食品原料基本成分数据表. 北京：中国轻工业出版社，2013.

[61]叶婷，范志红，李帼婧. 燕麦产品的血糖指数. 中国粮油学报，2018，33(8)：141-146.

[62]余秀芳. 卤蛋加工技术与品质变化研究. 武汉：华中农业大学，2011.

[63]曾果. 公共营养学. 北京：科学出版社，2018.

[64]张和平，张佳程. 乳品工艺学. 北京：中国轻工业出版社，2007.

[65]张名位，郭宝江. 果蔬抗氧化作用研究进展. 华南师范大学学报(自然科学版)，2001(4)：115-121.

[66]赵象忠. 蓝孔雀蛋营养组成及挥发性风味成分分析. 中国家禽，2014，36(5)：42-44.

[67]赵晓丹. 食物抗营养因子. 北京：中国农业大学出版社，2015.

[68]中国标准出版社第一编辑室. 中国食品工业标准汇编：食品分类卷. 北京：中国标准出版社，2005.

[69]中国超重肥胖医学营养治疗专家共识编写委员会. 中国超重/肥胖医学营养治疗专家共识：2016 年版. 中华糖尿病杂志，2016，8(9)：525-540.

[70]中国康复医学会心血管病专业委员会，中国营养学会临床营养分会，中华预防医学会

慢性病预防与控制分会,等. 心血管疾病营养处方专家共识. 中华内科杂志,2014, 53(2): 151-158.

[71]中国老年学和老年医学学会团体标准 T/LXLY 0003—2020 老年人营养不良风险快速评估指南.

[72]中国吞咽障碍膳食营养管理专家共识组. 吞咽障碍膳食营养管理中国专家共识: 2019 版. 中华物理医学与康复杂志,2019,41 (12): 881-888.

[73]中国营养学会. 食物与健康:科学证据共识. 北京:人民卫生出版社,2016.

[74]中国营养学会. 中国居民膳食营养素参考摄入量:2013 版. 北京:科学出版社,2014.

[75]中国营养学会. 中国居民膳食指南:2022. 北京:人民卫生出版社,2022.

[76]中国营养学会老年营养分会,中国营养学会临床营养分会,中华学会肠外肠内营养学分会老年营养支持学组. 肌肉衰减综合征营养与运动干预中国专家共识. 营养学报,2015, 37 (4):320-324.

[77]中国营养学会膳食指南修订专家委员会妇幼人群膳食指南修订专家工作组. 哺乳期妇女膳食指南. 中华围产医学杂志,2016,19(10):721-726.

[78]中国营养学会膳食指南修订专家委员会妇幼人群膳食指南修订专家工作组. 孕期妇女膳食指南. 中华围产医学杂志,2016, 19(9):641-648.

[79]中国营养学会膳食指南修订专家委员会妇幼人群指南修订专家工作组. 7～24 月龄婴幼儿喂养指南的科学依据. 临床儿科杂志,2016, 34(9): 718-720.

[80]中国营养学会糖尿病营养工作组.《中国 2 型糖尿病膳食指南》及解读. 营养学报,2017, 39(6):521-529.

[81]中国营养学会团体标准 T/CNSS 008－2021 全谷物及全谷物食品判定及标识通则.

[82]中国营养学会团体标准 T/CNSS 011－2021 学龄儿童体重管理营养指导规范.

[83]中国营养学会中国居民膳食指南科学报告工作组.《中国居民膳食指南科学研究报告(2021)》简本. 营养学报,2021,43(2):102.

[84]中国预防医学科学院营养与食品卫生研究所. 食物成分表:全国代表值. 北京:人民卫生出版社,1991.

[85]中华人民共和国卫生行业标准 WS/T 560－2017 高尿酸血症与痛风患者膳食指导.

[86]中华人民共和国卫生行业标准 WS/T 554－2017 学生餐营养指南 http://www.chinanutri.cn/fgbz/fgbzjszn/202103/P020210304358480794678.pdf.

[87]中华医学会健康管理学分会,中国营养学会,中国医疗保健国际交流促进会生殖医学分会,等. 超重或肥胖人群体重管理专家共识及团体标准. 中华健康管理学杂志,2018,12 (3):200-207.

[88]中华医学会内分泌学分会. 糖尿病患者血糖波动管理专家共识. 中华内分泌代谢杂志,2017, 33(8):633-636.

[89]中华医学会糖尿病分会. 中国 2 型糖尿病防治指南:2020 年版. 中华糖尿病杂志,2021, 13(4):315-409.

[90]中华医学会心血管病学分会,中国康复医学会心脏预防与康复专业委员会,中国老年

学和老年医学会心脏专业委员会，等. 中国心血管病一级预防指南. 中华心血管病杂志，2020，48(12)：1000-1038.

[91]中华预防医学会，中华预防医学会心脏病预防与控制专业委员会，中华医学会糖尿病学分会，等. 中国健康生活方式预防心血管代谢疾病指南. 中华预防医学杂志，2020，54(3)：256-277.

[92]中华预防医学会儿童保健分会. 婴幼儿喂养与营养指南. 中国妇幼健康研究，2019，30(4)：392-417.

[93]周光宏. 畜产品加工学. 北京：中国农业出版社，2002.

[94]周光宏. 畜产品加工学. 2版. 北京：中国农业出版社，2011.

[95]周世英，钟丽玉. 粮食学与粮食化学. 北京：中国商业出版社，1988.

[96]周有祥，夏虹，彭茂民，等. 鲜鸭蛋及其制品的营养成分初步分析. 湖北农业科学，2009，48(10)：2553-2556.

[97]朱瑞欣，范志红，林金雪娇. 水果摄入与骨骼健康. 中国食物与营养，2018，24(1)：50-54.

[98]AFSHIN A，SUR P J，FAY K A，et al. Health effects of dietary risks in 195 countries，1990-2017：a systematic analysis for the Global Burden of Disease Study 2017. The Lancet，2019，393(10184)：1958-1972.

[99]ALPERET D J，BUTLER L M，KOH W P，et al. Influence of temperate，subtropical and tropical fruit consumption on risk of type 2 diabetes in an Asian population. The American Journal of Clinical Nutrition，2017，105：736-745.

[100]American Diabetes Association. 6. Glycemic targets：standards of medical care in diabetes—2020. Diabetes Care，2020，43(S1)：S66-S76.

[101]AUNE D，GIOVANNUCCI E，BOFFETTA P，et al. Fruit and vegetable intake and the risk of cardiovascular disease，total cancer and all-cause mortality-a systematic review and dose-response meta-analysis of prospective studies. International Journal of Epidemiology，2017，46(3)：1029-1056.

[102]AYOUB-CHARETTE S，CHIAVAROLI L，LIU Q，et al. Different food sources of fructose-containing sugars and fasting blood uric acid levels：a systematic review and meta-analysis of controlled feeding trials. The Journal of Nutrition，2021，151(8)：2409-2421.

[103]BELITZ H D，GROSCH W，SCHIEBERLE P. Food chemistry. 4th ed. Springer，2009.

[104]BHUPATHI V，MAZARIEGOS M，CRUZ RODRIGUEZ J B，et al. Dairy Intake and Risk of Cardiovascular Disease. Current Cardiological Report，2020，22(3)：11.

[105]BOLLING B W，CHEN C Y O，MCKAY D L，et al. Tree nut phytochemicals：composition，antioxidant capacity，bioactivity，impact factors. A systematic review of almonds，Brazils，cashews，hazelnuts，macadamias，pecans，pine nuts，pistachios and walnuts. Nutrition Research Reviews，2011，24(2)：244-275.

[106]CHAI W，LIEBMAN M. Effect of different cooking methods on vegetable oxalate content. Journal of Agricultural and Food Chemistry，2005，53(8)：3027-3030.

[107]CHAREOANSIRI R, KONGKACHUICHAI R. Sugar profile and soluble and insoluble dietary fiber contents of fruits in Thailand markets. International Journal of Food Science and Nutrition, 2009, 60(4):126-139.

[108]CHEN M, PAN A, MALIK V S, et al. Effects of dairy intake on body weight and fat: a meta-analysis of randomized controlled trials. The American Journal of Clinical Nutrition, 2012, 96(4):735-747.

[109]DAMON M, ZHANG N Z, HAYTOWITZ D B, et al. Phylloquinone (vitamin K_1) content of vegetables. Journal of Food Composition and Analysis, 2005, 18(8): 751-758.

[110]DEHGHAN M, MENTE A, RANGARAJAN S, et al. Association of dairy intake with cardiovascular disease and mortality in 21 countries from five continents (PURE): a prospective cohort study. The Lancet, 2018,392(10161):2288-2297.

[111]DEHGHAN M, MENTE A, RANGARAJAN S, et al. Association of egg intake with blood lipids, cardiovascular disease, and mortality in 177, 000 people in 50 countries. The American Journal of Clinical Nutrition, 2020,111(4):795-803.

[112]DEL GOBBO L C, FALK M C, FELDMAN R, et al. Effects of tree nuts on blood lipids, apolipoproteins, and blood pressure: systematic review, meta-analysis, and dose-response of 61 controlled intervention trials. The American Journal of Clinical Nutrition, 2015,102(6):1347-1356.

[113]DISMORE MK L, HAYTOWITZ D B, GEBHARDT S E, et al. Vitamin K content of nuts and fruits in the US diet. Journal of the American Dietetic Association, 2003,103(12):1650-1652.

[114]DREWNOWSKI A. Nutrient density: addressing the challenge of obesity. The British Journal of Nutrition, 2018,120(S1):S8-S14.

[115]DROUIN-CHARTIER J P, BRASSARD D, TESSIER-GRENIER M, et al. Systematic review of the association between dairy product consumption and risk of cardiovascular-related clinical outcomes. Advances in Nutrition, 2016,7(6):1026-1040.

[116]DROUIN-CHARTIER J P, CHEN S, LI Y, et al. Egg consumption and risk of cardiovascular disease: three large prospective US cohort studies, systematic review, and updated meta-analysis. The British Medical Journal, 2020,368:m513.

[117]DU H, LI L, BENNETT D, et al. Fresh fruit consumption and major cardiovascular disease in China. New England Journal of Medicine, 2016,374(14):1332-1343.

[118]EFSA Panel on Nutrition, Novel Foods and Food Allergens (NDA), TURCK D, et al. Dietary reference values for sodium. EFSA Journal, 2019,17(9): e05778.

[119]ENGESET D, BRAATEN T, TEUCHER B, et al. Fish consumption and mortality in the European Prospective Investigation into Cancer and Nutrition cohort. European Journal of Epidemiology, 2015,30(1):57-70.

[120]ETEMADI A, SINHA R, WARD M H, et al. Mortality from different causes associated with meat, heme iron, nitrates, and nitrites in the NIH-AARP Diet and Health

Study: population based cohort study. The British Medical Journal, 2017,357:j1957.

[121]EXLER J, Human Nutrition Information Service, Nutrition Monitoring Division. Composition of foods: Finfish and shellfish products. USDA Handbook, 1987.

[122]FARDET A and RICHONNET C. Nutrient density and bioaccessibility, and the antioxidant, satiety, glycemic, and alkalinizing potentials of fruit-based foods according to the degree of processing: a narrative review. Critical Reviews in Food Science and Nutrition, 2019. doi: 10.1080/10408398.2019.1682512.

[123]FERLAND G, SADOWSKI J A. Vitamin K_1 (phylloquinone) content of edible oils: effects of heating and light exposure. Journal of Agriculture and Food Chemistry, 1992,40(10):1869-1873.

[124] FERNÁNDEZ-RODRÍGUEZ R, MARTÍNEZ-VIZCAÍNO V, GARRIDO-MIGUEL M, et al. Nut consumption, body weight, and adiposity in patients with type 2 diabetes: a systematic review and meta-analysis of randomized controlled trials. Nutrition Review, 2021. doi: 10.1093/nutrit/nuab053.

[125] FIELD M. Handbook of food and nutrition. New York: Syrawood Publishing House, 2018

[126] FREIRE R. Scientific evidence of diets for weight loss: Different macronutrient composition, intermittent fasting, and popular diets. Nutrition, 2020,69:110549.

[127]GARCÍA-ALONSO A, GOÑI I. Effect of processing on potato starch: in vitro availability and glycaemic index. Nahrung, 2000,44(1):19-22.

[128]GIJSBERS L, DING E L, MALIK V S, et al. Consumption of dairy foods and diabetes incidence: a dose-response meta-analysis of observational studies. The American Journal of Clinical Nutrition, 2016,103(4):1111-1124.

[129]GROSSO G, YANG J, MARVENTANO S, et al. Nut consumption on all-cause, cardiovascular, and cancer mortality risk: a systematic review and meta-analysis of epidemiologic studies. The American Journal of Clinical Nutrition, 2015,101(4):783-793.

[130]GUO J, HOBBS D A, COCKCROFT J R, et al. Association between egg consumption and cardiovascular disease events, diabetes and all-cause mortality. European Journal of Nutrition, 2018,57(8):2943-2952.

[131]HE Y, LI Y, YANG X, et al. The dietary transition and its association with cardiometabolic mortality among Chinese adults 1982-2012: a cross-sectional population-based study. The Lancet Diabetes and Endocrinology, 2019,7(7):540-548.

[132]HUI Y H. Handbook of meat and meat processing. Florida: CRC Press, 2012.

[133]HYSON D A. A comprehensive review of apples and apple components and their relationship to human health. Advances in Nutrition, 2011,2:408-420.

[134]KARMAS E. Nutritional evaluation of food processing. 3rd ed. Springer, 2012.

[135]KHAN T A, SIEVENPIPER J L. Controversies about sugars: results from systematic reviews and meta-analyses on obesity, cardiometabolic disease and diabetes. European Journal of Nutrition, 2016,55(S2):S25-S43.

[136]KOLIAKI C, SPINOS T, SPINOU M, et al. Defining the optimal dietary approach for safe, effective and sustainable weight loss in overweight and obese adults. Healthcare, 2018,6(3):73.

[137]LAMB M J, GRIFFIN S J, SHARP S J, et al. Fruit and vegetable intake and cardiovascular risk factors in people with newly diagnosed type 2 diabetes. European Journal of Clinical Nutrition, 2017,71(1):115-121.

[138]LEE S,CHOI Y, JEONG HS, et al. Effect of different cooking methods on the content of vitamins and true retention in selected vegetables. Food Science and Biotechnology, 2018, 27(2):333-342.

[139]LI M, HO K, HAYES M, et al. The roles of food processing in translation of dietary guidance for whole grains, fruits, and vegetables. Annual Review of Food Science and Technology, 2019,10(1):569-596.

[140]LIU G, ZONG G, WU K, et al. Meat cooking methods and risk of type 2 diabetes: results from three prospective cohort studies. Diabetes Care, 2018,41(5):1049-1060.

[141]LU W, CHEN H, NIU Y, et al. Dairy products intake and cancer mortality risk: a meta-analysis of 11 population-based cohort studies. Nutrition Journal, 2016, 15(1):91-97.

[142]MALMIR H, LARIJANI B, ESMAILLZADEH A. Consumption of milk and dairy products and risk of osteoporosis and hip fracture: a systematic review and Meta-analysis. Critical Review of Food Science and Nutrition, 2020,60(10):1722-1737.

[143]MAYHEW A J, DE SOUZA R J, MEYRE D, et al. A systematic review and meta-analysis of nut consumption and incident risk of CVD and all-cause mortality. The British Journal of Nutrition, 2016,115(2):212-225.

[144]MCNAUGHTON S A, MARKS G C. Development of a food composition database for the estimation of dietary intakes of glucosinolates, the biologically active constituents of cruciferous vegetables. British Journal of Nutrition, 2003,90(3):687-697.

[145]MILLER V, MENTE A, DEHGHAN M, et al. Fruit, vegetable, and legume intake, and cardiovascular disease and deaths in 18 countries (PURE): a prospective cohort study. The Lancet, 2017,390(10107):2037-2049.

[146]MOHAMMADIFARD N, SALEHI-ABARGOUEI A, SALAS-SALVADÓ J, et al. The effect of tree nut, peanut, and soy nut consumption on blood pressure: A systematic review and meta-analysis of randomized controlled clinical trials. American Journal of Clinical Nutrition, 2015,101(5): 966-982.

[147]MOSSINE V V, MAWHINNEY T P, GIOVANNUCCI E L. Dried fruit intake and cancer: A systematic review of observational studies. Advance in Nutrition, 2020, 11(2):237-250.

[148]MURAKI I, IMAMURA F, MANSON J E, et al. Fruit consumption and risk of type 2 diabetes: results from three prospective longitudinal cohort studies. The British Medical Journal, 2013: 347:f6397.

[149]NAKAJIMA V M, MACEDO G A, MACEDO J A. Citrus bioactive phenolics: Role in the obesity treatment. LWT-Food Science and Technology, 2014,59(2):1205-1212.

[150]PAPIER K, FENSOM G K, KNUPPEL A, et al. Meat consumption and 25 common conditions: outcome-wide analysis in 475, 000 in the UK Biobank study. BMC Medicine, 2021.

[151]PETERSON J W, MUZZEY K L, HAYTOWITZ D, et al. Phylloquinone (vitamin K_1) and dihydrophylloquinone content of fats and oils. Journal of the American Oil Chemists' Society, 2002,79:641-646.

[152] REBELLO C J, GREENWAY F L, FINLEY JW. Whole grains and pulses: a comparison of the nutritional and health benefits. Journal of Agricultural and Food Chemistry, 2014,62(29):7029-7049.

[153]RECHCIGL M. Handbook of nutritive value of processed food: Volume 1: Food for Human Use. Florida: CRC Press, 2021.

[154]REMUR T, MANZ F. Potential renal acid load of foods and its influence on urine pH. Journal of American Dietetic Association, 1995,95(7):791-797.

[155]REYNOLDS A, MANN J, CUMMINGS J, et al. Carbohydrate quality and human health: a series of systematic reviews and meta-analyses, The Lancet, 2019, 393 (10170):434-445.

[156]ROBINSON A T, EDWARDS D G, FARQUHAR W B. The influence of dietary salt beyond blood pressure. Current Hypertension Report, 2019,21(6):42.

[157]ROHRMANN S, OVERVAD K, BUENO-DE-MESQUITA H B, et al. Meat consumption and mortality-results from the European prospective investigation into cancer and nutrition. BMC Medicine, 2013,11:63.

[158]RUZICA J M, SLOBODANKA K, ELEONORA W. Oligosaccharide profile in fruits and vegetables as sources of prebiotics and functional foods. International Journal for Food Properties, 2014, 17(5):949-965.

[159]SARAH L. Vitamin K: food composition and dietary intakes. Food and Nutrition Research, 2012,56:5505.

[160]SCHLEMMER U, FRØLICH W, PRIETO R M, et al. Phytates in food and significance in humans: food source, intake, processing, bioavailability, protective role and analysis. Molecular Nutrition and Food Research, 2009,53(S2):S330-S375.

[161]SCHOONHOVEN J V, SCHRIJVER J, BERG H V D, et al. Reliabler and sensitive high-preformance liquid chromatographic method with fluorometric detection for the analysis of vitamin B_6 in foods and feeds. Journal of Agricultural and Food Chemistry, 1994,42(7):1475-1480 .

[162]SIM M, BLEKKENHORST L C, BONDONNO N P, et al. Dietary nitrate intake is positively associated with muscle function in men and women independent of physical activity levels. The Journal of Nutrition, 2021,151(5):1222-1230.

[163]SWAMINATHAN S, DEHGHAN M, RAJ J M, et al. Associations of cereal

grains intake with cardiovascular disease and mortality across 21 countries in Prospective Urban and Rural Epidemiology study: prospective cohort study. The British Medical Journal, 2021,372:m4948.

[164]SWINBURN B A, KRAAK V I, ALLENDER S, et al. The global syndemic of obesity, undernutrition, and climate change: The Lancet Commission report. The Lancet, 2019,393(10173):791-846.

[165]Table of Food Composition. West-Wadsworth Publishing Company, 2000.

[166]TANG H, CAO Y, YANG X, et al. Egg consumption and stroke risk: a systematic review and dose-response meta-analysis of prospective studies. Frontier of Nutrition, 2020,7:153.

[167]TEUCHER B, DAINTY J R, SPINKS C A, et al. Sodium and bone health: impact of moderately high and low salt intakes on calcium metabolism in postmenopausal women. Journal of Bone Mineral Research, 2008,23(9):1477-1485.

[168]THI N D, HWANG E S. Effects of different cooking methods on bioactive compound content and antioxidant activity of water spinach (*Ipomoea aquatica*). Food Science and Biotechnology, 2015,24(3):799-806.

[169]TOEWS I, LOHNER S, DANIELA K D G, SOMMER H, et al. Association between intake of non-sugar sweeteners and health outcomes: systematic review and meta-analyses of randomised and non-randomised controlled trials and observational studies. The British Medical Journal, 2019,364:k4718.

[170]TOLDRÁ F. Lawrie's meat science. 8th ed. Cambridge: Woodhead Publishing Ltd, 2017.

[171] U. S. Departments of Health and Human Services, U. S. Department of Agriculture. 2020-2025 Dietary Guidelines for Americans. 9th ed. 2020. https://www.dietaryguidelines.gov/.

[172] VIEIRA A R, ABAR L, VINGELIENE S, et al. Fruits, vegetables and lung cancer risk: a systematic review and meta-analysis. Annal of Oncology, 2016, 27 (1):81-96.

[173]VILLA J K D, DIAZ M A N, PIZZIOLO V R, et al. Effect of vitamin K in bone metabolism and vascular calcification: A review of mechanisms of action and evidences. Critical Review of Food Science and Nutrition, 2017,57(18):3959-3970.

[174]VILLEGAS R, XIANG Y B, ELASY T, et al. Purine-rich foods, protein intake, and the prevalence of hyperuricemia: The Shanghai Men's Health Study. Nutrition, Metabolism and Cardiovascular Disease, 2012,22(5):409-416.

[175]WANG A, ZHU C, FU L, et al. Citrus fruit intake substantially reduces the risk of esophageal cancer: a meta-analysis of epidemiologic studies. Medicine, 2015, 94 (39) :e1390.

[176]WANG X, LIN X, OUYANG Y Y, et al. Red and processed meat consumption and mortality: dose-response meta-analysis of prospective cohort studies. Public Health Nu-

trition, 2016, 19(5):893-905.

[177]WARD N E. Chapter 20—Vitamins in Eggs//Egg Innovations and Strategies for Improvements. United Kingdom: Academic Press, Elsevier Inc. Oxford, 2017:207-220.

[178]WHO. Guideline: Sugars Intake for adults and children. Geneva: World Health Organization, 2015.

[179]XU L, LAM T H, JIANG C Q, et al. Egg consumption and the risk of cardiovascular disease and all-cause mortality: Guangzhou Biobank Cohort Study and meta-analyses. The European Journal of Nutrition, 2019,58(2):785-796.

[180]YKI-JÄRVINEN H, LUUKKONEN P K, HODSON L, et al. Dietary carbohydrates and fats in nonalcoholic fatty liver disease. Nature Reviews Gastroenterology Hepatology, 2021,18:770-786.

[181]ZHANG K, CHEN X, ZHANG L, et al. Fermented dairy foods intake and risk of cardiovascular diseases: A meta-analysis of cohort studies. Critical Review of Food Science and Nutrition, 2020,60(7):1189-1194.

[182]ZHAO L G, SUN J W, YANG Y, et al. Fish consumption and all-cause mortality: a meta-analysis of cohort studies. European Journal of Clinical Nutrition, 2016, 70(2):155-161.

[183]ZHENG J, HUANG T, YU Y, et al. Fish consumption and CHD mortality: an updated meta-analysis of seventeen cohort studies. Public Health Nutrition, 2012, 15(4):725-737.

[184]ZHOU C, ZHANG Z X, LIU M Y, et al. Dietary carbohydrate intake and new-onset diabetes: A nationwide cohort study in China. Metabolism, 2021,123:154865.

[185]ZHU W, WU Y, MENG Y F, et al. Fish consumption and age-related macular degeneration incidence: a meta-analysis and systematic review of prospective cohort studies. Nutrients, 2016,8(11):743.